U0359398

中国居民营养与健康全书

下部·健康生活篇（全三册）

杨 锋 ◎ 主编

执行主编　董忠志

副 主 编　赵中胜　蔡志端　吴水林　张月兰

编　　者　（按姓氏笔画排序）

于子远	王鹿鸣	王德娇	白文红	冯建新
刘卫红	许具晔	吴水林	吴艺敏	李武高
应芳卿	杨　锋	杨　波	杨　扬	杨　娜
余　峥	陈延惠	陈素珍	陈露铭	张月兰
张济波	张国治	张艳燕	赵中胜	康　丽
崔杏春	蔡志端	董　博	董忠志	

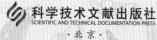

科学技术文献出版社
SCIENTIFIC AND TECHNICAL DOCUMENTATION PRESS
·北京·

图书在版编目（CIP）数据

中国居民营养与健康全书：全三册 / 杨锋主编. —北京：科学技术文献出版社，2020.12

ISBN 978-7-5189-7421-4

Ⅰ. ①中…　Ⅱ. ①杨…　Ⅲ. ①居民—合理营养—中国—普及读物　②居民—健康状况—中国—普及读物　Ⅳ. ① R151.4-49　② R194.3-49

中国版本图书馆CIP数据核字（2020）第242700号

中国居民营养与健康全书（全三册）下部·健康生活篇

策划编辑：付秋玲　责任编辑：李　丹　何惠子　责任校对：文　浩　责任出版：张志平

出　版　者　科学技术文献出版社
地　　　址　北京市复兴路15号　邮编 100038
编　务　部　（010）58882938，58882087（传真）
发　行　部　（010）58882868，58882870（传真）
邮　购　部　（010）58882873
官 方 网 址　www.stdp.com.cn
发　行　者　科学技术文献出版社发行　全国各地新华书店经销
印　刷　者　北京地大彩印有限公司
版　　　次　2020年12月第1版　2020年12月第1次印刷
开　　　本　787×1092　1/16
字　　　数　1476千
印　　　张　73
书　　　号　ISBN 978-7-5189-7421-4
定　　　价　258.00元（全三册）

Foreword 前言

　　本套书是宣传、普及有关中国居民营养与健康知识的科普读物。我们编写和出版这套全书的目的，是响应习近平同志在中共十九大报告中明确提出的"要实施健康中国战略"和"倡导健康文明的生活方式"的号召，落实十九大精神，推进健康中国建设进程。同时，也是为了实施国务院关于《国民营养计划（2017—2030）》中提出的"普及健康知识、推动营养健康普及宣传教育活动常态化"的战略。为此，我们遵照"民以食为天、食以安为先、食以养为本和药食同源"的中国民族传统饮食文化的基本理念，综合运用中国传统医学（中医学）、现代医学、现代营养学（特别是营养医学）、现代化学和运动医学等多学科的理论知识，紧密结合我国的实际情况，全面系统地诠释了"人体营养与健康"的有关知识，倡导科学文明的生活方式，提高国人的健康水平，为加速实现中国民族伟大复兴的中国梦做出一点贡献。

　　此套书是本课题组编写的"中国居民营养与健康"三部曲。第一部为"人体营养素篇"，对人体所需要的水、蛋白质、脂肪、碳水化合物（糖类）、维生素、矿物质和膳食纤维这七类营养素进行了全面系统的阐释。对它们各自的特性、在人体中的生理功能、人体的需要量及获取的途径和方法等有关知识进行了详细的介绍。第二部为"食物百科篇"，说明了人体营养素的主要来源，并将常用的食物分为 10 大类，分别就其特性、营养成分、生理功能、食疗价值、食用禁忌等方面进行了详细的说明。第三部为"健康生活篇"，全面系统地阐释了世界卫生组织提出的健康生活的四个基本原则（心理平衡、均衡膳食、适量运动和戒烟限酒），并着重讲述了只有认真地坚持这四个基本原则，养成这种追求健康文明的生活方式，才能科学地从饮食中摄取人体所需要的各种营养素，才能保持正常的生理状态，以维持身心健康。

本套书主要特点如下：①资料新颖翔实。本书不仅收集了新近出版的书籍及报刊上的有关资料，还特别注重收集了近年来世界卫生组织、中国和多个国家的有关研究成果，以及中央电视台"健康之路"栏目中营养学家和医药学专家的讲座资料，力争做到与时俱进，言之有理有据。②权威性比较强。本书的一些基本观点或观念，主要是依据《黄帝内经》和《本草纲目》及世界卫生组织的一些有关的指导性建议。《黄帝内经》和《本草纲目》这两本书既是中国传统医药学的瑰宝，又是被联合国教科文组织认定的"世界文献名录"。另外，本书的编写团队是由北京大学、郑州大学、河南农业大学、河南工业大学、河南省水产研究院、郑州市蔬菜研究所、郑州市农林科学研究所、河南科技出版社、《大河报》社编辑部等单位相关专业的在职或退休的教授、专家组成。他们都具有较深厚的专业知识功底，是一支知识结构合理、彼此互补的优秀团队。③具有先进性。本书资料新颖、内容丰富、观点和理念有独到之处，目前国内图书市场上尚未见到如此全面系统地诠释有关人体营养与健康知识的书籍。④实用性较强。本书以通俗易懂的语言对一些专业性较强的理论知识，从理论和实践的结合上进行解析，让读者读后既知其当然（是什么），又知其所以然（为什么），更知道如何去做。同时，本书的一些章节将相关知识以"相关链接"的形式呈现，让读者更容易理解正文的内容。总之，我们力求做到让读者读了就明白，看了就会用。

本套书为每个家庭、餐饮业及美食爱好者提供了一部难得的参考读物。

在本套书的编写中，郑州市科技局和郑州市科协的领导给予了大力支持。在此，我们谨向他们表示衷心的感谢。

由于我们的水平有限，书中难免出现不当之处，敬请读者批评指正。

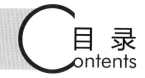

目录
Contents

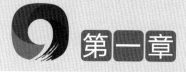

第一章

心理平衡

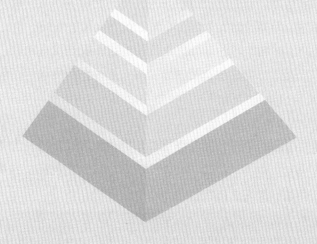

第一节 心平气和健康来

一、健康是一种生活态度

世界卫生组织（world health organization，WHO）早在 1948 年成立的宣言中就明确指出："健康乃是一种在身体上、精神上的圆满状态，以及良好的适应能力，而不仅仅是没有疾病和衰弱的状态。"这个定义为人们的身体健康和保健指明了方向。但时至今天，在许多民众的观念里，健康就是身体不生病的传统观念仍然根深蒂固，影响着家庭和个人生活的方方面面。据此，世界卫生组织还提出了一个衡量人身心健康的具体标准，即"五快三良好"标准：

"五快"指的是：快食、快眠、快便、快语、快行。其中"快食"是指胃口好、不挑食、不偏食、不狼吞虎咽；"快眠"是指人入睡快、睡眠质量高、精神饱满；"快便"是指大小便通畅，便时无痛苦，便后感舒适；"快语"是指思维敏捷、说话流利、口齿清楚、表达准确；"快行"是指行动自如、步伐轻捷。

"三良好"指的是：良好的个性、良好的处世能力、良好的人际关系。其中："良好的个性"是指心地善良、处世乐观、为人谦和、正直无私、情绪稳定；"良好的处世能力"是指观察事物客观现实、有良好的自控能力、能恰当地与人沟通、能较好地适应复杂的环境变化；"良好的人际关系"是指与人为善、助人为乐、心情舒畅、人际关系好。

健康的身体是人一切生活、工作和学习的基础。人体的健康不仅是没有疾病，而且还包括身体的健康、心理健康、社会适应良好和道德健康。有人把人体的健康状态简化成一个公式：健康＝60% 生活方式＋15% 遗传因素＋10% 社会因素＋8% 医疗因素＋7% 气候因素。可见健康生活方式对健康的影响很大。

什么是健康的生活方式呢？健康的生活方式是指有益于健康的习惯化的行为方式。崇尚健康生活方式的人必须与社会相适应、与环境相和谐，有健康的人生观和世界观，能够一分为二地看待世界上的事，并能够摆正自己在社会生活中的位置。

健康生活方式的核心是要养成良好的生活习惯。健康的生活方式是需要培养的，培养的主动性则存在于每一个期望有健康生活方式的人的手中，而每一个个体对自己健康的负责则是养成健康生活方式的动力。

健康的生活方式首先要有健康的生活规律，即使工作、学习和生活繁忙纷杂、诸事缠身，也要注意劳逸结合，不可透支身体；其次要根据身体具体情况食用能够满足自身营养需要的饮食，并养成按时吃饭、适量吃饭的良好习惯；最后根据个人的身体状况适当坚持运动。具体地讲，在社会生活快节奏的今天，我们可以从以下几方面去理解健康生活方式。

（1）就算工作和学习再忙、再累，也要注意休息，劳逸结合，保持规律的生活作息。

（2）应从用餐习惯到食物的选择两方面入手，给自己安排合理的膳食。

①健康食物的选择是指膳食中应富有人体所需的各类营养，并避免或减少摄入高油、高盐、高脂，以及辛辣的食物。②良好的用餐习惯包括：按时进餐、适量饮食、咀嚼充分、睡前不饱食、吃饭不分心，以及尽量保持良好的进食心情。

（3）适量运动是健康生活必不可少的一部分，应保持适量的运动。

（4）在日常生活中要根据个人的年龄、身体状况和所处环境选择合适的运动。

（5）少喝酒，不吸烟。

（6）不过多地对生活抱有烦恼，维持乐观的心态，开心每一天。

二、心理健康今日谈

医学心理学认为，所谓心理健康，即人体对内部环境具有安全感，对外部环境能以社会认可的形式去适应。也就是说一个人在自然和社会环境中，遇到困难、挫折和重大变化等情况时，心理不会失衡，能善于适应或克服。保持心理健康已成为当前全社会共同关注的重大问题，在当前和今后无论对国家、对社会，还是对家庭、对个人，都具有十分重要的意义。

（一）细说心理

1. 什么是心理

心理是指人类对客观物质世界的主观反应。也可以理解为人的头脑反应客观现实的过程，泛指人的思想、情感等内心活动，也叫心理活动，如感觉、知觉、情绪、思维等。心理活动的表现形式称为心理现象，它又包括心理过程和心理特征。人的心理活动都有一个发生、发展、消失的过程。人们在活动的时候，通过各种感官认识外部世界和各种事物，通过大脑的活动思考着事物的因果关系，并伴随着喜、怒、哀、乐等情感体验。这折射着一系列心理现象的整个过程，就是心理过程。心理过程可进一步分为3个方面，即认识过程、情感过程和意志过程，简称知、情、意。心理现象人人都有，它是大千世界最为复杂的现象之一，从古至今为人们所关注。心理是大脑对客观现实的主观反应，而意识则是心理发展的最高层次，只有人才有意识。心理现象也可分为两大类，即心理过程和人格。认知、情绪和意志是以过程的形式存在，它们都要经历发生、发展和消失的阶段，所以属于心理过程。人格也称个性，是指一个人区别于他人的、在不同环境中一贯表现出来的、相对稳定的外像和行为模式的心理特征的总和，包括需要、动机、能力、气质、性格等。必须指出的是，人格不是独立存在的，而是通过心理过程表现出来的。

人的心理活动不是一般的物质运动，但也要有一定的物质基础。人的心理活动是人的机体，首先是人脑这种以特殊方式组织起来的物质的功能、活动过程或运动。一旦离开人脑，就不存在心理活动了。无脑患者或脑残儿童缺失健全发展的心理，原因正在于此。必须指出的是，人脑的不同区域是有相对分工的，各有不同的作用，某一区域的损伤或病变会导致相应的心理活动的紊乱以致丧失。神经细胞的结构和它们之间的连接、它们的分子组成，以及人脑中的各种化学物质，都与特定的心理现象有关。

人的机体是一个整体，而人脑作为人的心理活动的主要器官，只是其中的一个组成部分。人脑的活动与人身体的其他部分的活动是相互协调、不可分割的，人认识世界还有赖于内外感受器官的特异导入，人脑要保持工作状态主要表现为神经冲动。人通过实践活动不仅认识客观世界，也改变客观世界，而心理活动就是人对客观世界现实的主观能动反应，人能作用于周围环境，就是以其主观见之于客观的行动过程。这个过程实现的前提，是心理过程如思维、意向等内部的物质变化，通过肌肉活动而见之于客观行动。常见的行动包括发声、表情、动作，以及人手的动作。需要指出的是手既是认识的器官，又是改变物质世界的主要器官。人的机体某一部分的丧失，将会导致人的心理发生相应变化。所以，心理活动的物质基础使人的整个机体更为完整。

2. 心理活动的个性特征

所谓心理活动的个性特征，指的是一个人在其心理活动中经常、稳定地表现出来的特征，主要指的是能力、气质和性格。

（1）能力：能力是制约人们完成某种活动的质量和数量水平的个性心理特征。一般说来，每个人都有一定的能力，但不一定都有特殊的能力。即使普通的能力，其程度上也参差不齐，有高有低。其中一般能力主要指的是智力，人的智力是由各种能力构成的。

（2）气质：指一个人的风格、气度，专指人相当稳定的个性特点，如活泼、直爽、沉静、浮躁、张扬、内涵等，是人体高级神经活动在人的行动上的表现。传统心理学认为人的体液有4种：血液、黏液、黄疸汁、黑胆汁。这4种体液在每个人体内所占的比例是不同的，由此的不同将人体的气质分成了4种类型：胆汁质（黄疸汁占优势）、多血质（血液占优势）、黏液质（黏液占优势）和抑郁质（黑胆汁占优势）。这4种气质类型的心理特征如下：

胆汁质：胆汁质的人是以情感发生迅速、强烈、持久，动作发生也迅速、强烈、有利为特征。属于这一类型的人，热情、直爽、精力旺盛、脾气急躁、心境变化剧烈、易动感情，具有外倾性。

多血质：多血质的人是以情感发生迅速、微弱、易变，动作发生迅速、敏捷、易变为特征。属于这一类型的人，大多活泼、好动、敏感、反应速度快、热情、喜欢与人交往、注意力易转移、志趣易变，具有外倾性。

黏液质：黏液质的人是以感情发生缓慢、内蕴，动作迟缓、稳重易于抑制为特征。属于这一类型的人，大多安静、稳重、反应缓慢、情感不易外漏、沉默寡言、善于忍耐、注意力不易转移，具有内倾性。

抑郁质：抑郁质的人是以情感体验深而持久、动作迟缓而无力为特征。属于这一类型的人大都反应迟缓，但善于觉察他人不易觉察的细枝末节，具有内倾性。

（3）性格：性格是人体个性心理特征最突出的方面。现在我们理解人的性格，指的是一个人在社会实践活动中所形成的对人、对事、对自己的稳定态度，以及相适应的、习惯化的行为方式。譬如有的人工作勤勤恳恳，有的人马马虎虎、敷衍了事；有的人待人接物慷慨、热情，有的人待人接物吝啬、冷淡；在对自己的态度方面，有的谦虚，有的高傲，有的勤勉，有的懒惰。如此等等，所有这些都是人们不同的性格特征。

必须指出的是，人体的个性心理特征除去能力，其个体性格与气质是紧密联系在一起的。二者互相渗透，互相影响，互相制约，关系极为密切。首先，人的气质会给人的性格特征全部"打上烙印，涂上色彩"，气质赋予每个个体全部的性格特征，如同样爱劳动的人，不同气质的人在劳动中的表现则大不一样：胆汁质的人干起活来精力旺盛，热情很高，汗流浃背；多血质的人则总想找点窍门，用力少，效率高；黏液质的人则踏实苦干，操作精细；抑郁质的人则累的出奇但效率不高。再如，同样是骄傲，胆汁质的人可能直接说大话，甚至口出狂言；而多血质的人很可能先轻描淡写地表扬一番别人，最后露出自己略胜一筹的一面，骄傲得很策略、很婉转；黏液质的人骄傲起来可能不言不声，表现出对别人的蔑视以显示自己的高傲。气质对性格的影响还表现在对性格的形成和发展的速度上，如胆汁质的人比黏液质、抑郁质的人更容易做出草率决定，而抑郁质的人比多血质的人更稳重；胆汁质、多血质的人易形成外向型性格，而黏液质、抑郁质的人已形成内向型性格。

3. **心理活动的规律**

自然界的任何运动都是有规律的，心理活动也是如此。虽然心理活动在一定意义上遵循着生理活动的运动规律，但心理活动绝不仅限于简简单单的生理活动规律，它是更高于生理活动的一种运动形式。心理活动所反应的客观现实可以相对地区分为两个方面，一方面是自然事物，另一方面是社会事物。自然事物，如自然界的江河湖海、山岳平原、戈壁沙漠、森林草原等，社会事物，如家庭、单位、学校，以及各种各样的人的集体和其中人与人之间的关系、各种文化事务等。这种区分是相对的，自然事物和社会事物之间的关系是密切而复杂的。即使最简单的、为人类所认识的自然事物，已经不只具有单纯的客观自然事物的意义，而是刻有人类活动的印记。许多客观的物质、事物对人的作用，除了它自然的物质力量以外，还依存于甚至决定于它的社会意义。另一方面，社会现象也是以物质运动的形式存在的，社会上的各种关系必须通过物质的形式作用于人、制约人的心理。人对客观事物的反应或反应，往往不是针对某一简单的孤立的事物，而是针对该事物与周围诸多事物所构成的整体。人作为自然实体的同时又可以作为社会实体，所反应的是整个自然和社会环境下的社会情境。

正确地研究和揭示心理活动的现象和规律，具有重要的理论意义和现实意义。在理论上，它是构成认识论和辩证法的一个知识基础，是对封建主义和一切宗教迷信的有力打击；在实践上，其研究成果能够帮助人们运用其揭示出的心理活动规律去预测和控制人的心理现象的发生和进行，从而为人类不同领域的实际服务，提高活动效率。

（二）情绪——心理健康的晴雨表

情绪是指伴随着认知和意识过程产生的对外界事物的态度，是对客观事物和主题需求之间关系的一种反应。也可以把情绪理解为是以一个人的愿望和需要为中介的一种心理活动。情绪包含情绪体验、情绪行为、情绪唤醒，以及对此的认知等复杂成分。生物学上则把情感中的像愤怒、悲哀、恐惧、焦虑、忧愁、痛苦、沮丧、烦恼、无助、快乐、喜欢、高兴等这种短暂地、急剧发生地等强烈的情感称为情绪，也包含那些即使程度不强、但相同征候反复呈现的状态或一般情感状态。情绪在产生心理上的体验的同时，在有关内脏器官的变化上完全是生理现象的表现。根据最新的研究，情绪的产生有一定的生物学基础。研究发现，情绪很可能是有一个独立的功能系统完成的。这个系统可能包括下丘脑、边缘叶、丘脑核团等。丘脑核团是获得情绪的核心结构。丘脑中存在一种叫丘觉的遗传结构，能够产生情绪体验。

情绪，是人对客观事物是否满足自己的需要而产生的态度体验。情绪常与"情感"一词通用，但有区别。情绪与人的自然性需要相联系，具有情境性、暂时性和明显的外部表现；而情感则偏向与人的社会性需要相联系，具有稳定性、持久性、不一定有明显的外部表现。情感的产生伴随着情绪反应，而情绪的变化也受情感的控制。通常，那种能满足一个人的某种需要的对象，会引起这个人肯定的情绪体验，如满意、喜悦、愉快等；反之，则会引起否定的情绪体验，如不满意、生气、愤怒、恐惧、忧愁等。

所谓情绪是指一个人受到某种刺激后所产生的一种身心应激状态。每个人随时都能体验到这种状态，但对其所引起的生理变化与行为反应则多有不同并较难加以控制。一个人处于某种情绪状态时，本人是可以感觉到的，而且这种情绪状态是主观的。因为喜、怒、哀、乐等不同的情绪体验，只有当事人才能真正地感受到，别人固然可以通过察言观色去揣摩当事人的感受，但仍然不能如当事人一样感同身受，之间的区别也无法用语言来表述。情绪每个人都会有，虽然多与每个人的认知有关，但是在情绪状态下，发生在当事人身上的生理变化和行为反应，却是当时人无法控制的。在心理学上，为研究方便，常把情绪分为4个大类：喜、怒、哀、乐。在此基础上，还细分为很多种类，基本涵盖了发生在人的个体上出现的所有情绪类型。由上述介绍，我们就可以凭借一个人的情绪表型而洞悉他的心理状态。

（三）情绪、心理与身体健康

俗话说"笑一笑，十年少；愁一愁，白了头。"虽然这句话有点夸张，但它形象地概括了情绪和健康的关系，说明愉快的情绪对人体健康有益，而消极的情绪则对人体健康十分有害。

1. 从"五劳七伤"谈起

人们常用"五劳七伤"来形容一个人体弱多病。所谓"五劳七伤"，"五劳"指的是久视伤血、久卧伤气、久坐伤肉、久立伤骨、久行伤筋；"七伤"指的是食伤、忧伤、饮伤、饥伤、劳伤、房事伤、经络营卫气伤的合称，具体所指为大饱伤脾，大怒气逆伤肝，强力举重、久坐湿地伤肾，形寒饮冷伤肺，形劳意损伤神，风雨寒暑伤形，恐惧不节伤志。

可以看出，视、卧、坐、立、行是人们日常生活中最普通的活动，这些活动对人体健康也影响最大，相互之间也可以相互影响。所以，每个人在日常生活中都要注意，无论是劳身，还是劳心，都要有节制，不可过度，要注意劳逸结合，调节神经和身心，这样才是正确的养生之道。

中医药文化是我国优秀传统文化的重要组成部分，是中华民族几千年来认识生命、维护健康、防治疾病的思想和方法体系。它凝聚着深邃的哲学智慧和中华民族几千年的健康养生理念及实践经验。作为世界上独一无二的原创文化，中医学在历史发展进程中兼容并蓄、开放创新，不仅积淀了浩如烟海的医学典籍，还在保健养生领域形成了独特的生命观、健康观、疾病观、防治观，这其中包括我国传统医学自古至今所倡导的天人合一、阴阳五行、顺时应势、辨证论治及以预防为主"治未病"的基本理念和思维方法。中医养生保健的基本理念，一是顺应自然、阴阳平衡、因人而异；二是全程保养、调理，从小做起，持之以恒；三是中医"治未病"思想涵盖养生保健全过程。所谓"治未病"，就是"未病先防""既病防变""瘥后防复"，而"五劳七伤"则是保健养生和行医过程中的重要参照。

2. 细说"七情六欲"

"七情六欲"是人类基本的生理要求和心理动态，是人性的基础。人人皆有的本性，是人体的生理和心理活动对外界环境刺激做出的不同反应，属人人皆有的情绪体验。一般情况下，这种正常的情志活动不会导致或诱发疾病。只有强烈持久的情志刺激超越了人体的生理和心理的适应能力，损伤到机体脏腑精气，导致功能失调，才会进而引起疾病的发生。

七情，指的是人的七种感情，即喜、怒、哀、惧、爱、恶、欲。最初，古人说人只有4种感情：喜、怒、哀、乐。这4种感情是有联系的，人们遇到心仪的、所喜欢的事情就会"喜"，遇到所厌恶的事情就会"怒"，得到所爱的东西就会"乐"，失掉所爱的东西就会"哀"。后来人们注意到，"怒"因"恶"而产生，"乐"因"爱"才存在，所以就在"喜、怒、哀、乐"之外加上了"爱"与"恶"，情感就从四种细分为六种了。再后来，先贤们又觉得"六情"仍有不全之处，人们的欲望也是人人都有的一种情感，它是人的一种本能的需求，如人的眼睛需要看东西、耳朵需要听声音，嘴需要吃饭、喝水和说话等，所以将人的情感从"六情"变成了"七情"。这就是"礼记"里所说的"弗学而能"的、人人都有的、不学就会的"七种"本能的情感。

六欲，六欲是什么？六欲是由佛学经典"摩诃般若波罗经释论"提出的，东汉时期的哲人高诱对此做了注释："六欲，生、死、耳、目、口、鼻也。"可见六欲指的是人的生理需求或欲望。人要生存，生怕死亡，要活得有滋有味、有声有色，于是嘴要吃，舌要尝，眼要看，耳要听，鼻要闻。这些欲望与生俱来，不用人教就会。后来有人把这些概括为"见欲、听欲、香欲、味欲、触欲、意欲"六欲，但佛教的《大智度论》则认为六欲应指色欲、形貌欲、威仪姿态欲、言语音声欲、细滑欲、人想欲，基本上把六欲定位在俗人对异性天生的六种欲望，也就是现代人常说的"情欲"。

中医学认为，人体的情志活动是由脏腑精气对外界环境的应答而产生的，脏腑精气是情志活动的内在生理学基础。由于人体是以五脏为中心的有机整体，故情志活动与五脏精气的关系最为紧密。五脏藏精，精化为气，气的运动应答外界环境产生情志活动，如肝在志为怒、心在志为喜、脾在志为思、肺在志为忧、肾在志为恐。五脏精气的盛衰及其藏泄运动的协调，以及气血运行的通畅，都决定着情志的产生和变化。若五脏精气阴阳出现变化及功能紊乱，气血运行失调，则可能出现情志异常变化。另一方面，外在环境变化过于强烈，情志过激或持续不解，又可造成脏腑精气阴阳功能失常，气血运行失调，进而导致疾病发生。七情过激可直接导致疾病发生，直接伤及内脏，国人耳熟能详的"怒伤肝、喜伤心、思伤脾、悲伤肺、恐伤肾"则指此意。需要指出的是，此处所示的伤，指的是"过……度"，而不是"不及"。其实，情志过激伤人发病，首先作用于心神，产生异常的心理反应和精神状态。喜乐过度，可致精神涣散，神志失常；大怒发作，可致精神冲动，失去理智；过于惊恐，可致神气散失，神不守舍。所以中医又有"五脏各有所属，然求其所由，则无不从心而发"之说。

脏腑之气的运动变化，在情志活动中发挥着重要的的作用，故情志变化影响脏腑气机，导致脏腑气急升降失常而出现相应的临床病变，如《素问·举痛论》所说："百病生于气也，怒则气上，喜则气缓，悲则气消，恐则气下……惊则气乱……思则气结。"

七情六欲的变化对病情具有两方面的影响：一是有利于疾病的康复。情绪积极乐观，七情六欲反应适当，当怒则怒，当悲则悲，怒而不过，悲而不消沉，有利于病情的缓解和治疗。二是加重病情。情绪消沉，悲观失望，或七情六欲异常波动，常会使病情加重或恶化。了解情绪活动对人体健康正负两方面的影响，对人的保健养生具有重要的指导意义。

（四）良好心理状态是身体健康的基石

1. 心理健康是人体健康的重要组成部分

健康长寿，是当今社会人们在生活质量提高后的一种越来越强烈的心理要求，也是每一个人人生所追求的重要目标之一。长此以往，人们对"健康"的认识大多还停留或局限在人的躯体健康上，而对心理健康还缺乏理解和足够的认识。现代医学则认为"健康"是生理健康和心理健康的有机统一，二者在一定条件下能够发生相互影响和转化，所以心理健康和生理健康同等重要，不可偏颇。

2. 保持心理健康可以预防疾病的发生和发展

近年来，国内外身心疾病的调查统计资料表明，身心疾病的比例，已占患病人数的30%左右，而在循环内科的住院患者中，这一比例甚至已高达50%以上。随着社会竞争的激烈，这类疾病的发病率还在逐年增高。了解心身疾病的起因及危害，学会在日常生活中检查自己并用正确的方法去预防和治疗心理疾病，已受到越来越多的人的关注和重视。预防和治疗身心疾病也成了我国社会发展和国民身心健康的重大课题。当前，心理健康的重要性已为人们所熟知，设立心理门诊、配备心理医生、开展心理治疗和心理咨询服务的活动在全国方兴未艾，这对我国社会的发展和人民群众身心健康水平的提高都具有重要意义。

3. 保持心理健康是社会环境的需要

人作为社会的一员，必然不断地对人生的奋斗目标，如生活、工作、学习和名誉利益等各方面进行顽强的拼搏和追求。当社会无法满足部分或全部需要时，就必然会对当事人的心理产生一些不良的刺激和反应。这些不良刺激和反应如果不能用正确的方法及时地排除或纾解，就会因人而异地产生不同的心理社会疾病（心理缺陷及精神病）和心理生理疾病（心身疾病）。这两类疾病无疑会给患者带来痛苦，同时也会给社会造成很大的负担。

三、心理平衡最重要

（一）心理平衡很重要

心理平衡是一种良好的心理状态。处于这种状态下，人们不仅有安全感、自我状态良好，而且与社会契合和谐，能以社会认可的形式适应外部环境。它一般可以理解为情绪的稳定和心理方面的成熟，但这种稳定和成熟的状态是相对的。因为我们生活在一切都在变化的社会中，没有人会有一成不变的精神和情绪状态。只有将制约人的各种条件，如文化程度、工作能力、职业、社会地位、生活演变等很好地协调起来并能适应环境、利用环境、创造环境，才能称之为心理平衡或者心理健康。由于社会、文化背景等因素的影响，心理平衡或心理健康的标准比较模糊，但心理平衡或心理健康对人的行为准则起着主导作用。面对五彩缤纷的人生，只有健康的心理才能适应各种各样的环境，处理形形色色的事情。

中国工程院钟南山院士指出：在决定人体健康程度的因素中，遗传因素和环境因素只占 15% 和 17%，医疗条件占 8%，生活态度、生活方式则占了 60%。人体健康有六大基石：心理平衡、合理膳食、适当运动、戒烟限酒、早防早治、良好环境。这其中，心理平衡是最重要、最关键的方面，因为健康的一半是心理健康，疾病的一半是心理疾病。有人就说过，在一切对人体健康有不利影响的因素中，最能使人短命夭亡的，莫过于不良的情绪和恶劣的心境。因为忧虑、烦躁、恐慌、贪求、嫉妒、憎恨等情绪，都会造成紧张，进而通过一系列的人体反应后，会分泌出过量的肾上腺素和皮质醇，进而导致心跳加快、呼吸急促、瞳孔缩小，对身体造成很大危害。长期这样刺激，还会造成血压、血糖升高，心脑血管病的发生。有人曾做过统计：因肿瘤死亡的患者，三分之一是无法医治死亡的，三分之一是过度医治死亡的，剩下三分之一则是吓死的。科学研究也表明，受不良情绪的影响，情绪低落时，人体的抗癌功能会衰退 20% 以上，由此也可看出心理平衡的重要性。

（二）心理健康的标准

世界卫生组织提出的心理健康的标准，有以下几条：①有充分的安全感；②充分了解自己，对自己的能力做出恰如其分的判断；③与外界环境保持接触；④生活目标切合实际；⑤保持个性完整和谐；⑥具有一定的学习能力；⑦保持良好的人际关系；⑧能适当表达和控制自己的情绪；⑨有限度地发挥自己的才能与兴趣爱好；⑩在不违背社会道德的情况下，人的基本需要得到一定程度的满足。

结合各界群众的实际情况，我们把它诠释成以下几个方面。

1. 有适应环境的能力

能以社会主义核心价值观规范自己的言行，热爱生活、学习和工作，能尽情进入和适应自己在社会生活中担当的角色；有切合实际的生活目标，能正视现实、接受现实，随遇而安，从不怨天尤人、从不觉得"生不逢时"。

2. 能正确对待自己和控制自己的情绪

有自知之明，能充分了解和恰当评价自己，永远不自傲、不自卑自艾、不自怨、不自责、不自弃，从不给自己制造心理危机；能协调和控制自己的情绪，胜不狂、败不馁，能以平常心对待生活、工作和学习中的成功和挫折、顺境和逆境；对人要有礼貌，不卑不亢，拥有自信和安全感。

3. 善于学习，富有正义感

有坚持"活到老学到老"的习惯，永葆青春活力；能认清挫折带来的有利效应，善于从失败中寻觅成功之道；在不违背国家和集体利益的前提下，能充分发挥特长、体现个性，奋发工作和诚实劳动；在不违背社会道德规范的前提下，适当满足个人的兴趣、爱好和基本要求；能助人为乐，经常做好事，帮助他人不求回报。

4. 能保持良好的人际关系

严于律己，宽以待人，奉公守法，多做贡献；对人要真诚、热心、友善、信任、尊重、包容，从不制造人与人之间的紧张关系；作为社会性的人，生活在复杂多变的社会环境中，与各式各样的人都要打交道，要力求相互之间产生良性互动。

5. 保持完整和谐的人格

人格是一个人心理品质的总和，包括理想、信念、性格、气质、能力、动机、兴趣、爱好、道德和人生观等。和谐完整就是要全面平衡地发展，避免性格脆弱、不稳定、偏执，甚至极端等内向或外向的各种心理缺陷。

（三）影响心理健康的因素

随着社会变革和生活节奏的加快，人的生存环境发生了变化，各种矛盾也日益增多，影响健康的因素也很多。主要有以下几个方面。

1. 社会竞争激烈，心态失衡

随着市场经济的发展及新体制的建立，人们为了生活、工作和学习，就要接受来自各方面的刺激，如高考落榜、就业困难、职称评定、财产损失、股市风险等。处在信息时代，人们每天要接受大量的信息，整天忙碌着，大脑处于紧张状态，心理压力不断上升。这些，都会导致心态失衡，影响身心健康。

2. 个人感情生活或家庭社会关系突变

个人感情生活或家庭社会关系突变，最小细胞内的瞻仰来人、如失恋、丧偶、婚姻关系破裂、失去子女、父母离世，以及来自家庭这个社会最小细胞内的赡养来人、抚育子女、婆媳关系、妯娌相处等问题，都会使人的精神受到明显的刺激，从而影响身体健康。

四、心态平和天地宽

（一）生命从一开始就在倒计时

生命从一开始就在倒计时，没有一个人例外。不要让无谓的琐事耗费有限的生命燃料。不值得做的事情，最好不做或尽量少做。因为那样不仅浪费时间和精力，还会给自己释放忙碌的错误信号，让你得到表面的自我慰藉和虚幻的满足。

每一个努力的人，都是一颗耀眼的星星。这世上从来没有简简单单、轻轻松松就能成功的人。要想在人前发一分光，就得在人后付出百倍的努力积蓄热量。不去做，就永远不会有收获。不相信，就永远不会有成功。人生是一场醒悟，不要昨天，不要明天，只要今天。活在当下，放眼未来。人生是一种态度，心静自然天地宽。不一样的你我，不一样的心态，不一样的人生。

这世上没有所谓的天才，也没有不劳而获的回报，你所看到的每个光鲜人物，其背后都付出了令人震惊的努力。

没有什么能一下拯救你，就像没有什么能一下打垮你。你不能期待一个刺激就可以顺利地改变你，也不能期待时间拯救你。时间不能拯救你，它只会带着人往前走，修正方向的只能是你自己。决定你人生高度的，不是你的才能，而是你的态度。每个人真正强大起来都要度过一段没人帮忙、没人支持的日子，但只要咬牙撑过去，一切都会不一样。不要去找借口失败，只找理由成功。生活总是会带给人烦恼，而人生无完美，曲折亦风景。人生的意义是不断的追求。不要等错过了才悔恨，不要等老了才怀念。你只有每天多吸收一点、多刺激一点，直到那变成你的习惯。毕竟今天不多走一点，明天就要用跑的了。

运气是努力的附属品。没有经过实力的原始积累，给你运气你也抓不住。上天给予每个人的都一样，但每个人的准备却不一样。不要羡慕那些总能撞大运的人，你必须很努力，才能遇上好运气。

（二）心态平和是人生的一种态度

心态平和是人生的一种态度，也是人生成熟的标志。人生成熟的标志不是会说大道理，生命是否完美，只在内心的追求。闭上眼睛，放下烦恼，凡事不要在心中留的太长，凡事看淡一点，也包括现在。心灵的房间，不打扫就会落灰尘。蒙尘的心，会变得灰色。我们每天都要经历很多事情，无论是开心的，还是不开心的，都会在心里安家落户。心里的事情一多，就会变得杂乱无序，然后心也跟着乱起来。时间在走，年龄在长，懂得的多了，看透的多了，心情就会越来越平静。

人这一辈子，没有四季，只有两季。努力就是旺季，不努力就是淡季！今天的努力，成就未来的美好！每一个清晨，给自己一个微笑，告诉自己：人不仅活得要像钻石一样闪亮，还要像钻石一样坚强！不唯唯诺诺、不怨天尤人，自己选择的路就要坚持努力向前走！活出真正的自我！天天保持阳光、积极、包容的态度，好运的正能量就会每天跟着你！

成功必须努力，努力不一定会成功，但放弃一定会失败。努力让自己变得坚强，努力把生活变得美好，成功的人往往经历无数次的失败还是坚强地走下去，最后才获得了成功。请相信，只要努力就有机会，坚持到底，不放弃，给自己一个永恒的信念。坚持不一定成功，但是不坚持一定不会成功，并不是井里没水，是挖的不够深。不是成功来得慢，是放弃的快。成功路上，最能激励你前行的并非远在天边的励志语录，而是身边朋友积极上进的日常。与勤奋的人同行，相信你会更加独特。做人当自强。自己强，比什么都强！不求事事顺利，但求事事尽心；不求控制他人，但求掌控自己。记住，没有伞的孩子，必须努力奔跑。靠自己的人，命最好！

心情是一条河，它的状态取决于它的深度。深水沉静，浅水喧哗。心量太小，小石头也能激起心情的浪花；心量大了，才能容得下暗藏的礁石。心若计较，再少的利益也有争处；心若放开，再大的好处也有让的余地。坏心情，是争出来的；好心情，是让出来的。

大家好，才是真的好。想开，看淡，自然微笑。低调做人，就是要学会藏锋敛迹，多思慎言，与人为善；还要学会谦虚平和，淡泊豁达，心胸宽广。低调，让你拥有坦荡人生，宠辱不惊；低调，让你审时度势、游刃有余。最强大的力量，看似虚弱无力；最坚韧的性格，貌似平淡无奇。柔，可以克刚；弱，可以胜强。

人生苦短，何不淡然面对。没人能一辈子都顺顺利利，痛苦总是在你始料不及或最脆弱的时候侵袭你的生活。然而快乐与幸福也会在你痛苦、悲伤的时候来到你身边。人生无常，有得意，有失意。让自己心态更平和一点、更豁达一点，对身边的过错淡然，让自己更宽容一点、乐观、阳光，幸福就会得到的多一点。人生有两条路，一条用心走，叫作梦想；一条用脚走，叫作现实。心走得太慢，现实会苍白；脚走得太慢，梦不会高飞。过好每一天，就是过好一生。人生是一种态度，心静自然天地宽。不一样的你我，不一样的心态，不一样的人生。不要因为停留在不开心的过去，而错过了本该属于自己的美好明天。

（三）心静自然天地宽

人生本来是苦的，苦的根源在于各种欲望。钱多了还想再多，官做大了还想更大，房子宽了还想更宽，出了名还想更出名，欲望过多、过强就成了贪病。贪病犹如喝盐水，越喝越咸，越咸越要喝。当贪的欲望超越人的理性，凌驾于生活的所有追求之时，就会成为阻断快乐的根源。年轻时候没有梦想，就好比童年时候没有童话一样。梦想不是让一个人瞬间伟大，而是让一个人拥有希望和色彩。梦想不一定能成就你的人生，但一定能丰富你的人生，这就是梦想的魅力所在。

没有谁的幸运，凭空而来。只有当你足够努力，你才会足够幸运，这世界不会辜负每一分努力和坚持。成功的人懂得熬，失败的人懂得逃，卓越的人懂得迎风前行并思考！其实放弃和坚持就在一瞬间，扛住了，世界就是你的。成功的道路上，肯定会有失败；对于失败，我们要正确地看待和对待，不怕失败者，则必成功；怕失败者，则一无是处，且会更失败。不要去拒绝忙碌，因为它是一种充实；不要去抱怨挫折，因为它是一种坚强；不要去拒绝微笑，因为爱笑的女孩最美。你的优秀，不需要任何人来证明。

人生如行路，一路艰辛，一路风景。目光所及，就是你的人生境界。总是看到比自己优秀的人，说明你正在走上坡路；总是看到和自己差不多的人，说明你正在混日子；总是看到不如自己的人，说明你正在走下坡路。与其埋怨世界，不如改变自己，调整心态，积极向前，你人生的旅途就会充满阳光。不必太纠结于当下，也不必太忧虑未来，当你经历一些事情后，眼前的风景就会和从前不一样了。正在经历的孤独，我们称之为迷茫；经历过的那些孤独，我们称之为成长。

人生，活着，那就是一种心态。身安，不如心安；路宽，不如心宽。以自然之道，养自然之身；以喜悦之身，养喜悦之神。人生要学会不抱怨、不等待、不盲从。这世界从来不缺想法、不缺梦想、也不缺计划，而是缺少行动。计划了很久早起锻炼，在被窝里总可以找到放弃的理由。梦想了很久想进入福布斯富豪排行榜，在生活中却总陷入斤斤计较，思前顾后，只剩下儿女情长。有梦想就应该去追，哪怕迈出一小步，对于梦想来说也是一大步。没有谁的幸运，凭空而来。只有当你足够努力，你才会足够幸运，这个世界才不会辜负每一份的努力和坚持。

（四）怎样才能使心情平静

人不可能永远处在好情绪之中，生活中既然有挫折、有烦恼，就会有消极的情绪。一个心理成熟的人，不是没有消极情绪，而是善于调节和控制自己情绪。那么，如何来调节和控制自己情绪而使心情平静呢？下面就给大家介绍几种方法。

1. 环境调节法

环境对情绪有重要的调节和制约作用。情绪压抑的时候，到外边走一走，能起调节作用。心情不快时，到娱乐场做做游戏，会消愁解闷。情绪忧虑时，看看电视，转移注意力，可以使自己平静。遇到烦恼和不顺心的事情，切不可忧伤压抑，把心事深藏心底，而应该把这些烦恼向你的亲人、配偶或知心的人、明晓事理的人倾诉，以此来减轻忧伤。对方的劝说也许没有起什么作用，但他真诚的关怀和同情能使你感到温暖，这样你就会舒服很多，平静下来了。你也可以躲进一个僻静的角落放声自言自语，或者在电脑上写日记，记在日记中。这样发泄出去心情就好多了，平静了。

遇到不愉快的事，应多从好的、积极方面着想，笑对痛苦，保持豁朗的情怀。不要瞻前顾后、想入非非，不要有过高的奢望，合理调节自己的抱负，有助于走出困境。为了减少内心的失望，你也可以为失败找一个冠冕堂皇的理由，用以安慰自己，转移情绪和注意力，这样就会平静下来。还可以用阿Q式的幽默使自己轻松起来。幽默可以使说话人具有信心，给人以鼓舞，将沮丧消沉的空气一扫而光。它常常产生其他手段难以收到的良好效果。

2. 选择过一种简化的生活

如何让自己的内心保持一种平静的状态？可以选择过一种简化的生活，利用简化的力量来管理自己的内心和情绪。真正有修为的人，往往不喜繁杂，偏爱清净。在平静的生活中，品味人生的乐趣，找到生活的意义。

（1）心累时练静养：在家里的时候，可以经常练练静养，即宁静的时候双眼微闭，然后缓慢地吸气，再气沉丹田，然后再呼出，如此反复3～5分钟。静养能让你感觉身体舒畅，解决心累的问题。在起居方面，《黄帝内经》很早就提出"夜卧早起"，起床后要去晒晒早晨的太阳，晨阳柔和，适合养心。夏季午睡以30分钟至1小时为宜。早晨要散散步。不赞成忽然一次补充很多睡眠的做法，这种做法更消耗心力，反而会增加疲乏的程度。每周挑个清爽的早晨，去公园或小区里散散步，可以给一天带来好精神。

（2）深呼吸：是保持平静最简单且最直接的方法，在自己心情烦躁的时候记得深呼吸，吸气呼气，循环一阵后发现心情已经平静下来了。闭上眼睛，让思绪停歇，冥想让心情变得无比的平和，静静地聆听呼吸的声音，聆听自己的心跳，在闭上眼睛的下一秒，心情已经平静下来了。也可以听音乐，音乐就像我们的灵魂伴侣，在我们寂寞、烦躁、悲伤、孤独的时候，它就好像施法的精灵一样给我们带来短暂的美好平静，让我们这些不好的情绪得以释放。

（3）阅读：情绪不畅时，抽空捧一本书，古今中外不限，但最好不是网络小说之流，快节奏的产物，对寻求平静是没有帮助的。阅读书籍，总结自己的感悟，当你感悟得多了，很多事情也就看开了。

（4）安静地看风景：世界上风景秀丽的山川都很有名，但是，这个世界上还有很多并不有名的地方，那里景色也很动人，并且没有人山人海。在那里，你可以自由地接近自然，安静自在地享受自然的馈赠，而不是看人头。

3. 修身养性情

（1）淡泊名利，宁静致远：所谓天下熙熙，皆为利来；天下攘攘，皆为利往。生活中我们受到各种物质利益的影响，奔波劳碌。其不知天下万物，只有身体才真正是自己的，没有健康的身体，即使身家万亿，也是枉然。所以没有什么比我们的健康更重要，所以我们不要让物质利益迷失了自己。只有不计较得失，淡泊名利才是修身养性的第一要务。

（2）与人为善：俗语说"赠人玫瑰，手留余香""与人为善，福虽未至，祸已远离；与人为恶，祸虽未至，福已远离"。这些经典的哲理告诉我们，一定要怀有一颗良善之心，在力所能及的情况下，要乐于助人，与人为善。只有这样，你才能交下真正的朋友，拥有纯洁的友谊。试想一下，整日钩心斗角，算计别人，或者防备别人算计，又怎么能保持平和的心态去享受生活的快乐呢？

（3）培养自己多方面的兴趣和爱好：一张一弛，文武之道。生活中既要会工作，也要学会放松自己，所以闲暇之余，培养自己高雅的兴趣非常有必要。比如说工作累了，我们可以欣赏音乐，节假日我们可以去旅游，寂寞了可以找朋友品茗下棋。每日抽出时间去锻炼自己的身体。你会发现这些活动使我们的身心都能得到充分的休息，能够让我们从繁重琐碎的工作中解脱出来，忘记生活中的许多不愉快。

（五）如何保持平静的心情

正确认识社会的多样性：这个社会本身就是纷繁复杂的。我们每个处在其中的人都是其中的一个分子而已。所以，你想要有平静的心情就要对复杂的社会有个正确的认识，在此基础上，找到你的原点。尽量简化你的环境。社会很多样，如果你也要多样的话，永远也不会有安静的时候。所以，你必须要把自己的环境简化一下，这样你的生活就会平静一点。

淡化欲望，学会自制：你不能有平静的心，一方面来自于外界的诱惑或者是外力的推动，但是更主要的是你自己的欲望太多。要学会自制，只有有自制力的人，才会让自己有序平静。

第二节　心理健康名家谈

一、医家谈心理健康

医家如是说：追求心理状态的平衡就是心理健康。

心理平衡就是一个人要正确对待自己，正确对待他人，正确对待社会。

（一）治病先治心，治心是根本

病由心生，故治病先治心，治心是根本。失衡的心态得到修整，疾病自然根除。可以讲，一切大小疾病全是心病，心病还需心药医。疾病与不平衡心态成正比关系。心态好，疾病少，心态不好，疾病就多。

心理影响生理，生理反过来影响心理，但心理因素是第一位的，是所有疾病产生的内因根本。现代心理学家已经发现，80%以上的疾病由心理产生，心因性引发的疾病所占的比例越来越大。近些年各种疾病越来越多的事实就是最好的说明。说明什么？说明人心失衡的现象越来越普遍，也越来越严重。引发人们心理失衡的因素自然是社会各方面激烈的竞争、生活节奏的加快、思想工作生活压力的剧增。心脑血管疾病所占比重越来越大，乃至成为当今所有疾病中对生命造成最大威胁的第一杀手！

思虑过度，不仅直接影响食欲（思伤脾），而且导致失眠。长期失眠加上食量营养减少，多种疾病自然上身。冰冻三尺非一日之寒，诸多疾病的产生非短时间内形成，而是经过多年甚至数十年不良心态、不良生活习惯的长期积累才导致重病及绝症的发生，如肿瘤疾病中的肺癌就是情绪长期压抑的恶果。

据《健康时报》上的一篇文章讲：在大多数肿瘤患者身上，可以发现被称作"癌性格"的诱发因素，如孤僻、抑郁、多疑、好生闷气、沉默寡言、狭隘嫉妒、易躁易怒、忍耐力差等不良情绪，这些都是癌细胞产生和发展最有效的媒介。有关专家说，癌症产生源于多种因素，没有一个致癌因素能单独引发癌症，而精神作用对于癌症的危害，不能忽视，如抑郁生闷气，并常常带气吃饭，就容易患胃癌；长期处于失望自卑中的女性，则有可能患宫颈癌；常常强忍怒火，则容易患乳腺癌，而在各种不良性格反应导致癌症的统计中，情绪压抑不得释放的人，则容易患肺癌，也就是说，肺癌患者的情感释放能力，明显要低于正常人。不良性格可以影响免疫功能，改变肌体的免疫状态，降低人体对癌细胞的免疫监视和免疫杀伤功能。专家形象地将人体的免疫功能比喻为保障健康的司令部，一旦敌人——癌细胞强过了杀灭它的战士，司令部的指挥就会失控，癌细胞就会打败人体免疫功能。不良的性格就是癌细胞的帮凶。有关专家说，性格压抑或长时间处于情绪不良的人与接近烟草和污染环境的人一样，最好半年做一次胸片检查。

（二）治心是根本，根本即养心

何谓"养心"？《黄帝内经》认为是"恬淡虚无"，即平淡宁静、乐观豁达、凝神自娱的心境。养心就是使人保持心理平衡。心理平衡是一个人健康的基石。对于现代都市人来说，谁拥有了心理平衡谁就拥有了健康，而"养心"则是保持心理平衡的重要方法。如何养心？我国传统医学给出了以下几种养心方法。

1. 德者养心

"积善成德"，德的核心是做善事。中医认为德高者五脏淳厚，气血匀和，阴平阳秘，所以能健康长寿。庄子说，有修养的人"平易恬淡，则忧患不能入，邪气不能袭"；管子言"人能正静，皮肤裕宽，耳目聪明，筋信而骨强"；荀子也说"有德则乐，乐则能久"；孔子精辟指出："大德必得其寿。"药王孙思邈则认为"德行不克，纵服玉液金丹，未能延年"，"道德日全，不祈善而有福，不求寿而自延，此养生之大旨也"。相反，德劣者往往病多寿短。巴西一位学者经 30 年研究发现，有贪污受贿罪行的人，癌症、心脏病、脑出血发病率远远高于正常人。可见，道德修养不仅是品质的要求，而且是养生的手段。

2. 仁者养心

仁，是孔子思想的核心。其基本思想是"己欲立而立人，己欲达而达人"和"己所不欲，勿施于人"，具体可以概括为恭、宽、信、敏、惠、智、勇、忠、恕、孝、悌等。"恭"有谦逊、尊敬之义；"宽"有宽容、宽大之义；"信"有诚信、有信用之义；"敏"有勤勉之义；"惠"有柔顺之义；"智"有智慧、智谋之义；"勇"，即勇敢之义；"忠"有忠诚、尽心竭力之义；"恕"有仁爱、宽宥之义；"孝"为善待父母；"悌"为敬爱兄长之义。一个人如果能仁全如此，其心境必定是欣慰和宽松，而不是懊恼、愤恨和作奸犯科后的恐惧。因此，善良者能获得内心的温暖，缓解内心的焦虑，故而少疾，"仁者寿"。

3. 易性养心

"笑口常开，青春常在"。但是，人生在世，难保无忧，关键是勿使太过、勿令太久。中医"易性"的养心一法恰是"对症"的良方。所谓易性，即通过学习、娱乐、交谈等方式，来排除内心的悲愤忧愁等不良情绪的方法。具体方法因人因事而异，如"取乐琴书，颐养神性"，或"看书解闷，听曲消愁，有胜于服药"，或"止怒莫若诗，去忧莫若乐"，或"劳则阳气衰，宜乘车马游玩"，或"情志不遂……开怀谈笑可解"等。事实上，图书、音乐、戏剧、舞蹈、书法、绘画、赋诗、填词、雕塑、种花、垂钓等，都可起到培养情趣、陶冶情性的防病治病作用，有利于人的健康。

4. 哲理养心

哲理养心，主要是要掌握对立统一和一分为二的观点。明末清初著名哲学家王夫之总结与力行的"六然""四看"堪可借鉴。所谓"六然"，就是"自处超然"，即超凡脱俗，超然达观；"处人蔼然"，即与人为善，和蔼相亲；"无事澄然"，即澄然明志，宁静致远；"失意泰然"，即不灰心丧志，轻装上阵；"处事断然"，即不优柔寡断；"得意淡然"，即不居功自傲、忘乎所以。所谓"四看"就是"大事难事看担当"，能担当得起；"逆境顺境看襟怀"，能承受得起；"临喜临怒看涵养"，能宠辱不惊；"群行群止看识见"，能去留无意。这样才能做到"知足不辱，知之不耻，当行则行，当止则止"。哲理养生是高层次的保健养生，与德、仁相辅相成，异曲同工，只有在实践中反复磨炼才能做到，是道德品质、气质修养、文化水平、经验阅历的集中表现。事实上，正确地待人待己，热爱本职工作，讲究生活质量，这不仅是做人做事的基础，也是养生防病的前提。

（三）调和心态保健康

性格决定健康、命运，这话是有道理的。性格不仅决定人的前程命运，同样也决定一个人的健康水平。性格不好，就是心态的失衡表现。心态失衡会造成心理失控，心理失控必然引发生理失控。生理失控必然降低免疫力而助长失衡破坏力。人体失衡破坏力的增加必然酿成多种疾病乃至绝症的发生。

药王孙思邈在《千金翼方》中认为"养生有五难：名利不去为一难；喜怒不除为二难；声色不去为三难；滋味不绝为四难；神虑精散为五难"。"五者不去，心虽希寿，亦不能挽其夭且病也。五者能绝，则信顺日跻，道德日全，不祈生而有神，不求寿而延年矣"。不管是陶弘景的"除十二多"，还是孙思邈的"去五难"，都是根据老子的"少私寡欲"思想，从社会心理因素角度去探索病因。这较之西方医学只注重生物学原因而忽视社会心理因素，自然要高明得多。

陶弘景在《养性延命录·教诫篇》中也指出："少思，少念，少欲，少事，少语，少笑，少愁，少乐，少喜，少怒，少好，少恶。行此十二少，养性之都契也。多思则神殆，多念则志散，多欲则损志，多事则形疲，多语则气争，多笑则脏伤，多愁则心慑，多乐则意溢，多喜则妄错昏乱，多怒则百脉不定，多好则专迷不治，多恶则憔煎无欢，此十二多不除，丧生之本也。"

千百年来，人们为什么一直对心理影响生理的认识不足、重视不够？其中一条最重要的因素是心理属无形之虚无存在，不像生理是有形之实存在。岂不知宇宙自然的法则恰恰是"无中生有，以无形制有形"。从生命信息科学的角度上讲，如果经常发火恼怒，其不良情绪又得不到释放，长期积累的结果自然是恶性能量的爆发而由此引发肝硬化、肝癌或肺癌或其他绝症。人类对于疾病的防治如果不从心态平和入手，仅在医药医疗上下功夫，即使医术本领再高、医药疗效再好，也是治标不治本。所以人类对疾病的预防保健是消除一切疾病的关键，而预防保健首先是对失衡心态的调整、对身心和谐的修炼。疾病患者的痛苦教训与健康长寿者的快乐经验集中到一点，就是心态是否平衡。心态既是"良医"，也是"危险分子"，能治病也能患病，关键在于心态是否平衡。平衡心态的权利不在医疗专家与别人手里，而在自己的手中。

（四）平衡心理十要诀

《黄帝内经》记载"精神内伤，身必败之"，还特别强调"心者，五脏六腑之主也"。现代医学研究发现，在一切对人体不利的因素中，最能使人短命夭亡的就是不良情绪。良好的情绪是人体内最有助于健康的力量。现代生活中如何保持心理平衡，这是人们共同关心的问题。北美国家的心理卫生学会提出了心理平衡的 10 条要诀，值得我们借鉴。

1. 对自己不苛求

每个人都有自己的抱负，有些人把自己的目标定得太高，根本实现不了，于是终日抑郁寡欢，这实际上是自寻烦恼；有些人对自己所做的事情要求十全十美，有时近乎苛刻，往往因为小的瑕疵而自责，结果受害者还是自己。为了避免挫折感，应该把目标和要求定在自己能力的范围之内，懂得欣赏自己已经取得的成就，心情就会自然舒畅。

2. 不要处处与人争斗

有些人心理不平衡，完全是因为他们处处与人争斗，使得自己经常处于紧张状态造成的。其实，人与人之间应和谐相处，只要你不敌视别人，别人也不会与你为敌。

3. 对亲人期望不要过高

妻子盼望丈夫飞黄腾达，父母希望儿女成龙成凤，这似乎是人之常情。然而，当对方不能满足自己的期望时，便大失所望。其实，每个人都有自己的生活道路，何必要求别人迎合自己？

4. 暂离困境

在现实中受到挫折时，应该暂将烦恼放下，去做你喜欢的事，如运动、打球、读书、欣赏等，待心境平和后，再重新面对自己的难题，思考解决的方法。

5. 适当让步

处理工作和生活中的一些问题，只要大前提不受影响，在非原则问题方面无须过分坚持，以减少自己的烦恼。

6. 对人表示善意

生活中被人排斥常常是因为自己有戒心。如果在适当的时候表示自己的善意，诚挚地谈谈友情，伸出友谊之手，那么自然就会朋友多，隔阂少，心境会变得平静。

7. 找人倾诉烦恼

生活中的烦恼是常事，把所有的烦恼都闷在心里，只会令人抑郁苦闷，有害身心健康。如果把内心的烦恼向知己好友倾诉，心情会顿感舒畅。

8. 帮助别人做事

助人为快乐之本。帮助别人不仅可使自己忘却烦恼，而且还可以表现自己存在的价值，并且获得珍贵的友谊和快乐。

9. 积极娱乐

生活中适当娱乐，不但能调节情绪、舒缓压力，还能增长新的知识和乐趣。

10. 知足常乐

不论是荣与辱、升与降、得与失，往往不以个人意志为转移，宠辱不惊，淡泊名利，做到心理平衡是极大的快乐。

二、儒家谈心理健康

儒家如是说：知者乐水，仁者乐山；知者动，仁者静；知者乐，仁者寿。

天将降大任于斯人也，必先苦其心志，劳其筋骨，饿其体肤，空乏其身，行拂乱其所为，所以动心忍性，增益其所不能。

（一）孔子："仁""仁者爱人""己所不欲勿施于人"

1. 孔子心理健康思想的核心

（1）君子有三戒：《论语》里面就有一章，孔子说君子有三戒，你要做一个君子，三方面要小心谨慎："君子有三戒：少之时，血气未定，戒之在色；及其壮也，血气方刚，戒之在斗；及其老也，血气既衰，戒之在得。"这是孔子的话，从这个话出发就比较稳当了。儒家不是宗教，它是哲学，哲学的说法一定要根据经验做全面的反省，找到一个合理的解释，然后再以这个作为根据来建构你将来这一生该怎么做，也就是应该要有修养。

（2）克服妄言妄语：先说言语，古代的言和语可以分开使用，言代表主动说话，语代表跟人讨论。说到言，我们就读到"子罕言利与命与仁"，说明孔子很少主动谈到三样东西：利、命和仁。

利：孔子知道人的心经不起诱惑。见小利则大事不成，但人们往往看到小利就想去争取了。

命：孔子很少主动谈到命，因为命是每一个人的遭遇，很多事情都是非理性的，根本讲不清楚为何这个人命那么好，那个人命那么差，有时候没有什么道理。

仁：仁这个字在《论语》这本书里面出现了一百多次，孔子主动谈的有，但是并不多，大部分是学生问，他才回答，包括人之性、人之道、人之成。学生们提问的时候往往就在第二点："老师，我这个人的路该怎么走。"孔子就因材施教："仁是个人的正路，所以你普遍地谈没有太大意义"。

（3）摈弃四种毛病：第一，不会任意猜测；第二，不会坚持己见；第三，不会顽固拘泥；第四，不会自我膨胀。这也就是孔子提出的"毋意，毋必，毋固，毋我"。

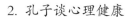

2. 孔子谈心理健康

（1）修养能带来快乐：

孔子能够有这样的一种人格魅力，不是天生的，而是来自后天的修炼。学生们跟孔子在一起，有压力，但是觉得很开心，因为这种压力是情绪往上走的压力。因为孔子本身不是靠言教，他以身教为先，且能够教学生书本上的道理，"温故而知新"，能够承前启后。所以通过孔子及其学生的例子，我们要问修养能带来快乐吗，答案是肯定的，修养带来快乐，因为真诚。

一个人真诚的话，就可以有与人交往的自信。儒家讲的真诚，不是单指做好人做好事，也不是说这个人很真诚，就好像他很天真幼稚似的。真诚是了解自己，如果根据《大学》的说法叫作"毋自欺"，即指绝不要欺骗自己，与别人来往高不高兴，表达出来。这种真诚是要对自己负责的，真诚自然很容易快乐。

所以孔子后来说的话像"己所不欲，勿施于人"，一个人如果说没有自我要求，没有自信的话，不容易说这样的话，他知道自己不要做什么事，要做什么事，我不要做的事也不要勉强别人去做。这里面就是尊重别人，把别人看得跟自己一样，是平等的。

（2）修养的最高境界："不迁怒，不贰过"。这六个字是孔子认为的修养的最高境界。孔子还认为，除了颜回以外，三千弟子中，没有第二个人了。凡是人，都容易犯这六个字的毛病。

不迁怒是难事，很难做到，处理任何事情也是这样。一个人有了痛苦、烦闷，不将自己的痛苦加诸在其他人身上，这就是不迁怒。可是，当我们处在忧虑、烦闷之际，若有人找我们谈话，必当因我们的坏心情而倒霉受罪。因为我们不会给他好脸色，也不会以好言语回应他，这种心理与行径就是迁怒。

以下有一个民间小故事足以说明做到不迁怒，是个很难的问题。朱元璋的马皇后是位了不起的人物。朱元璋当了皇帝以后，有一天在后宫廷与皇后谈笑，两个人谈得正高兴，朱元璋突然拍了一下大腿，高兴得跳起来说："想不到我朱元璋也会当皇帝！"手舞足蹈，又露出了他寒微时的那种样子，但是这是非常失态的。当时还有两个太监站在旁边，他没有留意到。一会儿朱元璋出去了，马皇后立即对那两个太监说："皇帝马上要回来，你们一个装哑巴，一个装聋，否则你们两人都会没有命了，记住，听话！"果然，朱元璋在外面一想，不对劲，刚才的失态，将来给两个太监传了出去，那还了得。于是回到后宫，一问之下，两个太监，一个是哑巴，不会说话；一个是聋子，没有听见，这才了事。其实，这亦讲到人生的修养与迁怒。身为领导者的，得特别注意，不可因一点事情不高兴，就对别人发脾气，且不能反省自讼。

（二）孟子：心里装着别人，才是真正的快乐

1.“君子有三乐”

《孟子·尽心上》提到：“君子有三乐，而王天下不与存焉。父母俱存，兄弟无故，一乐也。仰不愧于天，俯不怍于人，二乐也。得天下英才而教育之，三乐也。”“万物皆备于我矣。反身而诚，乐莫大焉；强恕而行，求仁莫近焉。”这两句话都在表明，孟子认为只有心里装着别人，待人真诚，才能得到真正的快乐。

2. 人要有“四端”

孟子继承并发扬了孔子“天仁性善”的主张，并进一步提出了“民为国本，君主次之”的仁政理念。后世尊其为“亚圣”，可见孟子对儒家学派的重要影响。孟子的“性善论”和仁政等思想就是从“四端”展开的，“四端”分别是恻隐之心，仁之端也；羞恶之心，义之端也；辞让之心，礼之端也；是非之心，智之端也，这四种品德。

（1）无恻隐之心，非人也。为什么说没有同情心，就不能称为人呢？因为如果看见任何需要帮助的人和事都选择冷眼旁观的话，就是冷漠无情，也是祸患。仔细想一想人生活在社会中谁能保证一生都没有事情呢？肯定不能。你不同情别人，当你有需要的时候自然也不会有人同情你，这一切都是你自己造成的，能怨谁呢！所以仁是立身之本。

（2）无羞耻之心，非人也。古今中外“脸面”都是非常重要的“事物”，其关乎羞耻，野兽都知道羞耻，人不顾羞耻的话，还有什么坏事不敢干呢？像地铁中的“事情”不仅人人喊打，更要接受法律的制裁，亦能激发羞耻心，让人知进退。

（3）无辞让之心，非人也。孔融三岁让梨，是礼的表现。正所谓“观其行，而知其人”，小时候争抢长大之后也势必争先恐后，不要忘了枪打出头鸟。这是失礼的结果造成的，有礼才能让人安稳。

（4）无是非之心，非人也。明辨是非，关键在一个“辨”字，它不是中间带言字的口辩，而是要用良知、用心去分辨，对和错每个人心里都有数。不要“昧良而行”，不然最终吃亏的是自己。就像人不惹狗，狗不会咬人一样，人不分青红皂白凶险必然经常相伴。人要有诚信才能在社会上立足。

孟子说：“凡有四端于我者，知皆扩而充之矣，若火之始然，泉之始达。苟能充之，足以保四海；苟不充之，不足以事父母。”对于我们来说要呵护并且修炼这四种品德，不要失去它们。做一个知同情、懂羞耻、晓谦虚、辨是非的人，这样生命才能走向美好。

第三节　心理平衡　情志养生

一、养生先养心

当今时代，随着社会的进步、科学技术的发展，人们的生活条件和生活水平都较以前发生了很大的变化，人们对健康的追求也日益受到重视，保健养生也成为越来越多人的生活目标。

（一）心者，生之本也，养生先养心

我国传统医学认为，"心者，生之本也，养生先养心"。心的生理功能，不仅包括主血脉，而且还包括主宰精神、意识、思维活动。中医强调心为五脏六腑之"大主"、为"君主之官"，甚至以"生之本"来说明心在脏腑中的重要地位和在人体生命活动中的重要性，因此，养生首先要做好对心的保健。《黄帝内经·素问·六节藏象论》："心者，生之本，神之变也，其华在面，其充在血脉。"

保养心脏，要重视保养心神。心主神明，为"精神之所舍"，如果长期情志过极，处于紧张、郁怒、恐惧、悲伤等负面情绪中，可损伤心神，导致抑郁、心烦、心悸、失眠、头晕、头痛等症状。同时，心在志为"喜"，一般来说，喜属良性刺激，有益于心主血脉的功能，"喜则气和志达，营卫通利"。但是，喜乐过度，可使心气涣散，心神受伤，即所谓"喜乐者，神惮散而不藏"，故中医学素有"喜伤心"之说。现代医学认为，如经常过于欣喜激动，可以导致血内儿茶酚胺类物质增高、交感神经过度兴奋、全身血管收缩，从而诱发高血压、心绞痛、心肌梗死、严重心律失常或猝死。因此，保持一种恒定淡然的心态，不以物喜，不以己悲，使心神安定，心态豁达，为保养心神的要点。

1. 心神和形质的合体

在后世发展过程中，心的指代主要概括为心神，即所谓在提到心的时候，大多是从精神意识思维活动出发的，但是大多数时候负载有精神和形质同体的代称。《黄帝内经·素问·上古天真论》载："法于阴阳，和于术数，饮食有节，起居有常，不妄作劳，故能形与神俱，而尽终其天年，度百岁乃去。""嗜欲不能劳其目，淫邪不能惑其心，愚智贤不肖不惧于物，故合于道。所以能年皆度百岁，而动作不衰者，以其德全不危也。"将健康长寿看作形神和谐共存的结果，并且心不被淫邪所蛊惑，和天地之道相合，是长寿的重要条件。

后世的医者对"形神合体"也多有述及：宋代唐慎微《重修政和经史证类备急本草·序

例上·衍义总序》："善养生者，不瘵神，不苦形。神形既安，祸患何由而致也。"北齐刘昼《刘子精神》："神静而心和，心和而形全。神躁则心荡，心荡则形伤。将全其形，先在理神。故恬和养神，则自安于内，清虚栖心，则不诱于外物也。"心是形神相互作用的媒介，神气清静则心和缓，身体健康，恬和养神为要。

2. 养心即是养神

养心的目的是养神的观点传统而悠久，但是说法比较隐晦，在中医引入其内容直至清代才完整呈现，明确提出养心即是养神的观点，并将养心作为养生的主要手段来促进人健康长寿，养心的地位得到明确，并且将心－神－性做了一体化串联，使其可更立体化应用。

清代孙德润《医学汇海·卷十五·补益养生篇》："养生以养心为主，故心不病则神不病，神不病则人不病，理固然也。"将心－神－体一脉贯通，突出了身体健康要通过养心来实现。清代孙德润《医学汇海·卷十五·补益养生篇》："养心又在凝神，神聚则气聚，气聚则形全。若日逐劳攘忧烦，神不守舍，则易衰老。"养心－凝神－气聚－形全之间的因果关系，突出了养心即可养神这一重要理念，是身体健康的源头，形成了养心和养神之间密切的关联。

3. 养心即寡欲

"养心莫善于寡欲"。古代著作中从不同层次、不同维度就寡欲对养心的重要性进行了阐释，如《吕氏春秋·情欲》："凡生之长也，顺之也。使生不顺者，欲也。故圣人必先适欲。"欲望是健康长寿的主要障碍，所以圣人先要调适欲望，使他和平。《管子·心术》："虚其欲，神将入舍，扫除不洁，神乃留处。"将欲念和心神联系在了一起，并且摒除欲念是心神归位的前提。《孟子·尽心下》："养心莫善于寡欲。"率先提出了养心最重要的就是寡欲。可以说寡欲是儒家养生思想的典范，这在孟子所处的战国时代就已经率先明确提出。汉代以来在罢黜百家、独尊儒术的思想指导下，儒学有了长足的发展，所以，寡欲养心思想就有了持久的发展空间，并且对寡欲养心，有了更新的阐释。

4. 养心即静心

在古代许多养生专著中能看到很多养心强调静心的记载。唐代王冰最早将静心引入中医学，其所著《重广补注黄帝内经素问·生气通天论》："夫嗜欲不能劳其目，淫邪不能惑其心，不妄作劳，是为清静。以其清静，故能肉腠闭，皮肤密，真气内拒，虚邪不侵。"将淫邪不能迷惑心灵阐释为清静的状态，开静心先河。明代孙一奎《赤水玄珠·风门·中风》："是以心乱则百病生，于心静则万病悉去。"心静则百病可去。清代周振武《人身通考·脏腑部》："心静则安，心动则躁。延年不老，心静而已。"清代程文囿《医述·医学溯源》："欲延生者，心宜恬静而不躁扰，饮食宜适中而无过伤。"也说明了心静是健康长寿的关键之一。

5. 养心与精气神的关系

（1）精气神交养观：最早明确提出精气神交养观点的是金代刘河间，他将精气神和心肾脾三脏联系在一起，并且提出三者交互滋养可以长寿，这对精气神的脏腑用药提出了直接的联系，是后世中医养生学的开拓者，也为明代提出"先天之本在肾""后天之本在脾"的观点奠定了基础。精气神三者的关系是相互依存的，心神得养，也要依靠精血的载荷，精血衰败，神无所附而早夭的道理。

（2）养气养精即是养心：通过养精来养心是间接养心法的集中体现，养心的方法可以通过养气和养精的方法来实现，这是精气神三者交互滋养的典型代表，如清代罗东逸《内经博议·手少阴心脏病论》"故养心之法有二：寡思欲，守恬愉，使心无过量之用，无留根之事，此养之以气也；常握固，戒多欲，使肾无淫佚之失，无相火之乘，此养之以精"。通过慎思欲，用气来养心，通过养精来实现养心的方法。

（二）中医的最高境界是养生，养生的最高境界是养心

中医的最高境界是养生，养生的最高境界是养心。所以，就养生而言，"下士养身，中士养气，上士养心。"看一个人也是一样，观相不如观气，观气不如观心。不管是中医还是西医，一切药物对治病来说都是治标，不是治本。因为一切的病都是错误的因，产生错误的果。错误的因不除，错误的果就不会绝根。健康的根本在心，一切法从心生，心净则身净。人所具有的一切智慧，绝对不是从书本里学来的，而是从自己的真诚心、清净心，从定中生出来的。

人健康状况的调节是靠人体本身所具有的调节修复系统来完成的，而不是靠外部因素，外部因素只能起辅助作用。人病之起，无不由心虚弱，外邪乘入，而心虚气弱，每由心魂恼乱，真体不充，发现种种不安。贪食、贪胜、贪得、贪乐逸，皆足以致病。以贪之不得，于是乎怒。贪怒可使心荡气促，胆惊肝旺，六脉震动，五脏沸腾，外邪同时乘入，此病之起因。凡人欲求长寿，应先除病。欲求除病，当明用气。欲明用气，当先养性。养性之法，当先调心。心神不安，情性躁急，为致病、致死之总因。故安心法，为养生第一要诀。心可以主动一切，心定则气和，气和则血顺，血顺则精足而神旺，精足神旺者，内部抵抗力强，病自除矣。故治病当以摄心为主。

能静则仁，有仁则寿，有寿是真幸福。一切修身修心法门，只有两字诀：曰放下、曰回头。只要一放下，一回头，病者顿愈，迷者顿觉，此真无量寿者。心有两种，一是真心，一是妄心。真心是水，妄心是波，波因风动，风止波息，而水不动。寂然无念，是无心也。

环境对人养生的重要性是不言而喻的。这就是为什么人在空气清新的深山老林里，会把痼疾养好。因为深山老林中的精微物质（负离子）会通过人在放松情况下的深呼吸把它吸收到人体内部，从而滋润孕养五脏六腑，使人重新焕发活力。顺应自然是养生的最

高境界。

（三）心态好，世界才会美好

1. 气度决定高度

每个人的气度、知识、范围、胸襟，都不同。想要成功、立业，就要培养自己的气度，像大海那样大。

（1）享受寂寞：当夜深人静时，有的人跑到高山顶上或在大沙漠里，看着眼前的风景，眼泪不知不觉就会流下来。这不是悲伤也不是喜欢，那是一种无比宁静的舒服，身体每一部分都自然打开了，心里的痛苦、烦恼什么都没有了。就是古人所谓的"空山夜雨，万籁无声"。那是寂寞的享受，不是钱财能够买得到的。

（2）成大事者必变通：一等智慧的人，清楚知道下一步是怎么变，便领导人家跟着变，永远站在变的前头；二等人是应变，你变我也变，跟着变；三等智慧的人是人家变了以后，他还站在原地不动，人家走过去了他在后边骂："你怎么变得那么快，我还没有准备！"

（3）以信仰约束自己：一个有思想信仰的人，他的成就绝对不同。一个人没有信仰的时候，就是失败的开始。

（4）真正的修行是红尘炼心：真正的修行不只在山上，也不只在庙里，更在社会中。要在修行中生活，在生活中修行。无论你从事什么职业，都要把修行融入你的工作中，面对境界历事炼性，对人炼心。不要怕遇到违缘障碍，它可以历练你的心性，提高你的层次，增长你的智慧。

2. 心态好，世界才会美好

凡事不要只考虑自己，要为对方考虑。只有去掉了自私、自利、自爱，你才能够自在。你怎样对待别人，别人也会怎样对待你，不要总是怨天尤人，不要总是挑别人的毛病，看别人不顺眼，不要总想去改变别人，先调整好自己的心态，修好自己的心，一切境都会随心转。

（1）修行即是修正自己：当你以宽阔的胸怀容纳一切、包容一切的时候，你就不会有想不通的事，看一切人都是好人，看一切事都是好事，看一切环境都是好环境。能经常查找自己的缺点，能不断地去掉我执，这就是修行。

（2）忘记己恩，不忘人恩："施惠勿念，受恩莫忘"，这两句话都是佛家、儒家、道家的精神。帮忙了人家，好处给了人家，心里不要记，要丢掉。"受恩"，得人家一点好处，要永远记住。

（3）知足即富：做人做事要留余地，好事、便宜不要多占，多占会有麻烦的，所谓"知足者富"。

（4）处世的真谛：对自己要求严格。对别人做错了的，责备人家时，不要像对自己那么严肃。这样处世做人，对长官也好，对同事也好，对部下也好，怨恨就少了。

二、快乐生活，乐观人生

（一）笑是人类生存的一种能力

俗话说："笑一笑，十年少；愁一愁，白了头。""笑口常开，健康永在。"这些俗语乡音，说的都是"笑"对人体的益处。话虽然有点夸张，却含有一定的科学道理。"笑"历来被我国传统医学家视为保健养生的秘诀，被认为是不需花钱、不必求人的最佳天然保健品。其实，从人体生理学的角度看，笑是人体的一种本能，是人体与生俱来的一种生理行为，也可认为是人体不可或缺的生存能力。一个人的发笑能力和医生检查的所有其他项目同样能正确显示出他的健康状况，笑同样是衡量人体健康状况的一种有效的指示指标。有位长寿学家曾经说过："在所有能使身体和精神激动的因素中，笑是最健康、最安全也是最有效的。它有利于消化、循环和新陈代谢，因而激活了所有器官的生命力。"我国有句谚语："生气催人老，笑笑变年少。"大剧作家莎士比亚说得更直白："如果你在一天之中没有笑一笑，那你这一天就算白活了。"时至今日，世界上许多国家，如印度、德国、英国等，纷纷兴起了一股用"笑"保健养生的热潮。据不完全统计，全世界已有 5 000 多家名目繁多的搞笑组织。"笑声学校""笑声俱乐部""笑声合唱团""笑声节""笑声周"等五花八门，尽管名目繁多，但主旨就一个字——笑。看起来，今天的人们，不仅已经认可"笑"是人类的一种生存能力，而且还把"笑"搞成了风头正旺、风靡世界的养生产业了。笑的功能主要有以下几点：

1. 笑能解除人的疲劳

笑能提高人们的工作效率，驱除紧张和疲劳。生理学家认为，笑是心理健康的最好体操，大笑时，骨骼肌反复收缩，笑后的一段时间内则处于松弛状态，从而达到释放多余能量的目的。笑可以消除疲劳，缓解紧张情绪，使人感到轻松、安定，并能改变睡眠状态。笑使人的烦恼顿时消除，内疚、抑郁等不良心境得到缓解，紧张的神经也随着欢笑而松弛。笑是一种天然的镇静剂，它可以缓解人的紧张情绪，焕发精神，解除疲劳。

2. 笑有锻炼肌肉的作用

在笑的过程中，能活动面部、颈部、胸部、背部、腹部、肩部，以及四肢的肌肉、关节、韧带，起到有益的锻炼和放松作用。有关专家研究表明，3 分钟的笑，能代替 15 分钟的体育锻炼。

3. 笑有益于心肺等内脏的功能

笑的过程牵动膈肌上下震动和腹肌的收缩运动，对内脏各器官形成一个推压、按摩的作用。笑还能加强心脏的功能，增加心脏射血量，使血液循环加快。笑还能使呼吸功能增强、肺活量增大、进气量增多，有利于吸入更多的氧气。笑还能促进痰液的排出，清洁呼吸道。发笑时胃体积缩小，胃壁的张力增加，消化活动加强，从而促进了食欲。笑是一种运动，可以防病、治病。人们在笑声中呼吸运动加深，肺脏扩张，呼吸系统通过震动把废气清除出去。

4. 笑对神经和内分泌系统有调节作用

笑还有调节神经和内分泌系统的功能。人在笑时，大脑中会产生儿茶酚胺等激素，它们可使体内分泌镇痛、止疼的吗啡。笑能调节大脑神经功能，消除紧张情绪，宣泄压力，排除忧虑、烦恼和不快；能沟通相互关系，拉近人与人之间的关系，使人际关系顺畅和谐，使人心情愉悦、精神振奋、头脑清醒，激发生活的动力和工作上的创造力。

5. 笑能美容

笑可称为一种面部美容操，笑能牵动面部的笑肌运动，促进面部血液循环加快、组织营养状况得到改善，从而使人容光焕发，青春常驻，因此常说"笑一笑，十年少"。人们在笑声中，心跳加快，血流速度加快，面部和眼球血流供应充分，进而使人面颊红润、眼睛明亮、容光焕发。

（二）笑是人们释放压力的一种方式

"百年能笑三万六千场"，苏东坡的这句名言，反应了我国古代人对笑的好处的认识和对健康的追求。但是现实生活中，有的人却总是愁眉苦脸、闷闷不乐，这对健康是不利的。对每个人来说，凡是身体好者，一般都是笑口常开，面带喜色，笑植于心。心锁则闷，心开则喜。健康人首先要心理健康，心胸开阔，心境坦然，心平气和，遇事想得开，看得透，放得下。笑可以延年，但笑也能够伤心。当今社会每个人的压力都比较大，笑一笑可以使人减压，这对于我们改变思维、改变心态至关重要。我们要笑对人生，要笑出健康，健康一百岁。天天都有好心情，快快乐乐一辈子。长寿专家说，在所有使人的身体和精神振奋的因素中，笑是最有利、最健康的因素，中老年人延缓衰老的最好的一味良药就是"笑"。在困难和紧要时刻去追求笑，当生活中发生不幸、意外事件或处在病魔缠身的恶劣心情和悲痛中时，也要依然坚持笑对人生。一旦你运用了笑，那么不管你将遭遇的是何种痛苦，你都能够经受得住并能勇敢地生存下去，而此时的乐观、此时的笑，定是你释放压力、排难克艰的最有效方式。

（三）笑是一个人美好心情的自然流露

马克思说："一种美好的心情，比良药更能解除心理上的疲惫和痛苦。"但凡长寿的人，几乎都是平生细小、乐观、豁达者。我国传统医学认为，"气顺无病"，笑能使真气周流，气血调和；笑也能治病。药王孙思邈曾说过："长乐寿自高。"甜美的笑还是世界上最美的花朵。忧愁使人忧愁，快乐使人快乐。人们都喜欢时常面带微笑的人，这是由于，人的情绪是可以相互"传染"的。许多女孩子长相一般，却很惹人喜欢，让人觉得很美，就是因为她们时时面带微笑，让人看了很快乐、很舒心。男孩子若时时面带微笑，也是很讨人喜欢的。电视上曾播放过一个异国婚姻的节目，讲的是一个在我国一所大学教外语的漂亮外国姑娘，爱上并嫁给了在这所大学当保安的来自河南农村的中国小伙子。这个姑娘喜欢小伙子的原因，就是他时常面带微笑，笑得很好看、很可爱。一个小宝宝若见了生人一逗就笑，就会很惹人爱，使人很想去抱抱他、亲亲他。谁愿意看一副哭丧着脸、一见生人就哭闹不止的孩子呢？微笑也是对社会的一种贡献，"送人玫瑰，手有余香"，给人微笑也笑甜自口。微笑的益处实在是太多了，我们每一个人都尽量时时微笑吧！

（四）永修快乐宝典

时至今日，随着我国改革开放的深入和个人年龄的增长，特别在社会体制改变、新旧体制交替的过程中，老年人的经济和社会地位发生了变化，一些步入退休年龄的老年人，会产生心理波动，滋生苦恼、不安和抑郁情绪，从而影响身体健康。古人说："忧则伤身，乐则长寿。"可见老年人要想长寿，就应该面对现实，克服不现实的想法，主动去适应新的变化，常使自己保持愉悦的心情，自得其乐，知足常乐，与人同乐。

1. 自得其乐

寻找乐趣、追求自我快乐是一件十分有益于健康的自我保健方法。老年人可以从自己的爱好和兴趣出发，如艺术欣赏、听音乐、看舞蹈、练书法、学画画、远足旅游、种花种草、养鸟养鱼、参加各类业余活动等。这些活动不仅可以消除孤独感，而且可以提高情趣、活跃思想、颐养性情、锻炼身体、增长知识，使自己融入乐而忘忧的心境之中。

2. 知足常乐

老年人在人生的长河中已经走过很长一条人生道路，故考虑问题时能通情达理，不会要求过高。因为超越客观的种种目的，以及与各方面攀比的计较心理，或明知达不到愿望而胡搅蛮缠的行为，其后果只能使自己更加失望、苦恼和失去生活信心。所谓"知足"，就是知道满足。它倡导对一定时段取得的东西有满足感。著名女作家冰心女士94岁时写的养身对联就是"事因知足心常乐，人到无求品自高。"有知足感，心中自然充满快乐。无过分、非分欲望，自然养成高尚品德。知足常乐，不仅是精神上的一种抚慰和享受，而且会使人从满意和快乐中产生一种新的力量，鼓舞人们以愉快的心情去获取新的成功、满足和快乐。

3. 与人同乐

有人说，要让自己快乐，最好的办法是给别人快乐。你给别人的快乐越多，你拥有的快乐也就越多。给别人快乐也不需要大恩大惠，只要你给遇到的朋友一次微笑、一句温暖的问候、一场令人愉快的谈话，或者发自内心的感激，出于真诚的帮助、喝彩、鼓励和称赞……如果你这样做了，你将会发现，当你把点点滴滴的快乐与人分享时，你自己拥有得快乐会更多，心中美好的感受会更强烈。社会心理学家告诉我们，快乐并不是拥有越多越好，而是要懂得享受自己拥有的快乐。事实上，生活中有很多美好的事物是免费的：看夕阳、读书、聊天、散步、到公园活动等，这些几乎都不花钱，却乐趣无穷。我们要快乐地生活，其实不是很困难的。问题在于，我们要热爱生活，正确对待生活中的种种事情，并把它转化成快乐的源泉。给别人多一点快乐，也给自己多一点快乐，快乐就会像种子一样发芽生长、遍地开花。

《西湖佳话》中记述了一个苏东坡助人为乐的故事。说的是他杭州为官坐堂审案时，吴小状告张二绫绢钱两万拖欠不还。张二供认不讳。苏东坡问："即欠他钱，为何不还？"张二一边解释一边诉苦："小人发他绫绢，原为制扇生意。不料制成了扇子，适值今春连雨天寒，一时发卖不出去，故此拖欠至今。"很明显，张二是个老实人。于是苏东坡决意帮助他，便让他拿些扇子来，然后当堂打开，捡取白团夹绢扇子四十柄，当场替他写画。画完让张二快拿去卖钱，偿还吴小。苏东坡是举国闻名的才子，许多富贵之家求他一字一画而不可得。今天他在团扇上写字作画，识者当然肯出高价购买。张二得钱后，既还清了欠债，还剩下不少扇子，心里自是很高兴，而苏东坡给有困难的百姓办了一件好事，心里感到也很快乐。

（五）《笑笑人生笑笑歌》

整理一篇"笑"的顺口溜，与大家一起分享。

笑笑人生笑笑歌

最幸福的笑是甜蜜的笑；	最美的笑是自然的笑；
最诚挚的笑是发自内心的笑；	最高兴的笑是眉开眼笑；
最愉快的笑是有说有笑；	最得意的笑是点头而笑；
最巧妙的笑是会意笑；	最动人的笑是含泪而笑；
最害羞的笑是低头含笑；	最幽默的笑是别人笑自己不笑；
最调皮的笑是笑了又笑；	最热闹的笑是哄堂大笑；
最自豪的笑是哈哈大笑；	最骄傲的是轻蔑地笑；
最痴呆的笑是莫名其妙地跟着别人笑；	最顽强的笑是苦笑；
最使人捉摸不透的笑是假笑；	最奇怪的笑是边想边笑；
最复杂的笑是边哭边笑；	最难为情的笑是捂着脸羞答答的笑；
最难看的笑是皮笑肉不笑；	最难听的笑是狂笑；
最可怕的笑是嘲笑；	最残酷的笑是冷笑；
最阴险的笑是狞笑；	最可恶的笑是淫笑；
最狠毒的笑是奸笑；	最可悲的笑是哭后大笑。

三、缅恩释怨，敞开胸怀

（一）善良是人生最大的财富

1. 个人恩怨，过眼烟云

宽容，首先是一种美德，也是一种内在的人格力量。它能产生强大的凝聚力和感染力，使人们愿意和你相处，与你一起同行。其次，宽容是一种豁达的生活态度，它可以使生活、工作中的摩擦减少到最低限度，甚至可以化干戈为玉帛。宽容又是一种高尚的品格。别人不慎冲撞了你，内心也会不安，你以宽容之心待人，就会使彼此之间尽快消除摩擦，甚至还可能碰撞出友好的火花。宽容还是一种良好的涵养，它是一种善待生活、善待他人的高尚境界，能陶冶人的情操，能带给你心灵的宁静和恬静。宽容的基础是善良，有了善良才会产生宽容。善良是宽容之母，是一个人人生最大的财富。人生在世，能与人相处在一起，就是一种缘分，没有必要事事认真、较劲，为鸡毛蒜皮的小事去计较。即使个人恩怨，也可该放即放，不可把陈芝麻烂谷子的事情一直放在那里让其腐烂、霉变，危害环境。个人恩怨，过眼烟云，宽容了别人，等于善待了自己。它能使自己的生活变得轻松、快乐。只有经历过风和雨，才能领悟到苦和乐、爱和恨，才知道人生中应该忘记什么、记忆什么、放弃什么、学会什么。最该忘记的是你曾经帮助过的人，最该原谅的是曾经伤害过你的人，最该放弃的是功过是非、名利得失，最需要学会的是宽容别人。

2. 严于律己，宽以待人

长期的社会变迁、生活磨炼，加上生理和心理上的变化，会使一些人的性格发生变异，孤独、偏激，总是用一种狭隘、扭曲的目光看待周围的人、周围的事，对什么都有意见、不满意。这种态度是要不得的。处人处事，当然要讲原则，但不能有两个标准，对人严，对己宽。正确的态度应该是严于律己、宽以待人。不能对别人过于苛求，更不要对那些陈年旧账耿耿于怀。那样自己就不会有多少朋友，在别人眼里，你也不会好到哪里。宽容可贵，宽容难得，多些理解，多些宽容，使自己始终处于良好的心理环境中。

（二）虚怀若谷才能海纳百川

1. 敞开胸怀，排除孤独

如果一个人不喜欢参加任何集体活动，加上性格比较内向，把自己与外界人为地分开，孤独自然会不招而至。摆脱孤独的最好办法就是多与外界接触，多与人交流。要以积极的态度排除孤独、寂寞、空虚、失落、沉闷、焦虑等不良情绪，用宽容的心态学会包容，敞开胸怀，让自己的生活之路越走越宽广。

古人云："林中哪有不弯的树，世上哪有不错的人。"这是因为人活在世上，总要和周围的人打交道，彼此间难免会发生点误会或小摩擦，不要因此而将自己封闭起来。人在社会交往中，吃亏、被误解、受委屈的事总是不可避免地会发生。面对这些，最明智的选择是学会宽容。一个不会宽容、只知苛求别人的人，其心理往往处于紧张状态，从而导致神经兴奋、血管收缩、血压升高，使自己的心理、生理进入恶性循环。与其如此，不如敞开胸怀，以善良包容的心去宽容一切，融入集体之中，和大家一起共享生活的美好和快乐。

2. 乐观开朗，广交朋友

广交朋友，既可以防孤独，又可以保健康。在自己的周围，既可交老年朋友，又可交中年、青年朋友，还可交几个小朋友。老中青尽享不同乐趣：同龄乐，忘年乐，其乐无穷。结交朋友，是互动关系，不但要乐于结交，还要善于结交。结交的对象角色越多、层次越高，自己的视野就越开阔，认识世界、把握事物的能力就越强，自己事业成功的可能性就越大。广交朋友时，应努力做到以下几点。

（1）要克服过度的自尊心。每个人都有自尊心，但自尊心过强，就会妨碍人与人之间的交往，甚至会使自己变成孤家寡人。用真诚的心、真诚的尊重去和人交往，才会得到对方的信任和真诚的回报。自尊有度、真心待人，你的真心朋友就会越来越多。

（2）要增加交往的主动性。随着社会的发展、生活环境的变化，我们周围的人际关系也会发生变化。这就要求我们要适应变化的环境，主动地和亲人、友人加强联系，交流生活、工作经验，激发热爱生活、共同奋斗进取的力量。切不可若即若离，长时间不沟通、不联系，使亲情、友情不温不火，甚至逐渐式微。这种行为对谁都是一种损失，更是对亲情和友谊的一种亵渎。

（3）要注重亲邻交往。家庭亲情是最可靠的精神支柱。父母亲长、儿女子孙、兄弟姊妹、夫妻伴侣，既是最亲的亲人，又是最可靠的朋友。维护好家庭温馨、和谐、友爱的氛围，才能享受到亲情之乐、天伦之乐，自己的理想和事业，才有实现和成功的基础。左邻右舍是出门相见的友人，俗话说"远亲不如近邻"，搞好邻里关系是大家的共同愿望，相互关照，和睦相处，可以远离邻里间矛盾带来的尴尬和烦恼，更多地体验到"近邻"间的友情、生活上的方便和乐趣。

（三）平和心态，健康生活

1. 七情调和，不越极限

"七情"是指喜、怒、忧、思、悲、恐、惊七种情绪。《黄帝内经》认为，在正常情况下，七情的变化属于人体对客观环境及事物不同心理活动的反应。对七情要有一定的节制，不会致病。但是，如果遭受突然、强烈、持久的情绪刺激，就会影响到人的生理活动，使气血功能紊乱，导致疾病发生。七情与人体脏腑的生理功能有密切的关系。七情太过，则人体在剧烈的刺激下，会引起脏腑功能紊乱，诱发多种疾病，如怒伤肝、喜伤心、忧伤肺、思伤脾、恐伤肾等。所以，我们在日常生活中应当尽量做到清净养心、调和七情，少怒、少忧、少思、少悲，不越极限。

2. 清净养神，恬淡寡欲

心境上保持清心寡欲，排除杂念妄想，人体真气才能运行正常，精、气、神才能固守体内，这样，疾病才能无从发生。所以，情志安闲而不追求过多的欲望，情绪安定而不焦虑和惊恐，身体适当劳作而不过度劳累，这样真气就会通畅，个人才能随其所思而满足自己的愿望。"静则神藏，躁则消亡，"《黄帝内经》主张清净养神，内守精神，对于健康养生意义深远。我们在生活中应该尽量做到虚静养神、清心寡欲、省思少虑、开朗乐观、舒畅情志、促进健康。

四、修身养性　贵在内涵

修身，就是使自己的心灵得到净化、纯洁；养性，就是使自己的本性不受损害。通过自我反省体察，使身心达到完美的境界。个人修身不仅包含为人、修身、处世的智慧，还包含着始终要有一颗平常心去应对日常的烦恼和不幸。

（一）修身养性的主要内涵

戒生气。古人云："气大伤身。"生气是人类负面情绪的一种表现，一个人如果经常生气，就会使身心受到伤害。

戒自卑。自卑可以轻而易举地摧毁一个人，也能使个人因自强而崛起。

戒嫉妒。与其将有限的精力消耗在嫉妒他人的成功上，不如抓住时机做一些实事。

戒小人。小人不但对我们的人生之路毫无帮助，反而会成为一块在关键时刻让你跌倒的绊脚石。

戒诱惑。我们要力戒权力、金钱、美色等各种诱惑，不断提高自身素质，加强个人修养，提高道德品质，同时保持一份健康平和的心态。

戒暴怒。暴怒容易使人失去理智，所以一定要学会控制自己的情绪。

心平和。静坐当思己之过，闲谈莫论他人非。能受苦乃为志士，肯吃亏不是痴人。敬君子方显有德，避小人不算无能。退一步天高地阔，让三分诸事畅通。

修身之要一：自处超然，处人蔼然。有事断然，无事澄然。

得之淡然，失之泰然。思之坦然，为之善然。

修身之要二：一身浩然之气，两袖清白之风。

三分凌霜傲骨，四时读写笃勤。

五谷吃得香甜，六神常宁常安。

七情总有节制，八方广结善缘。

九天鸿鹄之志，十足平和之心。

（二）修身养性之道

人之所以痛苦，在于追求了错误的东西。

与其说是别人让你痛苦，不如说是自己的修养不够。

如果你不给自己烦恼，别人也永远不可能给你烦恼。

不宽恕众生，不原谅众生，是苦了你自己。

别说别人可怜，自己其实更可怜。自己修行又如何？自己又懂得多少人生？

福报不够的人，就常常会听到是非；福报够的人，从不会听到是非。

永远要感谢你逆境中的众生。

要学会宽恕他人，即使他伤害过你，也一定要放下。缅恩释怨，才能得到真正的快乐。

这个世界本来就是痛苦的，它充满艰辛，没有例外。

当你快乐时，要想到这快乐不是永恒的。当你痛苦时，你也要想到这痛苦也不是永恒的。

认识自己，降伏自己，改变自己，才能改变别人。

不要浪费你的生命在你一定会后悔的地方。

你什么时候放下，什么时候就没有了烦恼。

当你知道迷惑时，并不可怜；当你不知道迷惑时，才是最可怜的。

不要一直不满意他人，应该多检讨自己。

要包容那些跟你意见不同的人，这样日子才比较好过。要是一直想改变他人，那你就会很痛苦。

要学会包容和原谅。一个人如果不能从内心去原谅别人，那他就永远不会心安理得。

心中装满自己的看法和想法的人，永远听不见别人的心声。

毁灭人只要一句话，培养一个人甚至要用多，因此要多口下留情。

当你劝告他人时，若不顾及他的自尊心，那么再好的语言都是没有用的。

不要在你的智慧中夹杂傲慢，不要使你的谦虚心缺乏智慧。

嫉妒别人，不会给自己增加任何好处，也不可能减少别人的任何成就。

永远不要浪费你的一分一秒，去想任何你不喜欢的人与事。

用慈悲心和温和的态度，把你的不满与委屈说出来，别人就容易接受。

创造机会的人是勇者，等待机会的人是愚者。

能说不能做，不是真本事。

多用心去听听别人怎么说，不要急着表达你自己的看法。

(三)修身养性十法

方法一：生活在现在。不要老是惦念明天的事，也不要懊恼昨天发生的事。把你的精神集中在今天要干什么上。

方法二：生活在这里。对于远方发生的事，我们无能为力。杞人忧天，对事情毫无帮助。所以记住，你现在就生活在此处，而不是遥远的其他地方。

　　方法三：停止猜想，面对实际。举个例子，譬如你与人打招呼，对方没有任何反应。你可能会心里嘀咕，这个人不给自己面子，是不是对自己有意见？其实，也许你没有料到，你打招呼他没有反应，可能是她心事重重、情绪不好，没有留意你的招呼。生活中会经常碰到类似的状况，如果你总是不根据实际情况胡猜乱想，那造成的心理负担只会越来越重。要学会包容，学会放下。

　　方法四：暂停思考，多去感受。现代社会的快节奏生活迫使人们整天不停地忙着思考，不停地考虑着如何面对工作、学习和生活中诸多的难题，因而容易忽略或者没有心思去观赏、聆听其他的事情，无法享受到生活中的美好。这实在是一种遗憾！少些思考，多去感受，可以让你的思考更丰富、更符合实际。现在的人们往往过分地强调逻辑思维，直觉思维则被忽视，其可怕的后果是人们将变成一台台失去情感的机器。

　　方法五：接受不愉快的情感。人们通常都希望有愉快的情感，而不愿意接受忧郁的、悲哀的、不愉快的情感。其实，愉快和不愉快是相对而言的，同时也是相互存在和相互转化的。因此，正确的态度是既要接受愉快的情感，也要有接受不愉快情感的思想准备。

　　方法六：不要随意下判断。人们往往容易在别人稍有差错或者失败的时候，就立刻下结论，这是十分不妥的。对他人的态度和处理人际关系的正确做法应该是先不要急于下判断，而是客观地、平心静气说出你是怎样认为的。这样做，就可以防止和避免和他人产生不必要的摩擦和冲突，而你自己也可以避免无谓的烦恼与苦闷。

　　方法七：不要盲目崇拜偶像和权威。现代社会，有很多变相或变态的权威和偶像，他们会禁锢你的头脑和思维，束缚你的手脚，如行为、金钱等。不要盲目地附和众议，从而丧失自己独立思考和判断的习惯，也不要不无原则的屈从他人，从而被剥夺自主行动的能力。

　　方法八：我就是我。不要总是说我若是某人某人，我就一定会如何如何成功。而是应该脚踏实地、从自己的起点做起，充分发挥自己的潜能去做事情。不必怨天尤人，要从我做起，从现在做起，竭尽全力地发挥出自己的才能，做好能够做的事情。

　　方法九：对自己负责。人们往往容易选择逃避自己的责任。比如，工作或考试成绩不好，会把失败的原因归罪为自己的家庭环境不好，或者别的什么干扰，会推诿说领导不力、条件太差等，把自己的过错、失败都推到客观原因上。这实际对自己一无帮助，反而容易让他人产生非议。正确的做法是研究自己做的事情，无论对错自己都要勇于承担责任。

　　方法十：正确评价自我。就是说要把自己摆在客观、准确的位置上。每个人在社会中都占据着一个特定的位置，所以你就得按照这个特定位置的要求，去履行你的权利和义务。你如果不按照社会公认和大家都共同遵守的这个规范去做，那你就会受到社会和他人对你的谴责和反对。

（四）延年益寿，颐养三宝

"树大易生虫，人老易生病。"老年人组织代谢逐渐缓慢，器官功能下降，免疫功能降低，抗病能力也逐年下降。老年人生病一般不是单一的，往往有许多病同时发生，身体上的疾病和思想上的疾病常常交织在一起，这种状况统称为"老年病"。在日常生活中，老年病并非人人都会得，但不良的生活方式是导致老年病发生的主要原因。不良的生活方式往往在不知不觉中对人体造成损害。这种损害日积月累，达到一定程度时就会患上老年病。所以，拥有良好生活习惯的老年人，即使到了百岁高龄仍然身体健康、精神矍铄。究其原因，无怪乎都是在"延年益寿、颐养三宝"，即在"蓄精、练气、养神"上下足了功夫。

1. 蓄精是长寿的基础

中医认为，在精、气、神中，精是人体的基础，是身体强壮、精力充沛的保证。"精"是构成人体和维持生命活动的精微物质。

2. 练气是长寿的关键

所谓气，既是维持人生命护理的物质，又是维持身体各脏腑器官活动的能量，既是物质，又是能量，还是功能及信息。"气"有三大作用：一是推动作用。可以推动经气、血液循环；二是气化作用。气化是物质和能量转化的过程，其作为新陈代谢的动力，可以促进人体生长发育，维持各脏腑器官的功能活动，并调节人体的正常体温；三是防御作用。气具有抵御邪气的作用，气既可以护卫肌表，防止外邪入侵，又可以与病气做斗争，将之祛除出去。

3. 养神是长寿的保证

中医认为，"神"是主宰人体的"三宝"（精、气、神）之一。人之所以能够健康地活着，就是因为人体内有"神"。古医籍《寿世保元》有诗云："惜气存精更养神，少私寡欲勿劳心。"其意是人欲延年百岁，首先要敛气保精以养其内在精神。可见"神"的确是人生命的关键所在。

何为"神"？神是人体生命活动总的外在表现，又指精神意识活动。《黄帝内经》说："神者，水谷之精气也。"也就是说，神以精气为物质基础，所以又叫精神。精气足则神旺，精气虚则神衰。神是人的精神状态和整个思维活动。神强必多寿，古代养生家强调的"神"强，统指脑神健全。只有脑神健全，才能主宰生命活动、脏腑协调、肢体运动、五官通利，全身处于阴阳平衡的生理状态。所以说，精盈、气充、神全，是养生长寿之本。

祖国医学认为，"神"在人体生命中具有重要的作用《黄帝内经·灵枢·天年》中说："失神者死，得神者生也。"中医认为"药养不如食养，食养不如精养，精养不如神养"。那么，如何养"神"呢？古医籍《类经》云："神"有多种，核心是心神。心神分布于人体五脏之中，又外通七窍，外现为眼神、耳神、鼻神、舌神等。神可以统领精和气，是生命活力的综合体现。人体精满气足就会神采奕奕。养神，就是要人体达到神采奕奕的状态。

养神是长寿的保证。一切能使神健康的方法都可以叫养神，而最常用的方法则是"静养"。"静则神藏，躁则消亡。"这是《黄帝内经》里的一句话，告诉人们神宜静而不宜躁的养神心境。《道德经》中也指出："精为躁君。"其意思是说，在动与静这一对矛盾中，安静是躁动的主宰。从这一思想出发，他极力主张要"致虚极，安静笃"，即要尽量排除杂念，使心灵空虚而不杂，始终如一地坚守清净，使神气静而不躁。其具体做法如下：

第一，抑目静耳养神。耳目为人体五官之一，是身体接受外界刺激的主要器官，目清耳静则神气内守而心不劳。若目驰耳躁，则神气烦劳而心忧不宁。老子曾说："五色令人目盲，五音令人耳聋"，即指杂乱视听，会使耳目过用不清，耗伤神气。老年人由于阅历万千，思虑易起，故神更是易动难静。《千金翼方·养老大例》针对老年人的这一特点，强调指出："养老之要，耳无妄听，口无妄言，身无妄动，心无妄念，此节有一老人也。"当然，目不可以不视，耳不可能无听。关键在于不要为了满足私欲而乱视妄听，使心神不宁。

第二，敛思凝神。药王孙思邈在《千金要方》中说："多思则神殆，多念则志散，多欲则志昏，多事则形劳。"养心则神凝，神凝则气聚，气聚则形全。若日逐攘扰烦，神不守舍，则易于衰老。当然，这种敛思凝神、保持清净的养生方法，并不是无知无欲、无理想、无抱负，也不是人为地过于压抑思想和毫无精神寄托的闲散空虚，因而，它与饱食终日、无所事事的懒汉思想绝不相同。从养生学的角度而言，神贵凝而恶乱，贵敛而恶散。

第三，静功养神。对于老年人，多练静功也有养神的作用。静功是气功的一种，包括练意和练气两方面的内容，相当于古代的静坐、吐纳、调息、服气等方法。其中练意即调理精神状态，以达到神气入静的作用。这里的神气内收，是静功的结果。静功是以静神和调气为主要目的的一种锻炼方法，因此常用以静神和调气为主的气功的"五心养神法"进行静功养气。"五心养神法"是意守五个穴位的修炼方法，具体做法如下。

以站桩为主，两腿自然分开，与肩同宽。两手举起，手心相对，即劳宫穴相对，体验两个劳宫穴间的热气流动。然后两手微微往外拉，体验一点牵引的力量；往里收也是一样，体验压在一个气球上，慢慢感觉到两个劳宫穴之间的气越来越热。这时把意念集中在头顶，也就是百会穴，意想百会穴上方有太阳，你会觉得百会穴微微发热，越来越热，这是"头心"。然后意想有日月之光从百会穴下行，一下子照到胸脯的中心，就是"中丹田"即膻中穴。这时应感觉中丹田被日月之光所照耀，越来越热。接着想象日月之光下行，到下腹中心，也就是下丹田，即关元穴，感觉同上。然后这股热流继续下行，带动阴冷之气也下行到脚心的涌泉穴，通过涌泉穴把这股阴冷之气送往地下。这就是古人所说的"洗心"。日月之光把全身都照透了，达到心底光明的境界，就达到了养神的目的。

在我们日常生活中，还有如下多种养神的方法如下：

休眠养神。大多通过睡觉使大脑处于休息状态，同时使身体内部各部位的神经、关节韧带、肌肉和器官无负荷或少负荷，进而达到积蓄精力、复苏体制。生理医学研究表明，保证睡眠 6~8 小时所积蓄的精力，可供应人体正常活动 16~18 小时的消耗。

闭目养神。双目微合，设想一种轻松舒心的意念，排除外界各种干扰。只要长期坚持，就有促进心脑神经和细胞活化的作用，有助解除疲惫感。

忍气养神。生活中适时节制感情和忍怒宽容是有修养的表现，也是重要的保健之道。此外，忍气养神的另一层意思就是以心治神，心病还得心药医。人要随时调节情绪，切勿独思苦想和愤怒不平，否则会影响健康损寿。

糊涂养神。在平时的行为规范中，有意识地不参与意义不大或价值不高的事情，不无原则地争执和较真，不计较鸡毛蒜皮的是非，让脑筋和心情松弛下来。

（五）良药八珍，养神驻颜

"养心八珍汤"是我国著名心血管专家、养生学家洪韶光教授拟定的健康心灵良方。只要细细品味、慢慢体验，就会感到滋养心田、妙不可言，是一副医治心理疾患的良药妙方。"养心八珍汤"由八味珍贵"良药"组成：慈爱心一片，好肚肠二寸，正气三分，宽容四钱，孝顺常思，老实适量，奉献不拘，不求回报。这八味药，有六大功效：第一，诚实做人；第二，认真做事；第三，奉献社会；第四，享受生活；第五，延年益寿；第六，消灾驱祸。

1. 慈爱心一片

慈爱是伟人的第一要素。一个人爱人和被人所爱，都会感到幸福。长存乐善好施之心，身心就会充满喜悦和快乐。如果一个人能够用爱心无偿地给别人服务和帮助，他的生活就一定闪烁着"仁爱"的光彩。孔子曰："仁者爱人""仁者寿""大德必得其寿"。他主张"仁德润身"。一个人只有具备慈爱之心，他的道德才会高尚，才会心地安定、意志不乱，才能健康长寿。可见，慈爱之心是人生中不可缺少的珍贵良药。

2. 好肚肠二寸

有位名人说过："人身上有两样东西最可贵，一是聪明，二是善良。"一个人要对世界、对人民充满爱心，肯帮助人。西汉大儒家董仲舒说道"仁"时，曾言："外无贪而内清净，心平和而不失中正，取天地之美以养其身。"好肠肚之人，"行善积德福泽多，吉人自有天相助"。可见，好肠肚需要常常有，一时也不可缺少。

3. 正气三分

一个人不讲正气，就会失去做人的尊严，就会不辨善恶美丑，不晓荣辱之别；就会麻木不仁、软弱无力；就会浑浑噩噩度日子。这样做人，没主见、没骨气，身子骨不结实。身有正气，就能驱走邪气歪风，就能"明明白白做人，堂堂正正做事"。所以，人与天地之间，正气不可没有。

4. 宽容四钱

在人际交往中，人与人之间的宽容和谅解，都是必不可少的。人皆非圣贤，常常有不足，宽容、大度必可缺少。研究表明，苛求别人的人，他的心理往往处于紧张状态。由于内心冲突无法解脱，会出现血压升高、胃肠痉挛，产生头痛、胃痛、失眠、心烦等症状。反之，一个人宽容大度，和气待人，就能大事化小，小事化了，化干戈为玉帛。有一首是这样写：

> 不忍一时有祸，三思百岁至妙。
>
> 怀自解是良方，愤怒伤心染恙。
>
> 凡是从容修者，何须急躁猖狂。
>
> 涵有养寿延长，稳纳一生福量。

古人说："和为贵。"可见，宽容是一味不可缺少的良药。

5. 孝顺常思

孝顺是我国的传统美德。古代有二十四孝，至今在人民中流传。不孝顺父母长辈就违背了道德、丧失了良心，就会受到社会的指责，人们的唾弃。父母千辛万苦把儿女拉扯成人，做儿女的，更应加倍回报父母的养育之恩。要常回家看看，替父母排忧解难，这样才能心安理得。孝顺之心，不可没有，不可少有。要时时有孝顺之念、报恩之想、行孝之举。

6. 老实适量

老实、诚恳、守信，这是一切人性的优良基础，是做人处事之本。西汉文学家扬雄曾说过，作为一个人要取"四重"，去"四轻"。"四重"是言重则有法，行重则有德，貌重则有威，好重则有观。"四轻"是言轻则招忧，行轻则招辜，貌轻则招辱，好轻则招淫。这一番话是说做人处事要重视言行，但老实应该注意适量，做人也不可太老实。太老实被认为是愚懦，就会变成傻子。老实既要厚朴、笃实、宽厚待人，又要掌握方圆境界，心眼要活络，做到"智圆行方"。

7. 奉献不拘

一个人能力有大小，但只要有奉献精神，不管奉献大小、多少，他就是一个有利于人民、有利于社会的人，一个品德高尚的人。白求恩就是这样一个为了中国人民的解放事业奉献了自己一切的高尚的人。张思德也是这样一个"毫不利己、专门利人"的人。

8. 不求回报

我们要向雷锋学习，助人为乐，不求回报。他常常为人民做好事，从不留姓名，从不考虑自己的得与失。这种不求回报、只讲奉献的精神，是人生最高的思想境界，也是人生快乐的真谛。一个人在帮人、助人的过程中，净化了灵魂，升华了人格。有了这种思想就能医治自私症、短视症。有了不求回报的思想境界，就能使人心灵更加美好。

这八味珍贵良药融为一体，其药性温和，能使人处世豁达、淡泊名利、性格开朗乐观、心神清净。身有正气，邪无所侵。阴阳平和，血气旺盛，能使人更好地享受人间的幸福、健康与快乐。

五、淡泊宁静，素心做人

（一）心境、心静、心净

1. 心境

都说生命是一场旅行，一路上，会听见花开的声音，会看见花绽放的容颜，也会看见花谢花落的惨景。如果我们能拥有温暖快乐的心情、从容淡定的心境，一路经历着、感悟着、懂得着、感恩着，如此，我们的生命就会开出美丽的花朵，永绽不败。无论在山水之间，还是在广袤原野，我们都需要让自己的心如山间溪水，清澈透明。人间种种烦恼，大都是庸人自扰。若我们能赢一份博爱与豁达于心灵深处，不好高骛远，不妄自菲薄，时运就在天空中逍遥飘游，是水就在江湖里安逸自在，是风就去吹开百媚千红，是雨就去润物无声。这样，相信我们的人生就能风情日朗、四季如画、美不胜收。

自古以来，很多文人墨客归隐山林，幽居田野，他们绝不是自甘堕落、消极颓废，那是他们历尽沧桑后的一种领悟，也是对世事名利的一种释然。当我们渐渐领悟了生命的真谛，懂得了生活的含义，知晓了活着的意义，拥有了超脱的心境，不再为名利而奔波，不再为成败而悲喜，或者以悠然的心，在春天播种，在夏天耕耘，在秋天收获，在冬天欢喜，将一份素雅、一份充实写进生命的诗行，那样，我们的人生该有多么的潇洒和惬意。

谁说当局者一定会迷？只要我们点燃一盏心灯就不会迷失方向。只要我们做到不以物喜、不以己悲，不纠缠过去，不束缚于现实，不纠结于得失，在喧闹中觅得一份宁静，在风雨中觅得一份坦然，在静谧中觅得一份安逸，不管山重水复，不管柳暗花明，我们都能谈笑风生，坐看云起云落，这又何尝不是精彩的人生。

风雨人生，祸福相依，笑累交织：有淡定，认识就不寂寞；有知足，人生就不空白；有超脱，人生就更丰富；有付出，人生就更精彩。若我们有了超然物外的至高境界，纵然繁华都落尽，纵然一切成烟云，我们的心中一定仍有花开的声音和美丽的风景。

2. 心静

记得有人说："真正的平静，不是避开车马喧嚣，而是在心中修篱种菊。尽管往事如烟，每一天都涛声依旧，只要我们消除执念，便可寂静安然。"是的，如果我们心静了，就无须真正远离喧嚣，远离烦扰，不管身在何处，都能寻得桃源入口，头枕清风，尽享人生美丽风景。

虽说世事沧桑，风雨更替，但花开不止一季，美丽的风景一直在路上。错过了春天的百花风情，我们还会迎来夏天的蛙喧蝉鸣；错过了秋天的落叶静美，我们还会迎来冬天的雪花摇曳。只要我们守住一颗宁静的心，我们就可以在滚滚红尘中悠然自得地听高山流水、弄花香满衣。

红尘纷扰，需要心静。心静，那应该是繁复后的至简，波澜起伏中的淡定。面对人情中的冷暖，面对红尘中的诱惑，心静之人通常会比一般人更能够懂得感悟、懂得取舍。人生自古难两全，有一得，必有一失。只有心静了，幸福快乐的种子才会在我们心里生根、发芽、开花、结果。

一位哲人曾说："人生如处在荆棘丛中，心不动，则身不动，不动则不伤；如心动，则人妄动，动则伤其身、痛其骨。"当我们心静了，我们就会发现，我们可以随时感悟"晴空一鹤排云上，便引诗情到碧霄"的自然境界；可以随时拥有"行到水穷处，坐看云起时"的优雅闲趣；可以随时达到"回首向来萧瑟处，归去，也无风雨也无晴"的超然心境。当我们心静了，我们就会发现，原来我们可以在风雨中迎难而上，可以在痛苦中坚强，可以在烦恼中了悟；当我们心静了，我们就会发现，幸福其实可以唾手可得，快乐其实无处不在。

生命里，有形的占有越多，无形的就失去越多。让我们做一个简单而善良的人，许时光一份静好，在是非恩怨、百味人情中，守住一颗宁静的心；在风雨落的季节里静待花开。在生命的旅程中，总不会一马平川。烟雨红尘，总有一抹笑颜向我们绽放，总有一阵风为我们纳凉，总有一缕阳光让我们温暖。只要我们拥有一颗宁静的心，安至若素，我们就能踏歌而行，时时闻得岁月的暗香，时时找寻到快乐、幸福的方向。

3. 心净

多欲则寡欢。世事变幻，需要淡然的心境。人世沧桑，需要我们心静。智者说过，人有天使的一面，也有魔鬼的一面，多欲则寡欢，只要心底纯净了，人的欲望就会减少，幸福指数便会增高。其实，人生没有太多的华丽，有的只是寻常。人生的轨迹不一定按我们喜欢的轨道进行，天外有天，山外有山，人外有人。所以，我们必须让心淡定、让心宁静、让心纯净。境由心造，心安，便是归处。

是非成败，转瞬即空。当我们觅得禅云、阅得禅语、悟得禅意、拥有一颗纯净的心，我们就能听到来自天界的梵音。无论走到何处，我们都能轻颦浅笑，安静从容，绽放最美的自己。"以铜为镜，可以正衣冠；以史为镜，可以知兴衰；以人为镜，可以明得失"。如果我们能消除羡慕、嫉妒、怨恨，淡然于怀、素然于心、静然于世，那么，我们就可以时时享受日朗风清，刻刻悠步，柳暗花明。

每个人都有自己的轨迹，每个人都有自己的情绪，只是不管怎样，我们都应该善待别人，善待自己，在心里留一片不受污染的芳草地，在流年的来去中，优雅地老去。

四时流转，所有的路都是自己选择，每一个渡口都是自己甘愿停留，因果从不曾亏欠你我什么，我们没有理由去抱怨。人生，不会一成不变，其实无论悲喜，能够勇敢面对属于自己的风景，就是最美。是啊！在生命里，简单才是最纯白的写意，寡欲才是最精彩的落笔，纯洁才是最美好的结局。

一切，皆由心定。若我们能时常"吾日三省吾身"，尽力做到不艾不怨、不怒不惊、不嗔不奢，心有宁静和纯净，那么，晨钟暮鼓里一定会有我们期待的春暖花开，花开花谢中也一定会有我们的希冀。"高山不语，姿势巍峨月亮无言，自是高洁"。让我们一起撑一支岁月的长篙，将身心流放在万水千山中，拥一份缱绻的柔情，以一颗纯净的心，去欣赏红尘路上的风景，去守候自己生命路上的花期。

（二）淡泊宁静，素心做人

1. 修身冥想，感悟人生

当你默默独处时，有没有听到内心深处对于宁静的呼唤？当你面对弱下来的生灵，有没有感受到一种悲悯的情怀？当你面对挑衅与误解，有没有容忍与退让的闪念？如果有，那就是佛心已驻。不管你有多忙、有多累，不管你的生活如何受制于尘世中的名缰利锁，只要你佛心不泯，你就能修得"正果"。

洗尽尘心，爱就像一盏明灯；心如明镜，禅里禅外都是人生；化解烦恼，人生路越走越宽；耕种心田，让心灵永葆纯洁与美好。与人为善，送人玫瑰，手有余香；自如达观、超脱自在是生命的本源；知足常乐，虽贫亦富勿贪心；激励自我，学会播下幸福种。智者无忧，永不枯竭的财富是智慧。

（1）从善去恶，常怀慈悲。常怀慈悲之心，勿以恶小而为之。生如夏花，做个能保护弱者的人，给予是福。善恶两分，善恶全在一线间。种下善因，弃恶扬善。

（2）心静自造，快乐长存。生活中的苦恼不在其本身。自己若不气，哪里来的气？心就是快乐的根。做能使自己愉快也能给别人带来愉快的人。不同的比较换来不同的心境，快乐是"比"出来的。心中有景。快乐用心去感受。笑医百病。把生活当成一种艺术，以苦为乐。

（3）修心定性，找到自我。做那个别人无法替代的自己。不断清扫心灵的尘埃。不要迷失自我，要尊重自己的本性。悟禅靠心。悟心悟性，改变命运。时时勤拂拭。自己的行为自己决定。懂得说"不"。发现你的个性，张扬自我的风采。行住坐卧都是道。不能自欺欺人。

（4）有舍有得，天宽地阔。舍得舍得，有舍才有得。错过了美丽，收获的不一定是遗憾。天生辽阔，笑看成败得失，不要固执一端，难得"放下"。

（5）心地清净，泰然处之。不要期待完美，自夸者必自败，以平常心泰然处之。不要抱怨已经得到的，拿自己的那一份。爱，无须特意去把握，心有定力功自成，来去随缘。

（6）减份欲望，多份滋润。淡有淡的味。欲念一生福自去。只要适合自己就不糟糕。珍惜每一分时间。欲望是人堕落的源头。别让贪婪毁了你。拒绝金钱的锈蚀。知道自己有什么。福往者福来。

（7）重人恕己，有容乃大。度量是一种美。宽恕别人，宽恕自己。善待别人的缺点。以美的眼光看待周围的人。与人方便才能与己方便。给人面子是最大的尊重。听比说更能解决问题。尊重是沟通的前提。

（8）人生何妨，随缘而定。贤者之心有如山石。立即做该做的事。决心要做就认真去做。锲而不舍，金石可镂。有所为，有所不为。用美名度人。智慧至上。水满则溢，月盈则亏。让不可能成为可能。学会与人分享。肯做糊涂事，方为明白人。虚心才能学到真本事。好人不悔。学会低调入世。把美丽种在心里。找到别人可以接受的方式。不要在小事上计较。

（9）参悟至理，感悟人生。命运掌握在自己手上。亲眼所见未必真。雪融化了，春天来了，一切都将过去。每个人都是人生的旅客，人生的意义需要自己确定。运用知识比拥有知识更重要，问题蕴含希望。度人度心，不要被表象迷惑，闭上眼睛才能看明白。一切随缘任他去，全在一个"悟"字。任凭三尺雪，难压寸赤松。

2. 素心做人，侠心做事

对于养生来说，首要任务就是修身养性。从中医来说，七情最易伤人，常是致病的主要原因，如怒伤肝，怒则气上；喜伤心，喜则气缓；悲伤肺，悲则气消；思伤脾，思则气结；恐伤肾，恐则气散。调畅情志是养生的重要内容，是机体保持平衡的重要保证。只有这样，人体才会出现一种阴平阳秘的状态，精神才会平和，身体才会健康。佛心其实也就是平常心。只有保持一个平常心，及时调整自己的期望值和心态，尽可能客观、公正地看待发生在身边的人和事，这样才能颐养天年。

品读强调"身教重于言教"的清代大思想家王夫之的作品，我们会发现，他的好多为师之道、做人之道、修身之道，都是可以让我们学习和借鉴的。他总结出了一些有建设性的修身养性的观点，叫作"六然四看"。这里面充满着他的人生智慧和哲理，是一种非常值得我们效法的养生做人的做法。

"六然"指的是：

自处超然。自处就是自己对待自己。怎么样来看待自己呢？态度要超然。也就是说，要大度，豁达。

处人蔼然。处人就是对待别人。对人要非常和气，与人为善。

无事澄然。没有事情的时候要"澄然"。"澄"是非常清澈、非常宁静的意思。就是说没有事的时候要非常宁静。如果说自处超然有点淡泊的意思，无事澄然就是宁静。宁静就可以致远。

处事断然。就是处事要有决断，不能优柔寡断、犹豫不决。

得意淡然。得意的时候要淡然，不居功自傲，忘乎所以。

失意泰然。失意的时候要泰然处之，别把它看得那么重。

"四看"指的是：

大事难事看担当。遇到大事难事，要看你能不能面对它，是不是不回避、不逃避，勇敢地担当起来。

逆境顺境看胸怀。碰到逆境了，或者处于顺境了，这时候就要看你的襟怀，够不够豁达，能不能承受得起。

临喜临怒看涵养。碰到了喜事或者令人恼怒的事情，换句话说，就是面临得失时，就要看你的涵养，能不能荣辱不惊。

群行群止看识见。所谓行止，也就是去留的意思。碰到去留问题时，就要看你的见识了。看你能不能做出正确的判断，该去就去，该留则留。

这"六然四看"实际上就是一种对人生、对社会很透彻的了解和把握，就是在做事之前先做好人。人靠心好，树靠根深。要把事做到，先把人做好。要把人做好，就要耐得住清贫、耐得住寂寞、禁得起诱惑。这是做人的一种境界。

3. 守住心灵的一份宁静

人生要耐得住寂寞。借用王国维先生的话来说，古今之成大事业者、大学问者，无不经过三种境界："昨夜西风凋碧树，独上高楼，望尽天涯路。"这是第一种境界，也是人生寂寞、迷茫、独自寻找目标的阶段；"衣带渐宽终不悔，为伊消得人憔悴。"这是第二个境界，也是人生的孤独追求阶段；"众里寻他千百度，蓦然回首，那人却在灯火阑珊处。"这是第三个境界，也是人生实现目标的阶段。由此可见，但凡成功者都是孤独而执着的。耐得住寂寞，是一个人思想灵魂修养的体现，是难能可贵的一种风范。寂寞是一种考验，面对寂寞，有的人能做出惊人的伟业，有的人却成了寂寞的俘虏；寂寞是一种坚守，面对寂寞，有的人能坚守精神的底线，有的人却成了道德的叛徒；寂寞是一种修炼，面对寂寞，有的人能够参悟人生的真谛，有的人却跌倒在地狱的深渊；寂寞是一种境界，自有一种雅士的淡定。有句名言说得好："如果你想出人头地，你要耐得住寂寞，因为成功的辉煌就隐藏在寂寞的背后。"一切光彩照人的景象背后都隐藏着无尽的寂寞，就如划破夜空的烟花张扬地绽放，如此明艳动人，但昙花一现之后，留下的却是无尽的黑暗。其实，生命中所有的灿烂终究都是要用寂寞去偿还的。许多人喜欢忙碌，有些人是由于害怕寂寞而使自己故意处在忙碌之中。其实，太过忙碌也是人生的忌讳。在忙忙碌碌中，人们最容易忘掉自我，失去生活本来的面目，最终丢失了自我。人生需要寂寞，独守一份清净，感受一份落寞，其实是一种人生境界。耐得住寂寞的人，能够坚守忠诚，不会被外界所迷惑。只有耐得住寂寞，受得了诱惑，坚持心中的理念，才能经历你自己的精彩人生。没有寂寞的人生，只能是肤浅的人生、平庸的人生。想要去抵挡寂寞，不如去享受寂寞，享受寂寞如黑夜般弥漫的感觉，享受心灵空旷的刹那，享受漫无边际的漂流。保留寂寞，为自己的人生做一个小小的点缀，其实也是很美丽的事。

第四节　老年人心理健康与长寿

一、老年人的心理变化与特点

最美不过夕阳红，温馨又从容。当它最后逝去的时候，它会留下一片光辉，把火红留给人间。人的暮年如夕阳，同样精彩动人。经历了岁月的沧桑风雨，它是那么的老练，那么的镇定自若，那么的从容不迫……以最后的真诚和火热的激情给世界涂抹上最后一道晚霞。

人过中年，衰老即始，这是一个不可抗拒的自然规律。古往今来，曾有多少帝王将相、豪富巨贾，千方百计探求长生不老之术，但都不知所终、贻笑千古。随着社会的进步和物质文化水平的提高，特别是医药卫生事业的日益发展，人类的平均寿命日见增长，人们对健康和寿命的重视程度也越来越高。但是，时至今天，人类的科学技术并不能使人长生不老。人们能做到的只能是"生如春花灿烂，死如秋叶静美"。

（一）老年人的生理变化

老年期的典型特征就是"老"，即老化、衰老的意思，而人的老化首先是从生理方面开始的。这种生理特征的变化，不仅体现在老年人的外观形态上，还反应在人体内部的细胞、组织和器官及身体各功能系统的变化上。

1. 老年期的形态变化

形态的变化包括细胞的变化、组织和器官的变化及整体外观的变化。

（1）细胞的变化。这是人体衰老的基础，主要表现在细胞数量的减少。人体细胞大约有 60 兆个，人到中年，一般地说，每一秒钟就会死亡 50 万个，同时再生 50 万个。如此反复两年，人体的细胞差不多就会更换一新，但随着年龄的增长，再生细胞数会越来越少，死亡数也会越来越多。研究表明，细胞数目的下降是导致衰老的主要原因。男性在 40 岁以后，女性在 20 岁以后，细胞数量就开始缓慢减少，70 岁以后，更是急剧下降。除此之外，还会出现细胞分裂、生长及组织恢复能力降低和细胞萎缩等现象。

（2）组织和器官的变化。由于内脏器官和组织细胞数量的减少，脏器发生萎缩，重量减轻。据估计，70 岁老人的肺、肾、脑和肌肉的细胞数只相当于 20 岁年轻人的 60% 左右，70 岁老人的脾脏和淋巴结的重量减轻为中年人的一半。器官在长期活动中的消耗和劳损也引起了功能减退，如心脏每时每刻都在不停地搏动，日久天长，就会使心脏的弹性减弱，心肌发生萎缩，功能不断衰退。

（3）整体外观的变化。随着年龄的增长，老年人的体态和外形也逐渐出现变化，主要体现在以下几个方面：

头发变白 老年人头发变白是一个明显的特征。少数人在 30 岁以前已出现白发，随着年岁日增，白发的数量会不断地增多。在 60 岁以后，几乎所有的人都会两鬓苍苍。很多老年人还会出现脱发甚至秃顶的情况。

皮肤松弛 皮肤出现皱褶，变得粗糙，弹性减弱，出现老年疣、老年斑及眼袋等。

身高逐渐变低 据有关统计资料显示，30 ~ 90 岁，男性身高平均减低 2.25%，女性平均降低 2.5%。伴随这一变化，老年人会出现弯腰驼背等体态。

体重变化 老年人体重的变化因人而异。有些人随着年龄的增大而逐渐减轻，变得消瘦，这是因为老年人细胞内的液体含量比年轻人减少了 30% ~ 40%，但也有一些老年人的体重会逐渐增加。这是因为脂肪代谢功能减退导致脂肪沉积增加，尤其是在更年期内分泌功能发生退化以后更为显著。

其他 肌肉松弛、牙齿松动脱落、视力下降、耳聋眼花、语言缓慢、手指哆嗦、运动障碍等也是我们常见的老年人的外貌特征。

需要指出的是，上述这些变化的个体差异很大，它与一个人的健康状况、生活方式、营养条件、精神状态和意外事件等因素都有密切关系，如"一夜白头"，就是指人在遭受重大精神创伤后，可以在短期内头发急剧变白，皮肤皱纹增多，顿时显出老态。

2. 老年期生理功能的变化

在生理功能方面，老年人也表现出了明显的衰退趋势。

（1）储备能力下降。这是全身组织器官与生理功能退化的结果，对于这些老年人来说，一旦环境发生变化或出现意外事故而处于紧张状态时，机体就难以应付，从而影响其正常的生理功能。例如运动时供应所需能源的糖原储存不足，机体不能及时提供能量，老年人因此难以承担重负荷或应付意外事件。

（2）适应能力减弱。老年人多种生理功能的减退，往往导致内环境稳定性失调，出现各种功能障碍。例如，短期内改变老年人的生活环境，可能会导致老年人水土不服、肠胃不适、睡眠不佳等现象。

（3）抵抗力下降。随着生理功能（特别是免疫功能）的衰退与紊乱，老年人的抵抗能力明显下降，如容易患上某些传染疾病（如流感）、代谢紊乱性疾病、肠胃疾病、肿瘤等。

（4）自理能力降低。随着机体的衰老，体力逐渐下降，老年人往往动作迟缓、反应迟钝、行动不便，容易发生意外事故，如跌倒、骨折等。

（5）功能器官老化。在老化过程中，生理功能的降低也同样存在个体差异，衰退情况各不相同，而且同一个体各器官功能的衰退情况也不尽相同。总的来说机体的生理功能随年龄增长发生的变化是有规律的，各个组织、器官系统将会出现一系列慢性退行性的衰老变化。下面按照人体的功能系统，简单介绍老年人主要器官功能的老化情况：

■ 心血管系统　包括心脏和血管的功能变化。在心脏方面，随着老化进程，心肌逐渐萎缩，心脏变得肥厚、硬化，弹性降低。这些变化使得心脏收缩能力减弱，不仅心跳频率变慢，心脏每次搏动输出的血量也会减少，进而造成供血不足，影响各器官功能的发挥。在血管方面，动脉硬化是心血管系统老化的又一重要特征。随着年龄的增长，动脉弹性减低、动脉硬化逐渐加重，从而使机体的主要器官——心、脑、肾的血管供血不足，就会引发冠心病、脑梗死、心肌梗死的发生。动脉硬化还会引发高血压。在老年人群中，心血管系统中最常见的疾病就是冠心病和高血压。

■ 呼吸系统　包括肺脏和参与呼吸运动的肌肉与骨骼的功能变化。一方面，老年人的肺泡逐渐减少，肺脏的柔软性和弹性减弱，膨胀和回缩能力降低；另一方面，老年人出现骨质疏松，脊柱后凸，肋骨前突，胸腔形成筒状变形，加上呼吸肌力量减弱，限制了肺脏的呼吸运动，造成肺脏通气不畅、肺活量下降，进而导致机体一定程度的缺氧或二氧化碳滞留现象，容易引发肺气肿和呼吸道并发症，如老年慢性支气管炎等。

■ 消化系统的功能变化　老年人牙龈萎缩，牙齿组织老化，容易松动脱落，造成食物咀嚼不完善，影响食物消化。舌肌发生萎缩，体积减小，舌的运动能力减弱，使食物咀嚼时难以搅拌均匀。口腔唾液分泌减少，食管消化酶分泌减少，导致胃的消化能力减弱，易引起消化不良，老年人易患胃炎。小肠和结肠肠道萎缩，蠕动无力，也易导致便秘发生。

■ 运动系统　包括肌肉、骨骼和关节的功能变化。随着年龄的增长，肌肉弹性减低，收缩力减弱，肌肉变得松弛，容易疲劳。骨骼中有机物减少，无机盐增加，使骨骼的弹性和韧性降低，因此骨质疏松在老年人中比较多见，且易发生骨折、骨质增生、关节面软骨退化、关节炎等疾病。

■ 内分泌系统、内分泌组织的功能变化　老年人内分泌器官的重量随年龄增加而减少。一般到高龄时，脑垂体的重量减轻 20%，供血量也相应减少。另一方面，内分泌腺体也发生组织结构的改变，尤其是肾上腺、甲状腺、性腺、胰岛素等激素分泌减少，可引起不同程度的内分泌系统的紊乱，如胰岛素分泌减少，老年人易患糖尿病，性腺萎缩常导致老年人更年期综合征的出现。

■ 神经系统的功能变化　进入老年期后，人的大脑逐渐萎缩，脑细胞数减少20% ~ 50%，血流量减少近五分之一，老年人易患脑动脉硬化。另外，老年人神经传导功能下降，对刺激的反应时间延长，造成老年人感觉减退、反应迟钝、活动能力下降。又由于神经中枢功能减退，老年人变得容易疲劳、睡眠欠佳、睡眠时间减少。脑功能的失调还会导致智力衰退、引发老年痴呆症发生。

此外，感觉系统，包括视觉、听觉、味觉、嗅觉、触觉等感官功能都会随着年龄的增大逐渐减弱，人体的平衡系统也会衰退，进而导致意外发生。

（二）老年人的心理变化

1. 老年人心理变化的特点

一般来讲，人们在进入老年期后，大致都需要经过四个阶段，即角色交换阶段、适应阶段、重新计划人生阶段和稳定阶段。老年人在经历这四个阶段的过程中，随着生理和心理的逐渐老化，出现了许多心理问题。

（1）社会角色的变化导致心理不适。老年人一般退休在家。退休后有一个过渡时期。这个时期可将老年人划分为上述所说的四个阶段。第一个阶段是角色交换阶段，也叫期待期。这一阶段是退休前的最后一段时期。自愿退休的老年人常常以积极的态度等待退休，不愿意者则心情十分矛盾。前者是因为多已在工作中充分获得了满足，找到了自我价值或者厌倦了工作；后者却是在担心丧失工作导致社会地位改变而失去现有的一切。第二阶段为适应阶段也叫退休期，即刚退休下来的一个时期，有的老年人觉得十分可怕，有的却按捺不住内心的喜悦。这一阶段也是退休老人心理由忐忑到平静的一个过渡时期。从熟悉的环境退到窄小的家庭圈子里，生活内容和生活的节律都发生了很大的变化，很多老年人或多或少地会产生烦躁、抑郁情绪，感到无所事事、无所适从。这种状态会随着时间的推移渐趋稳定。第三阶段是重新计划人生阶段也叫夕阳余热期，这一时期老年人多在尝试或已经寻找到自己发挥余热的生活方向或位置。第四阶段也叫稳定期，老年人在经历了彷徨、忧郁、烦躁甚至痛苦的经历后，随着时间的推移，逐渐认识到自己目前的状况，渐渐习惯下来，把注意力转移到家庭圈子里。

（2）家庭和家庭关系导致心理不适。退休后老年人主要生活范围是家庭。家庭的结构、家庭成员彼此的关系，以及老年人在家庭中的地位等，都时刻影响着老年人的生活及心理健康。老伴之间的恩爱程度、是否丧偶、是否再婚等都会对老年人的心理产生重大影响。由于社会文化的影响，老年人和子女间的关系休戚相关。很多老年人为子女操心劳神，直至心力交瘁，但老年人传统保守的观念也常常与子孙的想法产生分歧而造成心里不快。如何协调好退休后家庭成员之间的关系，也是老人退休后必须面对的影响身心健康的一个重大课题。

（3）衰老和疾病导致心理不适。随着年龄的增长，视力下降、听觉迟钝、动作反应缓慢、与社会接触减少，所有这些衰老变化都可能引起老年人情绪上的焦躁、抑郁和孤独感。有的疾病能直接影响老年人的生理功能，如患脑动脉硬化症。由于脑组织供血不足，能引起老年人记忆力衰减，严重的甚至造成痴呆。有些高血压、冠心病等患者常出现心情焦躁不安等。身体上的疾病常常会对老年患者造成心理上的压抑，进而影响身心健康。

2. 老年人心理变化的表现

根据心理专家的观察研究，一般老年人的心理特征主要表现在以下几点。

（1）脑功能下降，记忆力衰退。这是老年期最常见的症状，精神易兴奋和易疲劳相交织。兴奋主要表现为联想与回忆增多，思维内容杂乱无意义，感到苦恼；

（2）情绪不稳定，自控能力差，经常被负面情绪控制。

（3）趋向保守，固执己见。

（4）生活经验丰富，综合能力强。

（5）喜欢安静、惧怕孤独，不耐寂寞。

（6）希望健康长寿。

3. 老年人心理问题的特点

第一，导致老年人心理问题的原因不是单一的，而是多样的、复杂的。

第二，随着年龄的增大，神经细胞开始萎缩减少常容易发生与生理变化有关的心理问题。老年期的精神障碍大多直接或间接与脑的老化有关。

第三，老年人心理问题与其身体状况密切相关。在感冒、感染、骨折、身体衰弱时，老年人特别容易并发痴呆症状，并伴随忧郁状态，食欲也明显减退。

第四，环境因素对老年人心理问题影响很大。一是老年人心理问题的产生与环境关系很大，很容易受环境影响而出现问题，如老年疑病症、忧郁症等都与环境有关；二是老年人在治疗时环境的调整、精神治疗、音乐疗法等都可以从不同的角度医治心灵的创伤，有时还会收到意想不到的效果。

第五，老年期疾病的不典型性和变动性。病因的复杂性导致了病情的复杂性，有时难以在短时间内做出完全正确的判断，如忧郁状态下，老年人不像年轻人患忧郁症那样动作少、忧郁感明显，多数老年人能够充分讲述自己的症状，忧郁感不重。老年期产生的精神障碍并非都是器质性的，随着平均寿命的延长，各类常见的功能性精神障碍可出现在老年期。

4. 注意老年人心理上的禁忌

（1）孤独：人到老年，如果还能有一位相知相伴、不离不弃的至亲陪伴在左右，那应该是无比幸福的一件事。然而，高龄老人丧偶事件在所难免，对于老年人的心理是一个巨大的打击。随之而来的心理孤独感，更是让丧偶老人在短时间里出现明显的衰老、精神崩溃，甚至不久也会亡故。据统计，丧偶老人的死亡率是一般老人的7倍。

（2）恐惧：老年人看到自己同龄的朋友、同事一个个相继离开了人世，觉得自己也要不久于人间，就会产生心理上的恐惧感，以致惶惶不可终日。这样一来，非但于事无补，反而加快了死亡的步伐。通观世间长寿的老人，虽然长寿的原因很多，但至少有一条已经证实，那就是长寿者大多性格开朗、豁达大度、情绪乐观、心理健康。

（3）折腾：老年人的生理功能明显衰退，如肌肉萎缩、骨质疏松，但是，有不少老年人存在一种爱"折腾"的、不服老的心理。他们认为"这辈子没去过的地方不去看看会终身遗憾""这么重大的场合不出席不合适""我身体还好着呢，什么都能干，别管我"如此等等，结果勉强参与，容易突发严重健康事件。还有一些高龄的老人，坚持参加一些不适合的运动，结果导致体力不能承受，出现意外。

（4）倔强：老年人心理倔强是比较常见的情况，有些还表现为性格刚烈、脾气暴躁。这种有着倔强心理的老年人常常是小病不就医，大病乱吃药，一味按自己的意愿及多年的经验习惯生活着。其结果是有了病不去治，反而与家人、子女发生争执，最后不治而终。

心理专家提醒，针对老年人心理上的四大禁忌，家属一定要采取适当的方式帮助其调整，千万不可采取强制措施或者放任不管。如果老年人心理问题突出难以调整的话，可以咨询心理医生，请求医生的帮助。

二、寿星都是乐天派

（一）乐天心态有益健康

"乐以忘忧，不知老之将至。"孔子的这句话，阐述了长寿的一大关键要素——乐观。放下得失心，一切听任自然，日日笑口常开，这就是人类可以共用的长寿法门。百岁寿星都有一个共性，不是饮食和运动，而是乐观！

据中国老年协会调查，在百岁老人的长寿原因中，遗传基因、社会因素、医疗条件改善、气候条件等占少数原因，主要取决于老人自己。其中排在第一位的秘诀就是心态。一位百岁的老人，问他长寿秘诀，"吃什么补品，做什么运动"时，他笑了笑说："我只有两句话，叫作有说有笑，没心没肺。""没心没肺"，在许多人看来不是个太好的词：大大咧咧，能吃能睡；心直口快，凡事不往心里去。可在专家眼里，这种"没心没肺"、活得比较粗线条的人，往往更长寿。另一位老人回答得更直接："对现代人来说，恼是想出来的，气是逼出来的，病是吃出来的。""没心没肺"指的是心胸开阔，小事糊涂；"有说有笑"指的是乐观开朗，有事不憋在心里。

西方有一句谚语，叫"不烦恼，不生气，不用血压计"。可见，小心眼、爱生气是长寿的一大心理障碍。国外研究人员对许多百岁老人进行长期的跟踪研究，也揭开了他们的长寿秘密：性格开朗，很少发愁，基本不发火，一直都保持心平气和的心态。所以说，做人要糊涂一点，潇洒一点，心胸宽一点。"没心没肺，有说有笑"的人，他们知足常乐，生活张弛有度，没有大的情绪波动。所以这类人进入"寿星"行列的概率最高。

（二）乐观助你成为乐天派

1. 为何你不是"乐天派"？

为何你现在还不是"乐天派"？心理咨询师回答说，待遇及社会地位变化，有些人会产生不公心理；很多老人最怕得病，稍有头疼脑热就担心得了大病，听说老邻居去世就心有戚戚……江苏扬州的一位百岁老人在50岁时就被查出宫颈癌晚期，95岁还做了次大手术，她完全没把病放心上，每天仍旧吃早茶、逛花鸟市场，去菜场和老朋友们聊天。乐观是可以后天习得的长寿品质。"多与乐观爱笑的人在一起，积极的情绪就能够传染"。另外，运动能让人变得活泼开朗，增加社交可能性。为提醒自己坚持，可在门口放一双运动鞋。而对于因病消极的人们，国家二级心理咨询师建议家人可以这样助其乐观起来：为患者提供患有相同病而治愈的案例，带他跟病友交流康复心得；定期带他做体检，避免其关于病情的胡思乱想；让他多倾诉身体的变化和感受；请患者帮自己做一些他能做到的事情。

2. 送你一副"心疗"处方

"药疗不如食疗，食疗不如心疗"。从一定程度上讲，再好的药品不如合理膳食，再好的膳食也不如拥有好心态。我们平日里各种不良情绪都会使身体发生变化，如生气时会出现脉搏、心跳、呼吸加快等症状；忧伤时会使消化腺分泌的消化液减少，食欲减退；恐惧、说谎会使中枢神经紧张，随时导致血压升高。

如何保持良好的心态，看看专家为大家开的这一副"心疗"处方，一定会有所收获：

（1）笑是营养素。研究证实，笑能降血压；笑1分钟可以起到划船10分钟的效果；笑还能释放压力，减轻沮丧感；笑可以刺激人体分泌多巴胺——一种快乐因子，能使人产生欣快感。人应多与有幽默感的人接触，多看喜剧、漫画，多听相声。

（2）"话疗"是特效药。有位心理医师曾为一个抑郁症患者开过一个康复处方——话疗：每星期至少与家人交流15个小时以上，夫妻之间每天至少交流两个小时，包括共进晚餐或是午餐。一个月后，患者的症状得到预想不到的好转。

（3）朋友是不老丹。老人长期独处会造成巨大的社会心理压力，甚至有可能引起内分泌紊乱和免疫功能下降。澳大利亚研究人员发现，朋友圈广的人平均延寿7年。所以，即使是退休的老年人，也不要总憋在家里，要努力扩大生活圈子，多和老朋友聚聚，并试着主动向素未谋面的邻居问好。

（4）宽容是调节剂。人在社会交往中，吃亏、被误解、受委屈总是不可避免的。面对这些，最明智的选择是学会宽容。一个不会宽容，只知苛求别人的人，很容易导致神经兴奋、血管收缩、血压升高，使心理、生理进入恶性循环，而学会宽容就等于给自己的心里安上了调节阀。

（5）淡泊是免疫剂。做到小事糊涂，大事清楚。整天计较一些鸡毛蒜皮的事，心会很累。遇事不妨潇洒、大度一点，保持愉悦的心情和内心满足感，有利于延年益寿。

3. 怎么样成为乐天派

专家认为，要想成为乐天派，要分为两步：

首先，从你自己开始。你必须换另外一种眼光去看这个繁忙的世界，因为这个社会还有很多缺陷和不足，而我们没有能力去改变着一切、更没有能力凭借一人之力去创造一个和谐的世界。想一步登天毕竟这是简简单单的白日梦。因此，要在众多的不和谐的环境中成为一个乐天派，你就必须具备一个良好的心态。在你立志成为一个乐天派之前，你要做到的是不被暂时的失败打倒，而是及时地对自己说：世界是美丽的，我所看见的仅仅是微不足道的一小部分而已。从你自己的内心开始渐渐地去改变，从迁就到习惯再从而掌控自如。

其次，从你周围的人、事物开始。每个人所接触的东西，往往就是这个人最好的老师——蜕变的老师。用一颗真诚、感恩的心去对待一切，你就会发现其实在朴实的背后是令你感动的华丽，是你从未见过的真美！它山之石可以攻玉，你不妨试着学习你周围的乐天派，至少你可以慢慢地进步，从熏陶试着接受，然后一步一个脚印地攀登，这会让人感到无比地充实、幸福与满足，你也会在不停地求索中找到很多同路人。

4. 苏东坡也是一个无可救药的乐天派

大文豪苏东坡是诗人、画家、书法家，若要从根本上说，他更是一个在苦难中活成自己的人，用林语堂的话说就是：苏东坡是一个无可救药的乐天派。他的诗词书画固然因其魅力流传千古，熠熠生辉，更让世人钦佩的，是他随缘旷达、圆融无碍的人生观。苏东坡一辈子，都是在以出世之心，做入世之事。

（1）人在困境，要对自己说"别怕"。宋神宗元丰五年，苏东坡因为乌台诗案被贬黄州。既来之，则安之。苏东坡带领家人在那里搭建雪庐，开垦荒坡，挖鱼塘，种草木，闲来他还因地制材，烹饪一些新鲜菜式给妻儿老小品尝。晴耕雨读，春耕夏耘。日子虽然艰苦，倒也安适。光阴流转，日月如梭。不知不觉已是第三个年头。冬去春来，阳春三月，苏东坡兴之所至，约了朋友一起出游。出门时候，天气还是好好的，谁料走到沙湖一带竟下起雨来。雨具在仆人那里，仆人又偏偏先行离开。同行的人都为此感到狼狈，有人抱怨，有人哀叹，只有苏东坡气定神闲，并未因此感到扫兴。为此，他写下一首词，也就是著名的《定风波·莫听穿林打叶声》：莫听穿林打叶声，何妨吟啸且徐行。竹杖芒鞋轻胜马，谁怕？一蓑烟雨任平生。料峭春风吹酒醒，微冷，山头斜照却相迎。回首向来萧瑟处，归去，也无风雨也无晴。一句"谁怕"，表现出诗人无所畏惧超然的人生情怀。

（2）懂得随遇而安，人生便得解脱。宋哲宗绍圣元年，年近花甲的苏东坡被贬到惠州。在那里，他和当年在杭州当官时一样，疏浚西湖（惠州亦有西湖），修筑长堤，为当地老百姓办了很多惠民工程。在那里，他和妻子朝云，过起参禅问道的平静生活。他俩一起开凿放生池，在山顶搭建书斋，为之取名"思无邪斋"。这一时期的东坡居士，更多的已从入世抽身，转向出世，花更多精力探索生命本有的灵性。因此，他对人生困境也更加能看破、放下。有一次，他在惠州嘉祐寺附近散步。走着走着，开始感到疲惫，抬头眺望，供人歇息的亭子还有挺长一段距离。还要多久才能走到那啊！想想竟有些气馁。很久之后，他灵光乍现，突然对自己说了一句："此间有什么歇不得处！"是呀，这里有什么歇不得的呢？难道一定要走到亭子里，才能歇息么？想到这里，苏东坡觉得自己如"挂钩之鱼，忽得解脱"——从散步这样一件小事中，诗人再次悟得人生之道。他说，人只要能悟出"此间有什么歇不得处"的道理，就算身处战场，战鼓如雷，就算十万火急，生死攸关，照样能做到立地成佛，该吃吃，该睡睡。修道之人呢，饥来吃饭，困来即眠。任何时候，任何境遇，活在当下，随遇而安。所以，人间有味是清欢，这是苏东坡对人生修养的见解：人性逍遥，随缘放旷，但尽凡心，别无他解。行走尘世，消除杂念，随缘而遇，随遇而安。

（3）人生有得就有失，看开便是自在。苏东坡一生，不是被贬，就是走在被贬的路上。晚年时，他被贬谪到更为偏僻荒凉的儋州。宋哲宗元符二年，也就是他被贬到儋州的第三个年头，元宵节那天，有人上门拜访，邀请他趁此良辰佳节，一起出游赏月。苏东坡欣然同往。他们一起漫步到城西，到僧舍，又穿过小巷，经过走卒贩夫的商铺，大家信步而行，说说笑笑，时间在不知不觉中流走。回到家中，已是半夜。家里人已经入睡，还传出了鼾声。这个时候，苏东坡的反应有点让人摸不着头脑："放杖而笑，孰为得失？"——苏东坡总是在这种他人不觉的时刻悟道，游玩归来，夜深人静，他忽然想到"得失"二字。人生有得就有失，有赢必有输。看开了，便是自在，放下了，便得逍遥。

（三）夕阳余热有温暖

老年人是一个特殊的群体，是一笔难能可贵的财富。老年人首先是集"经验、智慧、思想"等人类宝贵精神财富为一体的特殊社会群体。这些宝贵精神财富是他们用毕生的心血一点一滴积累起来的，在一定程度上，具有实用性和指导性，并为社会所需要。再则，老年人以其特定的身份，时刻都在调剂、平衡、造福我们的社会。家庭因有老人为"福"，乡村、单位因有老人为"荣"，社会因有老人而"光彩"。老年人以其自身的人格魅力为家庭增欢乐，为乡村、社区、单位解疑难，维护社会稳定。当然，老年人随着年龄的增长，不会像年轻力壮时那样敢想、敢做、敢为了，无论当年曾经多么伟大，亦或平凡，都要根据自己的身体状况量力而行，凡事要从简、顺应、适当即可，不可劳心费神，影响身体健康。

1. 老年之美在于心灵

假如人生如水，少年如涓涓溪流，中年如奔腾江河，老年则如浩瀚的大海，纳百川而汇聚成一道迷人的风景线。老年人淡泊宁静，无欲无求，是人生闪光的一环。老年人要想自己的晚年过得不留遗憾，就要顺应时代潮流，发挥余热，多干一些力所能及、有益于社会的事情。有一首顺口溜说得好："风风雨雨过来人，当放手时需放手。拼拼搏搏一局棋，万千新人在后头。需要帮忙去帮忙，该享受时就享受。琴棋书画求心静，花鸟鱼成乐个够。晨歌夕舞为健康，能疾走时就疾走。抟环吐纳玩太极，远足之后有郊游。太阳累了有月亮，随遇而安无所求。充电永远在路上，读书读到古稀后。"在日常生活上，要关注自己的微小变化，自我鼓励，自我表扬，积极参加自己喜好的活动，在各项活动中调整自己的心态，开阔心胸，寻找快乐，使自己的老年生活过得更有质量、更有意义。

2. 老年人是一本百科全书

经历了几十年的社会实践和风雨洗礼的老年人，有丰富的阅历。虽然他们的阅历各不相同，但大都乐意根据自己的实际情况和社会的客观需要选择本人较擅长的事宜给别人提供咨询和帮助，如长期从事党政领导工作的老同志，政策和法律水平比较高，对当地的人文地理等各方面的情况比较熟悉，又有比较丰富的领导经验，就可以为现任领导搞好民主决策提供有理有据的建设性的建议或意见；还有，原来长期从事科学研究工作的老专家及老科技工作者，可以运用他们掌握的精湛的技术和科学知识，为当地科技事业的发展发挥余热，帮助地方解决现实生产和生活中的技术难题；也给老教师、老工人、老农民提供继续为社会做一份贡献的机会。总之，老年人是一笔不可多得的财富，是一本内容丰富的百科全书，也是我们事业前进的一盏明灯。我们每个人都有责任发挥老年人的余热，温暖大地，造福人类。

3. 把经验作为礼品送给孩子

老年人和青年人相比，并没有失去一切优势，可以说是优势转移。一个人步入老年期后，由年龄优势转移到知识优势，由体能的优势转移成智能的优势，由精力的优势转移成才能的优势，由物质生产的优势转移成精神生产的优势。老年人经历的事情多，在长期的工作中积累的经验多，发挥他们的优势，可以帮助年轻人更好地完成工作，起到别人不能起的作用。老年人的知识、经验和技能，对于社会的发展和下一代的成长具有重要的指导和影响作用。老年群体经历了生活的考验和磨炼，绝大多数人在道德规范方面更臻于成熟，在调整人际关系方面运用得更加娴熟，更多地表现出谦和、忍让，这也为年轻人做出了榜样。另外，老年人所表现出来的对党的热爱、对国家的忠诚、对人民的责任和自我牺牲的精神、坚韧不拔的毅力、拼搏求生的信念，对社会的道德氛围和道德风尚的弘扬都具有重要的影响。因此，作为老年人，也有责任、有义务把自己的经验和知识作为礼品送给孩子。

三、笑口常开讲有度

（一）老有所乐，知足常乐

老年人年轻时已经为国家建设、家庭生活和养育子女，做出了积极的贡献，现在进入了人生最轻松的金色岁月，又正逢国家日益繁荣昌盛、人民生活日益改善的大好盛世，就应该满怀信心地规划好自己的未来，高高兴兴、快快乐乐地度过每一天，让自己的老年生活更加丰富、更加多彩、更加美好，也更有品位。

俗话说，事能知足心常乐，人到无求品自高。心灵健康比身体健康更重要，心理平衡比生态平衡更重要。一个人的心灵空间是有限的，如果私心、嫉妒心多了，公心、仁爱心就少了；如果邪心、恶心多了，慈悲心、善良心就少了；如果贪心、野心多了，淡泊心、平常心就少了。换句话说，一个心中无公、无爱，只有自己的人，他的心灵就很容易"感冒"。那么，为何不敞开胸怀，给心灵通点新鲜空气，晒晒温暖的太阳呢？心胸开阔了，自己活得轻松，别人也活得愉快。"知足常乐"，这个道理很多人都懂，但真正知足的人有几个？真正快乐的人又有几个？

人活在世上，总会遇到或多或少不如意的事，要是总把不开心的事放在心里，耿耿于怀，那会活得很累，甚至会活出病来。当心情不愉快时，找朋友聊聊天，去唱唱歌，在家自乐，或者去远足、去踏青，让自己置身于大自然，把自己和大自然融为一体，让自己耳静、心静、眼清、气畅，世俗的烦恼就会被抛到九霄云外，你也会有一种脱俗的感觉。

我们都是凡夫俗子，在我们成长的过程中，都免不了从心底里与别人比较，都曾羡慕过别人，也都曾因自身的不足而自卑过。其实，只要我们肯用一种平实、冷静、客观的目光来回视自己，或许你会惊讶地发现，原来自己所拥有的竟是如此丰富——善良、谦虚、积极、乐观、感恩、勤奋等。

赵朴初先生在 90 岁高龄时说过："高官不如高薪，高薪不如高寿，高寿不如高兴。"清代养生学家石成金写的《长寿歌》《莫恼歌》如下。

长寿歌：人要笑，人要笑，笑笑就能开怀抱。笑笑疾病渐消除，笑笑衰老成年少。

莫恼歌：莫要恼，莫要恼，烦恼之人容易老。世间万事怎能全，可叹痴人愁不了。放着快活不会享，何苦自己寻烦恼。

国外一些科学家研究发现，快乐或乐观的人、满足的人，能增强免疫力，降低一些慢性病的严重程度。他们还认为，快乐是人类大脑中的一种自然状态，你可以随心所欲地为自己制造快乐。

《红楼梦》中的《好了歌》也说"世人都晓神仙好，唯有功名忘不了……只有金钱忘不了……"心理上的"包袱"放不下来，也就无快乐可言。放下就是快乐！如果你整天患得患失，为人处处小肚鸡肠、心胸狭窄，终日心事重重、烦恼郁闷，又能到哪里去寻找快乐，又能怎样为自己制造快乐呢？

人的一生只有三天——昨天、今天和明天。昨天已经过去，一去不复返了，再回过头张望已没有任何意义。我们要振奋精神，抓紧分分秒秒，脚踏实地地过好今天。要自己寻找快乐，少找麻烦。只要内心有了快乐，善于发现和开发，快乐就会来到身边。

快乐属于每一个善于调整自己的人。快乐就是自找的，烦恼也是自找的。如果我们经常与那些寿命比自己短、经济收入比自己少、健康状况比自己差的人比较，就能从内心深处寻找到并制造出自己的快乐。不快乐的人，多是由于自身的拘囿，用自己的手在自己的心上给自己打了个结，让自己痛苦，把自己推挤到一处幽暗的死角，却渴望旁人把他解救；而世上最快乐的人，即使他一无所有，他仍是最快乐的人，因为他拥有世上最宝贵的东西——满足。请牢牢记住：只有满足，才有快乐！

（二）笑口常开，常寻快乐

1. 笑是一个人美好心情的自然流露

革命导师马克思说过："一种美好的心情，比良药更能解除心理上的疲惫和痛苦。"但凡长寿的人，几乎都是平生乐观豁达者。我国的传统医学认为，"气顺无病"，笑能使真气周流，气血调和；笑可使气和志达，营卫通利；笑有益于健康，可使人延年益寿。我国药王孙思邈说过"长乐寿自高"。笑还是一种自然的运动，当你微笑时，可以牵动面部的表情肌肉，使面部气血调和；当你开怀大笑时，又可以促使身体许多肌肉参与活动，进而促进全身血液循环，消除机体不适。

2. 甜美的笑脸是世界上最美的花朵

忧愁的人使人忧愁，快乐的人使人快乐。人们都喜欢时常面带微笑的人，就是由于这个原因。人的情绪是可以相互"传染"的，许多女孩子长相一般，却惹人喜欢，让人觉得很美，就是因为她们时时面带微笑，让人看了很快乐、很开心；男孩子若时时面带微笑，也是很讨人喜欢的；婴幼儿的笑脸天真烂漫，惹人疼爱；老年人的微笑更充满慈祥、安然，给年轻人留下深深的爱意。从某种意义上讲，一个人的微笑也是对社会的一种贡献。送人玫瑰也留香自手，给人微笑也笑甜自口。微笑的益处太多了，每个人都尽情地时时微笑吧！

3. 从笑声中收获长寿

老年人不要遗憾过去，也不要担忧未来，应该牢牢把握现在。老年人退休后，生命的第二个春天刚刚开始。要认真过好每一天，使生命更有朝气、更有成果，使生命更幸福、更快乐，用自己的行动创造美好的未来。如何从笑声中收获长寿呢？以下两点可供老年朋友参考。

第一，要有主观寻找笑意的意愿。老年人每天都要记住主动地去寻找笑料，每天笑15～20分钟，如阅读有趣味的图书、漫画，看喜剧影视、相声、小品。

第二，笑要趋利避害。不健康的笑有时也有害处，如抑制自己情感的"傻笑"，不想笑却碍于情面不得不装出的"假笑"……凡此种种，完全不具有笑的积极作用。大笑时人的血压（收缩压）会升高 30～50 mm 汞柱。患有心脑血管疾病的老年人，过度大笑就有可能发生心脑血管意外。患有胃溃疡等胃病的患者大笑可使其迷走神经兴奋，胃液分泌增多，胃壁肌肉张力加强，腹压增高，易诱发溃疡穿孔，还可使患腹股沟疝者小肠疝出。

由上可知，笑有双重性，是一把双刃剑，对保健养生有利有弊，需要趋利避害。一般情况下，老年人不适宜大笑，特别是心脑血管病患者，笑要有度，以免耗气伤身，与健康无益。

（三）珍惜生活，心系快乐

社会上有一种关于老年人的说法："人到老年 60 岁是雪里红梅，70 岁是出淤泥而不染的清水芙蓉，80岁是耀眼的千日红，90岁是秋阳中的满天星，百岁老人更是开不败的四季海棠。"这种说法很在理，有道是"生命之花老来红"。其实，人生如春夏秋冬，四季各有各的风采。少年如青枝绿叶，青年如花朵满树，中年如果实累累，老年则是铁干铜枝，虬曲苍劲之美更为动人。

自然是美的，人心也是美的。创造和谐自然的生命状态，需要每个人自己去发现和感悟。在日常生活中，我们能够经常看到这样的情景，有些老年人可以把自己的退休生活安排得很好，做自己喜欢的事情：养花、钓鱼、画画、练字、写写自传或小说，或与家人、朋友聊聊天，再或郊游远足，去领略异地风光，又或者继续发挥余热，为国家公益事业献策出力，生活得丰富多彩，有滋有味。

对于老年人来说，生命的意义就在于为什么要活着，怎样活着，怎样来提高每一天生活的质量，怎样才能挖掘自己的光和热，挖掘出自己存储的无限能量，做到养心、养性，做到身心平衡，自然地生活，自然地交往，自然地关心自己，自然地服务他人。也有一些老年人在生活中遇到一些问题，感到孤独寂寞，失去生活的勇气和信心。这时更有必要珍惜生活，敞开胸怀，心系快乐，勇敢地面对生活中的遗憾和不足，把自己的思想从孤独乏味中解放出来，充实自己的生活，丰富生活的兴趣，积极地去寻找快乐和幸福，勇敢地到社会中去、到朋友中去，以自己独特的方式去生活，使自己"青春永驻"，永远快乐。

（四）体味幸福，收获快乐

幸福和快乐可以说是每个人的终极追求，即每个人无论有何理想和志愿，最终的目的都是为了获得幸福和快乐，只是不同的人有不同的幸福观、不同的快乐观罢了。现在，国际上常用国民的幸福指数来衡量一个国家的文明进步程度，就是对快乐与幸福是人之终极追求的最好证明。要体味幸福、收获快乐，就要牢固树立清醒的幸福观、快乐观。

幸福自己，就是快乐自己。时时、事事都能使自己快乐的人才是最幸福的人。最快乐的人，就是最幸福的人。

幸福在于忘记不幸，快乐在于忘记不快。年有春夏秋冬，人有喜怒忧愁。快乐的最好办法就是忘记不快，幸福的最好办法就是忘记不幸。

幸福观决定快乐观。人生观决定人生，幸福观决定幸福。追求什么，就会为得到什么而快乐；热爱什么，就会为拥有什么而幸福。

幸福决定于心态。平是幸，安是福。心中充满阳光，脸上才会光辉灿烂。常怀感恩之心的人，愉己也愉人；常怀欣赏之心的人，悦己也悦人。

一辈子忙于自己喜欢的事业最幸福。人生最大的快乐和幸福是创新、风险，是为理想、为事业而拼搏奋斗。无所事事，是人生最大的痛苦。

幸福就在我们身上。幸福不在天上，不在地下，不在天涯海角。幸福，就在我们心里——靠我们去感受；就在我们眼里——靠我们去发现；就在我们手上——靠我们去创造；就在我们脚下——靠我们去寻找。真正能使自己幸福和快乐的人就是你自己。

要谋一生的快乐，不图一时的快活。当你在享受时，一定要多想一想，它是否会给你带来很大的、长时间的痛苦和不幸。只图一时快活而不顾一切的人，最终的结局只有痛苦和不幸。

奉献最幸福，奉献最快乐。只有为社会做贡献的人，才是最快乐的人；只有为人民谋幸福的人，才是最幸福的人。我们都知道"助人为乐"这个成语，帮助一个人就能使自己很快乐，那么，帮助由成千上万人组成的社会岂不是无穷的快乐？

人在世上，人生本无事，庸人自扰之，不要自己折磨自己。摆正心态。敞开胸怀，遗忘以往，直面人生，乐观开朗，笑对生活。看开一点，看淡一点，人生就会非常快乐，幸福也会常伴在我们身边。过眼云烟事，尽在乐笑中。

（五）长寿趣谈

1. 多国研究证实性格决定命运

瑞士著名心理学家、分析心理学创始人荣格教授曾说："性格决定命运。"这个命题逐渐被后世的研究者所证实。研究发现，性格确实会影响我们的兴趣爱好、职业选择、交友聚会等。进一步的研究还证实，性格不仅仅会影响我们的行为，甚至还会影响身体健康。在所有的长寿秘诀中，好性格是不可或缺的因素之一。虽然今天我们仍然无法改变自己的性格，但我们可以了解自己，然后规避性格的弱点。

（1）过于乐观易早亡。乐观有两面性：一方面乐天派情绪积极，看得开，可以减少发病率；但另一方面，过度乐观的人往往会忽视自己身心存在的问题，认为自己强壮到"什么病都不会发生"，会误判自己的身体状况而错失最佳治疗时机。有人对一个减肥俱乐部的肥胖者进行调查发现，越是性格乐观的人减肥效果越小。究其原因，是因为乐天派总是看到积极、有希望的一面，他们不是十分关心自己的体重。相反，信心不足的肥胖者更在意自己的体重，认真完成每一项锻炼，减肥的效果自然比较明显。研究还发现，性格乐天的人往往有更强的进取心，富有冒险精神，因此反而会遭遇到更多的危险而受到挫折或伤害。为此，天生的乐天派一定要多留意自己身体发出的疾病信号，树立患病都是不可避免的危机意识。

（2）焦虑者要注意保护肠胃。研究发现，焦虑、依赖、情绪不稳定等性格会促使人吸烟喝酒，借此缓解内心的不安。这种性格的人还常常有饮食不规律、睡眠障碍等问题，这些都会导致他们体内产生高于正常值的胃酸，严重时会造成胃炎、胃溃疡。轻度焦虑可通过自己进行心理调整，而过度的焦虑则是一种病态，需要及时进行治疗。

（3）易怒的人要当心患上重病。愤怒是一般人具有的一种基本情绪，也是一种自我防御，但易怒、过度愤怒或冲动性过强，说明这个人抑制能力较差，这是一种不健康的性格。多项研究发现，易怒的女性患上乳腺癌的情况明显高于正常人，而易怒的男性更易患结肠癌。研究者发现，人的敌意和愤怒促使自己的血压升高、心跳加快，抑制了免疫系统的有效性，从而使他们更容易感染疾病。当然，怒伤肝，易怒的人也要好好地保护好自己的肝脏。

（4）害羞的人患脑卒中的风险高。害羞的人一般情绪波动较小，这其实对身体并不好，因为有时候释放情绪能够平衡心态。一项历时30年的研究发现，害羞的人患心脏病或脑卒中的可能高出正常人50%。这是因为他们常处于抗拒状态，无法随外界变化尽快调整，一旦遇到新情况会承受更大的压力。害羞的人也容易受到病毒的感染，因为内向的人淋巴细胞比较不活跃，因而免疫系统较差。实际上，害羞是缺乏自信的表现，代表一个人的社会交往能力不够，需要在这方面加强锻炼。

（5）敏感的人相对长寿。女性一般比男性敏感，这也是女性更长寿的一大原因。因为她们善于表达自己的情绪，遇到问题会寻求支持和帮助。一项研究发现，如果一个男人具备一些女人的特质，他感到的生活压力就相对较低，患心脏病的可能性也会减少。这可能是因为这类男人更易跟别人谈论自己的感受，并且会在需要时寻求帮助，包括身体不舒服时向医生求助，而不是自己默默硬撑着。不过，倾诉应掌握一个度，可承受的事情就自己先解决，不要什么都倾诉，大事小事事事都求人。

2. 6个"坏习惯"助长寿

"坏习惯"往往是人们避之不及的，但是，谁说"坏习惯"就一定会伤害身体呢？下述这些"坏习惯"，如发怒、讲粗话、打电子游戏、偷懒等，不仅不会伤害身体，反而还会让你更长寿。

（1）合理发怒有益血压。生气会使人血压升高，但卡内基梅隆大学的一项研究发现，在压抑状态下恰当地以愤怒回应，不但血压会维持正常水平，制造压力感的激素——皮质醇的分泌量也会相应减少。心理学的研究也表明，愤怒让人多了一份积极的心态和掌控感。该出手时不出手，畏缩不前、极力控制自己内心的情绪，压力激素反而会骤升。长此以往，心脏病就会"盯上你"。

（2）电子游戏帮你锻炼。玩过电子游戏的人都有这样的感觉，人在玩电子游戏时，心率加快、呼吸急促，身体因此消耗更多的能量。一些过来人认为，当一个人因为某些原因无法参加真正的体育锻炼时，未尝不可以玩玩电子游戏。玩游戏既动手又动脑，还可以减肥，这样做何乐而不为呢？至少比傻坐在沙发上吃零食、看电视强吧！当然，前提是游戏不能玩的时间太长。

（3）说点粗话缓解疼痛。说粗话是被人不齿的坏习惯，但却有缓解疼痛的好处。说粗话和肾上腺素的调节作用有关，它加重了人的侵略倾向，而一个人越想侵犯别人，他对疼痛越不敏感。

（4）偷点小懒助你长寿。一个公共卫生专家说过：天天早起、忙忙碌碌的人，可能过早地"钻进坟墓"。不时偷个小懒，不仅能减轻工作压力，还是长寿的关键。研究表明，中午小憩片刻比打网球更有助于长寿。心理专家称，老年人跑步过多反而会消耗本来用于细胞再生或抵抗疾病的能量。就算是躺在家里做白日梦，大脑还在处理各种信息，你的思维反而更活跃。

（5）压力有助提升记忆。长期的生活压力，能破坏人体的免疫系统，让人容易感染疾病，但有研究发现，短期的紧迫性事件能提升大脑的学习能力和记忆力。这是因为压力激素影响大脑主观情感和学习能力的部分区域，压力剧增会使信息传递物质——谷氨酸盐的传播速度加快，从而增进记忆力。

（6）吵闹音乐激发脑力。参加摇滚派对、调高音乐的音量都有助于激发大脑的活力。人内耳里的球囊只对音量超过 90 分贝的声音敏感，而球囊和大脑的处理性、快乐和饥饿感的区域相连。如果通过高分贝音乐的刺激使这些欲望得到满足，我们内心会感到平静、幸福。平时不开心时，适当用高分贝音乐激发你的"快乐激素"，不失为一种释放压力、稳定情绪的方法。

3. 简单有趣的日常生活方式助长寿

有人把人们生活中经常遇到、对养生保健有益的小事归纳出 12 条，供人们日常生活中参考。这 12 条内容如下：

笑口常开，乐观面对人生。研究发现，豁达乐观、热爱生活是一个人健康长寿必不可少的条件。

助人为乐，有益健康。帮助别人，快乐自己，永远保持一颗爱心。

追求更好的物质生活。人往高处走，好的物质条件和医疗保障是一个人健康长寿的基本保证，人人都期望具有追求美好生活的愿望和权利。

食用营养平衡的餐饮。合理膳食是一个人保持健康的重要一环，不可或缺。

适量饮用一点红葡萄酒。红葡萄果皮中含有丰富的白藜芦醇，这个成分对心脏病、脑卒中、糖尿病等病症有防治作用，还能延缓衰老。

多摄入维生素 D。维生素 D 有助于吸收钙质，促进骨骼强健。

保留一点赘肉。科学家在 12 年间对 1 万名成年人进行调查发现，略微超重的人比体重合格的人死亡率更低。

注意个人卫生。很多疾病往往是从不注意个人卫生引发。

做一点家务。在家适当做点家务，不但能够活动身心，而且有利于增进家庭成员之间的亲情，和睦家庭生活。

走走路，跑跑步。适当走走路、跑跑步，是老年人力所能及的一项健身运动，有利于降低血压、防止肥胖、提高免疫力。

维护好家庭氛围。家庭是一个老年人安身立命的根本，处理好家庭成员之间的关系，对老年人的养生健身尤为重要。

允许自己生气。能够突破压抑，适当释放自己的愤怒、不满情绪，有利于身体健康和长寿。

四、科学养生，颐享天年

长寿，这是人类共同的愿望。古《尚书》曰："五福，一曰寿，二曰福，三曰康宁，四曰修好德，五曰考中命。"之人的五福中，有三项与人的长寿有关，并且列五福之首。

自从有了人类之后，每个人都渴望自己能够长寿，可惜由于人们所不能逆转的自然条件，每个人都会慢慢地衰老死亡。活在世上的人的寿命也不一样，甚至相差甚远。有的人能活的很久，有的人却早早夭折。除去社会原因外，人的寿命不仅与每个人的天生体质有关，更重要的是跟自己对自己身体的爱护程度有极大的关系。

（一）人的寿命有几多

人到底能活多大年龄才算长寿？据古籍记载，人的自然寿命（天年）当在百年以上。明代人张介宾《类经·卷一·摄生类一》注："百岁者，天年之概。"俗语"百年之后"，即指死亡。中医经典《黄帝内经·素问·上古天真论》云："余闻上古之人，春秋皆度百岁，而动作不衰……所以年皆度百岁而动作不衰者，以期德全不危也。"《黄帝内经·灵枢·天年》云："人之寿百岁而死，何以致之……百岁，五脏皆虚，神气皆去，形骸独居而终也。"

古人将寿命的长短分为上、中、下三等，但具体年龄说法不一。唐代孔颖达等《五经正义》云："上寿百二十岁，中寿百，下寿八十。"《养生经》云："黄帝曰：上寿百二十，中寿百年，下寿八十。"《太平经·解承负诀》云："凡人有三寿，应三气，太阳、太阴、中和之命也。上寿一百二十，中寿八十，下寿六十。"

时至今天，我们还可以经常看到一些学者和专家仍在不断地预测人类的寿命极限，甚至有科学家预测 20 世纪末人们能活到 200 岁。这些预测，让很多人产生了这样的疑问：人类到底能活多久？怎样才能长寿？国内外的科学家几乎一致认为："人类的自然寿命在100 岁以上是确切无疑的。"而我国各界形成的共识为 90 岁以上为长寿，80 岁以上即为高龄，65 岁以上算老年。

（二）影响人们健康长寿的主要因素

人的寿命主要通过内外两大因素实现。内因是遗传基因，外因是环境和生活习惯。

1. 影响人类长寿的内因

对长寿的研究近百年来才开始科学化。近几十年来，人类在分子生物学研究的基础上，对长寿的研究取得了一定的成果。20 世纪末，德国科学家用 15 年的时间，调查了 6 名百岁老人，结果发现，他们父母死亡时的平均年龄比一般人多 9～10 岁，因此得出结论，长寿的遗传因素非常重要。我国科学家对广西巴马村长寿老人的研究，也得出了同样的结果。当前，不少科学家认为，衰老是一种多基因的复合调控过程，表现为染色体端粒长度的改变、DNA的损伤，以及DNA甲基化和细胞氧化等。这些因素的综合作用，影响了人寿命的长短。

当前长寿内因研究有两个方向：一是寻找并刺激"长寿基因"。中外科学家发现，人体的"4号染色体"可能存在长寿基因。如果能发明出刺激长寿基因的药物，或者采取其他手段激发长寿基因发挥更大的作用，就能减缓人们衰老的速度。二是抑制"减寿基因"。说到这一点，人们最熟悉的莫过于"自由基"了。国内外一系列的研究都证明了一个结论："自由基对人体的损伤是导致人类寿命变短的重要因素之一。"自由基多了，就会导致细胞膜的通透性降低，甚至会破坏酶和DNA，使细胞逐渐"衰老"。研究发现，一种广泛存在于血管和血液细胞中的NADPH氧化酶，会导致自由基的产生，很多研究者也都在从事这方面的研究，研究怎样抑制这种酶的表达，从而阻止自由基的产生，但这种酶只是众多导致自由基产生的物质之一。市场上"消除自由基"的产品，只能消除自由基，却不能抑制自由基的产生，因此作用不大。

2. 影响人类长寿的外因

内因很关键，外因也不可忽视。科学家对影响长寿外因的研究也取得了相当的成果，发现人类生存环境和生活习惯对人类寿命的影响甚至可达50%以上。目前，在外因方面，有以下几方面需要特别注意。

（1）饮食方面：一篇研究报道显示，少吃可以延缓衰老，素食者的寿命长于没有饮食忌讳的人。我国的研究人员还发现，广西巴马乡长寿老人每日人均摄入热量比国际长寿协会推荐的标准6 276焦耳（1 500千卡）还低，仅仅为5 858焦耳（1 400千卡）。饭吃八分饱，食物摄入量适当减少，可使人的寿命增长。此外，平时饮食有意识吃红色、绿色食物，保健效果明显。每天适当饮茶、瘦肉替代肥肉、常吃洋葱大蒜、少吃盐糖、多吃香蕉等富钾食品，杜绝腌制、油炸类等食品，都有助于养生保健，延年益寿。

（2）行为习惯：研究发现，常用反手写字、倒退行走、听自己讨厌的音乐等"逆向行为"，有助于训练大脑，防止和修复与衰老有关的身体损伤；每天早睡1小时，6周后血压就会明显降低；适当晒太阳，可提高人体内维生素D的水平，60岁以上的老年人每天应晒20～30分钟的太阳；少看电视及手机等，因为研究表明，成年人看电视的时间每增加1小时，寿命就会缩短22分钟。

（3）疾病控制：人类整个进化发展的历史实际上就是一个与疾病斗争的历史。长期以来，人们一直以为疾病治愈了就好了，其实不然。有很多残留在人体内的疾病毒素对人体的伤害并没有根除。由于目前世界上还没有彻底消灭它们的灵丹妙药，特别是病毒，已成为吞噬人体健康的头号杀手。一个人每患一次病，都有可能在自己的体内埋下一点"折寿"

的慢性毒药。

（4）婚姻状况：专家认为，成双性是人的本性。结婚的人的寿命比独身者长。俗话说，少年夫妻老来伴。夫妻和睦、婚姻美满的家庭能使人消除孤独感。同时能激发人的生活情趣，而生活在不美满的婚姻和冷暴力对抗家庭状态中的人，多郁郁寡欢，失去生活的勇气。特别是那些长期独居和过早丧偶的人，担负着比常人更重的生活压力和心理压力，其寿命远不及正常的人。

（5）健身运动：适当加强身体锻炼。经常散步，有助于减缓记忆力下降的速度；老年人每周散步 7 ~ 8 千米，加上适当练习下蹲可以锻炼身体的灵活性、耐力和肌肉力量，防止摔跌危险；打太极、练瑜伽，还可使血脂、血管硬化发生逆转。多爬山、常远足，既可呼吸野外新鲜的空气、清洁肺部，又可以养神畅怀，延年益寿。

（6）职业因素：近来，一个叫"职业枯竭"的词常出现在人们的议论之中，其指的是由于职业所要求的持续情感付出，导致从业者身心不堪重负所造成的身心枯竭状态。有职业枯竭倾向的人常常表现为工作时注意力不集中、思维效率降低、行为迟缓呆滞，时常感到无能、失败、消极、没有信心。现实生活中，究竟有多少因职业枯竭症而导致"折寿"的人不得而知。研究表明，人们选择工作时的一个重要考虑因素，应该是自己是否对这项工作有兴趣，而不应该把挣钱放在第一位，这样才不会缩短自己的寿命。另外，那些主要从事被动、枯燥、重复性劳动的人，或者每天至少要听命于 4 ~ 5 个上司指令工作的人，有 30% ~ 50% 的人寿命都较常人短一些。

（7）自然环境：有统计数字显示，全球至少有 11 亿人饱受大气污染的折磨，另外还有 25 亿人生活的空气已被严重污染。脏水如今已是威胁城市居民健康的"杀手"，全世界每年有 500 万 ~ 1 200 万人死于与水污染有关的疾病。人类居住的环境应当是水源洁净、空气清新、空气中负氧离子适宜、气候宜人，无工业废水、废气、废渣、垃圾，且其绿化程度达 50% 以上的环境中，但现实生活中，人们所处的生活环境远远不尽如人意。

（8）心理因素：当代心理免疫学研究表明，积极的心理状态能增强机体的抗病能力。由于精神系统可以通过去甲肾上腺素、5-羟色胺等神经递质对免疫器官产生支配作用，因而积极向上的生活心态能使这种支配作用增强，从而使抗体增多。首先要为心理减压，"好压力"有益于健康，"坏压力"有害于健康，但是，无论是"好压力"还是"坏压力"，都需要减缓到适当可承受的程度。过分的压力无疑是人体健康的极大威胁。此外，经常参加一些社交活动，与亲朋好友多沟通、多交流，都有益于健康长寿。交往中帮助他人，快乐自己，更是一种心理上的享受。如果你的朋友不多，还可以参加社会上的志愿者活动。有爱心是好的，但不要把宠物当成自己最好的朋友。宠物无法替代人与人之间的接触与交流。研究发现，饲养宠物的人并不比其他人群更长寿。相反，以宠物取代人际交往的人，寿命更短。爱操心是好的，很多实例证明忧虑有益健康，尤其是对男性而言，这是一个男人责任心和敢于担当的表现。因为当你为某件事担忧时，自然会考虑可能出现的各种情况，并制定出相应的应对预案，这时的担忧就是有益无害的。"结婚使人长寿"只适用于那些适宜结婚和婚姻生活美满的人，糟糕的婚姻则会折寿。有时候，保持稳定的单身生活其实也有利于延年益寿。在生活中要保持乐观向上的心态。越是悲观的人，不但生病时不能配合医生治疗，日常生活中更容易死于事故和暴力。爱笑的人多长寿，但不能事事都过于乐观，低估对健康的危害。少撒谎，研究发现，撒谎会增加人的压力激素，导致心跳和呼吸加快，肌肉和神经纤维更紧张、敏感，这些都不利于健康长寿。有火不发出来，将愤怒憋在心里的人，早亡危险增加25%。有时候，闲聊八卦，与朋友一起聊天，也有利于提高某种激素水平，缓解内心的焦虑和压力。要懂得自我防护，远离抽烟、酗酒等不良嗜好。经验证明，经历过艰难困苦的人，面对生活中的磨难，更有信心、更有韧性、更有毅力，更能取得成功，因而也更开心、更长寿。

（三）古今名人谈长寿

1.《黄帝内经》话长寿

《黄帝内经》是中国医学发展史上影响最大的鸿篇巨制，它的出现，确立了中医学的理论体系，为中国数千年来的医学发展奠定了坚实的基础，因此被后世尊为"医家之宗"。《黄帝内经》也是我国优秀传统文化中的瑰宝，是我国最早、地位最高的原创性的中医巨著，同时也是中医养生学之源。《黄帝内经》中有关养生长寿的论述比比皆是。

《黄帝内经·素问·上古天真论》："上古之人，其知道者，法于阴阳，和于术数，食饮有节，起居有常、不忘劳作，故能形与神俱，而尽终其天年，度百岁乃去。"这里提出了保健养生的总原则——"法于阴阳，和于术数"，并提出了保健养生的具体方法——"食饮有节，起居有常、不忘劳作"。

"内无思想之患，以恬愉为务，以自得为功，形体不敝，精神不散，亦可以百岁。"一个人一定要以安静、快乐、乐观、开朗为要务，这是《黄帝内经》提出的精神养生的一条重要原则。

"恬淡虚无，真气从之，精神内守，病安从来？是以志闲而少欲，心安而不惧，形劳而不倦，气从以顺，皆得所愿。"这是教育人神志保持安宁，则少病，健康、长寿。

《黄帝内经·素问·生气通天论》："苍天之气，清净则志意治，顺之则阳气固。虽有贼邪，弗能害也。故圣人传精神，服天气而通神明。失之则内失九窍，外壅肌肉，卫气解散，此谓自伤，气之削也。"《黄帝内经》要求人们的活动要符合自然、社会和人体的客观规律，这是养生长寿的基本要求。

2. 彭祖的长寿之道

人们至今津津乐道的长寿之星，古来当推彭祖，说他活了八百多岁并最终仙去。晋代葛洪的《神仙传》特为彭祖立传，借殷王问彭祖之口，大谈养生之道，其真实性令人生疑，但这几段话则是晋以前保健养生经验的总结。彭祖养生术大致有三方面：一是注意个人修养，二是养成良好的生活习惯，三是采用补养引导之术。

传记中说彭祖性格恬静，不虑世事，达观豁然，不求享受，不计毁誉，一心只重养生。还说他将殷王所赐万金用以救济贫贱，一无所留。由此可见彭祖个人心胸豁达，不为名利所累，个人修养深厚。这些都是身体健康的首要保证，也是享尽天年必不可少的条件。

彭祖生活以自然为本，既不追求物质享乐，也不提倡禁欲。他的这些观点与现代养生观不谋而合。他认为人的吃穿应好一些，不应不结婚，应从事社会工作。他说："夫冬温夏凉，不失四时之和，所以适身也；美色淑资，所以悠闲娱乐，不致思之感，所以通神也；车服威仪，知足无求，所以一志也；八音五色，一悦视听，所以导心也。凡此皆以养寿。"他还告诫不可纵欲，要讲究"度"，"譬如水火，用之过当，反为害也"。

彭祖将补养引导之术解释为："常闭气内息，从旦至中，乃危坐拭目，摩搦身体，舐唇咽唾，服气数十，乃起行言笑。其体中或疲倦不安，便导引闭气，以攻所患。心存其体，头面九窍，五脏四肢，至于毛发，皆令其至。觉其气云行体中，故于鼻口中达十指末，寻即体和。"他活脱脱地勾画出了气功导引的雏形。他还认为，修道无须深山，只需"房中闭气，节气思虑，适饮食"即可，这种方法切合实际，尤其更适合现代人养生。

3. 药王孙思邈的长寿秘诀

足底按摩是一种历史悠久、简便易行的自我保健法，受到历代医学大家的推崇。药王孙思邈的长寿秘诀之一，便是每天揉按脚底，重点在涌泉穴。

常用拇指按足心可以强腰固肾。中医认为，肾在人体中是一个极其重要而又包含多种功能的脏器，而足心的涌泉穴则是肾经的开始。肾经之气犹如源泉之水，来源于足下，涌出灌溉周身四肢各处，因此经常点按涌泉穴，可以活跃、收纳和稳固肾气。而腰为肾之腑，强腰就要先补肾。所以按摩涌泉穴对于与肾有关的腰部虚症有较好的治疗效果。另外，按揉足心对于其他与肾有关的妇科病、肺病、肝病等也有一定的保健作用，其能使人精力充沛、百病难侵。

4. 苏东坡的"长寿药"

在古代，不少皇家贵族以修炼仙丹为业，以求长生不老。事实却是长生不老只是个梦。长寿是可能的，长生则永无可能。北宋时期的大文豪苏东坡看透了这一点，则在长寿上下了不少功夫。他提出的四味"长寿药"，至今仍不失其参考价值。这四味"长寿药"是：一曰无事以当贵，二是早寝以当富，三是安步以当车，四是晚食以当肉。

（1）无事以当贵：苏轼的意思是不要太在意功名利禄和荣辱得失，时刻保持一颗平常心。如果能够做到随遇而安、无事以求，这比大贵更能使人尽享天年。他还把《黄帝内经》中"恬淡虚无，真气从之，精神内守，病安从来？"奉为养生健体箴言，珍惜了一生。

（2）早寝以当富：早睡的生活规律对身体健康也非常重要。在《黄帝内经·素问·上古天真论》中，黄帝曾问道为什么远古时代的人超过了50岁依旧动作灵敏、没有衰老的迹象，岐伯回答了几个原因，其中一个就是日出而作、日落而息，作息非常规律。由此可知，即使在远古，我们的祖先就已经知道遵循大自然的规律、早睡早起的重要性了。

（3）安步以当车：中医认为，阴阳平衡则身体强健。如果静太多、动太少，动静失衡，则阴阳失调，容易生病。所以适当徒步行走，对养生健体十分重要。即使在车水马龙、生活快节奏的今天，我们也需要苏东坡先生那种以步当车的习惯，锻炼好自己的身体。

（4）晚食以当肉：这句话字面意思是每天晚上吃点饭就像吃肉一样香。其实在这里还蕴含着两重意思：一是饥饿时才吃饭，二是七分饱即可。饥饿说明体内食物已完成代谢，这时吃饭既能品味食物的美味，又能顺应人体的需求。当然，还要顾及《黄帝内经素问》中的强调：饮食自倍，肠胃乃伤。暴饮暴食决不可取。

5. 钱锺书稚趣童心享天年

钱锺书享有"文化昆仑"之誉，是当代"第一博学鸿儒"。其高寿的因素可概括为"幽默风趣，淡泊名利，童心童趣"12个字。

（1）幽默风趣：钱钟书的幽默是出了名的。无论是在日常谈话还是平时写作时，他那机智幽默的话语总是脱口而出。如他在《围城》中，比喻那位张小姐"身材将来准会跟她老太爷那洋行的资本一样雄厚""饭店周围浓烈的尿屎气，仿佛这店是稞菜，客人有出肥料的义务""桌面就像《儒林外史》里范进给胡屠户打了的脸，刮得下斤把猪油"……

（2）淡泊名利：钱钟书对名和利的淡漠也是出了名的。国内18家省级电视台拟定的电视系列片《当代中华文化名人录》，钱钟书自然名列其中。但是，任凭电视台磨破嘴皮，它都婉言谢绝采访。普林斯顿大学曾邀请他前往讲学，只有8个学时，开价16万美元，交通、住宿、餐饮费另行提供，可偕同夫人杨绛同往，而钱钟书不假思索，立马就回绝了。

（3）童心童趣：钱锺书之所以长寿，还在于它的"痴气"，在于他有一颗不老的心，夫人杨绛回忆，钱锺书一度喜欢玩一种游戏，叫"石屋里的和尚"：他一个人盘腿坐在帐子里，披着一条被单自言自语。别人觉得无聊，他却能自得自乐，玩得很开心。他喜欢逗小女儿玩，常常在小女儿睡觉前往她被窝里埋"地雷"，把各种玩具、镜子、刷子，甚至大把毛笔一股脑埋进去，女儿惊叫，他大乐。

6. 养生歌，长寿情

养生长寿，牵动着千千万万人的心绪。古今的一些名人雅士也很有讲究。他们常常把自己的所思、所感、所悟、所行，用诗歌表达出来，与他人共享，让人多有启迪、受益颇深。

曹孟德沙场抒豪情。在曹操的养生诗中，最精彩的是《步出夏门行·龟虽寿》：

"神龟虽寿，犹有竟时。腾蛇乘雾，终为土灰。老骥伏枥，志在千里。烈士暮年，壮心不已。盈缩之期，不但在天。养怡之福，可得永年。幸甚至哉，歌以咏志。"这首诗可以说是曹操留给后世的养生良方。

陆放翁吟诗养性情。 南宋诗人陆游诗云："儿扶一老候溪边，来告头风久未瘥。不用更求芎芷汤，吾诗读罢自然醒。"吟诵一首好诗妙语，可使人产生最佳的心理效应。这种作用能养性怡情，宁神忘痛，荡涤肺腑，对身心健康大有益处。

康熙帝暮年话长寿。 清代康熙皇帝对养生保健也十分重视。他古稀之年的一首诗能概括他一生的养生理念："淡泊生津液，清虚乐有余。鬓霜惭薄德，神惫恐高誉。苦好山林趣，深耽性道书。山翁多耄耋，粗食中园蔬。"

大学士妙笔蕴哲理。 清光绪时期，东阁大学士阎敬铭给后人留下了一首《不气歌》，这可以说是另一类的养生诗。诗曰："他人气我我不气，我本无心他来气。倘若生气中他计，气出病来无人替。请来医生将病治，反语气病治非易。气之危害太可惧，诚恐气病将命废。我今尝过气中味，从此永不生真气。"可谓是雅俗共赏、妙不可言的健身养性座右铭。

叶老帅八十抒胸怀。 1977年5月14日，是叶剑英元帅80大寿。这一天，在京的战友、亲朋和同志都来给他祝寿。面对着粉碎"四人帮"后的新形势，叶帅回顾走过的革命道路，展望祖国的未来，豪情满怀，奋笔写下了一首名作《八十抒怀》："八十毋劳论废兴，长征接力有来人。导师创业垂千古，侪辈跟随愧望尘。亿万愚公齐破立，五洲霸权共沉沦。老夫喜作黄昏颂，满目青山夕照明。"这首诗豪迈豁达，思想深邃，意境独特，乐观向上。叶帅站在斗争的前列、时代的高峰，放眼80年代，大写其中国，大写其世界，把个人的际遇融于时代风云之中，与国家的复兴、人民的命运紧密联系在一起，表现出诗人以天下为己任的伟大胸怀。

名教授幽默诗明志。 国学大师、当代著名古文学家商承祚在70岁时写了一首幽默的明志诗："九十可算老？八十不稀奇。七十不难得，六十小弟弟。四十五十满地爬，二十三十在摇篮里。"由此诗可知，人到老年保持一颗童心，可延年益寿。

袁女士百岁写"感怀"。 爱国学者、闻名遐迩的世纪老人袁晓媛女士，在百岁华诞时写了一首《百岁感怀》诗："不拜耶稣不拜禅，不信气功不练拳。人间哪有长生药，顺其自然过百年。"袁女士曾长期旅居国外，85岁时回国定居，实现了她"树高千丈，落叶归根"的夙愿。她把文房四宝作为自己的养生之道和精神寄托，并对汉字极有研究。良好的生活环境，开朗乐观的性格，健康的个人爱好，一切顺其自然，是她颐养天年的长寿秘诀。

（四）老年养生，健康为本

1. 慎言慎行，安度晚年

老年人退休前一心只想着工作，病了也"轻伤不下火线"。现在退了下来，总觉得辛苦了大半辈子，应该好好享受了。于是有些人吃吃喝喝，变着样品尝美味佳肴，谁知却尝出病来。事实上，老年人由于突然改变了原来的生活方式和饮食结构，造成了"现代文明症"。所以说，吃吃喝喝香了嘴，得不偿失伤了身。

古人云："消未起之患，治未病之疾。"特别强调了预防疾病的重要性。专家提醒我们，预防疾病，从经济上、精力上看，都是投入最小、收效最大的事情，如散步、听音乐、画画、运动等，这些活动都是老年人力所能及的强身健体的方法。"流水不腐，户枢不蠹"，经常活动，做到手勤、脚勤、脑勤，就能长寿。老年人不仅要注意身体健康，还要注意心理健康。当你处在逆境面对困难、挫折时，要努力提高自己的心理承受能力，学会多视角、多层次、辩证地看问题，让坏事变成好事。

2. 善待自己要讲科学

当今，随着社会的发展、改革开放的深入、人民生活水平的提高，人们都在寻求生活的高品质，追求愉快的生活，但没有一个健康的身体是不行的，尤其是中老年人，更应该常葆青春才能健康长寿。多年的生活经验和追求探索，要想常葆青春应该做到以下几点：

（1）沐浴阳光。人们都喜欢阳光，温暖的阳光愉悦我们的心情，给我们带来轻松和快乐。沐浴阳光也是人体获取所需要的维生素D的最直接的途径。当然，过犹不及，过度受到强烈阳光的照射，也会对身体造成负面的影响。

（2）呼吸新鲜空气。我们要走出家门，拥抱大自然，在新鲜的空气中行走、锻炼。呼吸清新的空气，对身体健康大有益处。

（3）按时饮水。注意按时饮水，保证每天人体所需要的饮水量，不但能够增进人体健康，对皮肤也大有好处。

（4）坚持锻炼。坚持锻炼包括身体的锻炼和大脑的锻炼。身体的锻炼需要我们开展健身运动，大脑的锻炼需要我们平时注意多动脑筋，参与有利于大脑活动的文体项目，延缓衰老。

（5）充分休息。人们的身体和头脑需要充分地休息才能保持良好的状态。过度疲劳和身心压力，都需要充分地休息才能复原。休息好了能够提高人的免疫力，保持良好的精神状态，方法是要有足够的睡眠及短时间的放松或打坐。

（6）健康饮食。我们要善待自己，合理饮食，不要偏食，避免大吃大喝。许多疾病都是胡吃海喝作践出来的。

（7）生活态度要乐观。好的心态是健康的基石，我们要经常保持乐观向上的生活态度，才能快乐、富有朝气，永葆青春。

3. 淡泊名利，顺享天年

淡泊则心安，宁静则不躁。三国名相诸葛亮曾经说过："非淡泊无以明志，非宁静无以致远。"这句话告诉我们，修身、治事都要保持一份淡泊宁静的心境，不以物喜，不以己悲。在俗物俗事上采取一种恬淡超然的态度，这对于已经进入花甲之年，远离了"权、钱、名、利"羁绊的老者，尤应如此。下面以古人的两首词与各位老年读者共勉。

其一：《卜算子·咏梅》　南宋　陆游

驿外断桥边，寂寞开无主。已是黄昏独自愁，更著风和雨。

无意苦争春，一任群芳妒。零落成泥碾作尘，只有香如故。

本词的作者借梅花的傲骨，写出了一种自甘寂寞、不慕名利的高洁品格，字里行间透露出了一种淡泊明志的心态。

其二：《定风波》　北宋　苏东坡

莫听穿林雨打声，何妨吟啸且徐行。竹杖芒鞋轻胜马，谁怕？

一蓑烟云任平生。料峭春风吹酒醒，微冷，山头斜照却相迎。

回首向来萧瑟处，归去，也无风雨也无晴。

本词开头两句展示了词人不为外界干扰、处变不惊的生活态度，"竹杖芒鞋"则表现了作者的坦荡胸怀。下一段说冷冻难耐时阳光展现，反应了作者一种平静却又超脱的生活态度，展示出词人不为外物所驱的"君子坦荡荡"的人生观。

自古智者多淡泊，自古寿者也淡泊。掂得起"淡泊"分量，避开无谓的纷争，是一种极致的生活艺术。看不见，摸不着，却大智若愚、大巧若拙。一份淡泊的心境，一种安而不躁的心态，可以让我们不急躁，不浮漂，不烦乱，不慌忙；可以使我们更加自信和从容，培养我们处变不惊、从容大度的个人魅力，保持本性自然、外适内和、体宁心恬，从而达到修心性、安心神、树人格、享天年的长寿效果。

（五）世界长寿面面观

人的自然寿命究竟应该有多长？这是一个自古以来就为人们所关注的话题。纵观全球，虽说人类长寿这个"谜底"尚未彻底揭开，但大千世界的长寿秘闻已广为流传。

长寿之国：日本堪称世界长寿国之冠。据日本政府1996年公布的年龄统计，全国男性人均寿命为77.01岁，女性在83.59岁，目前尚无超过的国家。

长寿之市：中国香港、上海是两个有名的国际大都市，也居世界长寿城市之首。1993年，香港男性平均年龄为78岁，女性为83岁；到1996年又一次公布调查结果，全香港地区85岁以上的老人达4.29万，即每150个香港人中就有1位老寿星。上海市1993年男性平均年龄为74.04岁，女性一般比男性高7.91岁。目前，80岁以上的老人22.7万人，百岁以上的老人128位。

长寿之乡：被誉为"世界长寿之乡，中国人瑞圣地"的广西壮族自治区巴马瑶族自治县巴马乡，百岁老人的分布率，为全国之冠。巴马人的长寿现象源远流长。清朝的嘉庆皇帝闻知巴马境内有一名叫蓝祥的瑶族老人，高寿142岁，特题诗赠巴马长寿乡，称其为"烟霞养性同彭祖，花甲再周衍无极"。1982年第三次全国人口普查，巴马百岁以上老人50位；1990年第四次全国人口普查，百岁以上的老人增加到69位。1991年，国际自然医学会会长、日本长寿专家森下敬一教授在国际自然医学会第 13 次年会上宣布，巴马乡为第五个被发现的"世界长寿之乡"。2009 年，中国老龄科学研究中心实地调查证实，巴马乡健在的百岁寿星已有 81 人，90 岁以上的老人有 800 多位，老龄率居"世界五大长寿之乡"之首。

长寿之村：南美洲的厄瓜多尔有个比尔卡旺巴村，是世界上最有名的长寿之村。全村 5 000 多人，皆以务农为主。据统计，自 1907 年以来，该村享寿 140 岁的老人有 40 人，很多人都活到 100 岁以上。

长寿之家：清代顺治、康熙年间，户部尚书马齐自祖父以下四代多享高寿，其中百岁以上的有 15 人。近代我国新疆吐鲁番市维吾尔族人阿吾拉，1982 年时 117 岁，长子 96 岁，大女儿 85 岁，二女儿 80 岁，被当地誉为"长寿之家"。1994 年，湖南省桃江县老寿星范香秀五世同堂，共有 158 人，其中 60 岁以上的 15 人，80 岁以上的 7 人，年龄最大的 107 岁，因而，也被当地称为"长寿之家"。

长寿之人：世界上有记载的长寿之人，当属英国的费姆卡恩。据传他活了 207 岁，经历了 12 个王朝，是世界上独一无二的年龄超过 200 岁的大寿星。1980 年，荷兰出了一件奇事：一对孪生姐妹同庆"百岁大寿"，姐名艾琳，妹叫奈米。这是有史以来唯一一对孪生姐妹欢度"期颐"的奇闻。清代乾隆五十年，湖南江夏汤云山寿星活了 141 岁。乾隆御赐"再阅古稀"匾额，同时在乾清宫举行"千叟宴"，席间，乾隆与纪晓岚以 141 岁寿星为题对句，上联为："花甲重逢，增加三七岁月"，下联是："古稀双庆，更多一度春秋。"近代"中国长寿王"龚来发，终年 147 岁。近年上海袁敬梓和毛惠琴夫妇，双双进入"期颐"，还要每天坚持锻炼。

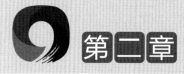

第二章

均衡膳食

均衡膳食，即平衡膳食，就是在每天的膳食中应包括谷薯类、蔬菜水果类、畜禽鱼蛋奶类、豆类及坚果等多种食物的一种膳食模式。平衡膳食是世界卫生组织倡导的健康生活方式的核心内容之一。世界卫生组织曾指出，生活方式疾病已成为威胁人类健康的头号杀手。多种致命慢性病，如肥胖、高血压、高血脂、冠心病、脂肪肝、动脉硬化、糖尿病等发病率大幅上升。据统计，每年发达国家中死于上述疾病的人有 800 多万，发展中国家则近 1 200 万，占死亡人数的 45% 左右。

中国有句俗话——"病从口入"。这也正验证了世界卫生组织的说法。现在食源性的疾病主要是膳食不均衡造成的"文明病"。面对这种情况，我们必须给予高度重视。关于这个问题，我们的祖先早有告诫！《黄帝内经》成书于春秋战国时期，是我国第一部总结医药理论的经典著作。该书已于 2017 年被联合国教科文组织认定为《世界记忆名录》，即《世界文献名录》中载"饮食有节，起居有常，不妄劳作，故能形与神俱，而尽终其天年，度百岁乃去"。又载：谷肉果菜，食养尽之，勿使过之，保其本色。还有清代医学家王孟英有言："人以食为养。而饮食失宜，或以害身命。"这都告诫我们，靠饮食养生，但必须有节，勿使过之，否则就会引发疾病，以致损害生命。在中国传统医学中有一个重要的分支，就是营养医学。营养医学就是用营养素来防病和治病的科学，而营养素是能够被人体吸收或应用并参与身体构建的那些物质，或凡是人吃进去以后能变成人体中一部分的物质。人体必需的营养素有如下七大类：蛋白质、水、脂肪、碳水化合物、维生素、矿物质和膳食纤维。从营养医学的角度来讲，人体这架机器是靠食物中的营养素来支撑运转的。就是说人体是一部由各种营养素及用营养素做原料、由人体自身合成的数不尽的化合物所结成的结构及其运行机制极其复杂的高度自动化、智能化，并具有完善的自我修复功能的机器。其生长、发育、正常运转的能量来源就是由从空气和饮食中摄入的氧气和七类营养素来提供的。汽车、飞机没有汽油就不能正常工作。人体若没有数量充足、品种齐全，且比例适当的营养素就不能正常生活、工作，甚至会产生多种疾病。营养医学认为，许多"病从口入"，即吃出来的病，靠营养素是可以治好的。把"吃出来的病"，再"吃回去"，这就是中医的"食疗"。既然很多从口入的病是由于营养素的极度失衡，即有的太多了，而有的太少了所造成的，那么营养素再把它调整过来，该减少的减下来，太少的再补上去，问题就解决了，病也就治好了。"食疗"在临床医学上的实用价值是很高的。对于"食疗"，我们的祖先十分重视。春秋战国时名医扁鹊讲过："君子有病其先食疗也，食疗不愈，然后用药。"唐代大医学家孙思邈指出："食能排邪而安脏腑，悦情爽志，以资气血。为医者，当晓病源，如其所犯，以食治之，食疗不愈，然后命药。安身之术，必资于食，不知食疗者，不足于存生。"西方公认的现代医学之父希波克拉底也讲道："我们应该以食物为药，饮食就是你首选的医疗方式。"

由此可见，食疗为先，药食同源，是中国传统医学的基本理念，是宝贵的中国传统文化的一部分。关于食疗的保健效果，是中华民族亿万群众几千年来亲身实践的总结，是祖先留给我们的一笔极其宝贵的文化财富。因此，我们不仅要十分珍视、弘扬发展它，而且要更好地利用它为中国人民的健康造福。现代医学研究的结果证明，营养素的确可以治病。有研究资料显示，均衡饮食是护肝、根治心脑血管疾病的根本途径。文章中这样写道，食物中的脂肪在小肠内分解为甘油和脂肪酸被吸收，然后由门静脉输送到肝脏。在肝脏内由肝细胞重新合成甘油三酯，并以脂蛋白的形式运出肝脏，储存在皮下，成为人体的能量库。当人体需要能量供应时，皮下脂肪再以脂蛋白的形式运送到肝脏。然后在肝脏内"燃烧"，供给能量。当肝脏受损，如酗酒、熬夜等不良生活方式和某些营养素缺乏时，脂肪代谢就会出现问题，导致人体对脂肪的利用障碍，大量脂肪就会沉积在肝细胞内，进而造成脂肪肝。同时，大量脂肪堆积在体内，导致高脂血症发生。血液中的脂肪还会沉积在血管壁上。这就是心脑血管病发生的根本原因。因此可见心脑血管病并不是心脑血管本身的病，而是肝病，是肝代谢异常的结果。因此，要根治心脑血管疾病必须从护肝入手，必须把肝细胞自身修复及其正常工作所需要的营养素提供全了，数量足了。这靠什么？靠均衡膳食。又有研究资料显示，从肝的糖代谢过程说明均衡膳食是治疗低血糖和糖尿病的根本途径。在肠道内食物中的淀粉、蔗糖等糖类，被消化成葡萄糖进而被吸收。葡萄糖进入人体后在肝脏和肌肉两个地方合成糖原。糖原是葡萄糖在人体内的储存形式。人体内糖原有两种形式：在肌肉内称为肌糖原，在肝内的称为肝糖原。肌糖原是为了给肌肉提供运动所需要的能量；而肝糖原是为了维持血糖的稳定，但肝糖原的量有限，只有 70 g 左右，而仅大脑每天消耗的葡萄糖就达 120 g 左右。而这么大的缺口怎么办？就靠人体本身的造糖机制来解决，即靠"糖异生"来解决。"糖异生"是人体利用体内氨基酸、乳酸、甘油等为原料合成葡萄糖。"糖异生"是在肝脏内完成的，在糖异生的生物化学反应中，必须有酶和辅酶的催化作用，而这些酶和辅酶是由蛋白质（氨基酸）、维生素和矿物质合成的。因此，要解决低血糖的问题，就必须使合成这些酶和辅酶的上述原料充足。

　　当摄入糖多时，肝脏一方面把糖变成肝糖原而存于肝内；另一方面，肝脏还会把多余的糖变成脂肪储存起来。血糖过高而不能解决，不是胰岛素分泌少，而是肝的蛋白质、脂肪和糖的三大代谢功能出现了障碍。要解决这个问题，就要及时补充足够的营养素，使受损伤的肝细胞通过自我修复而使之恢复正常的结构和功能；另一方面，营养素使肝细胞内各种生物化学反应所需要酶和辅酶得到充足的供应。因此只要营养素供应及时而又充足，就可以使肝细胞的功能得到迅速恢复。此时，低血糖、高血糖的问题就迎刃而解了。糖尿病患者不是一次两次吃得多就得了糖尿病，而是长期营养不均衡而导致肝脏的慢性损伤的结果。所以糖尿病不应该限食，而应该均衡膳食。限食只会使某些营养素缺乏，更不利于受损伤的肝细胞的自我修复；只有做到均衡膳食，使肝细胞修复所需要的营养素种类齐全、数量充足而又比例适当，从而使其功能迅速得到恢复。换句话说，若一味地限食，使营养素进一步缺乏，其结果是导致大多数糖尿病患者都是"饿死的"。

由此，该文的作者得出结论，营养素是可以治病的。这是营养医学的理论基础。因为只有营养素可以随时随地维护我们健康。其原理就是，营养素提供机体的原料，身体会自动地发挥修复功能，把身体各处损伤都修复好。而各种营养素从哪里来？从均衡膳食中来。因此，可以看出均衡膳食对防病治病具有极其重要性！说的明确一点，均衡膳食是防病、治病、维护身体的根本途径。那么如何才能做到均衡膳食呢？下面将作为专题进行阐述。

第一节　《中国居民膳食指南（2016）》核心推荐

中国营养学会编著的《中国居民膳食指南（2016）》（第四版），根据我国居民现在饮食及身体健康状况，又根据党中央把居民健康作为国策的要求，对国人的健康饮食提出了指导性意见。现在将该指南的核心推荐摘要如下，仅供读者参考。

（一）食物多样，谷物为主

平衡膳食模式是最大程度上保障人体需要和健康的基础，食物多样是平衡膳食模式的基本原则。每天的膳食应包括谷薯类、蔬菜水果类、畜禽鱼蛋奶类、大豆坚果类等食物。建议每天平均至少摄取 12 种以上食物，每周 25 种以上。以谷类为主是平衡膳食模式的重要特征，每天摄入谷类食物 250 ~ 400 g。其中全谷物和杂豆类 50 ~ 150 g，薯类 50 ~ 100 g；膳食中，碳水化合物提供的热量应占总能量的 50% 以上。

（二）吃动平衡，健康体重

体重是评价人体和健康状况的重要指标。吃和动是保持健康体重的关键。各个年龄段的人群，都应该坚持天天运动，维持能量平衡，保持健康体重。体重过低和过高均易增加疾病发生的风险。推荐每周应至少进行五天中等强度的身体活动，累计 150 分钟以上；坚持日常身体活动，平常每天主动身体活动 6 000 步；尽量减少久坐时间，每小时起来动一动，动则有益。

（三）多吃蔬果、奶类、大豆

蔬菜、水果、坚果是膳食的有益补充。蔬菜和水果是维生素、矿物质、膳食纤维和植物化学物质的重要来源。奶类和大豆类，富含钙、优质蛋白和 B 族维生素，对降低慢性疾病的风险具有重要作用。提倡餐餐有蔬菜，推荐每天摄入 300 ~ 500 g，深绿色蔬菜应占有 1/2；天天吃水果，推荐每天摄入 200 ~ 350 g 的新鲜水果，果汁不能代替鲜果。吃各种奶制品，摄入量相当于每天液态奶 300 g。经常吃豆制品，每天相当于大豆 25 g 以上，适量吃坚果。

（四）适量吃鱼、禽、蛋和瘦肉

鱼、禽、蛋和瘦肉可提供人体需要的优质蛋白质、维生素 A、B 族维生素等，有些也含有较高的脂肪和胆固醇。动物性食物优先选择鱼和禽类。鱼和禽类脂肪含量相对较低。鱼类含有较多的不饱和脂肪酸；蛋类各种营养成分齐全；吃畜类应该选择瘦肉，瘦肉脂肪含量较低。过多食用烟熏和腌制肉类，会增加肿瘤的发生风险，应当少吃。推荐每周吃水产类 280 ~ 525 g、禽肉 280 ~ 525 g、蛋类 280 ~ 350 g。平均每天摄入鱼、禽、蛋和瘦肉总量 120 ~ 200 g。

（五）少盐少油，控糖限酒

我国多数居民目前食盐、烹调油和脂肪摄入过多。这是高血压、肥胖和心脑血管疾病等慢性病发病率居高不下的重要因素。因此，应当培养清淡饮食习惯。成人每天食盐不超过 6 g，每天烹调油 25 ~ 30 g。过多摄入添加糖可增加龋齿和超重发生的风险。推荐每天摄入糖不超过 50 g，最好控制在约 25 g 以下。水在生命活动中发挥重要作用，应当足量饮水。建议成年人每天 7 ~ 8 杯（1 500 ~ 1 700 mL）。提倡饮用白开水或茶水，不喝或少喝含糖的饮料。儿童、少年、孕妇不应当饮酒；成人如饮酒，一天饮酒的酒精量男性不超过 25 g，女性不超过 15 g。

（六）杜绝浪费，兴新时尚

勤俭节约，珍惜食物。杜绝浪费是中华民族的美德。按需选择食物、按需备餐，提倡分餐不浪费。选择新鲜卫生的食物和适宜的烹调方式，保障饮食卫生。学会阅读食品标签，合理选择食品。应该从每个人做起，回家吃饭，享受食物和亲情，创造和支持文明饮食新风的社会环境和条件，传承优良饮食文化，树立健康饮食新风。中国居民平衡膳食宝塔图，见图 2-1。

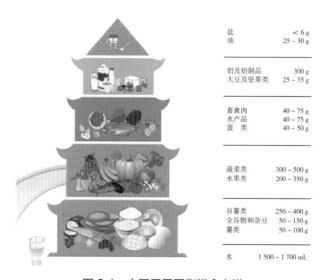

图 2-1　中国居民平衡膳食宝塔

第二节 均衡膳食应遵循的基本原则

《中国居民膳食指南（2016）》中明确指出，平衡膳食模式是最大程度上保证人体营养需要和健康的基础。中医文献对均衡膳食也有精辟而生动的阐述："五谷宜为养，失豆则不良；五畜适为道，过则害非浅；五菜常为先，新鲜绿黄红。如果当无助，力求少而数；气味儿合则服，尤当忌偏独。"饮食贵有节。这些论述不仅全面、科学、简洁，而且具有极强的可操作性。即使用现代营养学的观点来看，同样是十分科学、准确的。那么如何才能做到均衡膳食呢？我们认为要想做到均衡膳食，应该遵循以下几个基本原则：食材多样化原则、科学搭配原则、辨证施膳原则、科学烹饪原则和因人而异原则，现分述如下。

一、食材多样化原则

食材多样化是中华传统饮食文化的一个重要内容，对于这个问题的重要性我们的祖先早就有深刻而明确的阐述。成书于春秋战国时期的中国第一部医学经典《黄帝内经》已于2017年被联合国教科文组织认定为《世界记忆名录》，即世界文献名录。书中已有"五谷为养""五畜为益""五菜为充""五果为助""气味合则服之，以补精益气"的记载。《黄帝内经》把前人的膳食结构、食物食材多样化问题，以及食材的庞杂性、主从性和匹配性讲得十分清楚了。这些论述是中华民族在长期生活实践中逐渐积累起来的科学总结，也完全符合现代人所认同的人体的生理需要。

现代营养学认为，人体是一部靠多种营养素支持才能正常运转工作的机器，就像现代人认为人体需要七类营养素，即水、蛋白质、碳水化合物、脂肪、维生素、矿物质和膳食纤维一样。具体来讲，人体营养约需 80 多种营养素。其中有水、蛋白质（其中人体必需氨基酸有八种是人体不能自己合成而必须从食物中摄入的。这八种必需氨基酸是赖氨酸、色氨酸、蛋氨酸、苏氨酸、缬氨酸、亮氨酸、异亮氨酸、组氨酸）、糖类、脂肪（其中有3 种必需脂肪酸，即亚油酸、亚麻酸和花生四烯酸）、维生素 [A、B_1（硫胺素）、B_2（核黄素）、B_3（烟酸）、B_5（泛酸）、B_6（吡哆醇、吡哆醛、吡哆胺）、B_7（生物素）、B_9（叶酸）、B_{12}（谷氨酸）、C、D、E、F、K、P、T、U，共 17 种]；还有植物活性物质（叶绿素、花青素、类黄酮、白藜芦醇、儿茶素、单宁、荞麦多酚、咖啡多酚、葡萄多酚、芝麻多酚、红酒多酚、香菇多酚等）、矿物质元素（常量元素，即含量占体重的 0.01% 以上的元素，有氧、氢、氮、钙、碳、磷、硫、钠、钾、镁、氯，共 11 种元素；微量元素：目前以前确认的人体必需的微量元素有 20 种，分别为：铁、铜、锌、钴、锰、铬、钼、钒、锶、锗、硒、碘、氟、硅、硼、锡、镍等）、膳食纤维（有可溶性和不可溶性两种）。

由上述可知，除母乳外，现实生活中，还没有任何一种食物能够同时满足人体所需的各种营养素。人体所需的各种营养素，必须从多种多样的食物中吸取。食物的多样化，正是为了满足人体正常生理需要而必须做出的唯一正确选择。

《中国居民膳食指南（2016）》中明确指出食物多样是平衡膳食模式的基本原则。每天的膳食应包括谷薯类、蔬菜水果类、畜禽鱼类、蛋奶类、大豆坚果类等食物。建议平均每天至少摄入 12 种以上食物，每周 25 种以上。其中，以谷类为主是平衡膳食模式的基本特征。每天摄入谷薯类食物 250～400 g，其中全谷和杂豆类 50～150 g、薯类 50～100 g。膳食中碳水化合物提供的能量占总能量的 50% 以上。这就是《中国膳食指南（2016）》对食物多样化的指导性意见，这个指南也是对中国优秀传统饮食文化的继承和发展。对"指南"中食物多样化的概念应该做以下理解。

（1）在"食物多样化"的推荐中，不包括甜食、低营养价值的零食等食物，而是要求天然食材的多样化。

（2）"食物多样化"，同时也要求食物类别多样化。虽然说要求一天吃 12 种食物，但必须来自谷薯类、豆类、蔬菜、水果、坚果、鱼肉蛋奶等不同类别。大众类别的食物都有具体的数量要求。一天吃 10 种粮食，其他类别的食物只吃一两种，肯定不能叫作食物多样化。

（3）"食物多样化"所说的是食材多样化，而不是同样的东西做成不同口味。这里所提倡的食物多样化，不是指由肉做成的加工肉制品，如火腿、腊肠、培根、腊肉等，这些都也只能算是一种。同时，中国所提倡的食物多样化，根本不可能导致多吃点饼干和蛋糕的后果。

（4）"食物多样化"中所说的种类是指达到一定数量的天然食材，是不包括油、盐、糖、花椒、八角、姜粉之类的调味品。

实践已经证明，只有做到食材多样化，才能达到营养均衡，才能达到从更深层次上来强健身体、预防疾病的目的。具体而言，坚持食物多样化可以使食物的营养更丰富，可以有效降低危害健康的危险因素。就其营养而言，每一种食物都有其某种独有的营养成分，而不是其个性化的特点，因此，食物没有好坏之分，只有好与不好的吃法，如果根据每一种食物的特性，将两种或两种以上的食物合理地搭配起来，就会得到营养素互补的效果，使食物的营养更丰富，再次随便举几个例子，比如西红柿炒鸡蛋，西红柿富含维生素 C（8～12 mg/100g）、番茄红素和钙、磷、铁等人体必需的矿物质元素，而鸡蛋则富含动物蛋白质、卵磷脂等多种营养素。因此将二者合起来炒着吃，不仅营养更丰富，而且还可以提高人体对蛋白质的吸收。把胡萝卜和土豆一起炒着吃也是很好的搭配，土豆中几乎含有人体所需要的各种营养素，但其几乎不含胡萝卜素，所以将二者一起炒，12 种营养互补，就会成为一种营养更丰富的美味佳肴了。

中华民族的膳食有着"食五谷，治百病"的经验。因为食物多样化可以使人体摄取到各种营养素，而在这些营养素中除了具有可满足人体正常生理活动的需求之外，同时还具有重要的食疗价值，可以提高人体的免疫功能，防止包括癌症在内的多种疾病。在日常生活中有意识地多吃一些具有某种特殊食疗功能的食品可增强人体的防病抗病的能力，如红薯、西蓝花、土豆、萝卜生吃等都有一定抗癌功效。黑木耳、海带是很好的血管和肠道的清洁剂。胡萝卜里含有的营养成分和如维生素 E 与对人体外有害的元素结合起来，并将其排出体外。蒲公英不仅营养丰富，而且有"天然抗生素"之称。这样的例子举不胜举，可以说每种食物都具有某种保健功能。不挑食、不偏食，坚持食物多样化是强身健体的基本保证。

那么在日常生活中怎样做到指南中所要求的食物多样化呢？我们认为应该坚持处理好以下几个关系：主食与副食的关系、细粮与杂粮的关系、荤与素的关系、蔬菜与水果的关系，并兼顾其他类食物。

（一）主食与副食的关系

在《中国居民膳食指南（2016）》（以下简称"指南"）中核心推荐的第一个原则就是食物多样化，以谷类为主。《黄帝内经》中讲到食物多样化时说"五谷为养"。上述二者都首先肯定了谷类食物对人体生命活动的重要性，谷类主要指稻谷、小麦、小米、黄黏米、各种豆类，而主要则是"指南"中所指的谷薯类，即主食应该包括大米、白面、全谷类、杂豆类和薯类。全谷类是指未经精细化加工或者虽经过辗磨处理或鸦片处理，仍保留了完整的谷薯类所具备的胚乳、胚芽、谷皮、和糊粉组分的谷物。其常见的有小麦、大麦、小米、玉米、燕麦、荞麦、高粱、糙米、黑米、薏米等。杂豆类是指除大豆之外的红豆、绿豆、黑豆、花豆、豌豆、蚕豆等。常见的薯类为红薯（甘薯）、马铃薯、山药、芋头等。

谷类：谷类食物都是植物结出的种子，是吸收土地精华孕育而成的，所以五谷包含的精气非常充足，种子有非常充足的生长之势。因此，人体通过摄入这种包含天地精华的种子，就可以维持自身生命的运转。所以，人的饮食应当以五谷为主。只有进食五谷才能为机体提供能量，以保证正常的生命活动。

全五谷食物单独烹饪，口感会比较粗糙，可以和精白米面混合加工。与精制谷物相比，其营养素的含量比精制谷物多多了。

薯类：薯类作为主食，在我国有着悠久的历史，薯类是货真价实的低脂肪、高膳食纤维、高钾、低钠的食物。它所含的维生素 C 和其他根茎类蔬菜相似，这是谷薯食物所不具备的。

杂豆类：杂豆类脂肪含量低，B 族维生素含量比谷物高，且富含钙、磷、镁等矿物质。因此，与谷薯类食物搭配，可以在营养素方面有互补作用，从而提高了主食的营养价值。

在此，还应特别指出的是，主食中含碳水化合物最丰富，而碳水化合物在人体内被分解成葡萄糖，而葡萄糖是我们大脑中的唯一能量来源。

副食：副食是"指南"中所说的蔬菜水果类、畜禽鱼蛋奶类、大豆坚果类等食物。关于副食的问题，在均衡膳食中无疑也是十分重要的。对于副食中的几大类食物，后面将具体说明。

关于主食在均衡膳食中的重要性。上面已经说清楚了，但是，由于种种原因，并不是所有人都真的了解了，还有不少人在这个问题上存在一些认识误区如下：

1. 辟谷有益健康

有些人为了保持身材或者养生，直接采用辟谷（排斥、不吃谷物类食物）。他们认为辟谷可以提高身体机能、改善排毒功能和亚健康状况、治疗疾病等。但是，从营养学的角度而言，辟谷不具有科学性，因为人体代谢需要消耗大量的能量，而能量来源于所食的五谷、蔬菜、水果、蛋奶类等。辟谷易造成能量不足，因此会导致脏器受损，从长远的角度看，辟谷容易造成身体肌肉流失，给身体带来的危害不容忽视。另有资料显示，一位名老中医在临床中接诊了一位患者，是一个单靠吃副食减肥的女大学生。坚持几个月不吃主食，体重减下来了，但造成肌肉无力，连走路的力气都没有了。去医院就医时坐着轮椅，经中医检查问诊后发现是由于长时间辟谷造成的。该女学生后来遵照医生意见，五谷杂粮和副食都吃，几个月以后，身体恢复到健康状态。由此从理论和实际上都说明辟谷是有害身体健康的。

2. 主食没有营养

一些人认为，吃瘦肉可以补铁和蛋白质，吃蔬菜可以补充维生素和膳食纤维，吃水果可以补充维生素 C……不少人对副食的营养知识知道得越来越多，但是，对主食的营养知识却显得欠缺。其实，主食除了提供能量之外，也含有人体所需要的多种营养素。谷薯类的主食中不仅含有丰富的钙、碳水化合物，还含多种维生素、矿物质元素，所以主食不是没有营养，而是营养丰富。

3. 主食是许多慢性病的根源

一些人认为，大米、白面富含淀粉就是多糖，吃多了容易发胖。主食属于能量密集型食物，这些能量被摄取后，只能以脂肪形式储存在体内，导致肥胖，进而引发糖尿病、高血脂等多种慢性病。这些观点在一些女性中已经深入人心，其实是一种认识上的误区。

第二军医大学的一位营养学教授指出，说主食是高能量是没有道理的，现代人饮食中突出的问题是脂肪和蛋白质摄入量超标，而很多主食不但能量不高，而且还可以提供饱腹感，反而有利于减肥。再说淀粉到胃和小肠内被消化为葡萄糖被吸收，再由门静脉送到肝脏，再由肝脏根据人体的需求，和氨基酸（由蛋白质消化后化而来）、脂肪酸（由脂肪被笑话变成）一起，在各种酶的催化作用下合成各种物质，供给身体各部分使用，这就是肝脏的代谢过程；而肥胖、糖尿病、高血脂都是代谢病，吃的比消耗的（即人体所需要的）多就是代谢病的根源。所以这归根到底是一个能量平衡的问题，往往多吃多动的人，比少吃少动和不动不吃的人更健康。因此，主食既不是高能量的食物，也不是慢性病的根源。

综上所述，可以得出结论：主食是食物多样化的主角，必须吃对、吃好，即必须和副食合理搭配，把主食的品种吃全了、吃足了，才是维护身体健康的基本保障。

（二）细粮和粗杂粮的关系

这里所说的细粮是指经过精细加工的大米和白面，而小米、玉米、糙米、大麦、燕麦、薏仁、豆类和薯类等统称为粗粮，而标粉则是介于精粉和全麦粉之间的产品。中国有句古话说"五谷为养"（《黄帝内经》）。这里所说的五谷，泛指各种粮食作物，其意思是说，各种粮食都有营养价值，只是营养成分不同而已。在此还应指出的是，在我们的主食中，除了上述"五谷"之外，还应加上"杂粮"。所谓"杂粮"，主要是指豆类和薯类。豆类主要有大豆、黑豆、绿豆、豌豆、蚕豆、芸豆、红豆、鹰嘴豆等。薯类主要有甘薯（红薯、白薯、地瓜）、马铃薯（土豆）、山药、芋头等。在豆类和薯类中，有不少营养成分是"五谷"类中所没有或含量很少的。因此，为了摄取更多的营养成分，提倡饮食中要把细粮和粗杂粮合理搭配起来，以收到营养互补、更有利于健康的效果。

现在全粮（全谷杂粮）的健康效应已经得到大量研究结果的证明，因此，全世界的营养专家都在提倡吃全粮食物。吃全谷杂粮至少有以下三大好处：

1. 吃全谷杂粮能增加营养供应

细粮含有丰富的碳水化合物，但其中维生素、矿物质元素和膳食纤维的含量比较少，所以细粮的食物口感好，但营养少。因此，有营养学家讲食物"一成精"就不是好东西，而在粗杂粮中维生素、矿物质元素、膳食纤维和其他多种植物活性物质的含量很丰富。所以营养学专家建议，为了满足身体对多种营养素的需求，一定要把粗杂粮和细粮合理地搭配着吃。

在此还要特别指出的是，现在生活水平提高了，追求味觉享受已成为人们的一种乐事。于是精米、精面成了一日三餐的主角，而糙米、全麦粉，甚至标粉及一些小杂粮（粗粮）逐渐被一些人特别是一些年轻人丢在一边了。岂不知，经过多道工序精细加工的精米、精面，其营养成分要损失很多。因为 B 族维生素、矿物质元素和膳食纤维都存在于植物种子的外皮层和胚芽内，所以加工精度越高，虽然口感（味）好了，但营养素损失的也越多了，因此其营养价值就越低了。所以营养专家建议人们要吃"神造"（天然形成）的食物，少吃"人造"（经过人工加工）的食物。

据中国医学科学院营养与食品研究所对郑州市地区产的精粉与标粉的营养成分的分析结果来看，二者的差别是很大的，见表2-1。

表2-1　精粉与标粉营养素含量比较（100 g）

营养素＼面粉	精粉（g）	标粉（g）	营养素＼面粉	精粉（g）	标粉（g）
蛋白质（g）	9.6	10.6	钾（K）（mg）	109	196
脂肪（g）	0.9	1.4	钠（Na）（mg）	1.4	3.1
膳食纤维（g）	0.7	1.8	钙（Ca）（mg）	2.7	3.7
维生素 B_1（mg）	0.11	0.37	铁（Fe）（mg）	2.7	3.7
维生素 B_2（mg）	0.03	0.05	锌（Zn）（mg）	0.52	1.53
烟酸（mg）	1.0	1.7	磷（P）（mg）	72	164
碳水化合物（g）	75.4	72.1	硒（Se）（μg）	5.02	6.90
灰分（g）	0.5	0.9	—	—	—

注：表中的"灰分"主要成分为矿物质元素，是营养物质。

　　另有检测资料显示由 100 kg 稻谷可碾出 6 068 kg 的精白米，比碾出的普通米（约 75 kg）要少得多。不仅如此，在精加工过程中，大米的营养素也损失了很多，如蛋白质损失 16%，脂肪损失 65%，维生素 B_1 损失 77%，维生素 B_2 损失 80%，维生素 B_6 损失 71%，维生素 E 损失 86%，泛酸（维生素 B_5）损失 50%，叶酸（维生素 B_9）损失 67%，其中的矿物质元素钙、铁等几乎全部损失了。精米与糙米比，其营养素损失的就更多了！如此，糙米中钙的含量是精米的 1.7 倍，含铁量是 2.75 倍，维生素 B_1 的含量高于 12 倍，维生素 E 的含量是 10 倍，膳食纤维的含量高达 14 倍。

　　从以上数据不难看出，精粉和精白米中的营养素在精加工过程中损失的太多了，因此如果经常只吃精米、精粉就会因缺乏膳食纤维、B 族维生素和矿物质元素而引发多种疾病。所以为了有一个健康的身体，吃主食就不能只讲口感而不讲全面营养。以营养学的角度来说，"食不厌精"的观点是片面的。现在一些发达国家正在大踏步走上由"精"向"粗"的道路。在俄罗斯，黑面包的身价高于白面包；在德国，全麦粉面包的销路日益看好；在北美部分国家，则把粗粮和蔬菜列入"食物指南金字塔"的基础。当今，我国和发达国家在饮食观念与饮食习惯上形成了强烈的反差，已明白无误地提醒我们，需要认真思考和谨慎对待热度渐高的饮食"西化"的误区了。

　　2. 吃全谷杂粮能摄入更多的防病保健成分

　　全谷杂粮中不仅含有较多的维生素、矿物质元素和膳食纤维，而且还含有多种对人体有食疗保健作用的营养成分，如黑米（紫米）、紫薯等含有丰富的花青素。花青素是强抗氧化剂，在人体内有如下多种生理功能。①一种效果明显的抗氧化剂，它是目前科学界发现的防治疾病、维护人类健康的最有效、最安全的人体多余自由基的清除剂。其清除自由基的能力，是维生素 C 的 20 倍、维生素 E 的 50 倍。②有助于预防眼病。它可以有效预防眼底动脉硬化，增强眼底微循环。③能帮助过滤对眼睛有损害的蓝光而保护眼睛的视紫质（使眼睛产生视觉的基本物质，并能增强眼睛适应黑暗的能力）并使其迅速再生。④能增强细胞的变形能力，使之更容易通过毛细血管，从而增强了眼睛的营养代谢。这样不仅可以缓解眼睛的疲劳，而且可以延缓眼睛的老化，可以降低心血管疾病发病的概率。⑤可以阻止组胺（一种强烈的生物活性物质，可使支气管平滑肌痉挛，导致局部组织红肿、呼吸困难，并可引起过敏性疾病）的异常分泌，改善过敏性体质。⑥有助于预防吸烟时烟民所造成的肺损伤。⑦可提高人体的免疫力。

富含花青素的食物有黑豆、紫薯、茄子、黑米、紫甘蓝、紫葡萄、胡萝卜、卷心菜等。

黄色的全谷杂粮富含类胡萝卜素。类胡萝卜素是一种天然的橙、黄和红色素，是脂溶性的高分子化合物。它分为两类：一类是胡萝卜素，最常见的有 α、β、γ 胡萝卜素和番茄红素。β- 胡萝卜素在人体内可在小肠黏膜中的 β- 胡萝卜素加氢酶的作用下，生成两分叶黄素、玉米黄素，它们是胡萝卜素的含氧衍生物。

（1）胡萝卜素的生理功能。它除了在人体内可以转化成维生素 A 而发生作用外，它本身还有如下生理功能：①可帮助消除多余的自由基。当人体中的自由基遇到胡萝卜素时，会发生化学反应生成稳定而无害的二聚胡萝卜素，从而消除了多余的自由基对人体的损害。②抗氧化作用。胡萝卜素可以和对人体有损害作用的活性氧起化学反应，生成稳定而无害的化合物。因此，就消耗了可以破坏癌细胞的活性氧。③护眼明目。现代医学研究结果证明，胡萝卜素可有效阻挡伤眼的紫外线，还可以护眼明目，缓解眼睛疲劳。其作用与鱼肝油相似。④辅助治疗婴幼儿腹泻。给婴幼儿补充富含胡萝卜素的食物，可以增强免疫力，并能促进上皮细胞的修复，从而改善消化吸收的能力，因此就可以辅助治疗腹泻。⑤可以增强肺功能。法国的一项历时 8 年的跟踪调查研究结果证明，胡萝卜素可以增强人的肺功能，可延缓其随着年龄的增大而衰退的进程。但是，补充 β- 胡萝卜素制剂反而会增加患肺癌的风险。β- 胡萝卜素可以预防孕妇妊娠期的子痫病（一种妊娠中毒症，多发于妊娠后期或分娩时，发作时会晕倒、口吐白沫、四肢抽搐）。富含胡萝卜素的食物有红薯、胡萝卜、番茄等。

在此还需指出的是，胡萝卜素不是多多益善。国外的一项研究结果表明，女性若服用胡萝卜素制剂过多，会影响卵巢的黄体素合成，使之内分泌减少，严重的会导致无月经、不排卵。因此，若需补充胡萝卜素制剂，一定要在医生的指导下适量补充。

（2）叶黄素的生理功能。它是人体必需的营养素之一，人体自身不能合成、必须从食物中摄取。有研究资料显示：叶黄素是人眼视网膜中黄斑（视网膜中心的一个椭圆形的黄色区域）的重要构成物质。在黄斑中央有一个小凹，为黄斑中心凹，直径约 1 mm。它是视网膜上视觉最敏感的区域。其功能是精细视觉和辨别颜色。因此。黄斑区一旦受损，就直接影响人的中心视力。老年黄斑病是老年人致盲的病因之一。虽然黄斑变性的原因现在还没有完全搞清楚，但是已知黄斑区叶黄素的减少与黄斑变性密切相关。叶黄素是一种很好的天然抗氧化剂。它不仅可以阻止蓝光对眼睛的伤害，而且可以减少紫外线对眼睛的损伤，延缓眼睛的老化进程，预防视网膜黄斑变性和白内障等眼病。另有研究资料显示。人眼的晶状体中也含有一定量的叶黄素。它可以保护晶状体不被损伤，有助于避免视力下降、白内障等眼病的发生。另据新加坡国立大学的一项历时 5 年的研究结果，叶黄素可以保护心脏，降低由多种因素引起的严重心肌炎、心肌梗死的风险。综上所述，叶黄素的保健功能十分突出。因此，平时坚持食用玉米、小米等富含叶黄素的食物是十分有益的。

（3）玉米黄素的生理功能。玉米黄素又称玉米黄质，是人体自身不能合成、必须从食物中摄取的营养素。玉米黄素也是人眼成像部位——视网膜中黄斑的黄色营养素来源。玉米黄素具有很强的抗氧化性能，它可以减少紫外线对眼睛的伤害，延缓眼睛的老化进程，预防视网膜黄斑变性和白内障等眼病。富含玉米黄素的食物，主要有玉米、小米、橙子等。

（4）β-隐黄素。它是一种天然的安全无毒的植物色素，可以在人体内转化成维生素 A（转化率为 50%）。它除了转化为维生素 A 发挥作用外，还有以下重要生理功能。①β-隐黄素是一种抗氧化作用很强的物质，它对癌症，特别是大肠癌有一定的抑制作用。②据新加坡国立大学历时 5 年的一项研究结果，β-隐黄素可以保护心脏，降低由多种冠心病因素引起的严重心肌炎症、心肌梗死的风险。富含 β-隐黄素的食物主要有玉米、小米、柑橘、红辣椒等。

相关链接

为了使读者对富含花青素、类胡萝卜素、β-葡聚糖和一些具有特殊食疗功效的食材有更深入的了解，在此对上述几类食物分别做详细的介绍。

1. 富含花青素的黑米、紫薯

黑米，又称贡米、长寿米、紫米，表层呈黑色的糙米，是我国古老的名贵大米品种。有黑色、紫色等品种。药食兼用。黑米营养丰富，每百克主要的营养成分有蛋白质 11.5 g（比普通大米高出约 7% 左右）、脂肪 2.7 g（比普通大米高出 1.9 倍）、碳水化合物 72.2 g、膳食纤维 3.9 g。还富含维生素 B_1、B_2 等多种维生素和铁、铜、锌、硒等矿物质元素。黑米中还含有黄酮类、花青素等生理活性物质，具有一定的药用价值：适宜少年白发、妇女产后虚弱、病后体弱及贫血、肾虚等人使用；适合脾胃虚弱、失血、乏力、心悸、气短、咳嗽喘逆、早泄、小便频繁患者食用；还可降低血压，使毛细血管扩张，使血管平滑、微循环改善，防止动脉硬化；可延缓和抑制癌细胞生长扩散；能养肝，有助于肝脏的结构和功能的维护及修复；可明目，有助于防止目眩、眼症。

紫薯，又称黑薯。薯肉呈紫色至深紫色，它除了含有普通红薯的营养成分外，钾和铁微量元素等营养素十分丰富，还含有硒元素和花青素。紫薯是花青素的原料之一。其富含蛋白质、淀粉、氨基酸、果胶、膳食纤维及多种维生素、矿物质元素。其蛋白质和氨基酸极易被人体吸收。它有多种保健功能：①防癌抗癌。硒被称"抗癌之王"。紫薯中的硒易被人体吸收。硒能有效清除人体中多余的自由基，抑制癌细胞中 DNA 的合成及癌细胞的生长与分裂，预防胃癌、肠癌等癌症的发生。②紫薯中富含的膳食纤维，可促进肠胃蠕动，增加粪便的体积并利于及时排便，从而清除肠道中的有害物质，预防胃肠道疾病的发生。③可增强免疫力。紫薯中含有丰富的黏液蛋白，能防止肝脏、肾脏组织萎缩，提高机体免疫力，预防肠胃病的发生。④有利于减肥瘦身。常吃紫薯不仅不会发胖，相反能够减肥、健美，防止亚健康。⑤紫薯中的钙和镁可以预防骨质疏松。

2. 富含类胡萝卜素的胡萝卜、玉米、小米

胡萝卜，又称丁香萝卜、药性萝卜。中医认为，胡萝卜性味甘平，无毒，具有健脾养胃、引气消食、明目、利尿、解毒透疹、令人强健的作用，有益无损。胡萝卜的营养丰富，含有多种氨基酸、维生素和矿物质元素。其含有的 9 种氨基酸中有 4 种为人体必需氨基酸，尤以赖氨酸含量最丰富。其所含丰富的 β- 胡萝卜素，具有保护肺功能和抗癌功效。β- 胡萝卜素进入人体消化道内可转化为维生素 A。维生素 A 具有明目、护肤和抗癌功效。胡萝卜中所含的槲皮素，能增加冠状动脉血流量、降低血脂、促进肾上腺素（治疗支气管哮喘、过敏性反应的药物）的合成。胡萝卜中所含的维生素 C 和木质素等成分同样有一定的抗癌功效。在此应该指出的是，β- 胡萝卜素是脂溶性的，所以食用时最好用油炒食，以便于人体吸收。

玉米，又称玉蜀黍、苞谷、苞米等。中医认为，玉米性味甘平，具有调胃和中、利水祛湿、散火、清热等功效。适宜食欲不振、腹胀、小便黄、大便干燥、水肿、气血虚弱者食用。现代医学研究表明，其中含有的麦芽低聚糖可以增加肠道内益生菌数量，改善消化系统功能，同时可以预防糖尿病、高血脂等疾病。有资料显示，在所有的主食中，玉米的营养价值和保健功效是最高的。除了上述食疗功效以外，还有以下七方面的保健功能。①维生素含量高，为稻米和小麦的 5~10 倍。②植物纤维素含量丰富，每 100 g 含 2.9 g。它可以刺激肠胃蠕动，加速粪便排泄，预防便秘、肠炎和肠癌。它还可以束缚及阻碍过量葡萄糖的吸收，起到抑制饭后血糖升高的作用。还可以抑制脂肪的吸收，降低血脂水平，预防和改善冠心病、肥胖和胆结石的发生。③富含硒和镁，有防癌抗癌作用。硒能加速体内过氧化物的分解，并能使恶性肿瘤得不到分子氧的供应而受到抑制。镁可以激活体内 300 多种重要酶的活性，是食物中蛋白质、脂肪、葡萄糖代谢过程中的重要参与者，也能抑制癌细胞的发展。硒在玉米中的含量为 1.63 μg/100 g，镁的含量为 32 mg/100 g。④玉米中含有"长

寿因子"——谷胱甘肽。它在硒的参与下，生成谷胱甘肽氧化酶，具有恢复青春、延缓衰老的作用。谷胱甘肽在人体内具有保护含巯基的酶和蛋白质不被氧化，阻止血红蛋白氧化，起到抗氧化剂和消除多余自由基的作用。另外它还与代谢过程中产生的过氧化氢和有机过氧化物、金属离子、致癌物质相结合，并促其出体外，起到中和解毒作用。⑤玉米中所含的玉米黄质（素），可以预防老年黄斑性病变的发生。⑥含有丰富的胡萝卜素与烟酸（维生素 B_3）进入人体后可以转化为维生素 A。烟酸在蛋白质、脂肪、糖的代谢过程中起着重要作用，能帮助维持神经系统、消化系统和皮肤的正常功能。人体内如果缺乏烟酸，可能引起精神上的幻视、幻听、错乱等症状，消化上的口角炎、舌炎、腹泻等症状，皮肤上的癞皮病。⑦玉米中含有丰富的不饱和脂肪酸（1.2 g/100 g），尤其是亚油酸（人体中必需脂肪酸）的含量高达 60% 以上。亚油酸可以降低胆固醇，防止其沉淀在血管壁上，从而减少动脉硬化发生的风险，对预防高血压、心脑血管疾病有积极作用。

小米，又称为粟，俗称谷子。去壳后的产品。中医认为小米味甘咸，具有和胃温中、清热解渴、健胃除湿、安眠等功效。《本草纲目》记载，小米"治反胃热痢，煮粥食，益丹田，补虚损，开肠胃"。小米营养丰富，含多种维生素、氨基酸和矿物质元素，以及脂肪和碳水化合物。其中维生素 B_1 的含量位居所有粮食之首位。因其富有维生素 B_1、B_2，还具有防止消化不良及口角生疮的功效。另有研究资料显示，小米中的叶黄素和胡萝卜素的含量位居所有粮食之首，被誉为"保健米"。

3. 富含 β- 葡聚糖的燕麦、大麦、薏米仁

燕麦，是一种高蛋白（15 g/100 g）、低糖、低脂肪（6.7 g/100 g）、高热量的食物。其特点是含膳食纤维多（5.3 g/100 g），高于大多数谷物，富含 β- 葡聚糖（含量为 4%～6%）和燕麦皂苷，还含有多种维生素和矿物质元素。β- 葡聚糖具有降血糖、降低胆固醇、减少心脏病的发病率和抑制结肠癌、糖尿病、静脉炎、痔疮等多种功效。燕麦皂苷具有很强的表面活性，具有降低血清胆固醇的作用。因此，燕麦是一种营养保健功能很好的食物。有资料显示，世界纪录上最长寿家族长寿的秘诀是早晚食用燕麦粥。

大麦，是具有三高两低特点的食物。高蛋白（10.2 g/100 g）、高维生素（维生素 B_1、维生素 B_2、维生素 B_3 及维生素 E 含量丰富）、高膳食纤维（9.9 g/100 g），同时含有多种矿物元素。它含 β- 葡聚糖也很丰富，是低脂肪、低糖的食物。因此，大麦被称为"理想的保健食物"。

薏米仁，又称薏苡仁、苡米、苡仁、薏米。它营养丰富，保健功效突出。它含高蛋白（12.8 g/100 g）、低脂肪（3.3 g/100 g）及多种维生素和矿物质元素。它还有 3 种活性多糖。李时珍在《本草纲目》中记载，薏米仁能"健脾益胃，补肺清热，祛风胜湿，养颜驻容，轻身延年"。现代科学研究和临床实践证明，它对癌症的治愈率可达 35% 以上。因此，营养学家称"薏米仁为禾本科植物果实之王"。

4. 食物功效显著的荞麦

荞麦又称三角麦。中医认为，荞麦性凉，味甘，具有健脾益气、消食化滞等功效。荞麦营养丰富，它的蛋白质含量（9.3 g/100 g）不低于大米白面。其赖氨酸、精氨酸、色氨酸等人体中的必需氨基酸都很丰富。其中赖氨酸的含量是小麦的 2.8 倍。B 族维生素的含量是小麦的 3 倍。荞麦的脂肪含量低（2.3 g/100 g），但主要是不饱和脂肪酸，且亚油酸的含量高。更为出色的是荞麦含有其他谷物类所没有的黄酮类物质——芦丁和叶绿素，还含有铬、硒等微量元素，因而具有降血压、降血脂、降血糖、降胆固醇、抗衰老，以及对防治头痛、贫血、青光眼、糖尿病等具有一定功效。因此，荞麦对防治当前的富贵病，如糖尿病、高血压、高血糖、动脉硬化病的患者来说，是一个比较理想的保健食品。

3. 全谷杂粮膳食纤维含量高有助于降低肠癌风险

人们都知道，全谷杂粮中膳食纤维多，在同等重量下可以提供更多的膳食纤维和抗性淀粉。膳食纤维不仅能清肠通便，而且在大肠中能促进有益菌的增生，改善肠道微生态环境，有助于降低患肠癌的风险。这是为什么呢？这要从膳食纤维的特性说起。膳食纤维，又称食物纤维，是一种不能被人体消化的碳水化合物，也是人体必需的七类营养素（蛋白质、脂肪、碳水化合物、维生素、矿物质元素、水和膳食纤维）之一。它分为两大类，一是水溶性的，如果胶、树胶、抗性淀粉。常见食物大麦、豆类、燕麦、胡萝卜中含有丰富的水溶性膳食纤维；二是非水溶性的，如纤维素、木质纤维和一些半纤维素。常见食物中的小麦糠、玉米糠、芹菜、果皮和一些根茎蔬菜，含有丰富的这种食物纤维。

膳食纤维的分类如下。

纤维素：不能被人体消化，具有吸收水性，在肠道内起吸收水分的作用。

半纤维素：在人的大肠内比纤维素更易被细菌分解，有结合离子的作用。它的一部分是可溶的，大部分是不溶的，都有一定的生理功能。

果胶：是一种无定形的物质，存在于水果和蔬菜的软组织中，可溶于热溶液中。

树胶：因化学结构的来源不同而有所差异。主要的成分是葡萄糖、醛酸、半乳酸、阿拉伯糖和甘露糖所形成的多糖。它可分散于水中，具有黏稠性，可起增稠剂的作用。

木质素：不是多糖类物质，结构比较复杂，存在于食物细胞壁中。

抗性淀粉：包括隐性淀粉和淀粉经加热而又经冷却的淀粉。

相关链接

膳食纤维的特性

吸水作用。膳食纤维有很强的吸水能力和与水结合的能力，此作用可使肠道中的粪便体积增大，加速其转移速度，减少其中的有害物质与肠壁的接触时间。

黏滞作用。其中的果胶、树胶、海藻多糖具有很强的黏滞性能，形成黏液型溶液。

结合有机化合物的作用。具有结合胆酸和胆固醇的作用。

与阳离子交换作用。可在肠道内结合无机盐离子，如钾、钠、铁等阳离子，形成膳食纤维复合物，影响其吸收。

细菌发酵作用。在肠道内易被细菌酵解。其中，可溶性膳食纤维可完全被细菌酵解，而不溶的则不易被酵解。酵解后产生的短链脂肪酸，如乙酸乙酯、芦丁脂肪酸等，可作为肠道细胞和细菌的能量来源。

膳食纤维虽然不能被人体消化吸收，但在人体内具有重要的生理作用，是维持健康必不可少的一类营养素。由于它在预防人体胃肠道疾病和维护肠道健康方面功能突出，因而有"肠道清道夫"的美称。

膳食纤维的生理功能可概括如下。

①吸水溶胀性能有利于增加食糜的体积，刺激胃肠道的蠕动，并软化粪便，起到一种导出作用，减少粪便在肠道中的停滞时间及粪便中有害物质与肠壁的接触，保持肠道清洁，从而减少和预防肠道疾病。

②能抑制胆固醇的吸收，预防高血脂和高血压症。

③能延缓和减少有害重金属铅、汞、镉的吸收，减少和预防有害化学物质对人体的毒害作用。

④可以改善肠道菌群结构，有利于某些营养素的吸收。

⑤有很强的吸水溶胀性能，吸水后膨胀，体积重量增加 10~15 倍，既能增加人的饱腹感，又能减少食物中脂肪的吸收，相对控制和降低膳食的总能量，避免热能过剩而导致体内脂肪的过度积累，既可解决饱腹而不挨饿的问题，又可达到控制体重减肥的目的。

⑥可溶性膳食纤维在控制餐后血糖快速上升和改善糖耐量方面，其效果最佳。可溶性膳食纤维能够延缓葡萄糖的吸收，延迟可消化糖类，如淀粉等的消化，避免餐后血糖迅速升高。同时，膳食纤维对胰岛素敏感性强，可直接影响胰岛素细胞的功能，改善血液中胰岛素的调节作用，提高人体耐糖的程度，有利于糖尿病的治疗和恢复。研究结果表明，膳食纤维充足的饮食，无论是在预防还是在治疗糖尿病方面都具有特殊的功效。

在此，还应特别指出的是，虽然膳食纤维是人体必需的营养之一，适量摄入对维护人体健康很有益，但是也不是多多益善。过多地摄入膳食纤维会使腹部不适，而过度增强肠蠕动和增加产气量，还能影响其他营养素，如蛋白质的消化和钙、铁的吸收。另外，如长期过量进食高膳食纤维含量的食物，会导致人体蛋白质补充受阻、脂肪摄入量不足，从而造成骨骼、心脏、血液等方面的功能受损，降低肌体的免疫力。因此，膳食纤维的摄入量需适量。世界卫生组织建议，成年人每天的摄入量为 27 g，中国营养学家的推荐量为 25~35 g。

以上简单介绍了食用全谷杂粮的好处，由此可以得出结论，坚持食用全谷杂粮好处多多，这一点已经成为目前国内外营养学界的共识。那么究竟如何吃全谷杂粮才合适呢？营养学家的建议是要坚持"一主二粗三杂四适量"的原则。

所谓"一主"就是主食。主食是碳水化合物的主要来源。有些人说不吃主食或少吃主食能减肥，这种观点是不可取的。导致肥胖的主要原因是"大鱼大肉加不运动"的结果，而碳水化合物（经胃肠消化吸收后变成葡萄糖）是脑细胞能量的唯一来源。因此，不吃或少吃主食的结果不仅是变瘦了，而且可能会变"傻"了。

所谓"二粗"，就是在食用大米、白面等细粮时，一定要添加适量的全麦粉、糙米，做到粗细搭配，营养互补。

所谓"三杂"就是五谷杂粮入主食，做到这一点并不难。比如吃米饭，在加入了红豆、燕麦、小米、糙米等之后就是大米成了杂米饭，所含的营养素多了，这种吃法很好。又如早上喝碗"八宝粥"也不错。把大米、小米、红豆、黑豆、大豆、燕麦、玉米、荞麦都放进去，还可以放几片红薯。这样的粥，不仅口味好，营养价值也高。

所谓"四适量"，就是每天吃的细粮：粗粮＝3∶1。具体来说，就是要按照《中国居民膳食指南（2016）》的要求，每天主食摄入量为 200 ~ 350 g，粗杂粮摄入量为 50 ~ 150 g。

如能坚持按上述原则吃全谷杂粮，一定会收到维护身体健康的良好效果。

（三）蔬菜与水果的关系

《黄帝内经》讲："五谷为养，五畜为益，五菜为充，五果为助。"这里讲清了四大类食物之间的位次关系，这句话可谓饮食调摄的指导纲领。就蔬菜和水果而言，说五谷杂粮的话，则蔬菜为补充水果助力。就是说蔬菜和水果在饮食中是不可或缺的。有研究资料称，蔬菜和水果不亚于良药，因此多吃蔬菜、水果可以防弊。

近年来，国外多项研究结果证实，蔬菜和水果在预防致命的心脑血管病及癌症上有独特的作用。相关的研究共统计了 32 万例，结论是每天吃蔬菜、水果 600 g 以上的人群较不足 100 g 的人群，其致命性心血管病的死亡率下降近 50%，脑卒中发生率及死亡率也相应有所下降，这个结果引起了医学界很大震动。有研究进一步指出，多吃蔬菜和水果，还可以降低许多慢性病的发生，如高血压、癌症、慢性哮喘、慢性炎症性肠道病、风湿性关节炎、白内障及黄斑变性病变等。为什么会有这样的良好效果呢？经研究分析有如下三个重要因素。

（1）蔬菜水果含大量多种维生素。直接从新鲜蔬菜、水果中提供的这些天然维生素，无论其吸收率和效用远超多种维生素药丸，如天然维生素 E 至少含有八种亚类，但维生素 E 药丸只有 α 型一种。

（2）蔬菜水果中含大量膳食纤维。这正是动物性食物所缺少的，膳食纤维只存在于植物食物中。膳食纤维有如下三大好处。一是通便。它能吸收肠道中的水分使粪便松软、体积增加，可避免便秘。寄生在肠道中的细菌还能分解膳食纤维，产生促进肠蠕动的因子，有助于排便。一般人以为每天一次大便十分正常，殊不知粪便已经在肠道内停留了 24 个小时，如果两天一次大便，粪便会在肠道内停留的时间更长，就会产生很多不良后果。二是排毒。膳食纤维能吸附肠道内的毒素，大便通畅，能减少粪便在肠道内的积存时间，从而减少毒素对全身各脏器的损害。日本一项大型研究报道指出，与每天一次大便的人相比，每 2 天、3 天大便一次的男女人群的总死亡率分别增加 28% 及 10%；每 2~3 天大便一次的男性人群心血管病的发生率增加 48%。三是降血脂。膳食纤维既能吸附肠道中的由食物而来的过多胆固醇，又能吸附内源性胆固醇的代谢产物胆脂酸盐，促其排出体外，从而降低血脂。多吃低能量的蔬菜、水果，还能增加饱腹感，减少能量（卡路里）的摄入，避免增加体重。

（3）蔬菜、水果含丰富的抗氧化剂。食物在体内主要是氧化产能供生命活动，这是好的；同时在氧化过程中会产生一些有毒的副产物——"超氧离子"，这是坏的。幸好体内有一类酶分子可以清除超氧离子，但若体质较弱，或随着年龄老化，这类酶分子的生成会越来越少，不足以灭掉不断生成的超氧离子，进而会导致身体衰老或产生疾病。人体借助摄入的蔬菜、水果中所含的多种抗氧化剂，消灭这类有害的超氧离子，就能够预防由超氧离子所引起的多种疾病。

另有一项研究结果显示，常吃蔬菜可使人年轻 5 岁。多吃蔬菜有助于大脑保持年轻，并能延缓因年老而引起的智力下降。芝加哥拉什大学医疗中心的研究人员调查了芝加哥地区 1 942 个 65 岁以上的老年男女，结果显示，那些一天吃两顿以上蔬菜的老人，比那些很少或不吃蔬菜的老人，智力下降水平要低 40%，相当于又年轻了 5 岁。其原因是蔬菜，特别是绿叶蔬菜中含有丰富的维生素 E，有助于抗击身体产生的能破坏细胞的化学物质，因而对健康很有益。

从以上所述可以看出，多吃水蔬菜、水果对维护身体健康、预防疾病是十分有意义的。因此我们在日常生活中，要把多吃蔬菜、水果作为做到均衡饮食的重要内容，并自觉的做好。下面拟以两方面分别介绍如何吃蔬菜、水果。

1. 蔬菜要品种多样，数量要充足

《中国居民膳食指南（2016）》中指出，要多吃蔬菜，提倡餐餐有蔬菜，推荐每天摄入 300~500 g，且要求深色蔬菜应占 1/2。我们应该按照该指南的要求，在保证数量充足的前提下，努力做到品种多样化。现根据蔬菜品种多的特点，分别介绍芽类、根类、茎类、叶类、花类、果类、水生类、野菜类、菌类、藻类。据权威部门的不完善统计，现在我们常用的蔬菜共 160 多种，其中蔬菜类 100 种，菌类 31 种，藻类 9 种，野菜 20 种。由于篇幅所限，现就各类有代表性的品种做具体介绍。

（1）芽菜类：我们常吃的芽菜有黄豆芽、绿豆芽、黑豆芽、蚕豆、花生芽和苜蓿菜。现就人们比较喜爱的黄豆芽、绿豆芽和蚕豆芽做要介绍。

■黄豆芽：黄豆经水浸泡后长出的幼芽。中医认为黄豆芽性凉，味甘，入脾、大肠，具有清热利湿、清毒除痹、祛黑痣、治疣赘、润肌肤之功效，对脾胃湿热、大便秘结、寻常疮、高血脂有食疗作用。黄豆浸泡发芽的过程，所含的物质发生了巨大而利于人类健康的变化，其营养和食疗价值都很高。具体表现在如下几方面。①豆芽在生长过程中，由于酶的作用，更多的钙、磷、铁、锌等矿物质元素被释放出来，更便于人体吸收和利用。同时黄豆在发芽以后，胡萝卜素可增加 1 ~ 2 倍，B 族维生素增加 2 ~ 5 倍。最令人惊奇的是维生素 C 从无到有。②黄豆芽可减少人体内乳酸的堆积，可以有效缓解神经衰弱状况，消除疲劳。③它含有一种干扰素诱生剂，能诱发干扰素的生成，增强机体抗病毒和抗癌能力。特别是对吸烟族来说，经常吃黄豆芽可以降低肺癌的发生概率。④它可以营养毛细血管，防止小动脉硬化，有利于防治高血压。⑤黄豆中含有不被人体吸收、又容易引起腹胀的棉籽糖、水藻糖等糖类，但在发芽过程中会急剧下降，以致全部消失。因此就避开了吃黄豆会发生腹胀的情况。⑥黄豆芽中的叶绿素可以分解人体内的亚硝酸氨，因而就可以预防各种癌症。黄豆芽是一种含高蛋白（4.5 g/100 g）、低脂肪（1.6 g/100 g）、多种维生素和矿物质元素的食材。由以上可见，黄豆芽是一种营养丰富、食疗功效比较突出的食物，应该经常食用。在此还应指出的是，黄豆芽中的营养素是在其长到 3 ~ 5 cm 时达到高峰，随它接着长的话，营养素会逐渐减少。所以其越长越无益，越长有益成分就损失的越多。另外，在炒黄豆芽时，应适量放些酸以使 B 族维生素不流失。

■绿豆芽：绿豆用水浸泡会长出的幼芽。中医认为，绿豆芽性寒，味甘淡，归大肠经、肝经；具有清热解毒、利尿除湿、解酒毒等功效。绿豆芽富含蛋白质（2.1 g/100 g）、低脂肪（0.1 g/100 g），含多种维生素和矿物质元素。绿豆芽中的维生素 C（6 mg/100 g）抗坏血病的作用明显。据说在第二次世界大战中，美军因无意中吃了受潮发芽的绿豆，竟然治愈了困扰全军多日的坏血病，并因此发现了维生素 C，且在绿豆芽长到 3 ~ 5 cm 时含量最高，并主要集中在豆瓣之中。绿豆芽所含的膳食纤维比较丰富（0.8 g/100 g），对预防消化道癌症有益。另有研究资料显示，绿豆芽可消除血管中胆固醇和脂肪堆积，对防治心脑血管疾病有益。在此，还应指出的是，食用绿豆芽时不要把绿豆皮（中医称为绿豆衣）舍去，因为它比绿豆芽的清热解毒作用更强。

■蚕豆芽：由蚕豆种子发芽后经过无土栽培方式培育的一种可供食用的小青苗。中医认为，蚕豆性平，味甘，归脾胃经；具有补中益气、健脾利湿、止血降压、涩精止带等功效，主治中气不足、倦怠少食、高血压、贫血、妇女带下等。蚕豆芽是高蛋白（28.2 g/100 g）、低脂肪（0.8 g/100 g），含多种维生素和矿物质元素的食物。在此还应特别指出的是，蚕豆含有致敏物质，过敏体质中的极少数人（男孩较多）吃后会产生不同程度的过敏、急性溶血等中毒症状，就是俗称的"蚕豆病"。这是因为身体内缺乏某种酶所致，是一种遗传缺陷。因此，曾发生过吃蚕豆过敏者一定不要再吃。

（2）叶菜类：叶菜类是蔬菜中品种最多的。据蔬菜研究单位的不完全统计，其品种有20多种，在上市蔬菜中最多。现在拟就其中有一定代表性的大白菜、圆白菜、蕹菜做简单介绍。

■ 大白菜：又称结球白菜，适应性广、产量高、质量好、耐储存，有"菜中之王"之称号。因其口感好、营养价值高，故有"百菜不如白菜"的说法。在我国北方地区的冬季，白菜更是百姓餐桌上必不可少的菜品，因而又有"冬日白菜美如笋"之称。中医认为，白菜性平微寒，归胃、肠经；具有清热解毒、防治便秘、养颜护肤、防癌抗癌之功效。我国民间自古就有"鱼生火，肉生痰，白菜豆腐保平安"的说法。白菜中含有多种维生素、矿物质元素和膳食纤维。在空气干燥的秋冬季节，常吃白菜可以收到保护皮肤和养颜的效果。白菜中富含膳食纤维（1.2 mg/100 g），可促进肠胃蠕动，润肠通道，利于排毒，还能促进人体对动物蛋白的消化和吸收。因此常吃白菜可以防治便秘，预防痔疮和结肠癌。白菜中含有一种化合物（其含量是其总量的1%），能帮助人体分泌一种能抵御乳腺癌的雌激素，所以女性经常吃白菜可以降低患乳腺癌的风险。白菜中还含有人体必需的微量矿物质元素——硅。硅可将人体内有害的铝元素迅速转化为硅铝酸盐，排出体外，避免铝对人体的损害。

在此还应指出的是，在切白菜时应顺丝切，且应爆炒，以减少维生素等营养成分的损失。

■ 圆白菜：又称卷心菜、俗称包菜、洋白菜等。我国各地都有栽培，为当地居民主要蔬菜之一。圆白菜有"保健菜"的美称，它生、熟吃皆可，但以生吃为佳。它的营养十分丰富，含有蛋白质（1.3 g/100 g）、脂肪（0.3 g/100 g）、碳水化合物（3.4 g/100 g）和多种维生素及矿物质元素。它所含的维生素总量是番茄的4倍，其所含的"萝卜硫素"是迄今为止所发现的蔬菜中最强的抗癌成分。它所含的丙醇二酸能抑制糖类转化为脂肪，减少脂肪在人体内堆积，是天然的减肥良菜。它含的维生素U，有保护胃黏膜的作用，有助于预防十二指肠溃疡和胃溃疡，还能解毒。它含的微量钼能减少人体产生亚硝氨，含有的"萝卜硫素"和异硫氰酸盐，可抑制细胞突变，降低癌症发生的概率。

另有资料显示，国外的一项研究结果表明，圆白菜在冷藏期间所含的维生素C会增多。

■ 蕹菜：又称空心菜、竹叶菜等。中医认为蕹菜性味甘咸，寒滑，具有清热解毒、利尿凉血等功能。对热痢、痔疮、便秘、便血、虫咬皮肤、湿疹都有一定食疗作用。内服解饮食中毒，外敷治骨折、腹水及舌苔肿毒。蕹菜营养丰富，含多种维生素和矿物质元素，它所含的钙、钾、维生素C、胡萝卜素、维生素 B_2，比一般蔬菜高一至数倍。其嫩梢中所含的蛋白质是相同数量番茄的5倍，钙含量是番茄的12倍。它所含的膳食纤维丰富（1.4 g/100 g），由维生素、木质素和果胶组成，可增进肠胃蠕动，加速排便，对防治便秘及肺癌有积极作用。紫色空心菜中含有胰岛素，对糖尿病患者有益。其中叶绿素有"绿色精灵"之称，可洁齿防龋除臭，健美皮肤。由以上所述可知，空心菜的营养保健功能比较突出，应该经常食用。

（3）茎菜类：主要有芦笋、莴苣、竹笋、仙人掌、油菜、苔菜、芥蓝等。下面拟就芦笋、莴苣和芥蓝的营养价值和食疗功能做简单介绍。

■ 芦笋：又称石刁柏、龙须菜等。芦笋是营养丰富、食疗价值很高的蔬菜，富含蛋白质（2.4 g/100 g）、碳水化合物（3 g/100 g）、膳食纤维（1.9 g/100 g）和多种维生素、矿物质元素。其所含氨基酸的总量比其他蔬菜的平均值高27%，且各种氨基酸含量的比例适当。人体中8种必需氨基酸的含量都很高，其中精氨酸和赖氨酸之比为1.060。营养学家认为，二者之比接近1的食物，对降低血脂有益。在所含的氨基酸中，天门冬氨酸含量高达1.826%，占氨基酸总量的13.23%，这对治疗心血管病和泌尿系统疾病很有益。芦笋中含有的维生素A是胡萝卜的1.5倍。其维生素B_1的含量为80～92 mg/100 g、维生素C的含量平均为41.4 mg/100 g，比蒜薹高5倍。其所含的芸香甙槲皮素对保护血管弹性很有益。其所含的天门冬酰胺及多种甾体皂苷，不仅对防治心血管病、水肿、膀胱炎及白血病有功效，而且对防治其他癌症也有一定疗效。因此，经常吃芦笋对维护身体健康很有益。

莴苣。又称莴笋、青笋、千金菜等。其营养丰富，食疗功效突出，是被营养科医生推荐的春天千金菜。中医认为，莴苣性凉，味苦，归胃、肠经，具有益五脏、通经脉、坚筋骨、开胸膈、利小便等功效。莴苣含有丰富的蛋白质（1 g/100 g）、膳食纤维（0.6 g/100 g）和多种维生素、矿物质元素，以及多种特殊的营养及食疗成分。莴苣中含有一种芳香烃羟化酯，对于肝癌、胃癌有预防作用，也可缓解癌症患者放疗或化疗的副作用。实验结果表明，莴苣的抗癌功效比很多食物，如号称"防癌之王"的红薯都高。莴苣中所含的烟酸，被认为是胰岛素的激活剂。糖尿病患者应适当多吃莴苣，有助于改善糖代谢功能。莴苣的茎叶中含有的白色乳状液，名为莴亚片，有着镇痛和麻醉之功效，能够促进消化液的分泌，增进食欲，改善肝脏功能，还有助于抵御风湿疾病和痛风。莴苣含钾元素的量较高（318 mg/100 g），能促进排尿，维持体内水平衡，减少对心脏的压力，对高血压和心脏病患者很有益。莴苣中含有维生素C较多（4 mg/100 g），常吃对防治口腔溃疡病有益。莴苣中含有少量的碘元素，有镇静作用，经常食用有助于消除紧张、稳定情绪、帮助睡眠。莴苣味道清新、略带苦味，能刺激消化、增加胆汁分泌、增强消化道蠕动、增进食欲。从以上讲述，可以看出，莴苣是一种营养丰富、食疗功效突出的食物，不愧"千金菜"的称号。在此还要特别指出的是，莴苣叶比其茎的营养更丰富，如叶比茎含胡萝卜素高出72倍，维生素B高出2倍，维生素B_2高出5倍，维生素C高出3倍，还含有叶芽素，因此其叶不能丢掉。

■ 芥蓝：又称为白花芥蓝菜。芥蓝是一种营养价值和食疗功效都很高的蔬菜，富含蛋白质（2.8 g/100 g）、膳食纤维（1.6 g/100 g）、胡萝卜素（3 450 mg/100 g）及多种维生素和矿物质元素。中医认为，芥蓝味甘，性辛，具有利水化痰、缓解祛风的功效。芥蓝中，胡萝卜素和维生素 C（76 mg/100 g）的含量都远超过了菠菜和苋菜等被人所普遍认为维生素含量高的蔬菜。芥蓝中含有丰富的硫代葡萄糖苷。其降解产物是萝卜硫素，是迄今为止所发现的蔬菜中最强的抗癌成分。它还有降低胆固醇、软化血管、预防心脏病的功效。芥蓝中的维生素 A（575 mg/100 g）可合成视网膜视杆细胞，对眼睛的发育有十分重要的作用。芥蓝中含有的有机碱，使其带有一定的苦味，能刺激人的味觉神经，增进食欲。芥蓝中还含有另外一种苦味，成分是奎宁，能抑制过度兴奋的神经中枢，起到消暑降热的作用。在此还要指出的是，芥蓝中某种成分可抑制性激素的分泌，已婚青年男女不宜多用。

（4）花菜类：有些蔬菜以花为主要食材，其种类很多，有菜花、西蓝花、金针菜、菊花等。现就大家经常食用的金针菜、花菜和西蓝花的营养价值和食疗功能做简要的介绍。

■ 金针菜：又称忘忧草、黄花菜、宜罗草、疗愁、鹿箭等。金针菜营养丰富，食疗功效突出，含有蛋白质、脂肪和碳水化合物，以及多种维生素和矿物质元素，其中，每100 g金针菜中含碳水化合物、蛋白质和脂肪分别是 60.1 g、14.1 g 和 0.4 g。这三大营养素，分别占到总重量的 50%、14% 和 2%。另外磷的含量为 173 mg/100 g，高于其他蔬菜。中医认为，金针菜性味甘凉，具有止血、消炎、清热、利湿、消食、明目、安神等功效。现代医学研究结果表明，金针菜的食疗功效有如下几点。①有较好的健脑、抗衰老功效。这是因为它含有丰富的卵磷脂。这种物质是机体中许多细胞，特别是大脑细胞的组成成分，对增强和改善大脑功能有重要的作用。同时，它还能清除大脑中的沉积物。因此，对注意力不集中、记忆力减退、脑动脉阻塞等症状有特殊疗效，故人们称之为"健脑菜"。②金针菜还能滋润皮肤、增强皮肤的韧性和弹力，可使皮肤细嫩饱满、润滑柔软、皱纹减少、色斑消退、美容。③金针菜还有抗菌免疫功能，具有中轻度的消炎解毒功效，并在防止病菌传染方面有一定作用。④金针菜能显著降低血清胆固醇的含量，有利于高血压患者的康复，是高血压患者的保健菜。⑤金针菜含有能抑制癌细胞生长的有效成分，其所含较多的膳食纤维能促进大便排泄，是防治肠癌的食品。

在此还要特别指出的是，金针菜鲜花中含有秋水仙碱，在人体内可转化为二氧秋水碱而使人中毒。因此应将其先行经 60℃ 以上的高温处理，或先经凉水浸泡，再用开水较长的时间焯一下，以破坏秋水仙碱。另外，长时间干制也可以破坏秋水仙碱。

■ 菜花：又称花菜、花椰菜等。菜花分白、绿两种，绿的又称西蓝花、青花菜。菜花营养丰富，食疗功效突出。在《时代》杂志推荐的十大健康食品中位居第四。中医认为，菜花味甘，性平，归肾、脾、胃经。菜花中含多种吲哚类衍生物，可提高肝脏芳氢化酶的活性，增强分解致癌物质的能力。因此，花菜被科学家列为抗癌食品之一，在防治胃癌、直肠癌及乳腺癌方面效果尤佳。它不但给癌症患者提供一定量的硒（是人体必需的微量矿物质元素之一，因其功效突出有微量元素中的抗癌之王之称），而且还可提供丰富的胡萝卜素，起到阻止癌前病变细胞形成、抑制癌肿生长的作用。另据北美部分国家的癌症研究组织报道，在众多蔬菜水果中，菜花、大白菜的抗癌效果最好。

在此特别提出的是，在烹饪菜花时，烧、煮和加盐的时间不宜过长，以免丧失其防癌抗癌成分。

■ 西蓝花：又称青花菜。西蓝花的平均营养价值及防癌作用在蔬菜中名列第一。西蓝花的营养成分不仅含量高，而且十分全面，主要包括蛋白质、碳水化合物、脂肪、矿物质、维生素 C 和胡萝卜素等。据分析，每 100 g 西蓝花中含蛋白质 4.10 g，是菜花的 3 倍，是番茄的 4 倍；维生素 C 的含量比菜花高 100 多倍。其维生素 C 的含量比番茄、辣椒都高。它所含的矿物质成分也很全面，钙、磷、铁、钾、锌、锰的含量都很丰富。中医认为，西蓝花性凉，味甘，具有补肾、填精、健脑、壮骨、补脾胃、清热解毒，降血压、血脂、促进肠胃蠕动，增强和提高免疫力、抗衰老等功效。最值得一提的就是西蓝花具有一定的防癌抗癌功效，其主要作用有以下几个方面。①它含有吲哚类芥子油苷的有机化合物。这种物质可以分解为吲哚并咔唑等化合物。当吲哚并咔唑与芳香烃受体在人体内结合后，会激活芳香烃受体在肠屏障中的作用，帮助维持肠道菌群的平衡，预防肠癌等疾病。②据国外科学家的研究，西蓝花中所含的吲哚衍生物有降低人体中雌激素的作用，可预防乳腺癌的发生。③有研究结果显示，患胃癌时人体血清中硒的水平明显下降，胃液中维生素 C 的浓度也显示低于正常人，而西蓝花不但能给人体补充一定量的硒和维生素 C，还能补充丰富的胡萝卜素，防止癌前病变细胞形成，抑制癌肿生长。④西蓝花中还含有一种能预防癌症的最重要的成分——萝卜硫素。这种物质能提高致癌物解毒酶的活性，并能帮助癌变细胞修复为正常细胞。⑤除了抗癌功效之外，西蓝花中还含有一定量的类黄酮物质，对预防高血压、心脏病有益。同时西蓝花富含膳食纤维（1.60 g/100 g）可有效降低肠胃对葡萄糖的吸收、降低血糖水平，从而有效控制糖尿病的病情。

（5）果类蔬菜：包括瓜类、茄果类和豆果类，共有 30 多种。现就人们平常吃得多、营养价值高和食疗功能比较突出的几种做简要介绍。

■ 苦瓜：又称凉瓜、癞葡萄等。苦瓜营养丰富，含有蛋白质、脂肪、碳水化合物、膳食纤维、多种维生素和矿物质元素。其中维生素 B、C 的含量高于一般蔬菜，食疗功效比较突出。中医认为，苦瓜性寒味苦，归心、肺、胃经，具有清热解毒、降血压、降血脂、养颜美容、促进新陈代谢等功能。现代医学和营养学的研究结果显示，苦瓜中的苦瓜甙和苦瓜素能增进食欲、健脾开胃。其所含的生物碱类物质——奎宁，有利尿活血、消炎退热、清心明目的功效。奎宁蛋白是一种能激活免疫细胞的活性物质，可将癌细胞和其他不正常的细胞杀掉。苦瓜汁中含有一种蛋白质，能增强巨噬细胞的能力，在临床上对防止淋巴肉瘤和白血病有效。苦瓜的新鲜汁液，含有苦瓜苷和一种类似胰岛素的物质，具有良好的降血糖作用，是糖尿病患者的理想食品。从苦瓜籽中提炼出的胰蛋白酶抑制剂，可以抑制癌细胞分泌出来的蛋白酶，阻止恶性肿瘤生长。另有国外科学家的一项研究结果发现，苦瓜中含有一种或一种以上的具有抗癌生理活性的蛋白质。因此可以说，苦瓜不愧是一种营养价值和食疗价值都很高的大众食品。

在此还应指出的是：①苦瓜中含草酸较多，应用开水焯一下再做菜，可除去大部分的草酸，以免它和食物中的钙结合生成沉淀（草酸钙白色沉淀），影响钙的吸收；②不要为了减少苦味而将切好的苦瓜长时间泡在水中，以免养分流失，同时已变黄的苦瓜不要食用；③苦瓜中的奎宁可能会导致流产，所以孕妇应忌食苦瓜，且妇女经期也不宜吃苦瓜。

■ 茄子：又称昆仑瓜、矮瓜，俗称落苏。茄子富含蛋白质（1.1 g/100 g）、碳水化合物（3.6 g/100 g）、膳食纤维（1.3 g/100 g）、多种维生素和矿物质元素。茄子皮中所含的维生素 C 和烟酸及花青素（紫茄子中）是其他蔬菜望尘莫及的。中医认为，茄子性凉，味甘，归胃、肠经。紫茄子中含有维生素 D，可增强人体细胞间的黏附力，增强微血管的韧性，并可软化微细血管，防止小血管硬化破裂出血，对高血压、动脉硬化、咯血、紫癜（皮下出血、淤血）及坏血病有一定的防治作用。花青素是目前科学界发现的防治疾病、维护人类健康的最有效、最安全的多余自由基的清除剂，其清除自由基的能力是维生素 C 的 20 倍，是维生素 E 的 50 倍。现在，随着对自由基（在人体内是与生俱来的、有功也有过的一种游离基。正常情况下，自由基在人体处在平衡而有益无害的状态，但在某些情况下，自由基多了，就会损害身体，引发多种疾病）氧化应激与疾病关系研究的日益深入，越来越多的证据表明，疾病、衰老和肿瘤等许多生理和病理的变化，都和身体内的氧化作用有关，因此抗氧化剂的开发和应用就越来越重要。此外，花青素还有其他多种生理功能。

在此还应指出的是，紫茄子中的花青素和维生素 D 主要存在于皮肉结合部。因此，在食用紫茄子时千万不要削皮。

■ 菜豆：又称四季豆、芸豆、扁豆、菜豆角。菜豆是人们餐桌上常见的蔬菜之一，无论是单独清炒还是和肉同炖，亦或是焯熟后凉拌都符合人们的口味。菜豆营养丰富，含有蛋白质（2 g/100 g）、碳水化合物（5.7 g/100 g）、膳食纤维（1～5 g/100 g）、多种维生素和矿物质元素。中医认为，四季豆性温，味甘、淡，归脾、胃经。《本草纲目》中载：四季豆止泻消暑、暖脾胃、除湿热、止消渴。它化湿而不燥烈，健脾而不滞腻，为脾虚湿停者常用之品，主治脾虚兼湿、食少便溏、湿浊下注、妇女带下过多，可用于暑湿伤中、吐泻转筋等症，以及抗乙肝病毒。在此还应指出的是，四季豆有小毒，烹调时应熟透了再食用。

■ 秋葵：又称黄秋葵、羊角豆等，有绿、紫色两种。秋葵营养丰富，食疗功效比较突出，现被营养学家称为蔬菜中的人参。其原产于非洲，在 20 世纪初才由印度引入我国。近年来在西方国家、日本及我国台湾、香港等地已成为热门畅销蔬菜，在非洲许多国家已成为运动员使用之首选蔬菜。秋葵富含蛋白质（2 g/100 g）、碳水化合物（11 g/100 g）、膳食纤维（3～9 g/100 g）和多种维生素及矿物质元素。秋葵的主要食疗功效有如下几方面。①清下焦之火（胸口以下脏器之火），促进肠胃蠕动，降脂减肥。②它含有的黏蛋白有保护胃壁的作用，并促进胃液分泌，增进食欲，改善消化不良等病。③所含的维生素 A（5 μg/100 g）有益于视网膜健康，维护视力。④所含的一种黏性液体和阿拉伯聚糖、半乳聚糖、鼠李聚糖等，可助消化、增强体力、健胃整肠，保护肝脏。⑤它富含锌（0.23 mg/100 g）和碘（0.51 μg/100 g），能增人体抗癌防癌功能。⑥秋葵可消除疲劳、迅速恢复体力。因此，对于运动员和老年人常食之更有益。秋葵一般人群均可食用，生熟均可食。

（6）根茎类蔬菜：包括萝卜、胡萝卜、芜菁青、洋葱、土豆、山药、菊芋、牛蒡、水萝卜、樱桃萝卜、芋头、甜菜等 10 多种。现就其中人们餐桌上经常出现而营养价值、食疗功能比较突出的胡萝卜、洋葱、土豆做简要介绍。

■ 胡萝卜：又称丁香萝卜、药性萝卜。其营养丰富，含蛋白质（1.0 g/100 g）、碳水化合物（7.7 g/100 g）、膳食纤维（1.1 g/100 g）、胡萝卜素（4.81 mg/100 g）和多种维生素、矿物质元素，因此被称为"平民人参"。中医认为，胡萝卜性平，味甘，无毒，具有健脾养胃、引气消食、明目利尿等功效，令人健康有功无害。胡萝卜含有 9 种氨基酸，其中人体必需氨基酸占 5 种，尤以赖氨酸含量丰富。其所含的槲皮素能促进冠状动脉的血流量，降低血脂，促进肾上激素（可防治支气管哮喘过敏性反应的激素）的合成。胡萝卜素中 β-胡萝卜素不仅具有保护肺功能的作用，而且进入人体后可转化为维生素 A。维生素 A 不仅对眼睛有保健作用，而且对胃癌、膀胱癌、结肠癌、乳腺癌和卵巢癌有抑制作用。它所含的维生素 C 和木质素也同样有抗癌作用。因此，这种"平民人参"平时应适当多吃一些。在此还要提示两点：一是胡萝卜素是脂溶性的，与油脂同食能更好地促进人体吸收；二是胡萝卜素能被醋分解，所以吃胡萝卜时不要吃醋，以免破坏了胡萝卜素。

■ 马铃薯：又称土豆、洋芋等，既可做菜又可做主食。马铃薯营养丰富，且营养成分易被人体吸收，被营养学家称为"十全十美"的食物，有"地下人参"和"地下苹果"之美称。在欧洲享有"第二面包"的称号。它含有丰富的膳食纤维，有助于促进肠胃蠕动，疏通肠道，是理想的减肥和预防痔疮的食品。所含的淀粉在人体内慢慢被吸收，不会导致血糖过高，可用于糖尿病患者的食疗。所含的蛋白质营养价值很高，有国外营养学家提出："每餐有全脂奶和马铃薯，便可满足人体所需要的营养素。"土豆还能防脑卒中，每月平均吃 2 500～3 000 g，患脑卒中的危险可减少 40%，且无其他副作用。黄色的土豆含有丰富的叶黄素，有助于保护眼睛的健康。现代医学研究证明，土豆对调解消化不良有特效，是胃病和心脏病患者的良药和优质保健品。中医认为土豆性平、味甘、无毒，具有健脾和胃、益气调中、缓急止痛、通利大便等功效。

在此还要指出的是，凡腐烂、发青和发芽的土豆一定不要吃，以免龙奎素中毒。土豆必须削皮食用，因为龙奎素主要存在于表皮处，同时确保熟透再吃。再者土豆中含有多酚类物质（一类对人体十分有益的植物活性物质），去皮切开后变黑，直接影响菜肴的质量。因此切开后应尽快烹饪。

■ 洋葱：又称圆葱、葱头等，为百合科葱属，按颜色分紫红皮、黄皮和绿白皮的三种。洋葱是一种集营养、医疗与保健于一体的特色蔬菜，享有"菜中皇后"之美称。洋葱富含蛋白质（1.1 g/100 g）、脂肪（0.9 g/100 g）、碳水化合物（3.5 g/100 g）和多种维生素、矿物质元素及其他多种有食疗功效的营养成分。中医认为，洋葱性温，味辛，归心、脾、胃经，具有清热化痰、解毒杀虫、开胃化湿、平肝润肠、利尿、发汗、抑菌防腐、预防感冒与骨质疏松、缓解百日咳症状等多种功能。现代医学研究结果表明，洋葱中含有丰富的有机硫化物，具有降低胆固醇和血脂的作用，可抑制高脂肪食物所引起的血脂升高，并使纤维蛋白溶解活性降低，预防动脉粥样硬化，消散血管中的淤血块。洋葱中所含的大蒜素，对金色葡萄球菌、链球菌等具有杀灭和抑制作用。所含的前列腺 A 这种物质，只有洋葱中含有，是一种较强的血管扩张剂，具有扩张外周动脉、降低血液黏稠度、降低外周血管阻力和冠状动脉阻力、增加血流量、对抗人体内儿茶酚胺的升压作用、促进钠盐的排泄等多种功能，从而起到降低血压、预防冠心病的作用。所含的一种名叫"栎皮黄素"的物质，是目前所知最有效的抗癌物质之一。它可抑制人体内生物化学机制出现变异及多种致癌物质的活性，从而起到防癌抗癌的作用。所含的矿物质元素硒，是人体必需的微量元素之一，是目前公认的"抗癌之王"和强抗氧化剂，能够起到防癌、抗癌、抗衰老的作用。所含的甲苯磺丁脲具有降低血糖的作用，还含有另一种辛辣成分可刺激人体合成谷胱甘肽（一种肝脏中的最强的抗氧化剂），可提高肝脏的解毒能力，加速排解有毒、有害及致癌物质；洋葱中所含的维生素等营养成分，可使皮肤光洁、红润且富有弹性，还具有防老年斑等美容作用。另据哈佛大学医学院的一项研究结果显示，每天吃半个生洋葱，平均可使心脏病患者增加约 30% 的"好"胆固醇（高密度脂蛋白胆固醇）。德国的一项研究发现，经常吃洋葱可使哮喘的发作概率降低一半。还有研究资料显示，经常吃洋葱，对风湿性关节炎、不明原因的四肢关节疼痛有缓解作用；可提高胃肠道的张力，增加肠道分泌物，对肠道胀气有辅助治疗作用。从以上所述可以看出，坚持吃洋葱，尤其是生吃洋葱，真是好处多多。

（7）野菜类：是非人工种植、靠风力或动物等传播种子自然生长而可以食用的植物，是大自然对人类的慷慨馈赠，也是人与自然相生相伴的见证。曾经是老百姓果腹度灾的荒野之物，如今已登堂入室，不但上了普通百姓的餐桌，更在众多名厨手中成为席间佳肴、山野珍品。野菜营养丰富、清新可口，不仅含人体所必需的多种营养，还含有多种药用价值都很高的成分。有的所含的维生素、矿物质元素比栽种的蔬菜高出几倍，甚至十几倍。特别是大多数野菜生长于山林荒野之中，未受到现代工业和农药化肥的污染，有着纯净的品质。"药食同源"也是野菜的一大特点，如果食用得当，多有一定的保健功效。比如蒲公英可清热解毒，荠菜可清肝明目，苦菜能治疗黄疸，野苋菜可治痢疾、肠炎等。

野菜的种类很多，虽然所处地理位置和气候环境等不同，但是每个地区都至少有十几种被当地人们采摘和食用。也有人质疑，蔬菜是经过多年培育的产物，而野菜不过是人类发展历程中被淘汰的野生植物，那我们为什么还要吃它呢？其实，我们的老祖宗为了果腹度荒，吃野菜已经吃了几千年。只不过当时一些人不知道这些不起眼的荒野之物竟然还藏着这么多不为人知的宝贵之处。早在十几年前的一次国际野生资源开发与生态保护研讨会上，就有专家预言：野菜作为一种生长快、繁殖力强、生命力强的野生资源，是人类新食物原料的天然宝库。随着开发的深入，野菜必将越来越贴近人们的生活，成为人类餐桌上的绿色食品，并逐渐形成一种绿色健康的饮食风尚。我们常见的野菜有马齿苋、蒲公英、面条菜、荠菜、鱼腥草、洋槐花、榆钱、香椿芽等共约 20 来种。现就其中人们常吃且营养价值和食疗功效比较突出的几种做简要的介绍。

■ 马齿苋：又称马苋、马齿菜、长命菜等。马齿苋适应性和生命力很强，生长于菜园、农田、路旁或庭院废墟等向阳处，为田间常见杂草之一。马齿苋营养丰富，含蛋白质（2.3 g/100 g）、碳水化合物（3.2 g/100 g）、膳食纤维（0.7 g/100 g）、脂肪（0.5 g/100 g）及多种维生素和矿物质元素。马齿苋是药食两用植物，具有清热解毒、散血消肿等功效，可用于治疗热痢脓血、热淋、血淋、痈肿恶疮、丹毒等症，还可用于湿热所致的腹泻、痢疾。现代医学研究结果表明，马齿苋含有的 ω-3 脂肪酸及维生素 A（372 μg/100 g）。ω-3 脂肪酸的含量在绿叶菜中居首位。ω-3 脂肪酸是形成细胞膜，尤其是脑细胞膜与眼细胞膜所必需的物质。同时，ω-3 脂肪酸可以降低胆固醇和甘油三酯，防治心血管疾病。从中医角度讲，这些作用实际上就是促进肝脏的功能，使脂肪得到正常的分解和代谢。维生素 A 则能维持上皮细胞组织，如皮肤、角膜与结合膜的正常功能，增强视网膜的感光性能，也参与体内多种生理活动。马齿苋还含有丰富的去甲肾上腺素，能促进胰脏分泌胰岛素，调节人体糖代谢过程，可起到辅助降血糖、控血糖的作用，有餐桌上的"胰岛素"之称。马齿苋生食、熟食均可，可做成多种可口的菜肴。

■ 蒲公英：又称婆婆丁、黄花菊等。中医认为，蒲公英性凉，味微苦；归肝、胃、膀胱经；具有疏肝清热、健脾养胃、利尿散结、理气解毒、消炎杀菌、润肤养颜等功效。特别值得一提的是，蒲公英可杀灭胃里的幽门螺杆菌，可辅助治疗前列腺炎，对消除乳腺肿块和甲状腺结节有一定作用。蒲公英可以生食，也可以熟食。但要注意的是，它可引起植物日光性皮炎，因此以晚餐时食用为宜。

■ 洋槐花：又称刺槐花为落叶乔木洋槐树的花。洋槐花不但可食用，还是一味良药。洋槐花营养丰富，具有多种食疗功能。中医认为，洋槐花性凉，味苦；归肝、大肠经；具有清热凉血、清肝泻火、止血等功效。它含有芦丁、槲皮素、槐花二糖、维生素 A（67 μg/100 g）、膳食纤维（2.2 g/100 g）、蛋白质（3.1 g/100 g）、碳水化合物（14.8 g/100 g）和其他多种维生素、矿物质元素。芦丁可改善毛细血管的功能、增强毛细血管的韧性，防止因毛细血管脆性过大、渗透性过高而引起的出血、高血压、糖尿病等，在临床上多用于出血和血热证的配合治疗，如便血、尿血及痔血等。洋槐花中所含的芸香甙和槐花二糖及多种糖类，都有一定的消炎作用。它们可以迅速杀死人体血液中的有害物质，以阻止它们在人体内流通，从而防止各种炎症的发生。洋槐花的汁液对人体皮肤的真菌也有很好的杀灭作用。洋槐花的吃法很多，可炒肉、炒蛋、做馅，但以用粗一些的面粉（如玉米粉）拌匀后蒸食为佳，可以最大限度地保持其原汁原味和营养成分。

■ 榆钱：为落叶乔木榆树的翅果。因其外形圆薄如钱币，故而得名。榆钱营养丰富，又有"余钱"的谐音，因而就有了吃了榆钱可有"余钱"的说法。中医认为，榆钱性平，味甘，微辛；归肺、脾、心经。榆钱中含有丰富的烟酸（0.9 mg/100 g）、维生素C等维生素，同时还有多种矿物质元素，特别是钙（62 mg/100 g）和磷（104 mg/100 g）较丰富，可健脾和胃、清热安神，治疗食欲不振、神经衰弱、失眠等。榆钱中的烟酸、种子油有清热解毒、杀虫消肿的作用，可杀灭人体内的多种寄生虫。种子油还有润肺、止咳、化痰之功效。榆钱还可利水消肿。榆钱的吃法很多，既可以生吃、凉拌，又可以蒸食或做粥。

（8）食用菌类：食用菌是可以食用的大型真菌的统称。常见的食用菌主要有草菇、香菇、平菇、金针菇、猴头菇、双孢菇、黑木耳、银耳、羊肚菌、牛肝菌等。中国食用菌资源十分丰富。据统计，全世界大约有食用菌600多种，而中国就有350多种。中国已人工栽培成功的有50多种。目前，中国食用菌的产量占全世界的70%，已成为第五大食物来源。中国人食用食用菌的历史悠久，早在春秋时期就有食用菌鲜美可食的记载。食用菌味道鲜美，营养丰富。其中蛋白质的含量为其鲜重的3%~5%。在其所含的氨基酸中，人体必需的8种氨基酸都有。还含有多种维生素和矿物质元素等营养成分。食用菌是药食并备的食物，除食用外，还有多种食疗保健功能。现在，人们已经把食用菌作为21世纪人类获得蛋白质的主要来源之一。现就我们常食用的茯苓、平菇、猴头菇、双孢菇和银耳做简要介绍。

■ 茯苓：又称玉灵、茯灵、万灵桂等。茯苓营养丰富，富含蛋白质（1.2 g/100 g）、碳水化合物（以多糖形式，8.26 g/100 g）、膳食纤维（8.06 g/100 g）和多种维生素、矿物质元素等营养成分。茯苓的食用价值和食疗保健功能都很突出。中医认为，茯苓性平，味甘、淡；具有利水渗湿、益脾和胃、宁心安神之功效。李时珍《本草纲目》中讲经常食用茯苓"可健脾去湿、助消化、壮体质，有延年益寿之功效"。古人称茯苓为"四时神药"。因为它功效广泛，不分四季，将它与多种药物配伍，不管寒、温、风、湿诸证，都能发挥其独特功效。现代医学研究结果表明，其富含的茯苓多糖具有镇静和保护肝脏、抑制溃疡发生、降血糖、抗辐射等作用；还有明显的抗癌作用。茯苓的药用价值还有以下几点。①利水渗湿。用于治疗水肿胀满、小便不利等症状。②补中健脾。用于治疗脾虚湿盛、食少便溏。③宁心安神。用于治疗心悸怔忡、失眠健忘等症。茯苓药性平和，无伤正气之弊，既能扶正，又能去邪。因此，经常适量食用茯苓，对强身健体、维护健康大有好处。

■ 平菇：又称侧耳、蚝菇，中国台湾称秀珍菇，是一种常见的灰色食用菇。平菇营养丰富，富含蛋白质（20～23 g/100 g 干品）、脂肪（3～4 g/100 干品）、碳水化合物（64～65 g/100 g 干品）、膳食纤维（5～6 g/100 g 干品）和多种维生素、矿物质元素。特别值得一提的是，平菇中蛋白质的含量，是鸡蛋的 2.6 倍，是猪肉的 4 倍，是菠菜、油菜的 15 倍。其蛋白质中含 18 种氨基酸，其中 8 种人体必需氨基酸占氨基酸总量的 35% 以上。平菇之所以味道鲜美，就是因为含有上述多种氨基酸能刺激人的味觉器官，比单纯的味精所含的一种谷氨酸钠鲜味要好得多。平菇所含的异亮氨酸、亮氨酸和赖氨酸的平均值分别为 4.45%、6.8%、7.7%，而在牛肉、牛奶、大豆中所含的这三种氨基酸的平均值分别为 4.1%、0.10%、3.29%。尤其是在植物中赖氨酸、亮氨酸大部分很缺乏，亮氨酸几乎没有。中国人的食物结构是以粮为主，就更缺乏这些氨基酸。赖氨酸是人体合成高级蛋白的重要物质，对增强人的记忆力很有益。平菇所含氨基酸可与牛奶、瘦肉和鱼类相比，甚至有过之而无不及。此外，平菇还有丰富的 B 族维生素和多种矿物质，可以改善人体新陈代谢，调节自主神经功能，因而对增进人体健康很有益。平菇中的多糖体具有免疫功能，对肿瘤细胞有很强的抑制作用。平菇还有追风散寒、舒筋活络的功效，可防治腰腿疼痛、手足麻木等症。此外，有研究资料显示，平菇对肝炎、慢性胃炎、胃及十二指肠溃疡、软骨病、高血压等都有一定疗效；对降低血清胆固醇和防治尿道结石也有一定效果。

从以上所述可以看出，平菇的确是一种营养丰富、食疗功能比较突出的食用菌，如能经常食用，定将收到良好的效果。

■ 双孢菇：又称口蘑、白蘑菇等。双孢菇是最常见的食用菌之一。口蘑营养丰富，食疗功效比较突出，深受国内市场，尤其是国际市场的青睐。它富含蛋白质（38.7 g/100 g 干品）、脂肪（3.3 g/100 g 干品）、碳水化合物（31.6 g/100 g 干品）、膳食纤维（17.2 g/100 g 干品）和多种维生素、矿物质元素。其营养价值是蔬菜和水果的 4～12 倍，享有"保健食品"和"素中之王"的美称，还有"植物肉"之称。中医认为，口蘑性平，味甘；具有助消化、提精神、降血压等功效。现代医学研究结果表明，口蘑对病毒性疾病有一定免疫作用。其所含的蘑菇多糖和异蛋白具有一定的抗癌活性，能抑制肿瘤的发生、发展。所含的酪氨酸酶能溶解一定量的胆固醇，并降低血压，是一种降压剂。所含的胰蛋白酶、麦芽糖酶有助于食物的消化。因此，应该经常适量吃一些双孢菇，能收到强身健体的效果。

■ 银耳：又称白木耳、雪耳等，营养丰富。其干品含蛋白质（10 g/100 g）、脂肪（1.4 g/100 g）、碳水化合物（69.3 g/100 g）、膳食纤维（30.4 g/100 g）和多种维生素、矿物质元素。中医认为，银耳性平，味甘、淡；无毒；具有益气开胃、补脾清肠、滋阴润肺等功能。历代医学家通过临床验证，银耳具有强精、补肾、润肠、益胃、补气、和血、强心、壮身、补脑、提神、美容、延年益寿等功效。银耳可增强人体免疫力，又可增强肿瘤患者对放疗、化疗的耐受力。银耳的膳食纤维可增强胃肠蠕动，减少对脂肪的吸收，是一种减肥食品。因此，可以说银耳是一种营养丰富、保健功能突出的食品。

（9）食用藻类：藻类泛指生长在水中的绿色植物。绝大多数生长在海洋中，极少数生长在淡水或咸水湖中。食用藻类主要包括海带、紫菜、昆布、石花菜、裙带菜、羊栖菜、石莼、海苔、麒麟菜、螺旋藻等。食用藻类营养丰富、风味独特，不仅可作为食品补充人体所需要的多种营养素，而且还可作为药物有多种重要的食疗价值。其营养成分包括了人体所需要的各种营养素：蛋白质（含多种氨基酸、多种植物活性质和SOD——超氧化物歧化酶。SOD可以消除人体内过量的超氧负离子自由基，是机体健康的卫士）、碳水化合物（多种糖类）、脂肪（多种不饱和脂肪酸——EPA、DHA和牛磺酸）、矿物质元素（碘、铁、锌、钙、硒等）、维生素和膳食纤维。现就人们常吃的海带、昆布、石花菜做简要的介绍。

■海带：又称江白菜等。海带营养丰富，含蛋白质（4 g/100 g）、脂肪（0.1 g/100 g）、碳水化合物（11.9 g/100 g）、膳食纤维（6.1 g/100 g）和多种维生素、矿物质元素。其营养价值和食疗功能都很突出。中医认为，海带性寒，味咸；归肺经；具有软坚化结、祛湿止痒、清热解毒、行气利水、消肿祛痰、润肠通便等功效。现代营养学和现代医学研究结果表明，海带营养十分丰富，其中所含的一些特殊的营养素具有重要的食疗价值：①所含丰富的碘，有助于提高人体甲状腺功能，经常适量食用可预防"大脖子病"（甲状腺功能减退症）。碘还可使卵巢滤泡黄体化，从而降低体内雌激素水平，使内分泌失调得到调整，以消除乳腺增生的隐患。②所含丰富的甘露醇，具有利尿消肿的功效。同时，甘露醇与碘、钾、烟酸有协同作用，对防止动脉硬化、高血压等有较好的效果。③所含的褐藻胶在人体内可形成凝胶状物质，可减轻电磁辐射、放射辐射对人体的危害，同时可使体内的放射性物质随大便排出体外。④所含的多糖类物质，不仅可抑制人体免疫细胞的凋亡，还可减轻电磁辐射和 γ- 射线（一种穿透力极强的中性放射线）对人体免疫力的损害。同时，因多糖类物质吸水性很强，并产生高效脱盐效应，能将体内吸收的有害金属镉排出。所含的硫酸多糖可阻止胆固醇的吸收，从而对防止动脉硬化有益。⑤所含丰富的钾元素，可以调节体内钠元素的含量，有利于体内多余的水分代谢排出，从而可消除水肿。⑥英国的一项研究结果显示，海带中的藻朊酸盐能有效抑制人体对脂肪的消化和吸收，因此有一定的减肥作用。⑦所含丰富的岩藻多糖、昆布素等物质具有类似肝素的功能，既能防止血栓形成，又能降低低密度脂蛋白胆固醇，起到抑制动脉粥样硬化的作用。日本的一项历时10年的研究结果证实，岩藻多糖有降低胆固醇、抗肿瘤和延年益寿的作用。岩藻多糖分F和U两种类型。其中U型的可以使癌细胞自杀，但不损伤正常细胞。⑧所含丰富的牛磺酸，可降低血液和胆汁中的胆固醇，还可阻止脂肪在血管壁及心脏上的沉积，从而预防心血管疾病。⑨所含的镁元素，可以激活人体内300多种酶的活性，是食物中蛋白质、糖类和脂肪代谢的重要参与者，具有保护心脏、降糖、壮骨和防失眠的作用。⑩所含丰富的膳食纤维，可增强胃肠蠕动，有助于及时消除肠道内的废物和毒素，预防便秘和肠癌。⑪所含的褐藻氨酸不仅具有降血脂、降低血液黏稠度、防止血栓形成，从而维持正常血压的功效，而且还有一定的止血作用。⑫所含的褐藻酸钠具有降低血压的作用，同时对预防白血病和骨痛病也有一定的作用。⑬所含的不饱和脂肪酸能消除附着在血管壁上的胆固醇，对预防心血管疾病有一定作用。⑭所含的钙和铁可提高人体的抗寒能力，因此冬天常吃海带能御寒。从以上所述可以看出，海带的食疗功效十分突出。我国产的海带，产量居世界第一位。因此，市场供应充足、物美价廉。为了维护身体健康，应坚持经常适量吃海带。

在此还要指出两点：一是甲状腺功能亢进的患者不宜食用海带，以免其所含的碘加重病情。二是孕妇、乳母不宜多食海带。因海带中的碘可随血液进入胎儿或婴儿的体内，可引起甲状腺功能障碍。

■ 昆布：又称黑菜。昆布营养丰富，含蛋白质（8.2 g/100 g）、含碳水化合物（16.9 g/100 g）、膳食纤维（9.8 g/100 g）、多种维生素和矿物质元素。昆布的食疗功能也很突出。中医认为，昆布性寒，味腥、咸；归肝、胃、肾经；具有软坚散结、消痰、利水等功效。现代医学研究结果显示，昆布含碘量在 4% ~ 5%。碘是人体必需的微量元素之一。缺碘会引起甲状腺肿大。多食昆布不仅能医治此病，还能预防动脉硬化，降低胆固醇和血脂。昆布中的褐藻酸盐有预防白血病和骨痛病的功效，也有止血和降低血压的作用。昆布中的多糖有降低血脂的作用。昆布中的甘露醇对治疗急性肾功能衰退、脑水肿、乙型肝炎、急性青光眼有效。

在此还要特别提示一下，昆布和海带在植物学上有严格的区别。二者不是"亲兄弟"，而是"堂兄弟"。

■ 石花菜：又称海冻菜、琼脂菜。石花菜是一种营养丰富和食疗功效比较突出的藻类。其含蛋白质（5.4 g/100 g）、碳水化合物（72.9 g/100 g）、多种维生素和矿物质元素。中医认为，石花菜性寒，味甘咸；归肝、肺经；具有清肺化痰、清热燥湿、滋阴降火、凉血止血等功效。现代医学研究结果显示：所含的丰富的琼脂是多糖体的聚合物，具有抗病毒的功效；所含的褐藻酸盐具有一定的降压作用；所含的硫酸醇是琼脂的衍生物，不仅对防治高血压、高血脂有一定作用，而且还可抑制脑类病毒；所含丰富的膳食纤维在肠道内可以吸收水分，使肠内物质膨胀，刺激肠壁蠕动，促进排便，因而对防治便秘和肠癌有一定作用。石花菜单独为主菜，也可以与其他菜搭配食用；既可凉拌，也可炒食。

从以上所列举的数十种蔬菜来看，至少说明了两个问题。一是蔬菜的确是一类营养丰富、食疗功效突出的食物。因此，蔬菜对我们来说，不是可有可无的，而是必须要吃，且要按《中国居民膳食指南（2016）》的要求，每天吃到 300 ~ 500 g，且深色蔬菜要占 1/2，要餐餐有蔬菜。二是每种蔬菜营养成分及其含量都有所不同，其食疗功效也各不相同。因此，为了满足人体的需要，必须要多样化，要各种蔬菜都要吃。

2. 吃水果品种要多样，数量要充足

《中国居民膳食指南（2016）》中指出，水果是平衡膳食的重要部分，坚果是膳食的有益补充。因此，提倡天天吃水果，推荐每天要摄入 200～350 g 新鲜水果，且果汁不能代替水果。我们应该按照指南的要求，在保证数量充足的前提下，努力做到品种多样化。我们这里所说的水果是广义的，即包括新鲜水果、瓜类和坚果。下面拟就水果、瓜类、坚果分类做简要介绍。

（1）水果类：水果是多汁且有甜味或特别香味的植物果实，是对部分可以食用的植物果实和种子的统称。水果不仅含有丰富的营养，且具有一定的保健功能和药用价值。它们含有丰富的维生素、糖、有机酸、果胶、多酚类物质及多种矿物质元素，有益于人体健康。它的功效由其营养成分决定，不同的水果所含的营养成分不同，其功效也不同。同时，不同身体状况的人，应选择适宜的水果，才能真的起到营养和保健的作用。

水果种类繁多。据权威部门的不完全统计，现在我们常食用的水果就有 50 多种。现就我们经常食用且营养价值和食疗功效相对比较突出的苹果、柑橘、葡萄、香蕉做简要介绍。

■ 苹果：又称柰、频婆等，原产于我国新疆和欧洲。苹果酸甜适口，果肉清脆香甜，是最常见的水果之一。它和葡萄、柑橘、香蕉并列为世界四大水果。苹果具有较高的营养和食疗价值，不少人将其称为"全科医生""大夫第一药"，还有"每天吃苹果，医生远离我""饭后吃苹果，老头赛小伙"的谚语。苹果丰富的营养素主要包括糖类（主要是蔗糖）、蛋白质（0.5～1.7 g/100 g）、脂肪（0.1～0.3 g/100 g）、磷（5～11 mg/100 g）、铁（0.1～0.3 mg/100 g）、钾（100 mg/100 g）等，还有苹果酸、柠檬酸、酒石酸、单宁酸、果胶及多种维生素。苹果不仅是一种低热量、无胆固醇、高膳食纤维的食物，还可以为人类提供异黄酮类化合物等多种有重要医疗保健价值的成分。苹果中的维生素 C 是心血管的保护神；苹果中果胶和微量元素铬可以帮助维持血糖的稳定；苹果中果胶是一种可溶性膳食纤维，可以与体内的铅、汞等有害重金属离子结合，并与多余的胆固醇一起排出体外；苹果中的酒石酸、苹果酸具有消除体内高油脂食物的功能，还可以驱动肾脏排出体内多余的水分和毒素；苹果可以减少血液中胆固醇含量，增强胆汁分泌功能，因而可以避免胆固醇沉淀在胆汁内形成胆结石；苹果中的锌元素（0.14 mg/100 g）不仅是构成前列腺液的主要成分，而且是体内多种酶的组成元素，因而适当多吃苹果增加体内的锌元素，不仅是防治前列腺疾病的好方法，而且还可以防止疲劳、增强记忆力。苹果中黄酮类物质很容易被人体吸收，它不仅可以预防心血管疾病，抑制过敏反应、抗氧化、抑制黑色素产生、预防虫牙，而且还可以抑制小肠内一种能帮助人体吸收脂类物质的酶的活性，减少血液中脂肪的数量，促进脂类物质排出，进而具有减肥的功效。苹果中的槲皮甙（一种黄酮类物质）能维护肺脏使其免受大气污染和吸烟的危害，改善肺的功能，降低肺癌发病率。苹果所含的12种三萜类化合物，具有抑制癌细胞和杀灭癌细胞的功能。苹果中的钾元素（100 mg/100 g）可以调节引起高血压的钠的摄入量，从而预防高血压的发生或减轻高血压的症状。苹果中的鞣酸收敛作用强，而苹果中的膳食纤维可以改善肠道菌群构成及软化大便，因而具有既能止泻又能防止便秘的作用。中医认为，苹果性凉，味甘、酸；归脾、肺经；具有补心益气、健脾养胃、消食顺气、生津止渴、解酒养颜之功效。从以上所述可以看出，苹果的确是一种营养丰富、食疗功效相当突出的水果，不愧"全科医生"的美称。因此，我们应该坚持适当多吃一些苹果，但要指出一点，由于苹果含钾元素较多，肾病患者不宜多食。

■ 葡萄：又称提子、蒲桃等，品种繁多，全世界有8 000多个品种，我国有500多种。其营养丰富，含蛋白质（0.1 ~ 0.9g/100 g）、脂肪（0.2 ~ 0.4 g/100 g）、碳水化合物（15 ~ 30 g/100 g）、膳食纤维（0.5 ~ 2.8 g/100 g）和多种维生素、矿物质元素。中医认为，葡萄性平，味甘，具有滋肝肾、生津液、强筋骨、补益气血、通利小便等功效。用于脾虚气弱、气短乏力、小便不利、水肿等病症的辅助治疗。《神农本草经》介绍，葡萄主"筋骨湿痹，益气，倍力强志、令人肥健，耐饥，忍风寒。久食轻身不老延年"。现代医学和营养学的研究结果显示，葡萄含多种人体必需的氨基酸，常食对神经衰弱、疲劳过度者大有益处。葡萄中含有的白藜芦醇可阻止健康细胞癌变，还可阻止癌细胞扩散。葡萄可帮助器官移植患者减少排异反应，促进早日康复。葡萄中所含的维生素P，能促进维生素C的吸收，还能减小血管的脆性，降低血管的通透性，预防脑溢血、视网膜出血和紫癜等症。葡萄中的维生素E、C是抗衰老最有效的两种物质，可护肤美容、延缓衰老。葡萄还有一定的抗病毒功能。法国的一项研究发现，葡萄能比阿司匹林更好地阻止血栓形成，并能降低人体血清胆固醇的水平，降低血小板的凝聚力，对预防心脑血管疾病有一定作用。

从以上所述可以看出，葡萄营养丰富，食疗功效比较突出，常食对维护身体健康十分有益。不过在此还要指出一点，因葡萄含糖量高，糖尿病患者不宜多食。

■ 香蕉：又称金蕉、弓蕉，是我国南方四大水果之一。香蕉果肉香甜软滑，是人们喜爱的水果之一。欧洲人因为它能解除忧郁而称为"快乐水果"。传说佛祖释迦牟尼吃了香蕉而获得智慧，所以香蕉又被称为"智慧之果"。香蕉果肉营养价值和食疗功能都比较高。它富含蛋白质（1.4 g/100 g）、碳水化合物（20 g/100 g）、膳食纤维（1.55 g/100 g）和多种维生素、矿物质元素。中医认为，香蕉性寒，味甘，具有清热润肠、促进肠胃蠕动、利尿消肿、解毒、安胎等功效；适宜发热、口干烦渴、大便干燥难解、痔疮、肛裂、癌症患者及其放疗、化疗后食用。现代营养学和医学研究结果显示，香蕉含有丰富的钾（400 mg/100 g），钾能防止血压升高，因而是高血压患者的首选水果。香蕉含有的泛酸等成分是人体的"开心激素"，能减轻心理压力，解除忧郁。德国学者研究也发现，香蕉可治抑郁和情绪不安，提高工作效率。香蕉中富含的镁（43 mg/100 g）具有消除疲劳的效果；镁还能激活人体内300多种重要的酶，促进蛋白质、脂肪和糖类的代谢。香蕉中还有少量的5-羟色胺（在人的神经活动中起重要作用，为神经营养物质）、去甲肾上腺素（一种急救药，抗休克）和二羟基苯乙胺（一种快乐因子，可治疗休克）这些有特殊营养和食疗功效的成分。香蕉还是一种减肥的佳果。因此，经常吃香蕉对健身强体十分有益。

在此还要指出的是：①香蕉中富含钾、镁元素，肾病患者应不吃或少吃它；②香蕉含糖量高，糖尿病患者少吃为宜。

■ 柑橘：是柑和橘二者的统称。其品种繁多，都有营养丰富、通身是宝的共同优点。柑和橘的营养成分基本相同，但略有差别。柑橘中所含的人体保健物质，现已分离出30多种。其中主要有类黄酮、单萜、香豆素、类胡萝卜素、类丙醇、吖啶酮、甘油糖脂等。其汁液富含柠檬酸、氨基酸、碳水化合物、脂肪、多种维生素、钙、磷、铁等营养成分。橘子中的维生素 C、A 和 B_1 的含量较高。柑橘中的矿物质以钙为最高，磷的含量也超过大米。柑橘的皮、核、络都是名贵中药。中医认为，橘核性味苦，无毒，具有理气止痛的作用，可用来治疗疝气、腰痛等症状。现代医学研究认为，橘皮中的胡萝卜素、维生素 C、维生素 P 比果肉含量高。橘瓣上的网状丝络，叫"橘络"，含有一定量的维生素 P，有通络、理气、化痰、消滞的功效。橘皮的挥发油对消化道有刺激作用，可增加胃液分泌，促进胃肠蠕动，健胃祛风。柑橘中所含的类黄酮具有扩张冠状动脉、增大冠状动脉血液量的作用。柑橘中所含的香豆素是已被科学家充分肯定的抗癌物质。

（2）瓜类：品种很多，主要有西瓜、甜瓜两大类。瓜类所含的大量水分和丰富的营养，尤其是丰富的维生素、氨基酸和多种矿物质元素，都是人体所需营养素的重要成分。下面拟就人们经常食用的西瓜、甜瓜、哈密瓜做简要介绍。

■ 西瓜：又称夏瓜、寒瓜。西瓜原产非洲，于唐代引入我国新疆，现已在全国各地栽培。西瓜味道甘甜多汁，清爽解渴，是盛夏佳果，有"盛夏瓜类之王"之美称。西瓜除不含脂肪和胆固醇外，其瓜内含有蛋白质（0.6 g/100 g）、碳水化合物（主要是葡萄糖、蔗糖、果糖；含量平均在 5.8～6.5 g/100 g）、氨基酸（主要有瓜氨酸、谷氨酸、精氨酸），还含有甜菜碱、胡萝卜素及维生素 A、维生素 B、维生素 C 等营养成分。西瓜的肉、果皮、种子都可以食用和药用。由西瓜皮和种壳制成的西瓜霜，能够治疗口疮、急性咽喉炎等症。西瓜果肉中的瓜氨酸和精氨酸能利尿。孕妇在妊娠期间常吃些西瓜，可以利尿去水肿。西瓜还可以增加乳汁的分泌。西瓜子含有脂肪、蛋白质、维生素 B、淀粉、成聚糖、蔗糖等，有清肺润肺功效，还有一定的降血压和缓解急性膀胱炎的功能。西瓜中含有丰富的钾元素（87～152 mg/100 g），能够迅速补充在夏季随汗水流失的钾，驱走倦怠情绪。中医认为，西瓜味甘，性寒，无毒；归心、肝、肺经；具有清热解暑、除烦止渴、利小便之功效，主治暑热烦渴、热盛津伤、小便不利、喉痹口疮等症。

在此还要指出的是，西瓜中的糖分主要是葡萄糖、蔗糖和果糖，因此吃西瓜后会使血糖升高。所以糖尿病患者、肾功能不全者应少吃或不吃西瓜为好。

■ 甜瓜：种类很多，有菜瓜、哈密瓜、白兰瓜等。甜瓜含有蛋白质（0.4 g/100 g）、碳水化合物（5.8 g/100 g）、膳食纤维（0.4 g/100 g）和多种维生素、矿物质元素等营养成分。中医认为，甜瓜味甘、性寒，无毒；归心、胃经；具有清热解暑、除烦止渴、利尿等功效，用于暑热所致的胸膈满闷不舒、食欲不振、燥热口渴、热结膀胱、小便不利等症。甜瓜性寒，凡脾胃虚寒、腹胀、腹泻者忌食。

■ 哈密瓜：又称雪瓜、贡瓜，是一种优良的甜瓜品种。其出产于新疆，以哈密地区所产最为有名，故称为哈密瓜。哈密瓜风味独特，有的带奶油味，有的含有柠檬香，但都味甘如蜜、奇香袭人，享誉国内外。哈密瓜有"瓜中之王"的美称。哈密瓜不仅香甜，而且营养价值也很高。哈密瓜中维生素的含量高于西瓜、苹果和杏。哈密瓜含铁较丰富（110 mg/100 g），有益于造血功能。它含的钾元素也丰富（190 mg/100 g），不仅有益于保持正常的心率和血压，而且能防止肌肉痉挛和有利于身体损伤后的修复。中医认为，哈密瓜性偏寒；具有益气、清肺热、止咳等功效。

（3）坚果类：坚果是人为使之失去大部分水分或自然形成的植物的果实。坚果品种很多，据权威部门的不完全统计大约有20多种。经研究部门检测分析，干果和鲜果比，除失去大部分水分和少量维生素C之外，其他营养成分二者几乎相同。因此，坚果也是人类必须食用的食物之一。现在，已有不少研究结果表明，经常适量吃一些坚果对维护身体健康是十分有益的。哈佛大学的研究人员通过长达30年的跟踪调查发现，与不食用坚果的人相比，经常食用坚果的人死亡率低20%。另据英国帝国理工学院和挪威科技大学的研究结果，如果平均每天食用30 g左右的坚果，能将一个人患冠心病的风险降低近30%，患癌症的风险降低约15%。此外，这种饮食方式还会降低患呼吸道疾病和糖尿病的风险。另有研究结果显示，这种饮食方式能降低低密度脂蛋白胆固醇20%的含量。还有坚果中含有较多的膳食纤维、镁和多元不饱和脂肪酸及一些有较强抗氧化能力的抗氧化剂。这些营养成分对维护身体健康都十分有益。

那么，吃什么坚果好呢？一句话，要坚持多样化，什么都要吃。在日常生活中，可根据自己的条件，做适当的选择，既要多样化，又要有重点。现就人们经常食用、营养价值和食疗功效相对比较高一些的核桃、枸杞、花生、大米和杏仁做简要介绍，供读者参考。

■ 核桃：又称胡桃，其营养丰富，含有蛋白质（15～20 g/100 g）、脂肪（50～64 g/100 g）、碳水化合物（6.1 g/100 g）和多种维生素、矿物质元素。其所含的脂肪酸中，有71%的亚油酸（一种人体必需脂肪酸。学名顺式9，12-十八碳二烯酸。临床上用于治疗血脂过高和动脉硬化等症）、12%的亚麻酸（一种人体必需脂肪酸。学名十八碳三烯酸。临床上用于治疗糖尿病、高血脂病、动脉粥样硬化、血栓性心脑血管疾病、肥胖症等）。其所含蛋白质为优质蛋白质且蛋白质中含有对人体极重要的赖氨酸，对大脑神经的营养极为有益，是健脑补脑和治疗神经衰弱的佳品。现代医学证明，核桃含有丰富的磷、锌、锰、铬等微量元素，对保持心血管健康、保持内分泌正常功能和抗衰老等起了重要作用。经常适量吃核桃，还能减少胆道对胆固醇的吸收。因此，很适合动脉硬化、高血压、冠心病的患者食用。

中医认为，核桃有温补肺肾的作用。常食核桃可以使人皮肤丰满，减少皱纹，须发乌黑。核桃油脂味美且香，有很好的滋补和医疗作用，是神经衰弱、身体消瘦、高血压、冠心病和糖尿病患者的滋补佳品。

另外，有研究资料显示，核桃营养丰富，1 kg 核桃的营养价值相当于 5 kg 鸡蛋或 9 kg 牛奶。在此还要强调以下两点。一是吃核桃时别去掉褐色的内薄皮。事实上，正是这层皮核桃才拥有了足够多的抗氧化成分，高居各种坚果抗氧化活性的榜首。薄皮中的涩味就是多酚类物质的典型味道，涩的味道越浓，通常其抗氧化的功能就越强。所以，吃核桃时千万别把薄皮去掉。二是好物不可多用。核桃虽好，但也不是多多益善。一次吃多了，比如说一次吃五六个，不仅会影响消化功能，而且会助火生痰。因此，营养学家建议，正常人（包括患者）一天吃 2~3 个核桃足够了。此外，营养学家还建议吃生核桃，不要吃炒制后的。有研究资料显示，生核桃营养成分多，因而营养价值高，而经过炒制的核桃，不饱和脂肪酸的含量下降，其薄皮中的多酚类抗氧化物质在炒制时会损失。

■ 枸杞子：品种很多，全世界约有 80 多种，中国有 7 种，分别为云南枸杞、新疆枸杞、宁夏枸杞。国内公认是宁夏的枸杞比较好。枸杞营养丰富，食疗功能比较突出。其含蛋白质（13.9 g/100 g）、脂肪（1.5 g/100 g）、碳水化合物（49.2 g/100 g）、膳食纤维（16.9 g/100 g）及多种维生素、矿物质元素。中医认为，枸杞性平，味甘，归肝、肾经；具有平补肝肾、益精明目、养血、降火、抗衰老等功效，用于治疗肝血不足、肾阴亏虚等症。现代医学研究结果显示，枸杞可增强非特异性免疫作用，增强血清溶菌酶的活性；还可提高血清中抗绵羊红细胞抗体的效价；还有降血糖、降血压、抗肿瘤、抗疲劳、延缓衰老的功效。

需要指出的是，枸杞直接生吃效果好。在日常生活中，很多人喜欢用枸杞泡水、煲汤或煮粥，但实际上，由于受水温浸泡时间长等因素的影响，一是可能使某些营养素被破坏，二是一些营养素不会溶解到水中而被丢弃。所以营养学家建议枸杞应直接生吃。每天的量最好不要超过 12 g。

■ 花生：又称落花生、长生果。花生营养丰富，食疗功效比较突出。每 100 g 花生中含蛋白质 24.8 g、含脂肪 44.3 g、含碳水化合物 21.7 g、含膳食纤维 5.5 g，并含有多种维生素、矿物质元素。中医认为，花生性平，味甘，归脾、肺经；具有补正扶虚、悦脾和胃、润肺化痰、滋养补气、利水消肿、止血生乳、清咽止疟等功效。《本草纲目》载："花生悦脾和胃、润肺化痰、滋养补气、清咽止痒。"《药性考》载："花生养胃醒脾、滑肠润燥。"现代医学研究发现，花生引起的饱腹感是其他碳水化合物食物的 5 倍，吃花生后可以相对减少对其他食品的需要量，降低身体总热量的摄取，从而起到减肥效果。花生中所含的脂肪绝大部分是不饱和脂肪酸，比如其中的花生四烯酸（一种人体的必需脂肪酸），具有降低血脂和血清胆固醇的功能，可以减少冠心病等心血管病的发生风险。花生中富含的叶酸、膳食纤维和精氨酸，都对保护心脏有一定作用。花生仁外面的那层红衣，可以促进血小板的生成并能避免血小板的聚集，因而对预防心血管疾病有重要作用。花生中的维生素 K 有止血作用，而花生红衣的止血作用比花生要高出 50 倍，因而对多种出血性疾病有良好的止血效果。花生中所含的维生素 E（18.1 mg/100 g）和锌（2.5 mg/100 g）及卵磷脂能增强记忆、延缓脑功能衰退。花生中的微量元素硒（3.94 μg/100 g）和另一种生物活性物质白藜芦醇，可以防治肿瘤疾病，同时也是降低血小板聚集，预防和治疗动脉硬化、心脑血管疾病的化学预防剂。另外，有资料显示，花生对抑制反酸、胃灼热症状有特效，如出现反酸、胃灼热症状，只需每天早上饭前吃 10 粒（要带红衣的）即可很快生效。

在此还要特别指出的是，已经霉变的花生千万不要吃，因其含有强致癌物黄曲霉素。黄曲霉素不怕高温加热，所以经过烹饪也破坏不了它。

■ 大枣：又称红枣、干枣等，起源于中国，在中国已有八千多年的种植历史。大枣含有蛋白质（3.2 g/100 g）、脂肪（0.5 g/100 g）、糖类（67.8 g/100 g）、膳食纤维（6.2 g/100 g）及多种维生素、矿物质元素。大枣是营养丰富、食疗功效显著的食物。"一天三颗枣，健康少不了""长寿之道，三核桃两枣"。这些深入人心的俗语，说明了大枣是养生保健的佳品。中医认为，大枣性温，味甘，是补脾养胃之至药，具有补中益气、健脾益胃、养血安神、增强免疫力和缓和药性等功能。在中药中，大枣常被用作"药引子"加入到药性比较剧烈的药方中，以减少烈性药的副作用，并保护正气。现代药理研究结果表明，大枣含的维生素 E（3.04 mg/100 g）具有抗氧化、抗衰老等作用；含有的环磷酸腺苷，是人体细胞能量代谢的必需成分，能增强肌力，消除疲劳；大枣中所含的黄酮——双葡萄糖苷 A 具有镇静、催眠和降压的作用；其中被分离出的柚配质 C 糖苷类有抑制中枢神经的作用，可以降低自发运动及刺激反射作用和强直木僵作用；大枣中的烨木酸、山楂酸均发现有抗癌活性及对肉瘤 S-180 的抑制作用；大枣还能提高机体的免疫力，增强抗病能力。

在此还应指出的是，大枣虽好，也不是所有人都可以随便吃大枣的。由于大枣中含糖量较多，糖尿病患者应少吃为宜。由于大枣性温，吃太多就会燥热，所以体质燥热者少吃为佳。大枣"补"的作用强。中医认为，养生不等于进补。"补"只是养生的方法之一。因此，要做到"无病不用补，无虚不用补，火大不能补，要补而得当，补而合适，补而有度"就是要根据自己的身体状况，找到适合自己的养生方法才是最好的。

■ 杏仁：有甜的、苦的两种。甜的可以吃，也可入药；苦的可入药。杏仁中含蛋白质

27%、脂肪 53%、碳水化合物 11%。每 100 g 杏仁中含钙 110 mg、磷 385 mg、铁 70 mg。杏仁中还含有多种维生素和其他的矿物质元素。杏仁营养丰富，食疗功效显著。中医认为，杏仁性平，味甘，有独特的润肺、止咳、止喘的作用。杏仁的润肺效果早有记载，《本草纲目》说，杏仁"润肺、消积食、散滞气"。俗语中有"萝卜杏仁干姜梨，治咳有效不求医"的说法。食疗功能显著的是苦杏仁。苦杏仁性温，味苦，有小毒。苦杏仁具有宣肺、止咳、平喘、润肠通便等功能。甜杏仁也有一定的止咳效果，主治肺燥咳嗽。杏仁中含有的黄酮类和多酚类物质，不但能降低人体内胆固醇的含量，而且还可以显著降低心脏病和一些慢性病的发病危险。杏仁中的苦杏仁苷可以进入血液专杀癌细胞，而对健康细胞没有作用。这种物质可以改善晚期癌症患者的状况，延长其生存期。同时，杏仁中丰富的胡萝卜素可以抗氧化，防止自由基侵袭细胞，具有一定的预防肿瘤的作用。

在此还应特别指出的是，杏仁中含一定量的有剧毒物质氢氰酸（100 g 苦杏仁中可分解出氢氰酸 100 ~ 250 mg。氢氰酸的致死剂量为 60 mg。甜杏仁的氢氰酸含量为苦杏仁的 1/3），所以过量食用杏仁会中毒（未经加工的苦杏仁毒性较高，成人吃 40 ~ 60 粒、儿童吃 10 ~ 20 粒就有中毒的危险）。因此，每次食用一定要选经过加工的杏仁。

相关链接

坚果还是原味的好

很多坚果，如花生、核桃、栗子等，煮熟或者直接吃即可，但目前市场上的很多坚果，都经过烤制、油炸和调味处理，不但维生素含量明显下降，蛋白质的利用率也会下降，维生素 E 和必需脂肪酸也会有所损失。同时，盐和糖的含量又大大增加。中国疾病预防控制中心营养与健康所检测发现，炒制的花生仁的钠（盐）含量是生花生仁的 100 多倍，而炒制的葵花子的钠（盐）含量是生葵花子的 240 多倍。还有一些坚果商贩一般不舍得把变质的坚果扔掉，可能通过加入大量的盐、花椒、大料、糖精、香精等进行调味，以掩盖其"哈喇味"。因此，一些变质的坚果常常隐藏在咸味、奶油味等调味坚果中。所以，营养学家建议尽量买没经过处理的原味坚果。

从以上所述可以清楚地看出，水果的营养价值和食疗价值都是很高的。因此，《中国居民膳食指南（2016）》建议我们每天都要吃水果，且要每天吃 200 ~ 350 g 水果，但是关于吃水果的一些谣言也一直在流传，并且在一些人的心中根深蒂固。《科技日报》在 2018 年 10 月 9 日的一篇文章中，从理论和实际的结合上揭穿了这些谣言，让我们健康科学地吃水果。现在把这篇文章摘要如下：

谣言一 空腹吃水果会伤胃

不能空腹吃水果这种说法让很多人深信不疑。他们认为，空腹时胃中酸度较高，再吃富含有机酸的水果，对胃有一定刺激。对此，中国农业大学食品学院营养与食品安全系的教授表示，水果里有机酸的pH值（酸度）只有3~5，这与pH值低于2的胃酸相比，实在是小巫见大巫。因此，水果中的有机酸不会刺激胃，反而有缓冲剂的作用。

还有一种说法认为，水果中含有大量的单宁，空腹食用水果后，这些单宁和胃酸结合，容易产生结石，阻塞胃肠。可能造成这种情况的成分主要是单宁和草酸。它们能与蛋白质结合生成不溶性沉淀，而水果中草酸的含量并不高，不值得担心。有些水果，如柿子，单宁含量较多，但事实上，柿子中单宁的含量相差也很大，一般为0.4%~4%，完全甜型的柿子成熟后单宁含量能低至0.1%以下。虽然涩型柿子未成熟时单宁含量可达4%以上，但因为口感太差，基本没人会食用，而且涩型柿子在脱涩后，其单宁含量也不足为虑。因此，身体健康的正常人空腹吃水果并没有什么不妥。

但是应该指出的是，有胃肠疾病的人消化道黏膜本来就有炎症或伤口，更容易被水果中的蛋白酶或单宁所伤；其消化液分泌本来就不足，消化酶的活性再被水果中的多酚类物质降低，就会加剧消化不良等问题。因此，杧果、木瓜、菠萝、猕猴桃、无花果等富含蛋白酶的水果，的确不适合有胃肠疾病的人在空腹时吃得太多。

谣言二　水果早上是金，中午是银，晚上是铜

很多人认为，一些饮食建议里写着"早上吃水果"，所以水果肯定是早上最好，中午吃就差一些，晚上最好别吃水果。"这完全没有根据。"该教授说，人体的消化系统就像是一台平稳运转的机器，不管什么时候提供原料，它都一视同仁地进行处理。至于饮食建议里"早上吃水果"的说法，专家认为其出发点可能是我国大多数居民早餐的营养构成过于单一，通常只有主食和肉蛋奶类，水果蔬菜的比重小。如果配上一些水果，可以提供维生素和膳食纤维，更有利于营养均衡。从这个方面来看，提倡早上吃水果，对于丰富我国居民早餐、提高早餐质量是有好处的。但是这并不等于水果晚上吃就不好。

谣言三　水果吃得多就不吃蔬菜

对于这种说法专家表示，许多人认为水果比蔬菜更好，因而每天只重视吃水果，不重视吃蔬菜。实际上，大多数日常水果的营养价值均不及蔬菜，特别是不如绿叶蔬菜。水果是不能代替蔬菜的。一般而言，水果的含糖量都比较高，尤其是一些好吃的水果，"甜"是其首要指标。对于现代人来说，糖是需要限制摄入的营养成分。相对来讲，大多数蔬菜的含糖量都很低，膳食纤维、矿物质元素、多酚等植物化学成分的含量也比水果要高。另外，吃水果也要适量，《中国居民膳食指南（2016）》的建议是每天吃水果200~350 g，而蔬菜则是每天吃300~500 g。

（四）荤与素的关系

处理好荤与素的关系，是达到食材多样化、营养均衡的基本要求之一。这里所说的"荤"是指肉、蛋、奶这类动物性食物，而通常人们所说的"荤"是专指肉类食品。这里所

说的"素"主要是谷薯杂粮及蔬菜水果等食品。就人体所需要的七类营养素（水、蛋白质、脂肪、碳水化合物、维生素、矿物质元素和膳食纤维）而言，单纯地靠"荤"和"素"都是无法满足人体营养素要求的。事实上，单纯吃"荤"的或单纯吃"素"的人，身体都会出现这样或那样的毛病。下面拟分别情况介绍单纯吃"素"或吃"荤"的弊病，从而说明只有坚持做到荤与素的合理搭配才有益于身体健康。

1. 素食者未必健康

从素食中我们可以摄入碳水化合物、维生素、矿物质元素等营养素，但会严重缺乏蛋白质、脂肪等人体必需的营养素。如果长时间坚持吃"素"，就是一种不科学的吃法，会导致不少疾病找上门来。有资料显示，一位 41 岁的男性，坚持吃素五六年，而在单位组织的体检中，被检出患了脂肪肝，他对此十分不理解。医学专家告诉他，脂肪肝分酒精性脂肪肝和非酒精性脂肪肝。酒精性脂肪肝是长期饮酒（酗酒）造成的，营养过剩或营养不良都可能导致非酒精性脂肪肝。统计数据表明，约有 22% 的素食者会得脂肪肝。营养专家指出，人们通常以为营养过剩才会引起脂肪肝，其实饮食结构不合理造成的营养不良也是脂肪肝的一个病因。因为蛋白质、脂肪和碳水化合物是人体不可缺的三大功能营养素，而完全吃素的人少了荤食，也就少了蛋白质和脂肪的来源，人体中合成蛋白质就少了。此时不得不动用和分解自身的脂肪组织，于是大量脂肪就从脂肪组织释放而进入肝脏。这种脂肪在肝脏中不易被分解，久而久之，肝脏中的脂肪就会堆积很多，如不能及时转运出去，就形成了脂肪肝。

在正常情况下，人们肝脏中的脂肪含量很低。因为由脂蛋白这个"搬运工"将肝脏中的甘油三酯、磷脂和不饱和脂肪酸等转运到身体的其他地方，而脂蛋白主要是由动物蛋白在肝脏内合成，但素食者摄入的全是植物蛋白，因此就使得脂蛋白的合成出现了障碍，"搬运工"数量下降，"货物"就越积越多，于是就引起了脂肪肝。

另一方面，主食过多或过少都会导致脂肪肝。素食者的主食一般都是米面，而米面等食物里的主要成分是碳水化合物。因为脂肪中所含的碳和氢比碳水化合物多，在氧化时可释放出较多的热量（1 g 脂肪在体内氧化可释放出 9 千卡的能量，而 1 g 碳水化合物仅为 4 千卡），因此，脂肪摄入太少，必定会让人吃更多的主食，以满足身体能量的需求。如果碳水化合物的摄入量超过人体代谢的需要量，就会转化为脂肪而沉积于肝内，如不能及时运出去，久而久之，就会造成脂肪肝。

那么从另一角度讲，是不是避开主食就能躲开脂肪肝呢？答案是否定的。事实上，不少减肥者实行"无主食"减肥。他们坚决不碰米面的主食。如果人不吃主食并减少食物摄取，当机体摄取的总能量不能满足机体的能量需要时，机体内的脂肪就会被动员起来，脂肪就从脂肪组织中被释放出来，进入肝脏。久而久之，人体是瘦了，但脂肪肝得上了。

另据日本东京都健康长寿医疗中心研究所的一项研究结果显示，吃得太清淡，会使人患多种疾病，从而使人衰老得快。现在，人们的生活条件越来越好，人们都追忆起从前的粗茶淡饭，认为还是白粥窝头、清淡小菜最养生。尤其老年群体，新陈代谢变慢，胃口变小，为了预防和控制疾病，一日三餐只求简单。殊不知，这种生活方式可能会招来营养不良甚至更严重的后果。老年人吃得越清淡，衰老的速度就越快。不仅如此，若长期一日三餐粗茶淡饭，吸收的热量和营养不足，还会导致心肌梗死、心绞痛、动脉硬化等心血管疾病。同时，还会使人免疫力下降，认知功能退化，使人的死亡风险大大增加。为此，该研究所根据研究数据设计了"预防衰老饮食方针"。此方针的核心内容就是荤素搭配、食材多样化，并特别强调要适量吃禽、畜、鱼类等的肉、蛋、奶，充分摄取动物蛋白；主食和蔬菜不仅要多样化，还要讲烹饪方法。这个"方针"在日本东北部一个区的老人中实行了营养改善运动，尝试遵循该"方针"来饮食。实验结果表明，老人血液中的白蛋白和血红蛋白值皆有改善，体力水平上升，寿命也有所延长，取得了良好的效果。

英国布里斯托尔大学的一项研究结果显示，素食者容易缺乏维生素 B_{12} 和矿物质元素，对心理健康可能造成负面影响，使他们患抑郁症的概率是非素食者的 2 倍；吃太多蔬菜和大豆及其制品，会升高血液中的植物雌激素水平，也易引起抑郁。同时，素食者海鲜类食品摄入量低也是引发抑郁的一个潜在因素。越来越多的临床资料显示，年轻女性长期素食，会对体内激素分泌造成破坏，不仅会使免疫力下降、大脑功能退化，还会影响排卵功能。

另据筑波大学和康奈尔大学的一项联合研究结果显示，年轻男性素食不吃肉易不育。素食男性体内缺乏牛磺酸的风险很高，因为肉类是牛磺酸的关键食物来源。牛磺酸能防止精子细胞体积过度变化，保证精子在困难条件下也能顺利完成受精。

另有资料显示，只吃素不养胃。因为胃黏膜的更新和修复都需要优质蛋白。而优质蛋白的主要来源，就是瘦肉、鱼、蛋、奶等动物性食物。

从以上所述可以得出这样的结论：光吃素会造成饮食失衡，缺乏蛋白质、脂肪和矿物质元素等多种营养素，因此是不科学的饮食方式，会引发多种疾病。所以营养学家不赞成盲目吃"草"——植物性食物，而应使荤素合理搭配，以达到均衡膳食、预防疾病、维护身体健康的目的。

2. "大鱼大肉"危害健康

随着经济的发展，人民的生活条件越来越好。现在，有不少人觉得"粗茶淡饭"没味道，还是大鱼大肉味道香，所以这些人往往一日三餐离不开肉，且主要是红肉。因为红肉，尤其猪肉，含饱和脂肪比较多，特别香，口感特别好。结果时间一长，身体长胖了。殊不知，经常大鱼大肉有损身体健康。一经体检，发现血脂高了，动脉硬化了。有的大胖子，走起路来，一晃一晃的，甚至显得"呆头呆脑"的样子。为什么会出现这种状况呢？其主要原因有以下三个。

（1）五谷杂粮吃得少

因为红肉特别是其中的饱和脂肪使人饱腹感很强。红肉吃多了，自然米面及杂粮等主食就吃得少了，而主食是人体所需碳水化合物——糖类的主要来源。碳水化合物经胃肠消化后，会变成人体可以吸收利用的葡萄糖，而葡萄糖不仅是人体能量的主要来源，更是我们大脑可以利用的唯一能源。如果葡萄糖供应不足，大脑出现能源危机，就会使大脑思维迟钝，反应不敏捷，就会显得人精气神不足，甚至呆头呆脑。

（2）饱和脂肪酸摄入太多

脂肪是人体必需的七大类营养素之一，在人体中有着不可替代的生理作用。但是一旦超出了人体的需要，它就会变成危害人体的杀手。有资料显示，二战之后，饱和脂肪酸一度曾占领欧美人的膳食摄入热量来源的 40% 以上。结果这一段时间欧美国家的心血管病呈爆发式增长。由此欧美人发现了饱和脂肪酸这个"健康恶魔"，于是改变了自己的生活方式，并且颇有成效，如 1961 年，英国过半数的死亡由冠心病导致；而到 2009 年，降到了不足 1/3，但是限制饱和脂肪酸对很多人来说仍旧是一场"禁欲"的艰难修行。饱和脂肪酸散发出来的诱人香气和让人欲罢不能的味道，从远古时期开始就俘虏了我们人类的心灵和胃。但是，为了有一个健康的身体，我们必须下决心改变一下生活方式，把饱和脂肪酸的摄入控制在人体适宜的范围内。

（3）胆固醇摄入多

胆固醇在人体内是与生俱来的，是人体不可或缺的营养成分之一。没有胆固醇人就活不下去，人体中所有的激素和细胞都需要它才能发挥正常功能。它不仅是人体所有细胞的基石，而且还是帮助肝脏制造出加工处理脂肪所需要的酸。

3. 荤素合理搭配有益健康

《黄帝内经》中讲："五谷为养，五畜为益，五菜为充，五果为助。"这是我们祖先指出的科学饮食的基本纲领，把我们平时所吃的四大类食物的各自的主要作用及其相互之间主从和互补关系都讲清楚了。因此，我们应该遵照执行。由中国营养学会编著的《中国居民膳食指南（2016）》，把以上各类食物的吃法及数量给予了具体的建议。该指南明确指出，在坚持平衡膳食模式的前提下，做到食材多样化，以谷类为主，薯类、蔬菜、水果类、畜禽鱼蛋奶类、土豆坚果类等都要吃。每天吃谷薯类 250～400 g，其中全谷物和杂豆类 50～150 g、薯类 50～100 g，并且要求膳食中碳水化合物提供的能量应占总能量的 50%以上。对蔬菜和水果的建议是，餐餐有蔬菜，每天的摄入量为 300～500 g，且绿色的应占1/2；要天天吃水果，每天的摄入量为 200～350 g，且强调果汁不能代替鲜果；豆制品应每天摄入相当于大豆 25 g 以上；同时，要适量吃坚果。

鱼、禽、蛋、奶和瘦肉可提供人体所需要的优质蛋白、维生素 A、B 族维生素等，有些也含有较多的脂肪和胆固醇。动物性食物优选鱼类和禽类。鱼类和禽类的脂肪含量相对较低，且鱼类含有较多的不饱和脂肪酸；蛋类中各种营养成分齐全；每天摄入的奶及其制品，相当液态奶300 g；吃畜肉应选择瘦肉，其脂肪含量较低。推荐每周吃水产类280～525 g、畜禽肉280～350 g，平均每天摄入鱼、禽、蛋和瘦肉的总量为120～200 g。

该指南把我们平时所吃的食物分成了两大类，即植物性食物和动物性食物，简单地说是"素"和"荤"两大类。该指南不仅说明了我们的食物必须要"荤"与"素"合理搭配，并且给出了具体的搭配方案。这个方案是比较理想的膳食模式，而在现实生活中要完全遵照实行是很困难的，但是，为了有一个健康的身体还是应该力求做到。在现实生活中，有不少人还没有下决心实行这个"荤与素"合理搭配的方案，为什么呢？这是因为在他们的思想认识中存在两个问题：一是宁肯吃素一点，也不愿多吃点荤的；另一个是也想吃肉，享点口福，但又怕吃肉多了，脂肪和胆固醇就多了。这里问题的实质在于还没有真正知道补充蛋白质的重要性和脂肪与胆固醇的功与过。下面拟就这两个问题多说几句，以便使这类人群解除顾虑。

首先来讲蛋白质的重要性。蛋白质是人体最重要的物质基础。生命活动是蛋白质功能的表现，蛋白质存在于人体的细胞、组织和分泌液中，是神经、肌肉、内脏、血液、骨骼等组织的构成材料。它的形态可为液体（如血液、奶）、半流动体（如卵蛋白和肌肉）和各种不同硬度的组织（如角质、头发、指甲等）。在人体中，除了50%～60%的水分外，蛋白质的总量就占了50%左右。

蛋白质在人体内的生理功能主要有以下5个：

①维持人体组织细胞的生长更新和修复。

②为人体提供能量。在糖类和脂肪供应不足的情况下"挺身而出"，经氧化后提供生命活动所需要的能量。人体所需的能量大约有14%来自蛋白质。

③人体中各种具有神奇催化作用——催化多种生物化学反应的"酶"都是蛋白质家族的成员。人体中发生的新陈代谢过程都是生物化学反应过程。这些过程都是由"酶"的催化作用推动的。酶还参与人体的各种各样的生命活动，如肌肉收缩、血液循环、能量转化、遗传物质合成、生长繁殖和思维活动。一旦失去酶的作用，生命就会停止。酶具有专一的催化性，一种酶一定只能催化一种生物化学反应。因此，为了满足人体中多种生物化学反应的需要，就有许多种（现在已经知道的就有几百种）具有特殊功能的酶，如蛋白质水解酶（可将从食物中摄入的蛋白质水解成单体氨基酸）、脂肪水解酶（可将脂肪水解成游离的脂肪酸）、淀粉酶（可将淀粉分解成被人体吸收利用的葡萄糖）、氧化还原酶、异物酶、连接酶、转移酶等。

④维持血浆的渗透压，即维持血液的总量。人体之所以能保持6～7 L的血，体积不怎么变化，就是因为有蛋白质的作用。人体内有一种蛋白叫白蛋白。白蛋白很勤快。它在血管里往前走的时候，不光是自己往前走，还带着身边的水分子一起往前走。所以有它

在，它身边的水就跟着在血管里走。如果白蛋白少了，很多水就会乱跑，不在血管里流动，而是跑到血管外边了。这就造成了我们常见的一种病——水肿。

⑤蛋白质的另一个重要功能，就是充当人体内的公共汽车，如钙离子进入人体后不知往哪里走，白蛋白就会主动邀请它上车，带着它往前走，边走边看哪里需要钙，如果肌肉需要就给肌肉卸下一些；如果神经需要，就给神经卸下一些；如果骨骼需要就给骨骼卸下一些；都卸完了就再去拉一批。我们体内产生的一些物质也由白蛋白来运输，如胆红素（是红细胞破碎后产生的一种物质）在血液中不能单独走，一单独走，它就四处乱跑，那可不得了，要是跑到大脑里，人就会昏迷，就有生命危险。胆红素刚产生出来，白蛋白就和它结合，一起在血液里流动，这就限制了它不能四处乱跑，直到把它带到肝脏，交给肝细胞去处理。

仅从上面所述就可以看出蛋白质对人的生命是何等重要了。所以蛋白质不能缺，一旦缺乏，人体就会出现多种疾病。有资料显示，一位银行的女主管会计，有近4年的时间不大吃肉了，主要是以素食为主。结果落得从头到脚全身是病：头发干枯、变黄、变白、变细、没光泽，甚至大量脱落；皮肤无光泽、松弛，脸上长皱纹；精力不够用，容易乏累，疲劳、爱睡觉，醒后不想起床；记忆力下降；性欲下降等。如果蛋白质长期缺乏，严重时就此一点就可以导致心力衰竭或肝硬化的发生。因此，从理论和实践上都说明，还是荤素合理搭配比较好。因为优质蛋白的主要来源是鱼、禽、蛋、奶和瘦肉。因此，肉对人来说不是可有可无的。不吃肉可能导致多种疾病，如免疫力下降、记忆力衰退、内分泌失调、缺铁性贫血和结石症等。虽然肉类和植物性食物中都含有蛋白质，但是肉中蛋白质更容易被人吸收；肉中含有血红素铁，容易被人体吸收利用，是人体中铁的重要来源。蔬菜中的铁吸收率只有1%，而肉中的铁可达10%~25%。因此，不吃肉容易引发缺铁性贫血。那么，不吃肉为什么会使人体内分泌失调呢？这要从脂肪的作用说起。

脂肪在人体中的生理功能有如下7点：

①合成激素的原料。长期不吃肉，就可能导致脂肪不足，这势必会影响到激素的合成和分泌。

②供给人体能量。脂肪是产能最高的能源物质。它在体内氧化产生的热量是碳水化合物或蛋白质的2.25倍。脂肪是储存能量的"仓库"。人在饥饿时，首先动员体内的脂肪来避免体内蛋白质的消耗。所以胖人比瘦人"耐饿"。

③供给人体组织的材料。磷脂、胆固醇等脂类是构成人体细胞的主要成分。

④保护脏器。脂肪作为填充衬垫，可以保护和固定人体的器官，避免其机械摩擦和移动，使人体可以承受很大的外界压力。

⑤脂溶性维生素的溶剂。维生素A、D、E、K等重要维生素不溶于水，只能溶于脂类物质中才能被人体吸收，如胡萝卜中胡萝卜素——维生素A原（在人体内可转化为维生素

A）不溶于水，所以胡萝卜应和油脂一起炒或炖后才能被人体吸收。

⑥可维持体温。脂肪是热的不良导体，可以阻止身体表面向外界散热，在冬天有助御寒。

⑦作为调味品可提高膳食品质。可改善膳食的感官性状，刺激食欲。

说到吃"荤"一些人就担心胆固醇，怕吃荤会升高胆固醇。其实，缺乏胆固醇比胆固醇升高更可怕。

关于胆固醇应了解以下 5 个问题：

①没有胆固醇人就活不下去。我们在出生时身体里就有胆固醇，婴儿可从母乳中获得更多的胆固醇。胆固醇是一种必要的营养物质。所有的激素和细胞都需要它才能正常发挥功能。它还是身体所有细胞的基石，有助于肝脏制造出加工处理脂肪所需要的酸。

②胆固醇与心脑血管病无必然关联。近年来，学界总结了各项研究结果，认为胆固醇的摄入量和心脑血管病风险、心脑血管病死亡率之间无法确证存在因果关系。所以，欧美国家先后取消了膳食胆固醇摄入量的限制。

③人体可以合成胆固醇。人体中的胆固醇 2/3 以上都是自己合成的。肝脏每天合成 $1\,000 \sim 2\,000$ mg 胆固醇。正常情况下，从食物中吃进去的只有几百毫克。儿童、少年、孕妇、营养不良者和节食者都不建议严格限制胆固醇，因为胆固醇是人体必需的营养物质。平均来说，我们对食物中胆固醇的吸收利用率约为 30%，且具有个体差异。很大一部分胆固醇进入大肠，被微生物发酵后排出体外。有些人消化张力差，分泌胆汁较少，食物中胆固醇的吸收利用率就偏低。有些人每天吃 3 个鸡蛋，胆固醇的水平也没有明显变化；有些人则会小幅上升，但高密度脂蛋白胆固醇和低密度脂蛋白胆固醇的比例（心脑血管疾病风险的重要指标）并未发生变化。

④胆固醇有好坏之分。其中高密度脂蛋白胆固醇（HDL–C）对心血管有保护作用，是"好胆固醇"；低密度脂蛋白胆固醇（LDL–C）会附着在血管壁上，一旦过量就会导致动脉硬化，因而被称为"坏胆固醇"。好胆固醇简直就是"为人民服务"的模范，它完全像优秀的清扫工，在血管里勤奋工作，清除坏胆固醇之类的垃圾。而坏胆固醇就像沉默的杀手，不断破坏血管健康，却没有明显症状。坏胆固醇的增多会使血液变稠，在血管壁上形成小斑块，逐渐堵塞血管，使血流变慢，引发冠心病等疾病。不稳定斑块破裂或脱落，会在短时间内堵塞血管，导致急性心肌梗死或脑卒中。流行病学研究证实，随着胆固醇（尤其是 LDL–C）的增加，缺血性脑血管病的发病率会持续增加。据英国的一项研究结果，LDL–C 水平高是糖尿病患者动脉硬化的第一高危因素。据世界卫生组织最新资料显示，在心脑血管疾病防控中，控制胆固醇异常危险因素所带来的贡献最大。因此，著名心血管专家指出，控制胆固醇是中国心血管疾病防治的关键措施。然而，随着医学科学的不断进步，对胆固醇又有更深一步的认识。最近加拿大研究人员公布了一批研究结果显示，坏胆固醇并

非总是很坏，它对人体也有一定的好处。研究结果证明，血液中的坏胆固醇越多，人们在训练中就越能增长健康肌肉。狮子和老虎大吃肉食，身体凶猛健壮，也证明了这一点。换句话说，如果硬要把 LDL-C 清除出去，则可能对身体造成一定的损害。

⑤胆固醇不是选择食物指标。我们在选择食物时，不仅要考虑到食物中胆固醇的含量，还要考虑到食物中其他营养成分的含量，如鸡蛋，蛋黄中所含胆固醇较多（1 510 mg/100 g），但是鸡蛋本身是个营养成分丰富的食品。其一，鸡蛋是蛋白质的绝佳来源。鸡蛋的蛋白质含有人体所必需的氨基酸，是营养最全面的蛋白质。其二，鸡蛋有益于大脑发育和增强记忆力。鸡蛋中所含的胆碱，能促进大脑发育，有益于增强大脑功能。同时，胆碱对提高记忆力、反应能力都很有帮助。其三，鸡蛋可保护视力。蛋黄中的两种抗氧化性很强的物质——叶黄素和玉米黄素，能帮助保护眼睛不受紫外线的伤害。同时，它们还有助于减少患老年白内障的风险。其四，食用鸡蛋更耐饿。鸡蛋中的蛋白质和脂肪能维持平稳地提供能量，让肚子饱的时间更长。其五，鸡蛋帮助减肥。研究结果表明，早餐吃鸡蛋的人，比吃烧饭的人更容易减轻体重。其六，一个鸡蛋不会让胆固醇升高。鸡蛋的确含一定量的胆固醇，但是鸡蛋中同时还含有帮助降低胆固醇的成分。因此，对一般人来讲，只要把吃鸡蛋的数量控制在可接受的范围内，并不会因此增加患心脏病的危险。

从以上所述可知，蛋白质、脂肪和胆固醇都是人体不可缺少的营养素。为了强身健体，必须及时足量补充。但同时也可以看出，它们都是有量的要求，少了不行，过量了也有损身体。就拿蛋白质来说，摄入过量会损伤动脉、肾、大脑和肠道等器官组织。因此，在荤素搭配的膳食模式中，必须要合理。这里的问题是肉食要适量。那么，如何健康吃肉呢？营养学家的建议是，一是要了解每类肉的"看家本领"，二是要坚持"四多四少"原则。

其一，了解每类肉的"看家本领"，即优势。

为了满足身体的需要，畜肉、禽肉、鱼肉都是不可缺少的。因为它们共同的优点是可以提供优质蛋白，其氨基酸的组成更适合人体的需要。此外，每类肉还有自己的"看家本领"。

（1）畜肉，补铁高效。畜肉包括猪、牛、羊等的肌肉和内脏。其颜色较深，呈暗红色，故有"红肉"之称。畜肉的蛋白质含量一般为 10% ~ 30%，牛羊肉较高，可达 20%，猪肉为 13% 左右。脂肪含量较高，平均为 15%，其中猪肉较高，羊肉次之，牛肉最低。其脂肪组成多以饱和脂为主。它们所含维生素以 B 族维生素和维生素 A 为主，在内脏中含量尤其丰富。畜肉最大的优势是富含血红素铁。其吸收率较高，有助于预防缺铁性贫血。一般来说，肉的颜色越红，其中所含的血红素铁就越多。

要想获得畜肉的好处，同时把健康风险降到最低，需要做到以下几点：第一，每周红肉的摄入量不要超过 500 g，尽量不吃加工肉制品；第二，多选用脂肪含量低的瘦肉，少吃肥牛、肥羊、五花肉等高脂肪畜肉；第三，采用低温烹调方式，避免油炸煎烤。

（2）禽肉，性价比高。禽肉主要有鸡、鸭、鹅等，其蛋白质含量为 16% ~ 20%。其中鸡肉含量最高，鹅肉次之，鸭肉最低。其脂肪含量为 9% ~ 14%。脂肪的构成以单不饱和脂肪酸为主。维生素也以 B 族维生素和维生素 A 为主。跟其他肉相比，禽肉最大的优势是价格低。从补充优质蛋白的角度考虑，其性价比较高。

为了保持禽肉低脂肪的优点，最好选择较为清淡的烹调方式，如清炖鸡。相反，香酥鸡、辣子鸡等经过油炸，不仅损失营养成分，而且热量也较高，不利健康。

（3）鱼肉，保护血管。鱼类的蛋白质含量为 15% ~ 22%，脂肪含量为 1% ~ 10% 且含有一定量的维生素 A、D 等。其所含矿物质中以硒、锌、碘的含量较高。鱼类脂肪多由不饱和脂肪酸组成。其中 DHA（二十二碳六烯酸）有助于婴幼儿的大脑发育，延缓老年人大脑和眼睛衰老。其中 EPA（二十碳五烯酸）有助于降低血管炎症反应，预防心脑血管疾病。鱼类虽好，但建议大家不要过量食用，每周以 280 ~ 525 g 为宜。鱼头、鱼鳃、内脏等部位可能污染物（由于水被污染了）含量相对较高，最好少吃；其鳃、内脏最好别吃。从健康角度来说，清炖最有利于保持鱼的低脂肪特色，并且能保留更多的 DHA 和 EPA。

其二，健康吃肉要坚持"四多四少"原则。

（1）多吃白肉，少吃红肉。白肉脂肪含量较低，不饱和脂肪含量高。特别是鱼类，含较多的不饱和脂肪酸，有利于预防心脑血管病。每周以 280 ~ 525 g 为宜，且最好是清蒸。鱼头、鱼鳃、内脏等部分含污物的量相对较高，建议少吃或不吃。

（2）多吃鲜肉，少吃加工肉。世界卫生组织研究结果表明，经常吃培根、火腿、咸肉、腊肉等加工肉制品，会增加患结直肠癌、前列腺癌、胰腺癌等癌症风险。建议采购新鲜的肉，不得已吃加工肉制品时，可先在开水里煮一下，以减少盐分，然后再烹饪，并建议搭配新鲜蔬菜食用。

（3）多吃瘦肉，少吃肥肉。肥肉中含脂肪（主要是饱和脂肪酸）多，血脂高的人一定要少吃。瘦肉中富含蛋白质及铁等人体所需要的微量矿物质元素。建议少吃肥牛、肥羊、五花肉等高脂肪红肉。

（4）多低温烹调，少油炸煎烤。采取炸、煎、烤、烧的烹调方式，温度会达到 180 ~ 300℃。高温不仅破坏营养素，而且还会产生有害物质，如烧烤、煎炸鱼类、肉类时，会产生大量多环芳烃类和杂环胺等致癌物质。因此，建议烹调肉类时，要采用蒸、煮等低温方式。

从以上所述可以得出结论：在平时的生活中，坚持实行荤与素合理搭配的方法，就会收到食材多样化，达到营养更丰富、营养互补的效果。事实上，这也是实施食材多样化，做到均衡膳食，维护身体健康的一个重要举措。

（五）适量吃点蜂产品

蜂产品，是蜜蜂产品的简称，是蜜蜂提供给人类可供食用的产品的统称。主要包括蜂蜜、蜂王浆、蜂胶、蜂花粉、蜂蜡、蜂毒、巢脾和蜂王幼虫等。上述系列产品是人类保健品中的奇葩。在经过了几千年的市场检验后，不仅没有衰退的迹象，并且随着科学技术的进步，它们的保健作用和功效，正越来越受到人们的关注和认可。医学研究结果和实践证明，长期食用蜂产品不仅能有效提高机体免疫力、改善和调节内分泌系统功能、平衡新陈代谢，而且能促进组织细胞再生、延缓衰老，对高血压、高血脂、糖尿病、消化不良、失眠、便秘、更年期综合征及男性前列腺炎、前列腺肥大等都有良好的辅助疗效。所以坚持适量吃一些蜂产品，对维护身体健康十分有益。下面拟就人们经常食用的蜂蜜、蜂王浆、蜂胶及蜂花粉的营养成分及其食疗功效，做简要介绍。

1. 蜂蜜

蜂蜜是蜜蜂采集植物花蜜经充分酿造，并储藏在蜂巢中的甜味物质。蜂蜜来源于不同的蜜源植物，有许多种，其营养成分也略有不同。蜂蜜中含有 180 多种物质。其主要成分是糖类、多种氨基酸、矿物质元素、芳香化合物、激素、有机酸、酶类、胶体物质等。中医认为，蜂蜜味甘，性平；归脾、肺、大肠经；具有润肺止咳、润肠通便、补中缓急、解毒、止痛等功效。《本草纲目》中讲："蜂蜜益气补中，止痛消毒，除百病，和百药，久服强志轻身，不老延年。"现代医学研究结果证明，蜂蜜能改善血液成分、增强心脏和血管功能，保护肝脏，促进肝细胞再生，对脂肪有一定的抑制作用，对防治心血管疾病有益。

在此还应指出的是，蜂蜜宜用温开水送服，每天以 20 g 为宜。用开水冲服易破坏其活性营养成分。蜂蜜不能放入金属容器，以免增加有害金属成分。

2. 蜂王浆

蜂王浆，又称蜂乳、蜂皇浆，俗称王浆。由 5～15 日龄工蜂头部的咽下腺（又称王浆腺）和上颚腺分泌的一种黏稠状物质，类似于哺乳动物的乳汁，故称为蜂乳。其是蜂王幼虫整个发育期和 3 日龄以内的工蜂和雄蜂幼虫前期的唯一食物。新鲜的蜂王浆是一种微黏稠状物质，半流体，外观像奶油，有光泽感，手感细腻。蜂王浆分春浆和秋浆。春天生产的王浆一般为白色或淡黄色，浓度较高，质量较好；秋天生产的王浆一般为微红色，含水量相对高一些。蜂王浆有浓重的酸涩、浓厚辛辣、略微香甜味道。蜂王浆成分十分丰富，其中蛋白质的含量约占干重时的 50%，2/3 为清蛋白，1/3 为球蛋白。其蛋白类活性成分可以分三类：类胰岛素、活性多肽、γ-3 球蛋白。其氨基酸含量占干重时的 0.8%。人体所需的 8 种必需氨基酸在蜂王浆中都有。目前在蜂王浆中已鉴定出 20 多种氨基酸。其含有多种维生素，以 B 族维生素最丰富，至少含有 26 种脂肪酸。其中对人体有独特食疗功能的是一种不饱和脂肪酸——10- 羟基 -2- 葵烯酸，其含量在 1.4% 以上（国家标准）。自然界中目前只在蜂王浆中发现这种物质。蜂王浆中还含有多种矿物质元素及酶类、醇类、激素。中医认为，蜂王浆性平，味甘、酸；归脾、肾经。现代医学研究结果表明，蜂王浆有以下多种保健功能：增强免疫力，可提高机体对外界恶劣环境的适应能力和抗病力；防癌抗癌；抗菌消炎；抗辐射；促进组织细胞再生；增强造血功能；防止动脉硬化；保护肝脏；调节血压；增强性功能；抗衰老；美容润肤和催眠等。

在此还要指出的是，过敏体质及10岁以下儿童不宜食用蜂王浆；蜂王浆必须在低温下（零下18℃为宜）保存，才能保住其活性；作为保健品每日服2~4g；早晚空腹食用为宜。

3．蜂胶

蜂胶是由蜂群中的工蜂将采自自然界中胶原植物的新生枝芽、树皮分泌的树胶混以上颚腺及蜡腺分泌物（如蜂蜡和多种消化酶等）之后形成的一种具有黏性的天然混合物，呈不透明褐色、棕褐色、灰褐色、青褐色。味微苦，有一种麻、木、辛辣感。固体块状，遇热变软具有黏性，且有特别芳香气味。目前已知蜂胶中含有多种氨基酸、矿物质元素、有机酸、萜类化合物及70多种黄酮类物质等。蜂胶性寒，味苦、辛，归脾、胃经；具有抗菌消炎、镇痛排毒、抗氧化、促进组织细胞再生、降低血脂、提高机体免疫力、抗癌防癌、延缓衰老等功效。对治疗关节炎、胆结石、肺炎、支气管炎、灼伤、肾炎、尿道炎等都有较好的辅助作用。因此，是一种很好的保健品。

4．蜂花粉

蜂花粉是蜜蜂从显花植物的花蕊内采来花粉粒，并加入其特殊腺体的分泌液、唾液和花蜜后加工而成的团状物。不同植物的花粉有不同的花香味，颜色也略有不同。花粉味稍甜，微苦涩、略腥。花粉性温，味平淡；归肾、大肠经。花粉粒的主要组成物质是植物的精华，含着孕育下一个新生命的全部营养物质。所以被人称为"浓缩的营养质""完全营养食品"等。它含有200多种营养物质，其中维生素有16种以上、氨基酸有21种以上、矿物质元素有16种以上、酶和辅酶有94种以上、核酸有28种以上。还含有碳水化合物及其他多种营养成分。花粉中的活化酶、黄酮类化合物、激素、免疫球蛋白和钙质蛋白等被人体吸收后，可对机体进行双向调节，增强机体的应激能力，增加免疫功能，改善肠胃功能，对防治心血管病有积极作用等多项食疗功效。

在此还要指出的是：①过敏体质的人应先试用，一旦出现过敏症状，立即停用；②一般人群无须担心花粉过敏；③保健量成人每天5~15g为宜，且餐前用效果最好。

相关链接

转基因食品能吃吗？

2012年5月，我国已发放5个转基因大豆品种和13个转基因玉米品种进口安全证书。专家表示，批准应用及进口的转基因生物都经过严格的环境安全和食用方面的安全评价，未发现批准上市的转基因食品对人体健康有任何不良影响。

1. 什么是转基因食品

转基因是根据人们的需要将适合的外源基因导入某个生物基因组内，使该生物体产生新的性状，这一技术称为转基因技术。转基因食品，顾名思义就是利用转基因技术培育农作物（也包括转基因动物），生产制作出来的食品。转基因技术是利用现代分子生物学技术将人们期望的某种生物基因导入目标生物体的基因组中，使其遗传物质发生改变，进而改善生物原有的性状或赋予其新的优良性状。在转基因过程中，生物DNA的物理、化学，以及生物性质没有发生任何改变。转基因食品被人体摄入后，外源基因与食物本身含有的基因一样在消化道中被消化成为核苷酸，并作为我们人体正常的养分被吸收利用。

2. 转基因食品安全性如何

虽然转基因食品在上市前经过严格的安全性评估和检测，但是人们还是担心长期食用转基因食品的安全性。安全是一个相对的概念，即使是人们经常食用的传统食品，也不能说在任何情况下，对任何人来说都绝对安全。例如联合国粮农组织把人们日常普遍食用的牛奶、鸡蛋、大豆及小麦等8类食物列为常见的过敏食物。即使是水、盐和糖等这些人体必需的东西，摄取过多也不是绝对安全的。例如水喝得太多会导致电解质失衡，盐吃多了会诱发高血压，而糖吃多了容易骨折，还会诱发肥胖和糖尿病等慢性病。

"绝对安全"在科学的层面上是不成立的。对转基因食品而言，同样不能用"绝对安全"作为标准。用现行"常规食品"作为安全评估参照标准是更为合理的。在此基础上评估转基因食品是否安全才是更科学的。因此，我们可以认为凡是经过安全评估批准上市的转基因食品与常规食品是同样安全的。

转基因作物的推广应用，可以大幅度减少使用化学农药，从而创造更廉价、绿色、安全的食品。转基因技术从各个角度来讲，都给我们带来了很大的益处。这种益处远远大于它给人类带来的可能危害。

3. 转基因食品可以吃

每一种转基因食品都是通过严格的食品安全评估才出现在人们餐桌上的。其安全保证是足够的。因为自古以来，还未有其他任何食品经过如此严格的安全评估。转基因食品能够增加食品安全性的例子比比皆是。玉米被害虫咬了之后，伤口处易被黄曲霉菌感染而产生黄曲霉毒素。该毒素是第一号生物强致癌剂，同时还能使人或动物免疫功能丧失，致使胎儿畸形。转基因抗虫玉米的研发，可以有效防御虫害，从而有效防止黄曲霉菌对玉米的感染，大幅度降低黄曲霉素的含量。从这个角度来看，这种转基因抗虫玉米对人体更加安全。此外，转基因抗虫玉米的应用也减少了农药的施用量，因而就降低了农药残留带来的安全隐患。

此外，就安全性而言，转基因技术本身是中性的，谈不上安全或者不安全。转基因食品安全与否，取决于所转移基因的性质而非转基因技术本身。所转移的基因是什么，从哪里来，有没有对生物不利的影响，才是决定安全性的关键因素。若转入对人体有害的毒素基因，那自然是危险的，但这显然通不过国家有关部门的严格审批程序。反之，若转入的基因来源安全且能降解食物中一些本来存在的毒素，那不但不存在安全风险问题，反而会更加安全了，如亚热带地区一种叫鹰嘴豆的农作物籽粒，富含蛋白质，营养比大豆还丰富，但其含有一种有害物质，易使新生儿产生脊柱裂。因此，科学家正在努力研究，欲通过转基因技术去掉这种有害物质，使鹰嘴豆变得更安全。

有研究资料显示，到目前为止，转基因食品未发生过一起安全事件。通过安全评价，获得安全证书批准上市的转基因食品可以放心食用。

二、科学搭配原则

所谓科学搭配，就是根据各种食材的化学成分、营养价值、食疗功能，进行合理选料、合理搭配。其目的是做到食材多样化、平衡膳食，满足身体对各种营养素的要求，维护身体健康。

（一）食材科学搭配的基本要求

根据《中国居民膳食指南（2016）》的要求，依据现代营养学的原理，在进行食材科学搭配时，力求做到以下两点。

1. 保证配餐质量

在实施科学搭配食材时，一个最重要、最基本的要求，就是要使不同的食材之间营养素能互补，即取长补短，从而使营养更丰富。从满足食用者生理需求和营养平衡的要求为出发点，要求食物既能提供数量充足且比例比较适当的蛋白质、脂肪和碳水化合物这三类功能性营养素的同时，也要有适量的维生素、矿物质元素和膳食纤维。同时，要力求促进营养素的吸收或使食疗功效有更好的效果，达到食材巧搭配、身体倍健康的目的。下面举几个例子：

（1）猪肉 + 大蒜，增加维生素 B_1 的吸收。猪肉中，维生素 B1 的含量比其他肉食的含量平均高 9 倍，但此种维生素不稳定，在人体内停留时间也短。如果吃猪肉时同吃大蒜，则大蒜中的蒜素与维生素 B_1 结合，就会大大增加人体的吸收和利用率。

（2）羊肉 + 洋葱，降低胆固醇。羊肉中蛋白质和饱和脂肪的含量较高，吃多了有升高胆固醇的危险。如果在烹制羊肉时加适量洋葱，就可防止羊肉中胆固醇、饱和脂肪的过量吸收，对身体健康有益。

（3）鱼 + 豆腐，营养互补，且有利于钙的吸收。鱼和豆腐都是高蛋白食物，但所含的蛋白质和氨基酸的组成都不够合理。若将这两种食物同吃，就可以互相取长补短，使蛋白质和氨基酸的组成趋于合理，如鱼头烧豆腐（最好用老豆腐），鱼头中所含的维生素 D 可提高人体对豆腐中钙的吸收率。

（4）海鲜 + 蔬菜，中和嘌呤。海鲜是高嘌呤并呈极高酸性的食物，摄入过多会引起代谢紊乱，增加血尿酸浓度，引发痛风。如果在吃海鲜的同时吃适量碱性食物的蔬菜，就可以中和尿酸盐浓度，有利于尿酸排出，大大降低患痛风的风险。

以上这样的例子很多。关键在我们了解各种食材特性的基础上，有意识地进行合理搭配，就会取得促进身体健康的效果。

2. 使一日三餐的总量和营养素与工作强度及消化能力相匹配

一日三餐的安排，要根据用餐人的不同情况而定。若用餐者劳动强度大或是正在长身体的年轻人，则饭菜安排得丰盛一些；若用餐者是劳动强度比较小或是老年人，则饭菜就应安排得清淡一些。以此来避免因营养素不足或过剩而对身体健康造成不利影响。在一般情况下，应按照通俗的说法："早餐要好，午餐要饱，晚餐要少。"还有古人云："早饭淡而早，午饭厚而饱，晚饭需要少。若能常如此，无病直到老。"

（二）科学搭配的重要举措

膳食中食材的科学搭配问题，是一门大学问，是营养学的一个重要内容。食材的科学搭配，既要符合中国传统营养学的原理，又要符合现代营养学的理论。中国传统营养学主张"五谷为养，五畜为益，五菜为充，五果为助"。《黄帝内经》主张食材要有广杂性（多样化）、主从性和匹配性。现代营养学则要求膳食要适应人类消化系统的生理结构和人体全面的营养素的需要。人体所需要的营养素——碳水化合物（糖类）、蛋白质（氨基酸）、脂肪（脂肪酸）、维生素、矿物质元素和膳食纤维，几乎都要从食物中摄取。几种人体能够合成的营养素（维生素 D、胆固醇）因为量不能完全满足自身的需要，也需要从食物中补充。因此，有"民以食为天"的说法，来表明食物对人体的极端重要性。因此，我们要继承和发扬中华民族的优良膳食传统，认真遵照《中国居民膳食指南（2016）》的要求，通过各种食材的科学搭配，做到每天至少吃 12 种以上的食物、每周吃 25 种以上的食物，以此来满足我们人体的需要，维护健康的身体。为此，营养学家提出了在日常生活中实施科学搭配的建议：谷薯做伴、谷中有豆、肉中有菇、菜中有叶、汤中有藻和五颜六色。

下面拟就上述建议分别给予介绍，以供大家参考。

1. 谷薯做伴

所谓谷薯做伴，就是要求我们在日常饮食中有意识地把谷类和薯类食物合理地搭配食用，以获得多种营养素。

谷类食物是指稻、麦（小麦、大麦、藜麦、燕麦、荞麦）、谷子（小米、粟子）、高粱、玉米等的总称。谷类食物是中国传统膳食中主食，是人体能量的主要来源。中国人民从长期的实践中得出了"五谷为养""五谷治百病"的结论，可见我们的祖先早就认识到"五谷"作为主食对维护身体健康的重要作用。但是，由于粮食加工技术的进步，使得加工过于精细的大米、白面在加工过程中丢失了大量的维生素、矿物质元素、膳食纤维等。因为在麦粒、米粒、玉米粒的表皮和胚乳中含有丰富的上述营养素，在精细加工中都流失到糠麸之中了。精米、白面的这种"不足"之处，需通过和其他粗杂粮和薯类的合理搭配来弥补。比如在做饭食时有意识适量加上一些小米、燕麦、荞麦、玉米和土豆、山药等营养比较丰富、食疗功效相对比较突出的食材，就可以很好地补上精米、白面的营养不足，使食物营养更丰富、食疗效果更好。下面拟就小米、荞麦、土豆和山药的营养价值分别给予介绍。

（1）小米：禾本植物栽培粟的硕果去壳后产品。小米原产于我国，已有 8 000 多年的栽培历史。"世界万物小米称珍"，这是中华民族传下来的祖训。小米的营养价值非常高，每 100 g 含蛋白质 9.7 g、脂肪 1.7 g、碳水化合物 76.1 g、膳食纤维 1.6 g、维生素 A 17 μg、胡萝卜素 0.12 mg、维生素 B_1 0.33 mg、维生素 B_2 0.1 mg、烟酸（维生素 B_3）1.5 mg、钾 284 mg、钠 4.3 mg、钙 41 mg、镁 107 mg、铁 5.1 mg、锰 0.89 mg、锌 1.89 mg、铜 0.54 mg、磷 229 mg、硒 4.74 μg。小米中的叶黄素和胡萝卜素的含量位居粮食之首位，因此被称为"保健米"。中医认为，小米性凉，味甘、咸；具有益气、补脾、和胃、镇静、安眠等功效。因此，小米是孕妇、产妇、儿童和体弱者的良好食物。在北方小米是产妇的必需食物，可使其虚弱的身体得到调养，体力得到恢复。

（2）荞麦：又称三角麦。荞麦有甜荞麦、苦荞麦两种。甜荞麦我国栽培较多，果实大，品质好。苦荞又称鞑靼荞，果实较小，皮壳厚，略苦。荞麦有独特的营养价值和药用价值。荞麦营养丰富，每 100 g 含蛋白质 9.3 g、脂肪 2.3 g、碳水化合物 66.5 g、膳食纤维 13.3 g、胡萝卜素 2.4 μg 和维生素 B_1 0.28 mg、维生素 B_2 0.16 mg、维生素 B_3 2.2 mg、维生素 E 4.4 mg 及钾 401 mg、钠 4.7 mg、钙 47 mg、镁 288 mg、铁 6.2 mg、锰 2.04 mg、锌 3.62 mg、铜 0.50 mg、磷 297 mg、硒 2.34 μg。现代医学研究结果证明，荞麦中膳食纤维含量高（是大米的 20 多倍）；含有人体必需的多种氨基酸，其中胱氨酸、半胱氨酸含量较高；还含有其他谷物不具有的保健成分芦丁、槲皮素、叶绿素；还含有铬、硒等具有特殊功能的成分。因而荞麦具有调节餐后血糖、杀灭肠道病菌、降血压、降血脂、降胆固醇、抗血栓、抗衰老，以及防治头痛、贫血、青光眼、糖尿病等多种食疗功效；还有较高的放射性防护功能。因此，荞麦当今已成为一种重要的食品资源。

（3）土豆：学名马铃薯，又称地蛋、山药蛋等。营养学家表示，土豆兼具主食、蔬菜、水果的特点。从营养素来说，本就属于主食，传统饮食习惯把土豆当成蔬菜是错误观点，推广为第四主食是一种正确的回归。基于此，2015 年 3 月中华人民共和国农业部（现为中华人民共和国农业农林部）网站发布消息，我国将启动马铃薯主粮化战略。土豆营养价值高，产量大，种植面积广，属于膳食宝塔最底层的谷薯类。在很多国家，它也是历史悠久的主食。比如欧洲的两大主食是小麦和土豆。由于其营养成分齐全，在欧洲被称为第二面包。联合国粮农组织曾把 2008 年定为"国际马铃薯年"，并称在 21 世纪土豆可以挽救被富贵病缠身的人类。因此，国内的营养学家建议把谷薯类作为主食。把土豆作为主食，是健康、美味又环保的选择。

将土豆作为主食有以下三大好处：

第一，土豆兼具粮食、蔬菜的营养特点。从土豆的营养成分来看，土豆兼有粮食和蔬菜的特点。一方面，可以饱腹，作为能量的主要来源：每 100 g 土豆中含有热量 368 千焦耳（KJ）、碳水化合物 17.2 g、蛋白质 1.5～2.3 g，而脂肪含量低仅有 0.3 g。另一方面，土豆含有丰富的钾（342 mg）、钙（8 mg）、磷（40 mg）、铁（0.8 mg）、镁（23 mg）、碘（1.2 mg）、硒（0.78 μg）、膳食纤维（0.7 g）、维生素 A（5 mg）、胡萝卜素（30 mg）、维生素 B_1（0.08 mg）、维生素 B_2（0.04 mg）、烟酸（维生素 B_3）（1.1 mg）、吡哆素（维生素 B_6）（0.18 mg）、叶酸（维生素 B_9）（21 μg）、维生素 C（27 mg）、维生素 E（0.34 mg）。土豆营养素这么全，是其他主食比不上的。

第二，有利于国家粮食安全。现在，我国粮食需求仍然呈增长趋势。受耕地、水资源的约束和种植效益的影响，小麦、水稻等口粮品种继续增产空间小且成本提高、难度加大，需要开辟增产的新途径。目前，我国土豆产量相对较低，依靠科技提高单产的潜力较大，大规模种植土豆能显著提高我国粮食安全水平。

第三，有利于改善膳食结构，促进居民健康。近 30 年来，我国城乡居民的膳食结构发生了很大变化，谷类食物的消费逐渐减少，动物性食物的消费不断增加，出现高脂、高能量的不健康的膳食模式。推广土豆主食化，有利于改善不合理的饮食方式，增加食物多样化，有利于维护居民的身体健康。土豆营养丰富，且营养素易被人体吸收。因此，土豆被营养学家称为"十全十美"的食物，有"地下人参"的美称。土豆中的蛋白质、碳水化合物、铁和维生素的含量均高于小麦、水稻和玉米。土豆中所含的蛋白质营养价值很高，欧美国家的营养学家断言，每餐只要吃全脂奶和土豆，便可满足人体需要的全部营养素。土豆中含有丰富的钾、泛酸，有利于高血压的防控。土豆含有多酚类化合物，具有抗癌、控制血糖等作用。土豆中的淀粉在人体内会缓慢被吸收，不会导致血糖过高，适合糖尿病患者食用。土豆中的膳食纤维，可促进胃肠蠕动，疏通肠道，不仅可预防便秘、痔疮，而且有利减肥。现代医学研究结果证明，土豆（黄色）中的叶黄素，有利于维护眼睛的健康；如果坚持每月吃 2 500～3 000 g 土豆，患脑卒中的风险可降低 40%。土豆对调解消化不良有特效，是胃病和心脏病患者的保健食品。中医认为，土豆性平，味甘，无毒；具有健脾和胃、益气调中、缓急止痛、通利大便等功效。因此，土豆主粮化，不仅增加了食物选择性，改善膳食结构，而且可以预防多种慢性病。

还有资料显示，谷薯做伴，把一部分主食用土豆、山药等薯类替代在营养方面有如下两方面优势：

第一，土豆等薯类是低脂肪、低碳水化合物的食物。薯类的脂肪含量为 0.3%，比面粉还低。淀粉含量，它们一点也不比米饭、馒头高。比如土豆的淀粉含量仅有 20% 左右，比白米饭（25% 以上）还要低，而馒头中的淀粉含量高达 40% 左右，面包就更高。按这样的淀粉含量来说，1千克大米，相当于4千克土豆；1千克煮好的米饭，大约相当于1.5千克熟土豆。但是薯类不为人知的一个强大优势，是它们当主食吃的时候，饱腹作用特别强，有一点"塞人"，很难吃过量。同样吃到饱，吃土豆和吃米饭比，吃土豆得到的淀粉更少。因此，薯类代替一部分主食有利于减肥。

第二，土豆是绝对的高钾低钠食品。其钾的含量是342 mg/100 g，而钠的含量则为2.7 mg/100 g。土豆中钾含量之高，和香蕉相当，更是精白米的10～20倍之多。同时，各种薯类不仅含有粮食中压根没有的维生素C，更含有大米中所不足的B族维生素。比如说土豆中的维生素C含量与番茄相媲美，而且有淀粉的保护，维生素C的烹调损失也比较小。

专家特别指出：已经腐烂或发青的土豆不要吃，以免龙葵素中毒；土豆必须削皮后再食，因为在一般的土豆中在其表皮处也有一定量的龙葵素。

（4）山药：又称薯蓣、白苕、山薯等。薯皮褐色，表面密生须根，肉质洁白，新鲜的断面富有黏性。山药既可作主食，又可作蔬菜。山药营养丰富，食疗功效突出。其主要营养成分（每100 g可食部分含量）：蛋白质1.5 g、热量267.8千焦耳、脂肪0.2 g、碳水化合物14.4 g、膳食纤维0.8 g，还含有多种维生素和矿物质元素。中医认为，山药性平，味甘；入肺、脾、肾经；具有补脾、养肺、固肾、益精等功效。主治脾虚泄泻、食少浮肿、肺虚咳喘、消渴、遗精、带下、尿频等症。山药（怀山药）是"神仙之食"，既可补人之先天之本——肾（主生长、发育、生殖和水液代谢），又可补人之后天之本——脾（气理生化之源）。现代医学研究结果显示，山药的食疗功效主要有以下几方面：

预防心血管疾病。山药含有大量的黏液蛋白，能预防心血管系统的脂肪沉积，保持血管的弹性，防止动脉粥样硬化的发生。还可减少皮下脂肪沉积，避免出现肥胖，有利于降低血压、安稳心神。

健脾益胃，助消化。山药含有淀粉酶、多酚氧化酶等物质，有利于增强脾胃的消化功能，是一味平补脾胃的药食两用之品。不论脾阳亏或胃阴虚，皆可食用。临床上常用来医治脾胃虚弱、食少体倦、泄泻等。同时研究发现，山药（应是铁棍山药）可以激发人的消化系统产生更多的消化酶，从而加强消化功能；山药能促进消化道黏膜细胞的增生，使小肠黏膜厚度增加，并能提高小肠中消化酶的活性，增强其消化功能。

益肺止咳。山药中含有的皂苷、黏液质具有润滑、滋润的作用，因此可益肺气，养肺阴，对治疗肺虚、咳痰、久咳等症有一定作用。冬季干燥、寒冷，对肺部和喉咙的伤害较大。此时，适当多吃一些铁棍山药是大有益处的。

降低血糖。山药中的黏液蛋白可以包裹住肠内的其他物质，使糖分缓慢地被吸收。这一作用可以抑制饭后血糖的升高，从而可以避免胰岛素分泌过多，使血糖得到良好的调控。同时，山药中所含的镁和锌是合成胰岛素不可缺少的矿物质元素，再加上山药中维生素B_1、B_2的协同作用，可以促进血液中葡萄糖的代谢。山药中还含有一种可以消化糖类的酶——淀粉酶，使血液不再积存糖分。由于上述多种因素的协同作用，山药对降低血糖很有帮助。因此，糖尿病患者适当多吃一些山药是大有好处的。

延年益寿。山药中的薯蓣皂，被称为天然的脱氢表雄酮（DHEA，又称青春素），是一种可以由人体的肾上腺皮质分泌的作用神奇的原始激素，俗称"性黄金"。它可以调节人体中的多种激素，尤其是对调节雄激素和雌激素的平衡起到关键作用。它还可以促进皮肤表皮细胞的新陈代谢，改善皮肤的保温功能。另有资料显示，山药可以使机体淋巴细胞增生，增强免疫功能，延缓细胞衰老。因此，就有了"常吃山药延年益寿"的说法。

仅从以上列举的谷类和薯类中具有一定代表性的食物就可以看出，在实施食材科学搭配中，"谷薯做伴"无疑是实现食材多样化，使多种食材之间营养互补，达到营养丰富、膳食平衡的重要举措。

2. 谷中有豆

《中国居民膳食指南（2016）》的"核心推荐"中明确要求："经常吃豆制品，每天相当于吃大豆 25 g 以上。"中医文献对均衡膳食的阐述中有这样一句话："五谷宜为养，失豆则不良。"民间有"每天吃豆三钱（一斤为 10 两，1 两为 10 钱；相当于 15 g 左右），何须服药连年"的谚语。现在，营养学家讲："宁可一日无肉，不可一日无豆。"从以上所述可以清楚地看出，从古至今我们中国人对豆类及其制品在饮食中的重要性都十分重视。谷中有豆，就是讲在膳食中必须把谷类食物和豆类食物合理地搭配起来，彼此各显其长，又彼此取长补短，使膳食的营养更丰富，食疗效果更好。

平时，我们常食用的豆类有大豆、黑豆、绿豆、豌豆、红小豆、豌、扁豆、蚕豆等十多种。这些豆都有各自的独特营养，因此我们平时应该不断变换品种，做到食豆也要多样化。下面拟就大家吃得较多的几种做简要介绍。

（1）大豆：学名黄豆，原产于中国，已有 5 000 多年的栽培历史。黄豆的营养价值很高，仅就其所含蛋白质而言，比瘦肉多 1 倍，比鸡蛋多 2 倍，比牛奶多 1 倍，故被称为"植物肉""绿色的牛奶"。黄豆含蛋白质高达 40%、含优质脂肪 18% ~ 20%，其中不饱和脂肪酸中的亚油酸（人体必需脂肪酸）含量占一半以上。它能降低血清胆固醇的含量，减少胆固醇在血管壁上的沉积，预防动脉硬化和心血管疾病。黄豆中的黄酮类化合物、多种氨基酸、维生素及钙、铁、磷、锌、硒等矿物质元素，都对维护人体健康有益。大豆脂肪中的卵磷脂和所含的维生素 E，对神经系统有保健和抗衰老的作用。大豆中含有的皂角苷等蛋白酶抑制剂、异黄酮及微量元素硒，都有较强的抗癌作用。中医认为，黄豆性温，味甘，无毒；归脾、胃经；具有宽中导滞、健脾利水、解毒消肿等功效。主治脾虚气弱、疳积泻痢、湿痹拘挛、小便不利等症。现代医学研究结果表明，黄豆对防治动脉硬化、肝炎、肾病、妊娠中毒、外伤出血、肿瘤有一定疗效。

在此还应指出的是，大豆中含有一种抗胰蛋白酶因子，能抑制胰蛋白酶的消化作用，但在煮熟后该因子会被破坏。因此大豆及其制品一定要熟后再吃。若在其半生不熟时食用，会引起恶心、呕吐等症状，严重时甚至危及生命。

在讲大豆时，必须要讲其制品。大豆制品，如豆浆、豆腐、腐竹、豆腐乳、豆瓣酱、臭豆腐、豆豉，都有独特的风味和营养价值，即都是有某种特色的食品。

（2）豆浆：黄豆用水泡透磨成的浆。将其加水去渣或不去渣煮沸而成的一种食品。豆浆不仅保留了大豆的营养成分，还含有大豆皂苷、异黄酮、大豆低聚糖等具有显著保健功能的特殊保健因子。常饮豆浆可调节内分泌失调，降低血压、血脂，减轻心血管的负担，增强心脏活力，优化血液循环，保护心血管，并有平补肝肾、增强免疫力、抗癌等多种功效。因此，营养学家称豆浆为"心血管保健液"。《本草纲目》载："豆浆利水下气，制诸热，解诸毒。"中医认为，豆浆性平，味甘，归肺经；具有健脾宽中、补虚润燥、清肺化痰等功效。常饮豆浆，可提高机体免疫力，减少疾病，使人益寿延年。有调查资料显示，在30年以前，湖南西部龙山地区的山民生活比较清苦，但70岁以上的老人却并不少见。当地人的主食为玉米，饮水是山泉，很少有鱼、肉，吃的最普通的食物是"和渣"。"和渣"就是将黄豆用水泡发后于石磨中磨碎，连水带渣放入锅内，与切碎的白萝卜、白菜叶等蔬菜一起煮，再加点盐，然后每人一大碗，又当饭又当菜，且长年如此。这就是当地山民的长寿秘诀。另有调查资料显示，天津人患乳腺癌的比北京少。其主要原因就是天津人早餐就喝豆腐脑或豆浆，再加一点主食；而北京人就没有这个习惯。另有研究资料显示，豆浆还有一个优点，就是所含的糖是寡糖，可100%被吸收；而牛奶中含的乳糖，在亚洲的黄种人中有70%的不吸收乳糖（乳糖不耐受），所以还是喝豆浆好。

（3）豆腐：又称玉豆腐、脂豆腐。将豆浆煮沸后加入石膏或盐卤使之凝结成块，压去一部分水分而制成的豆制品。豆腐分卤水豆腐（北豆腐）、石膏豆腐（南豆腐）两种。北豆腐又称老豆腐，其含水量为85%。其特点是：硬度较大，韧性较强，味微甜略苦（食用前沸水煮1~2分钟苦味即可除去）；蛋白质含量较高，其钙、镁的含量更高一些；有助于降低紧张度和降低血压，对预防心血管疾病有益；还有强健骨骼和牙齿的作用。南豆腐，又称嫩豆腐、软豆腐、绢豆腐等。其含水量约为90%。其特点是：质地细腻，口感嫩滑，富有弹性，味甘而鲜，蛋白质含量在5%以上。其食疗功效与北豆腐基本相同。

豆腐营养丰富，食疗功效比较突出。其含高蛋白质（8.1 g/100 g）、低脂肪（3.7 g/100 g）、碳水化合物3.8 g/100 g、膳食纤维0.4 g/100 g；还含有多种维生素和矿物质元素。中医认为，豆腐性寒，味甘、咸，无毒；归肺、脾、大肠经；具有宽肠益气、调和脾胃、消除胀满、通大肠之浊气、清热散血等功效。李时珍在《本草纲目》中讲："豆腐益气和中，生津润燥，清热解毒，消湿止痢，治赤眼，解硫黄，消酒毒。"孙中山先生也很喜爱豆腐。他说："夫豆腐者，实植物中之肉料也，此物有肉料之功，而无肉料之毒。"现代医学和营养学研究结果表明，豆腐中含有一些独特的营养成分对维护身体健康十分有益。豆腐中含有豆固醇，而不含胆固醇。豆固醇具有抑制人体吸收动物性食物中所含胆固醇的作用，因此有助于预防心血管疾病。豆腐不仅含蛋白质丰富，而且豆腐蛋白属于完全蛋白。其不仅含有人体的 8 种必需氨基酸，而且其比例接近人体需要。豆腐中含有丰富的植物雌激素，对防治骨质疏松有良好的作用，还有抑制乳腺癌、前列腺癌和白血病的功能。豆腐中的甾固醇、豆甾醇，是抑癌的有效成分，更是更年期女性的保护神。豆腐中含有的大豆卵磷脂，有益于神经血管、大脑的生长发育，是儿童、病弱者及老年人的补充营养的佳品。豆腐营养丰富，也是高血压、高脂血症、动脉硬化和冠心病患者的保健食品。

从以上所述可以看出，豆腐的确是一种营养丰富、食疗功效比较突出的食品。若能坚持食用，对维护身体健康是十分有益的。

在此还要指出的是，豆腐，尤其是卤水豆腐往往有一种泔水味，在烹饪时一是先浸泡在淡盐水中（1 小时即可），或在开水煮 1～2 分钟，即可除去泔水味。另外，豆腐若与菠菜同食，应先将菠菜在开水中焯一下（10 秒左右），以除去其所含 90% 左右的草酸，不至于影响食物中钙的吸收。

（4）腐竹：又称腐皮或豆腐皮。腐竹起源于唐代，距今已有一千多年的历史。是中国人很喜爱的一种传统食品，是煮沸豆浆时表面凝固的一层薄膜。可鲜吃，也可晒后备用。腐竹营养丰富，含蛋白质 44.6 g/100 g、脂肪 21.7 g/100 g、碳水化合物 21.3 g/100 g、膳食纤维 1 g/100 g、多种维生素和矿物质元素。中医认为，腐竹性平，味甘；具有清热润肺、止咳化痰、养胃、解毒、止汗等功效。现代医学研究结果显示，因为腐竹浓缩了豆浆中的蛋白质和脂类，营养价值较高，被誉为豆制品中的"营养冠军"。腐竹中近一半成分是大豆蛋白，而且不含胆固醇，是素食者获取优质蛋白的良好途径。与谷类搭配，可以补充谷类中所缺乏的赖氨酸，提高蛋白质的利用率。腐竹中含有近 22% 的脂肪，主要是不饱和脂肪酸，特别是亚油酸（人体的必需脂肪酸）含量很高。亚油酸能与血液中的胆固醇结合，促进胆固醇的转运和代谢，预防动脉粥样硬化。腐竹中富含的大豆磷脂，同样能降低胆固醇、软化血管、健脑、预防心脑血管疾病。腐竹中的维生素 E 含量很高（每 100 g 含 27.8 mg），对增强毛细血管功能、改善微循环、防止动脉粥样硬化和抑制血栓形成都有重要的作用。

在此还要指出的是，患有肾炎、肾功能不全者宜少吃为好。否则，会引起血中非蛋白氮增高，加重病情。糖尿病中毒及痛风患者宜慎食。

（5）豆腐乳：以豆腐干类的"白坯"，混以黄酒、高粱酒和红曲的原料，接种品种合适的霉菌，在合适的条件培养。不久上面就长出了白毛——霉菌们大量繁殖。这些白毛看起来有些可怕，实际上大可不必担心。因为这些菌种对人体没有危害。它们的作用只不过是分解"白坯"中的蛋白质，产生氨基酸和一些 B 族维生素。对长了毛的白坯进行搓毛处理，再经过盐渍，最后就成了腐乳。在腐乳的制作过程中，经过了发酵中霉菌的作用，使蛋白质的消化吸收率更高了，使维生素的含量更丰富了。因此，腐乳的营养更丰富，食疗功效更好。它是我国流传数千年的民间美食，更是被外国人称为"中国奶酪"。现代医学和营养学的研究结果显示，在制作腐乳的过程中，其原料大豆的营养几乎没有任何损失，反而产生了多种对人体有益的醇、酯、有机酸与氨基酸。因此，正确适量食用腐乳会收到如下良好的效果。

■ 降低胆固醇。腐乳中含丰富的苷元型异黄酮，可促进脂肪的分解，降低胆固醇、血压及患心血管病的风险。

■ 预防恶性贫血。因为在发酵过程中，微生物分解了大豆中的植酸，使得大豆中原本吸收率很低的铁、锌等矿物质元素更容易被人体吸收。同时微生物合成了一般植物性食品中没有的维生素 B_{12}。因此，素食的人经常吃些腐乳可以预防恶性贫血。

■ 增加蛋白质的摄入量。国家食品质检中心对北京产腐乳的分析测试结果表明，每 100 g 腐乳中蛋白质的含量为 11 ~ 12 g，可与北京烤鸭媲美；经微生物发酵后，每 100 g 腐乳中水溶性蛋白的含量由原来的 3.607% 增加到 54.38%，碱溶性蛋白质含量由 91.25% 减少到 9.24%（红腐乳）。这使得腐乳极易消化，口味鲜美，其蛋白质的消化吸收率可以达到 92% ~ 96%。研究结果表明，腐乳中蛋白质的含量及消化性能，完全可以和动物性食品相媲美。

■ 预防老年痴呆。在发酵过程中，腐乳会产生丰富的 B 族维生素和氨基酸。经常适量吃些腐乳，有预防老年痴呆的功效。

■ 降血脂且防癌。腐乳表面有一层红色物质，是纯天然的食品添加剂红曲。它是天然的血管"清道夫"，可降低血液中的血脂。腐乳中含有丰富的大豆异黄酮，能有效预防和抑制白血病，具有较强的抗肿瘤效用。尤其是对乳腺癌和前列腺癌的防治效果更显著。

■ 降低血压。国外已经用大豆蛋白化学分解的方法生产出了降压肽的保健品。实验中已发现，腐乳中含有高活性的降血压肽成分。因此，高血压患者经常适量吃些腐乳，对降压很有益。

■ 预防骨质疏松。营养调查结果发现，经常适量吃腐乳的人，骨质疏松症患病率明显降低，尤其是老年人和妇女。

在此还应指出的是，腐乳虽然营养丰富，但它含盐和嘌呤较高。因此，高血压、痛风、肾病患者宜少吃为佳。

（6）豆瓣儿酱：又称豆酱、黄酱、大酱，是以土豆、蚕豆为原料经发酵制成的含有豆瓣儿的酱菜。也是一种风味食品。

（7）臭豆腐：分臭豆腐干和臭豆腐乳两种。其实这是两种不同的食品。其制作方法和味道都差异很大。长沙和绍兴的臭豆腐干相当闻名。臭豆腐乳有名的是北京的"王志和"。臭豆腐按照制作工艺分为发酵和非发酵两种。发酵的是在豆腐的基础上经发酵而成。其臭味主要来源于微生物（如霉菌或者乳酸菌）发酵蛋白质产生的硫化物、吲哚、部分有臭味的氨基酸；而非发酵的臭味则来源于臭卤水。臭卤水主要是以苋菜、芥蓝或其他蔬菜为基础，再加上豆腐干所含的蛋白质，因而造成了一个稳定的乳酸菌发酵环境。

豆腐的各种营养成分在做成臭豆腐之后，几乎没有损失，相反会有所提高，如蛋白质变成更容易吸收的多肽和氨基酸，而且味道更加鲜美。大豆中异黄酮经过发酵变成游离形式，更容易被人体吸收利用，以发挥其作用。臭豆腐不仅营养价值很高，而且还有较好的食疗价值。中医认为，臭豆腐可以和脾胃、消胀痛、下大肠之浊气；常吃可以增强体质、健美肌肤。

在此还要指出的是，臭豆腐含盐量较高，高血压、肾病患者宜少吃，更不要吃油炸臭豆腐。

（8）豆豉：又称纳豆，起源于中国。在唐代由鉴真和尚传入日本。在日本纳豆得到发展，盛行至今，并形成了丰富多彩的"纳豆文化"。在日本民间有"纳豆顿顿有，活到九十九"的口头禅。日本人寿命世界第一，与人们经常食用纳豆有着密切的关系。由于纳豆对于人体的多种保健功效，被誉为"横跨营养科学和医药科学的养生食品"。中医认为，豆豉性平，味咸；归肺、胃经；具有清热解毒、和胃、除燥、透疹之功效。

豆豉分为两大类：加盐的咸豆豉和不加盐的淡豆豉（严格意义上的纳豆）。豆豉不仅含有丰富的蛋白质（16.5 g/100 g）、脂肪（10.0 g/100 g，且主要是不饱和脂肪酸）、碳水化合物（12.1 g/100 g）和膳食纤维（0.7 g/100 g），以及多种维生素、矿物质元素，而且还含有多种大量对人体有益的独特的营养物质，如纳豆激酶、豆豉异黄酮、皂青素、维生素K_2、过氧化物歧化酶、过氧化氢酶、蛋白质酶、淀粉酶、脂酶、生物多糖、皂甙、卵磷脂、吡啶二羧酸等。

纳豆的食疗功效有多种。纳豆激酶是纳豆中的重要活性成分。它具有强效溶血栓作用，使血液畅通，降低血压，但是这种活性成分，在40℃以上时就会失去活性。所以纳豆以常温下食用为宜。纳豆中的卵磷脂、不饱和脂肪酸、维生素E等抗氧化成分，可以抑制血液中低密度脂蛋白胆固醇（LDL）被氧化，可减少动脉硬化的发生。纳豆中的纳豆菌可通过胃液到达肠内，抑制肠道内的有害菌。其产生的吡啶二羧酸，还有杀灭、抑制肠道内有害菌和病毒的作用，能使肠道内的菌群达到有利于健康的动态平衡，从而增强人体的消化功能。最近研究发现，豆豉中钴（一种人体必需的微量金属元素，是维生素B_{12}的核心组成，也是胰岛素的重要成分）的含量是小麦的40倍，对预防冠心病和糖尿病有良好的作用。豆豉中超氧化物歧化酶，抗氧化，可帮助消除多余的自由基，有助于预防动脉硬化。豆豉中的皂苷素，可清洁血管（可清除并排泄黏在血管壁上的血脂质和杂质），防止动脉硬化和心肌梗死，并能抑制癌细胞的生长。豆豉中的维生素K_2，含量是蔬菜中的5~10倍。它有助于钙的吸收，可预防骨质疏松。

在此还应指出的是，纳豆是高营养价值的食物，但它仅是食物，不能代替药物。比如纳豆激酶的确是溶解血栓的良药，其药效是目前众多医院抢救血栓栓塞注射使用的尿激酶的 19 倍，药效持续时间比尿激酶多。但是，它在纳豆中的含量很少，必须坚持常年大量食用，才能达到理想的效果。同时，纳豆并不是什么人都适合食用。由于纳豆含蛋白质和嘌呤较多，加之会激发痛风、加重肾脏负担。因此，痛风和肾病患者不宜多食。

（9）豆腐渣：又称霉豆腐、雪花菜，是制豆腐时，滤去浆汁后剩下的渣滓。豆腐渣是膳食纤维中最好的纤维素，被称"大豆纤维"。豆腐渣营养丰富，每 100 g 含蛋白质 42.5 g、脂肪 12.4 g、碳水化合物 30.3 g、膳食纤维 7.6 g，以及多种维生素和矿物质元素。中医认为，豆腐渣性凉，味甘；具有清热解毒、消炎止血的功效；内服治大便下血，外用治恶疮、无名肿毒等。现代医学研究结果表明，豆腐渣有如下食疗功效：

预防糖尿病。吃含大豆纤维的食物，可控制肠道吸收营养的速度，并减少小肠对葡萄糖的吸收，抑制血糖的过量分泌，减少胰岛素的消耗，故可预防和辅助治疗糖尿病。

预防心脑血管病。大豆纤维可干扰小肠对低密度脂蛋白胆固醇的吸收，降低血液中的胆固醇，从而防止动脉硬化和心脑血管病。

防治高血压。大豆纤维能与钙、铁、锌离子结合，使肠道内的钠离子随大便排出，起到降血压的作用。

防治便秘和痔疮、肠癌。大豆纤维能刺激大肠蠕动，促进排便，同时能改善肠道中菌群结构，抑制肠道吸收有害物质，从而收到预防便秘、痔疮和肠癌的效果。

减肥。豆腐渣具有高食物纤维、高粗蛋白、低脂肪、低热量的特点，吃后饱腹感强，热量又低，故有利于减肥。

从以上所述可见，豆腐渣虽然吃起来口感略差，但是的确是一种营养价值高、食疗功效显著的食物。因此，只吃豆腐，而把豆腐渣丢弃，实在可惜。若自己在家做豆浆最好是连汁带渣一起吃。

（10）黑豆：又称乌豆、黑大豆。黑豆除了拥有大豆共有的营养外，还有其独特的营养物质。黑豆含有蛋白质 26 g/100 g、脂肪 15.9 g/100 g、碳水化合物 33.6 g/100 g、膳食纤维 10.2 g/100 g 和多种维生素、矿物质元素。黑豆营养丰富，食疗功效突出。中医认为，黑豆性平，味甜；归脾、肝、肾经。《本草纲目》中载：豆有五色，各治五脏，唯黑豆性平，可以入肾，经常食用黑色，可百病不生。"黑豆乃肾之谷"。黑色属水，水走肾。所以肾虚的人食用黑豆可以祛风除热，调中下气，解毒利尿，缓解尿频和腰酸症状。有研究资料显示，黑豆有高蛋白、低热量的特性。其蛋白质的含量相当于肉类的 2 倍、鸡蛋的 3 倍、牛奶的 12 倍。黑豆含 18 种氨基酸，特别是人体必需氨基酸 8 种它都有。黑豆中的脂肪 80% 是不饱和脂肪酸，而且主要是油酸和亚油酸（人体必需脂肪酸），其吸收率达到 95% 以上。黑豆中基本不含胆固醇，只含植物固醇，而植物固醇不被人体吸收，又有抑制人体吸收胆固醇、降低血液中胆固醇的作用。黑豆中亚油酸、卵磷脂和食物纤维，也有降低血液中胆固醇的功效。黑豆中还含有一种特殊的营养素——花青素，可以消除人体中多余的自由基，因而具有延缓衰老和预防多种疾病的作用。黑豆中含有丰富的低聚糖、粗纤维和果胶，对滋润皮肤、保持肌肤的年轻态很有益。

（11）绿豆：又称青小豆。绿豆营养丰富，每 100 g 含蛋白质 22.6 g、脂肪 0.8 g、碳水化合物 55.6 g、膳食纤维 6.4 g 和多种维生素、矿物质元素，以及多种具有特别食疗功效的成分。中医认为，绿豆性寒，味甘；归心、胃经；具有消暑益气、清热解毒、清心利尿、润喉止渴、明目降压等功效。可辅助治疗暑热燥渴、疮毒、痈肿、食物中毒等。《本草纲目》中载："绿豆内皮寒，解金石、砒霜（三氧化二砷）、草本一切之毒。"现代营养学和医学研究结果显示：绿豆的蛋白质含量比鸡肉还多；其维生素和矿物质的含量高于猪肉、鸡肉、鸡蛋的 2~4 倍。绿豆对维护人体的多种生理功能都有重要作用。绿豆对预防动脉粥样硬化、减少血液中胆固醇的含量和保护肝脏有显著作用。绿豆中的蛋白质、鞣质和黄酮类化合物，可与有机磷农药和汞、砷、铅等有害物质结合生成沉淀物，使之减少或失去毒性，并不被肠胃吸收而排出体外。因此，绿豆对防治重金属、农药、食物中毒均有一定作用。绿豆的清热解暑功效十分突出。在盛夏季节，天气火热，机体容易失去水分、盐分（矿物质元素）和一些维生素，因而会使体内的电解质失去平衡，此时用绿豆汤来补充是最理想的办法。绿豆的清热解暑功效主要在皮。绿豆皮中含有大量的抗氧化成分，如类黄酮、单宁、皂苷、豆固醇、香豆素、强心苷等。有资料显示，绿色绿豆汤更解暑。在熬绿豆汤时（煮沸后旺火 5 分钟即可）很容易变色，开始熬出来时呈碧绿色，倒出来不一会儿就变成了红色。中国农业大学食品学院的教授说，绿色绿豆汤的解暑效果要好于红色的。那么，怎样才能熬出绿色的绿豆汤呢？教授指出了如下窍门：一是熬汤时盖上锅盖。绿豆皮中含有大量的多酚类物质，它们只要接触到氧气，就非常容易氧化成醌类物质，并继续聚合成颜色更深的物质。二是用纯净水熬绿豆汤。不同水熬的绿豆汤颜色不同。蒸馏水熬的颜色最绿，而且长期不变色。其次分别是纯净水和矿泉水。自来水熬的颜色变化最快。不过，在自来水中略加一点柠檬汁或白醋调整其酸碱度到 pH 值为 6（略酸性）就可以了。

相关链接

中药和绿豆不一定是"冤家"

民间有"吃中药不能吃绿豆，以免解药"的说法。于是，那些正在服中药的人便对绿豆敬而远之了。其实，绿豆本身也是一味中药，有清热解毒、消暑生津、利水消肿的功效。据《本草纲目》记载："绿豆气味甘寒，无毒……解一切药草、牛马、金石诸毒。"意思是说，绿豆能解药中金、石、砒霜、草本诸毒。解的是药物和食物中的毒性，而不是解药。那么，服用中药时到底能不能吃绿豆呢？对这个问题不能一概而论。

患有中暑、咽喉疼痛、哈喇且咳吐黄痰、腮腺炎、口干、口苦、皮肤感染、泌尿系统感染、便秘等热症、实症时，在服中药的同时服用绿豆汤（粥）或绿豆糕等，可起到相辅相成的作用，达到事半功倍的效果。

农药中毒患者在服用中药时服用绿豆汤或用生绿豆粉冲服，可增加疗效。因为绿豆具有解毒功效。绿豆中的绿豆蛋白、鞣质和黄酮类化合物与有机磷农药、汞、砷、铅化合物结合，可以形成沉淀物，使其减少或失去毒性，并不易被胃肠道吸收。

患有慢性胃肠炎、肢体关节冷痛、麻木、活动不便、腹痛、腹泻、痛经等虚证、寒证时，在服用中药治疗的同时应禁食绿豆。否则，不仅会降低中药的药效，而且会加重病情。因为绿豆偏寒，对脾胃虚寒、身体阳虚者无益。

此外，服用中药时能否服用绿豆，还与所服中药的药性有关。服用清热类中药时，与绿豆同服，可起到相辅相成的作用，如黄连、黄芩、黄柏、大叶青、板蓝根、牛黄、金银花、石膏等。服用温经散寒类中药时，同服绿豆，可能降低药效，影响治疗效果，如人参、黄芪、肉桂、附子、丁香、高良姜等温补类药物及桂枝、干姜、细辛等。

（12）豌豆：又称青豆、胡豆等。豌豆营养丰富，有多种食疗功能。每100 g含蛋白质20.3 g、膳食纤维10.4 g、碳水化合物55.4 g、脂肪1.1 g，以及多种维生素、矿物质元素。中医认为，豌豆性平，味甘；归脾、胃、大肠经；具有和中益气、补肾健脾、通乳消胀等功效。现代医学研究结果显示，豌豆中含一般豆类所没有的止权素、赤霉素A20和植物凝集素，因此它有抗菌消炎、增强机体新陈代谢的功能。在豌豆荚和豆苗中富含维生素和一种能分解体内亚硝酸胺的酸。因此，它有抗癌、防癌的功效。豌豆富含维生素A（42 μg/100 g），有保护眼睛健康的作用。另据英国的研究成果，男性平均每周吃400 g豌豆，可降低患前列腺癌的风险。

（13）红小豆：又称红豆、朱小豆，在中草药中称为赤小豆。红小豆是营养丰富、食疗功效突出的一种食物。每100 g含蛋白质20.2 g、脂肪0.6 g、碳水化合物63.4 g、膳食纤维7.7 g，以及多种维生素、矿物质元素。《本草纲目》中有红豆食疗功能的记载："律津液、利小便、消肿、止吐"，能"解酒毒、除寒热肿痛、排脓散血而通乳汁"。李时珍把红豆称作"心之谷"，就是强调红豆的养心功效，它不仅能清心火，还能补心血。红豆的粗纤维丰富，临床上有助于降血脂、降血压、改善心脏功能。同时，它又富含铁（7.4 mg/100 g），能行气补血。红豆中除了含有丰富的钾（860 mg/100 g）之外，其外皮中所含的皂角苷也有很强的利尿作用，能很好地改善因脚气病和肾脏功能衰退而引起的脸部、脚部的浮肿。红豆中含有丰富B族维生素等成分，具有清热利尿、祛湿排毒的功效。红豆还有明显的健脾养胃的功效。

（14）扁豆：又称四季豆、芸豆等。扁豆营养丰富，每100 g含蛋白质25.3 g、脂肪0.4 g、碳水化合物 55.4 g、膳食纤维 6.5 g，以及多种维生素、矿物质元素。中医认为，扁豆性微温，味甘，无毒；归脾、胃经；具有健脾开胃、补肺下气、化湿止吐、生津清暑、调和脏腑、补虚止泻、化湿利水、安胎止带和解醉酒之功效。现代医学研究结果表明：扁豆是难得的高钾（439 mg/100 g），高镁（92 mg/100 g）、低钠（2.3 mg/100 g）食品，尤其适合心脏病、动脉硬化、高血脂、低血钾症和忌盐患者食用。扁豆含有皂苷、尿毒酶和多种球蛋白等独特成分，具有提高人体免疫能力、增强抗病能力、激活淋巴细胞、促进脱氧核糖核酸的合成等功能。扁豆中含有丰富的叶酸。叶酸一方面可以减少同型半胱氨酸的水平，而同型半胱氨酸水平升高与增加并发心血管疾病的风险有关。另一方面，叶酸可以预防孕妇产出初生儿畸形的可能。扁豆中含有胰蛋白酶抑制物和淀粉酶抑制物，因此可以减缓对食物的消化速度，对控制餐后血糖升高有利。

在此还要特别指出是，生扁豆角，特别是经过霜打过的鲜扁豆，含有较多的血球凝集素，应熟吃，不可生吃，以免食物中毒。

（15）蚕豆：又称胡豆、川豆、罗汉豆。蚕豆营养丰富，食疗功效比较突出。每 100 g 含蛋白质 21.6 g、脂肪 1 g、碳水化合物 59.8 g、膳食纤维 1.7 g，以及多种维生素和矿物质元素。中医认为，蚕豆性平，味甘；归脾、胃经；具有补中益气、健脾利湿、止血降压、涩精止带等功效。现代医学研究结果表明，蚕豆的食疗功能主要有以下几点：①蚕豆中含有大脑和神经组织的重要组成成分磷脂和半胆碱（类维生素物质之一，是生物体中神经递质——乙酰胆碱和卵磷脂、神磷脂的组成部分），有健脑、增强记忆的作用。磷脂还是细胞膜、线粒体膜、微粒体膜结构的物质基础。膜的通透性、突触的功能、受体等也都依赖于磷脂。因此，磷脂对人体的营养价值很高。②预防心血管疾病。蚕豆蛋白质丰富，不含胆固醇，且所含粗纤维可降低胆固醇。③嫩蚕豆粥养胃，润肠通便，对防治习惯性便秘有良好效果。

在此还要指出的是，蚕豆中含有易引起过敏的物质。过敏体质的人吃了会产生不同程度的过敏症状，严重的会产生急性溶血症。这就是俗称的"蚕豆病"。这是因体内缺乏一种酶所致，是一种遗传缺陷。因此，这种人不要吃蚕豆。另外，蚕豆不可生吃，也不可多吃，以防胀肚、伤脾胃。

（16）鹰嘴豆：又称桃尔豆、鸡心豆。因为其营养丰富，有"豆中之王"美称。鹰嘴豆富含叶酸、钾、磷、锌、铜和维生素 B_1，还含有一定量的烟酸（维生素 B_3）、泛酸（维生素 B_5）、维生素 B_6、钙和膳食纤维。鹰嘴豆的药用功能广泛，具有润肺、消炎、强骨、养颜、健胃、解毒等作用，特别对糖尿病、心血管病、肾虚、肾亏、补血、补钙等的食疗作用明显。女性常吃鹰嘴豆可使老化细胞顺利地被吸附并排出体外，推迟细胞的老化进程。同时，常吃鹰嘴豆可以让人的心情保持愉悦。

以上简要地介绍了几种常见豆类食品的营养价值及其食疗功能。由此就可以看出豆类中丰富的蛋白质、脂肪（主要是不饱和脂肪酸）、膳食纤维、维生素和矿物质元素，可以和谷物中的营养素起到很好的互补作用，从而使食物的营养更丰富、食疗功效更强。因此，"五谷宜为养，缺豆则不良""宁可一日无肉，不可一日无豆"的说法，是正确的。所以我们在日常的饮食中，一定要采用"谷中有豆"的搭配方法。

3. 菜中有叶

现在可食用的蔬菜有100多种，其中常用的就有80多种。其可食部分包括根、茎、叶、花、果、芽六类。就其所含营养素而言，绿叶菜可谓蔬菜中的"营养王"。在绿叶菜中，不仅含叶绿素、维生素C、β-胡萝卜素和叶酸，而且还含有丰富的钙、镁、钾等矿物质元素和膳食纤维。它能补充人体所必需的多种营养素。它不仅能帮助消除体内多余的自由基，延缓衰老，而且还能预防多种慢性病。因此，我们的祖先早有"食不可无绿"的教诲。绿叶菜历来都是人们餐桌上不可缺少的一道菜肴。现代营养学和医学研究结果发现，绿叶菜中含有镁元素的叶绿素，是它的一大特点。镁是人体必需的常量金属元素。镁在人体中有多种生理功能，比如镁能激活人体内300多种酶，有利于人体中的新陈代谢。叶绿素具有很强的消除感染的能力，尤其是对消除厌氧菌感染效果更好。同时，研究还发现，叶绿素还可增强心脏功能，促进肠道蠕动，刺激红细胞的生成，因而对防治贫血有重要作用。另外，绿叶菜也是维生素C的重要来源，而维生素C可提高机体的免疫力，具有很强的抗氧化作用，因此它对维护身体健康十分有益。另有研究资料显示，吃绿叶菜让大脑年轻。该项研究追踪了960名平均年龄为81岁的老人。测试结果显示，每天至少吃一份绿叶菜的人，记忆和思维技能衰退得比那些从不吃或很少吃绿叶菜的人要慢。每天吃一份绿叶菜有助于预防老年记忆丧失，让大脑保持年轻。吃绿叶蔬菜和不吃绿叶蔬菜的老人之间的差别相当于年轻11岁。因此，在叶菜中应首选绿叶蔬菜。现就绿叶蔬菜营养丰富、食疗功效比较突出的红薯叶和菠菜做简要介绍。

（1）红薯叶：营养丰富，经测试每100 g鲜红薯叶富含蛋白质、脂肪、糖类、钾、铁、磷及胡萝卜素、维生素C，与常见蔬菜比较，矿物质和维生素的含量均属上乘，胡萝卜素含量（6 g/100 g）比胡萝卜高近1.5倍，维生素C含量比柑橘要高出一倍多，其他营养素的含量也名列前茅。因此，亚洲蔬菜研究中心已经将红薯叶列为高营养蔬菜品种，称其为"蔬菜皇后"。另有资料称红薯叶为"绿叶蔬菜之王"。研究结果发现，红薯叶有提高免疫力、止血、降糖、解毒、防治夜盲症等多种保健作用。经常食用有预防便秘、保护视力等作用，还有保持皮肤细腻、美容养颜、延缓衰老等功效。据调查，长寿之乡巴马的老百姓把红薯叶视为"长寿菜"，经常食用。

特别值得指出的是，红薯叶中有丰富的黏液蛋白，它具有增强抗体免疫力的功能，可促进新陈代谢，常食之有一定延缓衰老的作用。红薯叶分两种，一种是红色茎，一种是绿色茎，在口感和品质上，红色的都优于绿色的。红薯叶的吃法很多，可以焯熟后做凉拌菜，可以和其他菜（如肉类）一起炒食，也可以和面粉一起做菜饼等。红薯叶性味甘平，无毒，一般人群均可食用。

（2）菠菜：又称菠棱菜、赤根菜。菠菜营养丰富，每100 g含蛋白质2.4 g、脂肪0.3 g、碳水化合物2.5 g、膳食纤维1.4 g，还含有多种维生素和矿物质元素。菠菜的食疗功效也比较突出。中医认为，菠菜性凉，味甘，无毒；归肠、胃经；具有滋阴补血、敛阳润燥、止血、通利五脏等功效。可辅助治疗高血压、糖尿病、胃肠功能失调、便秘、痔疮等症。《时代》杂志将其列为现代人十大健康食品的第二位。最近，世界卫生组织药物药理学专家研究发现，菠菜中含有丰富的 $\omega-3$ 脂肪酸，其作用与深海鱼油相似。因此，欧美国家将菠菜誉为冬天里的"脑黄金"。菠菜中含有一种类胰岛素样的物质，能促进体内的血糖平衡，是患Ⅱ型糖尿病患者最宜吃的食物。菠菜中含有叶酸（维生素 B_9 ），1941 年从菠菜中首次提取到。叶酸是人体必需的维生素之一，它参与人体的代谢过程，有多种生理功能：①是婴幼儿神经细胞、脑细胞发育的必需物质；②可作为治疗精神分裂症的辅助药物；③有助于提高智力，延缓衰老，降低老年痴呆症的发生概率；④是人体合成 DNA、RNA 的必需物质；⑤有一定的抗癌作用；⑥降低患心脑血管疾病的概率；⑦叶酸与维生素 B_{12} 协同作用可促进红细胞的形成与成熟；⑧可增加男性精子的数量，并提高其质量，降低其染色体异常的概率；⑨是孕妇防止胎儿畸形、促进胎儿大脑神经正常发育的良药；⑩菠菜中含有较丰富的胡萝卜素（520 μg/100 g）、玉米黄素和叶黄素，对维护眼睛健康很有益。菠菜中所含叶酸的量是 347 mg/100 g，在蔬菜中名列前茅。

在此还要指出的是，菠菜中含草酸盐（草酸钙、草酸钾）较多。草酸钙不溶于水和胃液，对人体影响不大。草酸钾是可溶性的，在人体内可与钙离子结合生成不溶于水的草酸钙，沉淀。这一方面影响机体对钙的吸收，另一方面若草酸钙不能及时排出体外，还有可能形成结石。为避免这种情况的发生，在烹饪之前需用开水把菠菜焯一下（7~8 秒即可），可除去 70%~80% 的草酸。

4. 肉中有菇

肉类食物是人体优质蛋白质、脂类、脂溶性维生素、B 族维生素和多种矿物质元素的良好来源，因而是平衡膳食中不可缺少的组成部分。但是，在肉类中同时含有饱和脂肪和胆固醇，摄入过多对身体不利。因此，在日常生活中应将肉类食物和其他食物合理搭配食用，以收到食物营养更丰富、多种食物间相互取长补短的效果。其中把肉类食物和菌类食物合理搭配就是一种不错而又非常重要的举措。坚持做到"肉中有菇"就是要解决这个问题。这里所说的"菇"并非单指菇类，而是泛指食用菌类食物。食用菌是一个大家族。据统计，中国有食用菌 300 多种，其中人工栽培成功的就有 50 多种。常见的食用菌主要有草菇、平菇、金针菇、猴头菇、双孢菇、黑木耳、银耳、牛肝菌等。食用菌的特点就是低脂肪（主要是不饱和脂肪酸），低热量，不含胆固醇，富含膳食纤维及多种维生素、矿物质元素，这些正好弥补了肉类的不足。因此，坚持食材多样化、做到均衡膳食，必须实施"肉中有菇"的举措。由于篇幅所限，仅就平时人们吃的比较多且其营养价值和食疗价值都比较高的香菇、黑木耳和金针菇做简要介绍。

（1）香菇：又称花菇、香菌、冬菇等。香菇是世界第二大食用菌，是中国的特产之一，在民间素有"山珍"之称。由于它香气宜人、营养丰富，位于草菇、平菇、白蘑菇之上，素有"真菌皇后"之誉。香菇味道鲜美，香气宜人，营养丰富，食疗功效突出。每 100 g 含蛋白质 2.2 g、脂肪 0.3 g、碳水化合物 5.2 g、膳食纤维 3.3 g，以及多种维生素、矿物质元素，还含有一些有特殊食疗功能的营养成分。中医认为，香菇性平、味甘；归肝、胃经；具有补肾、健脾胃、益气血、益智安神、美容养颜之功效。还可理气、化痰、解毒、抗肿瘤。主治食欲不振、身体虚弱、小便失禁、大便秘结、体型肥胖、肿瘤疮疡等症。现代医学研究结果表明，香菇有如下食疗功能。①香菇富含 B 族维生素及铁、钾、维生素 D 原（经日晒后转为维生素 D），对促进人体新陈代谢、提高机体适应能力有很大作用。②香菇中含有一种相对分子量为 100 万的抗肿瘤成分——香菇多糖，其能提高辅助性 T 细胞的活力，从而增强人体的免疫功能。目前，香菇多糖中的提取物已用于抗癌治疗。③香菇中含的麦角硫因和谷胱甘肽（一种抗氧化剂，具有一定的解毒和抗癌作用），有抗衰老的作用。④香菇中含的香菇太生、香菇腺嘌呤和腺嘌呤的衍生物，具有降低血清胆固醇的作用，对高血压患者有辅助治疗作用。⑤香菇中含有干扰素诱生剂——双链核糖核酸，具有抗病毒的功能。⑥香菇中含有的脂肪主要是不饱和脂肪酸，还含有较丰富的可以转化为维生素 D 的麦角固醇和甾固醇，可提高机体的免疫能力。⑦香菇中具有丰富的呈味物质香菇精和谷氨酸，所以香味特别，可增进食欲。因此，可以肯定地说，香菇是不可多得的营养与保健食品，有条件的人群应坚持适量（因为它不可能完全代替绿叶蔬菜和鱼肉的营养）多吃一点香菇。

相关链接

吃蘑菇不会重金属中毒

蘑菇是餐桌上经常出现的食物，老少皆宜。但前不久有文章说，蘑菇容易吸附重金属，吃多了会导致重金属中毒。这是真的吗？

蘑菇是可食用大型真菌的俗称，包括平菇、香菇、金针菇、杏鲍菇、鸡腿菇等很多品种。近年来，国内外研究都有报道，蘑菇富集重金属的能力要比其他绿色植物高。这是由于蘑菇会产生一种和重金属结合的蛋白，通过和重金属结合生成无毒的结合物来解毒，从而使自己不怕重金属。蘑菇中的重金属来源于环境中，如果培养介质没有受到污染，自然水体没有因排污造成其中重金属含量过高，蘑菇也就不会含有很多重金属。

现在的蘑菇基本上都是菌棒加营养液培养出来的，一般都是木屑、棉籽壳和玉米秸秆等物质做成菌棒，根本不接触土壤。即使我们接触到并摄入了微量的重金属，人体内的金属硫蛋白和谷胱甘肽也能和重金属离子结合，使它们失去活性，进一步通过消化道排出，起到解毒的作用。由此可见，吃蘑菇导致重金属中毒就是危言耸听了，但是要注意的是民众不要自己去采野生蘑菇，以免中毒。

（2）黑木耳：又称桑耳、木茸等。木耳是中国传统的保健食品，也是一种营养丰富的食用菌。因为它的味道如鸡肉鲜美，故亦名树鸡、木机（古南楚人称鸡为机）。黑木耳是著名的"山珍"，可食，可药，中国老百姓餐桌上久食不厌，有"素中之荤"之美誉，在世界上被称为"中餐中的黑色瑰宝"。黑木耳营养丰富，每 100 g 含蛋白质 10.6 g、脂肪 0.2 g、碳水化合物 65.5 g、膳食纤维 7.0 g 和多种维生素、矿物质元素。黑木耳食疗功效很突出。中医认为，黑木耳性平，味甘；归胃、肝、大肠经；具有补气血、润肺益胃、润燥利肠、舒筋活络、轻身强志等功效。历代医学家对于黑木耳的药效都有详细的记载，如明代李明珍在《本草纲目》中记载："木耳生于朽木之上，性甘平，具有益气不饥，轻身强志，并有治疗痔疮、血痢下血等作用。"现代医学研究结果表明，黑木耳的食疗功效主要有以下几方面。①黑木耳被称为食品中的阿司匹林，因为它含有维生素 K 和丰富的钙、镁等矿物质，具有抗血小板凝聚作用，还能阻止血液中的胆固醇在血管壁上沉积和凝结，缓和冠状动脉粥样硬化，对防治冠心病有特殊作用。②黑木耳中所含的多糖类物质，具有一定的抗肿瘤作用，中国民间有用黑木耳加水煎服来治疗妇女宫颈癌和阴道癌的传统药方。③黑木耳还是天然吸尘器。它含丰富的植物胶原成分，具有较强的吸附作用，常吃黑木耳能帮助身体清理废物。它所含的水溶性物质腺苷，具有抑制血小板凝聚、降低血液中甘油三酯 β- 脂蛋白的作用，从而降低血液黏稠度，预防动脉硬化和血栓的形成。因此，人们形象地说，黑木耳是肠道和血管的"清道夫"。④黑木耳具有化解体内结石的功效。这是因为黑木耳中所含的发酵素和植物碱，能够有效地促进消化道和泌尿道内多种腺体的分泌，并催化体内结石、润滑管道，促进结石排出。另外，黑木耳中所含的多种矿物质元素还能和体内的各种结石产生化学反应，使之发生剥脱、瓦解、不断脱屑缩小，然后经管道排出体外。

在此还要特别指出的是，食用鲜木耳可中毒。因为鲜木耳中含有一种化学物质"卟啉"。人吃了新鲜木耳之后，经日光照射会引起皮肤过敏，产生植物日光性皮炎，使皮肤暴露部分出现红肿、痒痛、皮疹、水泡。相比起来，干木耳更安全了。鲜木耳经过曝晒处理，其中的卟啉被分解掉。再加上食用前使用水浸泡，会使剩余的卟啉溶于水，使木耳最终无毒了。但泡水也不要时间过长，以免其营养素流失。

（3）金针菇：又称金菇、智力菇等。金针菇营养丰富，每 100 g 含蛋白质 2.4 g、脂肪 0.4 g、碳水化合物 6.0 g、膳食纤维 2.7 g 和多种维生素、矿物质元素。中医认为，金针菇性寒，味甘、咸；具有补益肠胃、抗癌等功效；可辅助治疗肝病、胃肠道炎症、溃疡、肿瘤等。现代医学研究结果表明，金针菇含人体必需氨基酸种类较全，其中赖氨酸和精氨酸的含量尤其丰富，而且含锌量也比较多，因此对增强智力尤其是对儿童的身高和智力发育有良好的作用，所以称为"智力菇"。金针菇中含有一种叫朴菇素的物质，可增强机体对癌细胞的防御能力。常吃金针菇可抑制血脂升高，降低胆固醇，预防心脑血管疾病。金针菇对防治肝病、胃肠道溃疡和高血压有益。金针菇是高钾（195 mg/100 g）、低钠（4.3 mg/100 g）食品，对防治高血压很有益。

5. 汤中有藻

汤中有藻，这里所说的"藻"，是指食用藻类。主要包括：海带、紫菜、昆布、石花菜、裙带菜、羊栖菜、石莼、海苔等。藻类营养丰富，风味独特，不仅可以作为食物补充人体所需要的多种营养素，而且还可以作为药物而具有多种食疗价值。其营养成分几乎包括了人体所需要的各种营养素：蛋白质（如多种植物活性物质和 SOD——超氧化物歧化酶）、脂肪（如多种不饱和脂肪酸——EPA，即二十碳五烯酸；DHA，即二十二碳六烯酸和牛磺酸等）、碳水化合物（多种糖类）、矿物质元素（如碘、铁、锌、钙、硒等）、多种维生素和膳食纤维。中国是藻类生产大国。其产地主要在沿海地区。由于篇幅所限，在此仅就紫菜和裙带菜的营养和食疗价值做简要介绍。

（1）紫菜：又称子菜、索菜。紫菜营养丰富，含有蛋白质（28.2 g/100 g；是瘦猪肉的1.5倍；与土豆差不多，是鲜蘑菇的9倍）、多种不饱和脂肪酸（3.9 g/100 g，其中包括 EPA、DHA 和牛磺酸）、维生素（如维生素 A 是牛奶的67倍，维生素 C 是卷心菜的70倍）、矿物质元素、膳食纤维（27.3 g/100 g）、碳水化合物（16.9 g/100 g）和多种植物活性物质。中医认为，紫菜性寒，味甘、咸，无毒；入肺经；具有软坚散结、清热利水、清肺化痰、补胃养心等功效。有"化痰软坚的长寿菜"之称。现代营养学和医学的研究结果表明，紫菜有如下几种食疗价值与生理功能。①蛋白质含量丰富。其中丰富的谷氨酸、丙氨酸和甘氨酸是呈味物质，有独特的鲜美味道；在所含的20种氨基酸中有8种是人体必需氨基酸。另据英国的最新研究结果，其所含的藻胆蛋白具有降血糖、抗肿瘤的应用前景。②所含丰富的维生素不仅是人体必需的营养素，还具有某种特殊的食疗价值。比如胆碱是神经递质（传递神经信号的物质），具有增强记忆力、防止记忆力衰退的作用。维生素 U 是胃溃疡的克星，养胃功能突出。紫菜是低脂肪食物，但在其所含的少量脂肪中，不饱和脂肪酸的比例很高，而且活性脂肪酸 EPA 和 DHA 的含量更多，因而对降低血脂和胆固醇、扩张血管及改善血液循环很有好处；其中的牛磺酸对降低血脂、胆固醇，促进神经发育很有益；其中的藻朊酸有助于清除对人体有害的重金属镉。③所含的矿物质元素都是人体必需的营养素。其中钙（442 mg/100 g）、铁（46.8 mg/100 g）不仅可辅助治疗贫血，而且可促进儿童骨骼、牙齿生长。医学研究结果证明，耳鸣、耳聋与缺少铁元素有关。缺铁会使红细胞变硬，运输氧的能力下降，使耳部营养供应不足，导致听觉细胞受损，使听力下降。紫菜中的碘（18 mg/100 g）可直接作用于甲状腺激素的分泌，不仅可辅助治疗甲状腺肿大，而且还可起到调节基础代谢的作用。紫菜中的锰（4.32 mg/100 g）对缓解因缺猛而引起的皮肤瘙痒很有效，还可缓解妇女更年期综合征。它含的微量元素硒（7.2 μg/100 g）有一定的抗癌作用。另据研究资料显示，紫菜中的钙、镁（105 mg/100 g）都有降血糖的功效。钙能将分泌胰岛素的信息传达给胰岛 β- 细胞，当体内的钙达到一定水平、血糖升高时，胰岛素就会分泌降低血糖，而镁元素可以促进胰岛素分泌，防止胰岛素抵抗。同时，镁和钙共同维护着骨质密度与神经、肌肉的收缩活动。紫菜中含有的芦丁和维生素 C 能增强毛细血管的弹性，改善心血管功能。紫菜是高膳食纤维食材，每100 g 含27.5 g，它有助将有害物质排出体外，有益于肠道健康，预防大肠癌。紫菜中含的甘露醇是一种有效的利尿剂。

　　从以上所述可以看出，紫菜的确是一种营养丰富、食疗功效很突出的食材。所以做汤时放一些大有益处，如西红柿、鸡蛋、紫菜汤和鸡蛋、黄瓜、紫菜汤都是好汤料。

　　（2）裙带菜：又称海芥菜、裙带。裙带菜营养丰富，含有多种人体必需的营养素。不仅具有很好的营养价值，而且食疗功效也相当突出。其含有丰富的蛋白质（11.6%）、碳水化合物（37.8%），还含有脂肪（0.32%，主要是不饱和脂肪酸）及多种维生素、矿物质元素和膳食纤维（30.6%）。其蛋白质含量是海参的 1.5 倍，也高于海带（4.0%）；钙的含量是牛奶的 10 倍；铁的含量是菠菜的 21 倍；锌的含量是牛肉的 3 倍；还含微量元素硒及维生素 A、B 族维生素、维生素 C 和胡萝卜素（干品中 3.3 g/100 g，是菠菜的 3 倍）等。其食疗价值主要有以下三方面：①是补充钙、铁、锌的好食材；②所含的碘可以防治甲状腺肿大（俗称大脖子病），即甲状腺功能亢进；③所含的硒和维生素 A、胡萝卜素（在人体内有 1/3 可以转化成维生素 A）都有一定的抗癌作用，而维生素 A 和胡萝卜素对维护眼睛健康也很有益。

6. 食材要五颜六色

　　饮食要五颜六色、五彩缤纷，即"彩虹饮食法"。这是做到食材多样、均衡膳食的一个重要举措。中国传统医学有"五色养五脏"（心、肝、脾、肺、肾）的说法。《黄帝内经·素问·金匮真言论》中指出："青色入通于肝，赤色入通于心，黄色入通于脾，白色入通于肺，黑色入通于肾。"就是说，赤色的养心，青色的养肝，黄色的养脾，白色的养肺，黑色的养肾。因此，为了养身体，就要有意识地坚持"彩虹食谱"，即各种颜色的食材都要吃。食物呈现的丰富色彩，不仅给人视觉上的享受，刺激食欲，而且更重要的是可以提供不同的营养素。食材的颜色不同，是因为其本身所含的化学成分不同。色彩的差异是食材内含不同成分的外在表现，而核心是它所含的营养素不同，因而其营养价值也不同。我们平常所食用的食材都在这五种颜色之中。现在拟就这五种颜色食材的营养价值和食疗作用分别做简要介绍。

（1）赤色（即红色）食材：如红薯、红豆、红枣、胡萝卜、番茄、枸杞、山楂、鸡血、鸭血、动物肝脏、红肉（牛肉、羊肉与猪瘦肉）等。这些食材可分为两大类：一类是植物性的，如蔬菜、水果和杂豆；一类是动物性的，如牛、羊肉、猪瘦肉及其内脏等。

一般来说，红色食材都富含铁质，还有充足的蛋白质、维生素、矿物质元素、植物活性物质，具有提高机体免疫力、抗氧化、抗微生物等作用，有益于维护身体健康。比如红色蔬菜有西红柿、胡萝卜、红辣椒等。西红柿是红色蔬菜的典型代表。由中国、法国、印度等国开展的现代医学研究结果证实，由于西红柿中含有丰富的番茄红素、谷胱甘肽、菌脂色素、类黄酮等多种营养素，使之具有较强的抗氧化作用，有助于消除体内过多的自由基，提高机体的免疫能力，对预防心脑血管疾病及癌症有积极作用。又如红色的肉类食物中除了含有优质蛋白质等营养素之外，有一个共同的特点就是含有丰富的易被人体吸收的血红素铁，这对提高人体的造血功能很有益。再如红辣椒除了含有丰富的胡萝卜素、维生素 A 之外，还含有一种"辣椒素"，它有比较强的降低血脂的功能，对预防心脑血管疾病很有益。在此还要讲讲具有较好营养和食疗价值的两种红色食材——赤小豆和中国红米。

赤小豆，又称红小豆、朱小豆、红豆。红小豆是高蛋白、低脂肪、高营养的优质豆类食材之一，被李时珍称为"心之谷"。中医认为，红小豆性微寒，味甘、酸；归心、肠、脾经；具有利水除湿、退黄消肿等功效。现代医学研究结果显示，红小豆煎剂对黄色葡萄球菌、痢疾杆菌有较强的抑制作用，还可以用于心源性水肿、肾性水肿、肝硬化腹水等症的辅助治疗。

中国红米，特指产于中国江西省井冈山的红米，其米色粉红，米粒特长，呈糯性。它含有各种微量元素，可直接食用（井冈山的红米饭最有名），也可造酒。用红米发酵后酿成的酒，呈现出与红葡萄酒一样的红色。国外科学家研究发现，红米食品对治疗心脏病有利。科学家在 4 870 名有 5 年以上心脏病史的患者身上进行了临床试验，随机抽取其中的一些患者，在他们每天的食物中加入 600 mg 发酵红米提取物，其他人则服用安慰剂。5 年后，科学家跟踪调查发现，服用红米发酵提取物的患者，其冠心病发病率降低了 45%，心血管病和其他心脏疾病的发病概率也是服用安慰剂者的 1/3；需要做心脏搭桥手术的概率降低了 1/3。

（2）青（绿）色食材：主要是绿色蔬菜。它们富含维生素、胡萝卜素、铁、钼、硒等微量矿物质元素和膳食纤维，而它们最大的特点就是富含叶绿素和多种植物活性物质。叶绿素是一种含镁的金属有机化合物。它是人体必需的一种营养素，在人体中有多种生理功能。其中之一就是可以刺激骨髓中红细胞的生成，从而促进造血功能。还应特别指出的是，叶绿素是人体中镁的主要来源。镁是人体必需的常量金属元素。镁在人体中有多种生理功能。镁在细胞和体液中主要以离子形式存在。镁离子参与人体内所有的能量代谢，可激活和催化 300 多个酶系统，包括葡萄糖的利用、脂肪、蛋白质和核酸的合成、三磷腺苷的代谢等。可预防心律失常和心力衰竭、脑卒中等症。绿色植物中的一个典型代表就是螺旋藻，于 1962 年发现。它具有降血脂、降血压、预防脑血管疾病等功效，可阻止病毒的复制，有利于肝细胞的修复，维持肝功能。还有助于胃黏膜的修复，利于胃炎、胃溃疡的治疗。由于绿色食材有多种营养及食疗价值，平时应坚持适当多吃一些绿色食材，继承和发挥中华传统文化中"食不可无绿"的理念。

（3）黄色食材：这类食材富含胡萝卜素、叶黄素、B 族维生素、钙、镁、膳食纤维等多种营养素。这类食材主要有：玉米、小米、南瓜、胡萝卜、黄豆、橘子、橙子、木瓜等。它们具有降低胆固醇、保护视力、有助于调节消化系统的功能，还具有维护脾脏、胰脏功能，减少皮肤色斑等多种功能。大豆的营养和食疗价值前面已经讲过了，在此不再赘述。如黄玉米富含玉米黄素（质）、叶黄素、膳食纤维（包括纤维素、半纤维素、果胶和木质素）等多种营养素。玉米黄素和叶黄素对保护眼底黄斑，使之免受蓝光（电子产品都发出蓝光）的损害；所含的膳食纤维在维护消化系统健康方面起着重要作用，也可以辅助预防心血管疾病、恶性肿瘤、糖尿病，以及其他疾病。又如小米，又称粟米，是我国著称的"五谷"之一。它的营养价值非常高，含有蛋白质（9.7 g/100 g）、碳水化合物（76.1 g/100 g）、脂肪（11.7 g/100 g）、膳食纤维（1.6 g/100 g）及维生素 B_1、维生素 B_2 和胡萝卜素、维生素 E，还含有多种矿物质元素。小米中叶黄素和胡萝卜素的含量居所有粮食之首位。因此，小米被称为"保健米"。小米容易消化，其营养素易被人体吸收。因而更适合肠胃功能较弱又需要补充营养的人群食用。

（4）白色食材：这类食物很多，主要包括禽肉、鱼肉、大米、白面、山药、莲子、白菜、白萝卜、豆腐、梨、大蒜、百合、杏仁、银耳、牛奶、竹笋等。这类食物营养十分丰富，不仅含有蛋白质、脂肪、碳水化合物、膳食纤维、矿物质元素和维生素，还含有很多有特殊营养价值和食疗功效的营养成分。比如白萝卜富含淀粉酶，可助消化；含有干扰素诱生剂，可刺激人体免疫系统分泌具有抗癌作用的干扰素。又如大蒜，含有蒜氨酸、蒜酶（二者在体内相遇会发生化学反应产生大蒜辣素——一种具有极强杀菌功能的物质，不仅可杀灭多种病菌、原虫和滴虫，而且还可杀灭螺旋杆菌，阻止胃内亚硝酸与二级胺生成致癌的亚硝胺，从而降低胃癌的发生率）。再如杏仁，分甜杏仁和苦杏仁两种。甜杏仁滋润补肺的效果更强。《本草纲目》中列举了杏仁的三大功效："润肺、消积食、消滞气。"现代医学研究结果表明，杏仁有独特的润肺、止咳、止喘的功效，对干咳、无痰、肺虚久咳等症有较好的缓解作用。俗话说："萝卜杏仁干姜梨，治咳有效不求医。"杏仁的吃法很多。比如把杏仁、银耳、梨熬成粥喝，润肺平喘的效果更能加倍。再如百合，性甘微苦，具有养肺阴、润肺燥、清心安神之功效。百合的最佳食用方式是熬粥。专家表示，鲜百合有养心安神、润肺止咳的功效。鲜莲子则性平，味甘，可以清热、补脾止泻、益肾固精。银耳具有润肺养阴、健脾生津，还有强壮身体、延年益寿、滋润肠胃、美容养颜等保健功能。晚餐在吃主食之后，吃一碗鲜莲子百合银耳羹，清清淡淡，润燥安神。

（5）黑色食材：包括黑米、黑豆、黑木耳、黑芝麻、海带、香菇、黑枣等。营养专家告诉我们，黑色食物具有营养丰富且易被人体吸收的特点。它们含有丰富的蛋白质、碳水化合物、膳食纤维、多种维生素和矿物质元素，还含有对人体有特殊调节功能的植物活性物质。中医理论认为，药食同源，黑色食品补肾。"肾为人之先天之本"可见黑色食品的特殊功效了。比如黑豆，中医认为，"黑豆乃肾之豆"。黑豆性平，味甘；归脾、肝、肾经。《本草纲目》中载：豆有五色，各治五脏，唯黑豆性平，可以入肾。经常食用黑豆，可百病不生。特别是肾虚的人常食黑豆，可以祛风除湿、调中下气、解毒利尿，可有效缓解尿频、腰酸、女性白带异常及下腹阴凉等。黑豆含蛋白质（26 g/100 g），其含量是肉类的2倍、鸡蛋的3倍、牛奶的12倍；含有18种氨基酸，其中人体必需氨基酸的8种它都有。黑豆含有脂肪（15.9 g/100 g）但80%为不饱和脂肪酸，吸收率高到95%以上。其脂肪除能满足人体需要之外，还有降低血液中胆固醇的作用。黑豆基本不含胆固醇，只含植物固醇，而植物固醇不被人体吸收，又有抑制人体对胆固醇的吸收、降低胆固醇的功效。又如黑芝麻，其营养价值略高于白芝麻。中医认为，黑芝麻性平，味甘；具有滋养肝肾、养血润燥的功效。它含有丰富的脂肪和维生素E，能滋润皮肤，补血通便，是养颜驻颜的营养佳品，它还有卵磷脂（参与脂肪代谢，防止胆固醇在血管壁上沉积，因而可防止动脉硬化，防止脂肪肝形成，对预防高血压、心脏病有益）、胆碱（类维生素物质之一，是生物体组织中乙酰胆碱、卵磷脂和神经递质的组成部分，可用于治疗脂肪肝和肝硬化）和肌糖等。此外，黑芝麻还具有益脑填髓的功效，对于一些因肝肾不足所致头晕目眩及记忆力衰退的人来说，极有益处。

（6）紫色食材：包括紫菜、紫茄子、紫甘蓝、紫薯、紫葡萄等。这类食物除含有其他食物所含的脂肪、蛋白质、碳水化合物及多种维生素和矿物质元素之外，还含有一些具有特殊营养及食疗价值的成分，如花青素、芦丁、葡萄多酚等。现就其中的茄子和葡萄的营养与食疗价值做简要介绍。

茄子，又称昆仑瓜，俗称落苏。茄子分紫、绿与白色多种。市场上多见紫色的茄子。茄子营养丰富，每100 g含蛋白质1.1 g、脂肪0.2 g、碳水化合物3.6 g、膳食纤维1.6 g，以及多种维生素、矿物质元素。中医认为，茄子性凉，味甘；归胃、肠经；具有清热解暑等功效。茄子有其他食物望尘莫及的就是其皮中含有丰富的维生素E（1.13 mg/100 g）和烟酸（0.6 mg/100 g）、维生素P。维生素P，即芦丁，是人体必需的营养素之一，在人体内有如下多种生理功能。①可增强毛细血管壁的韧性、致密性，能降低其脆性和通透性，改善其正常功能，以及扩张血管，加快血流速度。同时，它有减少红细胞和血小板凝聚的作用，降低血液黏稠度，改善血液循环，减小血栓形成的概率。因此，在临床它可作为药物辅助治疗高血压、动脉硬化，并防治脑溢血、视网膜出血和出血性紫癜等症。②和维生素 C 有协同作用。它不仅能防止维生素 C 因被氧化而破坏，而且可增强维生素 C 的药效。因此，医学家建议，在服用维生素 C 时，以维生素 C：维生素 P = 5：1 的比例同时服用维生素 P，以发挥二者的协同作用。③可增强毛细血管壁细胞的修复功能，促进其新陈代谢。④具有抗氧化性能，可消除体内多余的自由基，因而具有一定的抗癌功能。⑤可改善脂质代谢，降低血液中的胆固醇，从而起到预防高血脂、高血压、脂肪肝的作用。⑥可增强机体传染性疾病的抵抗力。

在此应需要说明两点，一是紫茄子中还含有一定量的花青素，二是其中的维生素 P 主要存在于其皮肉结合部位。因此，在食用紫茄子时，千万别削皮。

紫葡萄，又称提子、蒲桃等，品种很多，仅中国就有 500 多个。葡萄有紫色和绿色两大类。其营养丰富，每 100 g 含蛋白质 0.5 g、脂肪 0.3 g、碳水化合物 15 ~ 30 g、膳食纤维 1.6 g，以及多种维生素、矿物质元素。其中碳水化合物以葡萄糖为主，可被人体直接吸收利用。因此，被营养学家称为"植物奶"。中医认为，葡萄性平，味甘；具有滋肝肾、生津液、强筋骨、补益气血、通利小便等功效。现代营养学和医学研究结果显示，它含有多种人体必需的氨基酸，常食之对神经衰弱、疲劳过度有益。它还含有一种具有抗癌功能的物质——白藜芦醇，可以防止健康细胞癌变、阻止癌细胞扩散。另据法国的一项研究发现，葡萄比阿司匹林能更好地阻止血栓形成，并能降低人体血清胆固醇水平，降低血小板的凝聚力，对预防心脑血管疾病有积极作用。紫葡萄中还含有一定量的维生素 P 和花青素。

花青素，又称花色素、花色苷，是一种水溶性的植物色素。花青素不仅存在于花中，而且还含在根（胡萝卜）、叶（紫菜）、果皮（葡萄、茄子）和种皮（黑豆）等部分中。花青素是一种生理功能很强的植物活性物质。在人体中有如下多种生理功能。①是一种效能很强的抗氧化剂，是目前科学界发现的防治疾病、维护人类健康的最有效、最安全的自由基清除剂。其清除自由基的能力是维生素 C 的 20 倍、维生素 E 的 50 倍。花青素分子比较小，可以穿过心脑屏障清除自由基而保护大脑细胞。还能防止血管硬化，因而可以防止心脑血管疾病发作和因血液凝块而引起脑卒中。②有助于预防眼病。它可有效预防眼底动脉硬化，增强眼部微循环；有利于过滤蓝光而保护眼睛的视紫质快速再生；增强红细胞的变形能力，使之更容易通过毛细血管，从而增强了眼部的营养代谢。这样，不仅可以改善视力，缓解眼睛疲劳，而且可以延缓眼睛的老化。③可以降低心血管疾病的发生概率。可降低血液中低密度脂蛋白胆固醇的含量，改善血管的弹性，缓解静脉曲张的症状，并能阻止因肾脏释放出的血管紧张素转化酶而造成血压升高。④可以阻止组胺的异常分泌，改善过敏性体质。⑤可提高人体的免疫力。

没有垃圾食品，只有垃圾搭配

1."关于十大垃圾食品"的来历

2003年，一家报纸，一份号称是世界卫生组织（WHO）发布的十大垃圾食品名单（油炸、烧烤、方便面、罐头、冷冻甜点、加工肉类、碳酸饮料、腌制食品、奶油制品、蜜饯类共十种），开始蹿红并被网民疯传。2013年该报更是为这个说法找到了确切的"出处"。该名单是在世界卫生组织第113届会议上公布的，但是，经有心人一搜索才知道，世界卫生组织第113届会议是2004年召开的。由此可见，上述消息不知道从何而来！

2. 世界卫生组织从未发布过"十大垃圾食品"名单

2018年初，世界卫生组织食品安全部主任彼得·本·恩巴瑞克通过视频对消费者关注度极高的"垃圾食品"做出了澄清。他强调，关于"垃圾食品"的流言是不真实的，WHO从未发布过名为"十大垃圾食品"的名单。

恩巴瑞克表示，别把所有加工食品或者快餐当作"垃圾食品"，一些提供了营养及方便的加工食品也是现代平衡膳食的一部分。现在，世界正承受着营养缺乏和营养过剩的双重负担，超过8亿人长期处于饥饿状态，而营养过剩也在影响世界的各个角落，有些国家超过70%的成年人存在肥胖或者超重问题。

"垃圾食品"并不是WHO一个明确的术语，但常常被用于形容那些高糖、高脂肪，以及高盐、低营养成分的加工食品。恩巴瑞克认为，在现代城市环境中，人们很少有时间准备食物，人们越来越多地在家庭以外用餐。非常甜的加工食品和饮料是不健康的，也是不需要的。逐渐减少糖的含量是可取的，这也可以通过国家有关部门与食品监管机构、食品产业界之间的合作来实现。但它必须以一种协调的方式进行，同样的道理也适用于其他含有较高盐分的食物。

3. 没有垃圾食品，只有垃圾吃法

南京解放军总医院营养科主任郑锦锋表示，其实营养界并无"垃圾食品"的说法，只能说是不健康的生活方式或者"垃圾吃法"。食品营养学最基本的铁律就是食物没有好坏之分，不多不少需要平衡就叫好，没有最好的食物，也没有最坏的食物。比如维生素吃多了会中毒，缺少了会生病；过多或过少食用食盐，同样也会影响健康。人们的饮食要量出而入，达到一个平衡状态，比如汉堡，不是能吃和不能吃的问题，而是吃多少的问题。例如脂肪含量高的食物，对肥胖者而言是多余的，反过来消瘦的人则必须摄入高热量的食物。粗暴地把方便面、炸鸡等食物称为"垃圾食品"并不科学，因为这些食物并非一无是处。"垃圾食品"只是提供超出了人体需要的营养素，让营养素变成多余成分的食物。当你无法抗拒美食，吃完一个汉堡后，还想着吃点蘸酱薯条，外加一个甜筒冰激凌，那么这种组合，营养素比

例就不合理了，导致摄入的热量过多。在中国家长眼里，洋快餐等同于"垃圾食品"，因其热量高、维生素等营养元素少。其实，在中餐中有不少"硬菜"为了追求口味，高油、高盐，这些菜含有的热量比洋快餐高得多。据权威部门测定，北京烤鸭、羊肉串这些食品，它们的能量和脂肪含量甚至是汉堡的两倍，而大家喜欢吃的水煮鱼的热量一点也不比洋快餐低。

总之，"垃圾食品"不是一个科学的定义。食品科学一直都在讲的是：没有垃圾食品，只有垃圾搭配，即垃圾吃法。反过来，也没有所谓的健康食品名单。因为，把普通食品划分为三六九等是非常不科学的。比如，如果搭配得好，炸鸡腿给你提供的就是充足的蛋白质、脂肪、碳水化合物等，让你能量满满，精神十足；但是如果你搭配不好，它也能让你脂肪堆积、血管堵塞，萎靡不振。这个道理适用于所有的食物，包括总被称为"没营养"的零食。要记住，没有哪个食物是垃圾的，只有你自己的膳食结构可能是垃圾的。想有健康的膳食结构，就要记得多样和均衡地摄入食物，这就要求我们要多了解各种食物的营养特点，尽量做到食物多样化，每种食物都吃一些，每种食物都不多吃。

相关链接二

食物相克论纯属忽悠——三板斧砍向食物相克记

没有理论解释，没有实验证据，没有临床实验积累，这个东西是不存在，不真实，不可靠的——老百姓口口相传，某些媒体推波助澜的"食物相克"，在专家眼里，就是这么的不靠谱！在2011年8月，中国营养学会、北京中医药大学、北京青年报社联合主办的"食品安全与食物相克专家研讨会"在北京举行。会上专家就食物相克问题充分发表了意见，专家一致认为，食物相克论纯属忽悠，并以三板斧砍向食物相克论。

第一板斧，食物相克之专家体验：没事！

中国营养学会名誉理事长葛可佑：我从小就听老辈说，有些东西是不能吃的，山东人吃大葱蘸大酱是我们习惯吃法，老人却说大葱不能蘸蜂蜜，吃了会死人。那个时候心里就怀疑，还有茶叶煮鸡蛋我从小就吃，怎么就不能吃了，很奇怪。

北京中医药大学党委副书记、温病学博士谷晓红：我是长在大海边，从小吃螃蟹长大的，螃蟹和柿子在中医角度属于食物的相反，因为螃蟹是寒性的，柿子也是寒性的，两个寒性的东西放在一起，正好赶上虚寒体质的人，就雪上加霜，导致腹泻，但这不叫食物相克。所以中国人智慧的体现，是吃螃蟹一定要吃姜汁，姜是温性的，帮助抵消螃蟹带来的虚寒之不良作用。

中国营养学会秘书长贾健斌：猪蹄炖黄豆，湖北餐馆就有这个菜，我也经常吃，但吃完没有什么特别的反应。不知各位是不是也吃过，反正从营养角度，包括自己的实践，我觉得没有问题。说是黄豆中的植酸与猪蹄的矿物质发生化学反应，干扰人体吸收。其实，这个食物营养素非常多，进入人体以后混在一起，你不能保证一点问题都没有，但是不会有什么大问题。

第二板斧，食物相克之实验数据：不实！

江湖传言之一：1939年南京出现一种流行病，人们相信这是食物相克造成的。说香蕉和芋头不能一起吃，吃了就有问题。

实验研究：南京大学生化系教授郑集搜集了184对传闻"相克"的食物，挑出14对人们常吃的，用白鼠、猴子、狗做实验。又选出7对人们常吃的食物，自己和两位同事一起吃了两天，结果什么事情也没有发生。他这个内容附在他写的《营养学》一书上，他做的相克食物实验包括：大葱和蜂蜜、红薯和香蕉、绿豆和狗肉、松花蛋和糖、花生和黄瓜、青豆和饴糖、海带和猪血、柿子和螃蟹等。

江湖传言二：2003—2008年五年，关于食物相克的书出了61本。1994—2008年的文献资料共159篇关于食物相克的文章，5/6是说食物相克的。

实验研究：中国营养学会从2009年开始和兰州与哈尔滨的高校进行研究，在兰州地区选择了100位健康人员，选了一些大家经常吃的，包括猪肉加百合、鸡肉加芝麻、牛肉加土豆等，先给动物吃没有什么反应后再给人吃，吃了一个星期没有出现所谓的中毒、肠胃功能紊乱、消化不良、腹泻等。哈尔滨医科大学请试食者吃猪肝炒青椒、菠菜拌黄豆、海带拌水果、茶叶煮鸡蛋等，也没有发生中毒和严重不适感。

第三板斧，食物相克之追根溯源：无稽！

营养学：食物相克源于历史局限。

认知局限，历史上人们的经验要记录下来流传给后人。有人吃了大葱蘸蜂蜜，肚子鼓起来了，疼得不能忍受。当时医生没有外科知识，也没有感染知识。从症状上找原因时，找来找去觉得吃的不合适了，大葱蘸蜂蜜"相克"的说法就流传下来。其实如果按照现在的医学知识，这个症状应该就是急性阑尾炎，跟大葱蘸蜂蜜没有关系。

食物污染，过去不知道食物污染，老百姓说，你看吃了黄瓜炒鸡蛋拉肚子了，这两个不能一起吃，其实可能是黄瓜被污染了。

过敏体质，很多人吃海产品身上会痒、肿、过敏。这是一种特殊体质，碰巧了这种例子也记录下来，就变成虾和水果一起吃会中毒。其实，这只是针对这个人的说法，即吃海鲜过敏。

中医学：食物相克不是中医说法。中医学有"食物相反"，也有食物禁忌。

"相反"主要指两种药物同时使用产生一些不良反应。中医当中所有食品都分其性，寒热温凉。这种性的叠加，作用于人体可能会发生一些副作用。

禁忌主要是由于食材不新鲜导致的，或与每个人个体不相合，另外就是与疾病有关。比如得了热病，再吃羊肉，加上榴梿、桂圆，那肯定对疾病治疗是有反作用的；吃的时机不对也属禁忌问题，两顿饭没吃，见到柿子就空腹吃，那对胃就有很大的伤害。

食物相克从语义上讲不通，"克"有攻克、消灭对方的意思。相克是两个人或事物之间的关系，一般不针对第三者。从汉唐到明清有六十多本中医书籍都没有谈到相克的记载。通常我们说，吃了饭不舒服，或得病之类的，恐怕还跟个体相关，即使有不良反应也不能叫相克。

传播学：微博加剧了"食物相克"说法的传播。

食物相克说卷土重来有一些特点，过去只是出书，现在微博上、个人网站上，时不时就有相关内容，而且改头换面，用点现代语言，更声嘶力竭了，内容却是换汤不换药。数量也增加了，过去三五百条就不错了，现在动不动就一千条。

这些出书的单位都是非医药专业、非营养专业。条目随便，内容粗糙，说理不足，却借用一些"科学语言"，什么草酸、乳酸、鞣酸或维生素C，只要碰上钙就不吸收。当然你兑到玻璃管里就沉淀了，但别忘了人是人，试管是试管，人这个机器现在医学家也没有了解太清楚，消化道有六米长，人体内缓冲体系也有很多，不是吃点酸就变酸，吃点碱就变碱了。

还有一个最可怕的就是中毒论。有一本书首篇就写了中毒死亡篇。西瓜和羊肉吃了死，鸡肉和芝麻吃了死，还有鸡肉和菊花、柿子和鹅肉……说一点中医药性，五脏六腑来绕你，再加一点西医，读者看了就蒙，结果宁可信其有。

这些书有本草书、方剂书、综合医书、养生书，且私人著作多、官方著作少，提到的相反食物有五个特点。

第一是外来物种比较多，香菜、胡桃、莴笋、菠菜、番茄、番薯……外来物种传到中原，人们对它的食性有一个了解的过程；第二是肉食和水产品比较多，比如牛肉和猪肉、鲤鱼和狗肉、驴肉和猪肉，首先这样的吃法现在都很少，另外古代没有冰箱，就会有细菌的问题；第三是生食食品；第四是发酵食品，如果腌制过程中的温度、时间不对的话，就会出问题；第五是食用菌，有可能会有毒性。

相关链接三

"相克"食物科学剖析

1. 茶叶煮鸡蛋

"相克"理由：茶叶中的酸性物质能与鸡蛋中的铁结合，进而对胃黏膜产生刺激，而且不利于鸡蛋中铁的吸收。

科学剖析：这种说法是对营养学一知半解的表现。虽然茶叶中的单宁类物质可与铁等矿物质及蛋白质结合，在一定程度上会阻碍矿物质元素和蛋白质的吸收，但吃茶叶蛋不会造成人体对矿物质的吸收减少。因为鸡蛋本身就不是适合补铁的食物。鸡蛋中铁的吸收率只有3%，因为蛋黄中的高磷蛋白妨碍了铁的吸收，与茶叶无关。

2. 土豆和牛肉

"相克"理由：它们在被消化时所需的胃酸浓度不同，因此会延长食物在胃里的滞留时间，导致肠胃功能紊乱。

科学剖析：人体对不同食物的消化、吸收确实有快有慢，但这并不等于说只有将进食的食物同时消化吸收才有利于保护肠胃功能。实际上，牛肉营养丰富，其缺陷是肉质粗糙，口感较差，比较难以消化，而土豆含有丰富的维生素和淀粉，不但能使味道变好，而且还能弥补牛肉难以消化的不足。

3. 红萝卜和白萝卜

"相克"理由：白萝卜中的维生素C含量很高，但红萝卜中含有一种能大大破坏维生素C的酶。

科学剖析：其实大多数食物中都含有各种各样的酶。它们是发生生物化学反应的催化剂。但是酶非常怕热，在烹调加热过程中很容易被破坏。所以，说红萝卜中的酶会破坏白萝卜中的维生素C，是没有道理的。

4. 黄豆和猪蹄

"相克"理由：黄豆中的纤维含有醛糖酸残基，这种物质能与猪蹄中的矿物质生成螯合物，干扰或降低人对矿物质的吸收。

科学剖析：猪蹄以胶原蛋白为主，所含的矿物质并不多。黄豆和猪蹄搭配的主要目的不在于补充矿物质，而是提高孕妇的激素水平，促进乳腺发育和乳汁分泌。

5. 狗肉和大蒜

"相克"理由：狗肉和大蒜同食可引起中毒，饮用人奶或豆豉汁可解毒。

科学剖析：在《本草纲目》里有"狗肉与蒜食，损人"的说法。其理由是狗肉性热，大蒜辛温刺激，两者同食可助火。新鲜大蒜中含有蒜氨酸。蒜氨酸含硫氨基酸，经大蒜酶分解后，可转变成大蒜素，而大蒜素具有杀菌等多种生理功效，但摄取过量，会对身体造成不利影响，如胃部不适或腹泻。由于大蒜的挥发性物质可抑制胃液分泌，而狗肉性热，所以吃狗肉时若大量食用新鲜大蒜，可能会引起胃部不适，也不利于狗肉的消化吸收。因此，吃狗肉时不应大量食用新鲜大蒜。但是，若狗肉炒大蒜、青蒜或蒜苗则无须顾忌。

6. 栗子和牛肉

"相克"理由：牛肉和板栗混吃易出现呕吐等消化不良的症状。

科学剖析：板栗属于坚果类，淀粉含量很高，还富含膳食纤维、蛋白质、矿物质元素及多种维生素，营养价值很高；而牛肉富含蛋白质，是人体不可缺少的营养素。需要注意的是，栗子含有较多的淀粉，多食容易饱胀；牛肉肉质致密，富含蛋白质，吃得过多也不易消化吸收。所以，进食牛肉每次不要超过 2 两，栗子每次吃六七粒即可。

7. 鸡肉和芝麻

"相克"理由：大量鸡肉与芝麻同时吃可能致死。

科学剖析：鸡肉含有优质蛋白、饱和及不饱和脂肪酸。芝麻含有植物不饱和脂肪酸、维生素 E 和丰富的钙。食用芝麻对人体脂肪的代谢、抗氧化、降脂有很好的促进作用。因此，鸡肉与芝麻同食不会产生任何不良反应，更不会导致死亡。

8. 腌腊制品和乳酸饮料

"相克"理由：常用三明治搭配优酪乳当早餐容易致癌。因为食品制造商会在火腿、培根、腊肉等加工肉制品中添加硝酸盐，以防止食物腐败及肉毒杆菌生长。当硝酸盐碰上有机酸（如乳酸、柠檬酸、苹果酸等）时，会转变成致癌物亚硝胺。

科学剖析：只要是正规合格产品，在肉类制品、罐头食品中添加硝酸盐的量都是在安全范围内的。其中所含的亚硝酸盐的量，要比一碗隔夜的炒菜中含的还要少。

9. 菠菜和豆腐

"相克"理由：常吃菠菜和豆腐易患结石症。

科学剖析：菠菜和豆腐搭配并非不可以。在烹饪过程中，可以把菠菜在沸水中焯片刻后捞出，去除 80% 以上的草酸。但焯菠菜时水要多一点，沥水要充足一点。再有在烹调顺序上，可先炒豆腐，后加入焯过的菠菜，翻几下就出锅。这样，既可以在很大程度减少草酸，又能保持菠菜和豆腐的美味。研究发现，如果吃菠菜后不吃富含钙的豆制品，患结石的危险反而增加。有国外专家专家甚至建议，最好把高钙食物和含草酸的食物一块吃，以促进草酸在肠道中形成沉淀物，避免草酸钙被人体大量吸收而进入肾脏排泄。

10. 南瓜和羊肉

"相克"理由：南瓜和羊肉同食难以消化，会导致腹胀等消化不良的症状。

科学剖析：上述说法来自《本草纲目》："南瓜不可与羊肉同食，令人气壅。"理由是南瓜可补中益气，羊肉大热补虚，两补同进，会导致胸闷、腹胀等症状。但是，根据现代营养学的观点，南瓜加羊肉倒是一个不错的搭配。羊肉蛋白质含量高，并含有丰富的矿物质、维生素。南瓜的营养成分比较全，尤其是胡萝卜素、糖类含量较高，蛋白质、脂肪含量较低。因此，二者同食，可以有效防治高血压、糖尿病和肝脏病变，提高人体免疫力。

11. 葱和蒜

"相克"理由：两者都是强烈刺激肠道的食物，同食易出现腹痛、腹泻等症状。

科学剖析：这两种调味蔬菜的确均有强烈的刺激性，但这仅限于生吃的时候。胃肠虚弱者避免一次食用过多或将多种辣味食品集中在一起吃。然而，加热之后，葱、蒜中具有强烈刺激性的硫化物会被分解并产生甜味物质，从而使刺激性消除。所以，将葱和蒜放在一起同做调味品，完全不必担心。

12. 糯米和鸡肉

"相克"理由：糯米的主要生理功能是温补脾胃。所以一些脾胃亏虚、经常腹泻的人吃了能起到很好的食疗效果。但是，与鸡肉同食会引起身体不适。

科学剖析：糯米鸡是一道蒸菜。其加工温度是100℃，因此不会产生任何新的有害物质。糯米鸡还有蛋白质互补作用。所以，只要不是过量食用或存放后不洁食用，一般不会产生身体上的不适。但应注意，糯米不易消化，应避免大量进食。

13. 山楂和猪肝

"相克"理由：山楂含维生素C丰富，猪肝含有较多的铜、铁、锌等金属元素。当维生素C遇到金属离子时会加速氧化，使维生素C和金属元素都遭到破坏。

科学剖析：现代营养学认为，这两种食物的配伍没有禁忌。山楂含有丰富的维生素C，不仅不会破坏金属元素，还促进钙、铁的吸收。而且很多食物都含有维生素C和金属元素，如青椒中维生素C的含量也非常丰富，但没有人说青椒炒猪肝相克。所以，山楂和猪肝不能搭配的说法没有根据。吃完炒猪肝，完全可以再来一串山楂糖葫芦。

14. 虾和橙子

"相克"理由：虾中含五价砷（五氧化二砷）无毒，但橙子中所含的维生素C可以把五价砷还原成有毒的三价砷（砒霜）。

科学剖析：虾中含的砷是微量的。据测算，按虾中的砷和橙子中的维生素C来计算，要达到砒霜对人的致死量，要同时吃150公斤的虾（海鲜）+100个橙子！因此，虾和橙子同食是安全的。

15. 柿子和螃蟹

"相克"理由：柿子和螃蟹同时进食，会发生腹痛、腹泻、呕吐等症状。

科学剖析：这是民间流传最广的食物相克搭配，但其实是错的。柿子和螃蟹上市的季节比较接近，吃很多柿子可能导致柿结石，而螃蟹不新鲜或未蒸透则可能导致食物中毒。若这两种食物同时进食，发生腹痛、腹泻、呕吐等症状的概率确实更大一些。不过，这种"相克"是没有道理的。因为"很多柿子＋任意食物"都可能导致结石；"不新鲜的螃蟹＋任意食物"也可能导致食物中毒，而"适量柿子＋适量新鲜且蒸透的螃蟹"就不会出现问题（过敏除外）。无论吃哪种食物，适量才是关键。

相关链接四

家常菜"有毒"吗

近日，只要在百度网上键入"错误食物搭配"这几个字，万余篇有毒家常菜的文章瞬间就会闯入眼帘。如此家常的食物搭配方式真的有问题吗？中国营养学会理事、营养学博士、中国农业大学食品学院副教授范志红做了如下分析：

1. 小葱拌豆腐

"有毒"的理由：豆腐中的钙离子与葱中的草酸会结合生成沉淀物——草酸钙，造成人体对钙的吸收困难。

评点：大部分蔬菜都不同程度地含有草酸，小葱中所含草酸数量有限，对豆腐中的钙不会构成很大的影响。

2. 豆浆冲鸡蛋

"有毒"的理由：鸡蛋中的黏液性蛋白会与豆浆中的酶结合，从而失去二者应有的营养价值。

评点：生豆浆中的胰蛋白酶抑制剂，会妨碍人体对蛋白质的吸收。然而，这种蛋白质在100℃加热9分钟就会被破坏掉85%以上。因此，豆浆只要煮10分钟，和鸡蛋一起吃就没有问题了。

3. 萝卜、水果同吃

"有毒"的理由：萝卜等十字花科蔬菜经代谢后，很快会产生抗甲状腺的物质——硫氰酸。食萝卜时如果摄入含有大量植物色素的水果，可诱发甲状腺肿大。

评点：引起甲状腺肿大只有缺碘的时候才会存在。由于目前全国普及使用加碘盐，人们根本就不缺碘，而大量吃动物性食品更是提供了充足的碘。即使天天吃萝卜和水果，也不至于引起甲状腺肿大的问题。

4. 海味和水果同食

"有毒"理由：海味中的鱼、虾、藻类，含有丰富的蛋白质和钙，如果与含有鞣酸的水果同食，不仅会降低蛋白质的营养价值，而且会使钙质与鞣酸结合成一种新的不易消化的物质，这种物质会刺激胃而引起不适。

评点：有一定道理，但不够确切。只有胃肠虚弱的人群，应当尽量避免在食用海鲜之后进食大量水果。

5. 牛奶与橘子同食

"有毒"理由：刚喝完牛奶就吃橘子，牛奶中的蛋白质就会先与橘子中的果酸和维生素C相遇而凝固成块，影响消化吸收，而且还会使人发生腹胀、腹痛、腹泻等症状。

评点：牛奶蛋白质遇酸沉淀是正常现象。胃酸要比橘子汁酸得多，如果遇酸沉淀就不吸收，牛奶岂不是没有被吸收的希望了？再说，如今的橘子已经越来越甜，酸味越来越小。

6. 萝卜炒木耳

"有毒"理由：可能诱发皮炎。

评点：干制后的木耳是不会引起皮炎的。有研究指示，大量食用蔬菜后在太阳下暴晒，有患上日光皮炎的危险，但萝卜并不属于这类蔬菜，而且是大量食用之后才有风险。

7. 黄瓜和西红柿同食

"有毒"理由：黄瓜中含有维生素C分解酶，会浪费番茄中的维生素C。

评点：和前面讲到的"红白萝卜混吃"的理由完全相同。

8. 鲫鱼冬瓜汤

"有毒"理由：鲫鱼性温，味甘，能和胃补虚，利水通乳，若与冬瓜同食会使身体脱水。

评点：这两种食物同吃，要看食用人的体质是否需要利水。如果身体本来已经脱水，吃这道菜应慎重。这一点与食物搭配禁忌无关，只与体质有关。

以上列举了一批食物"相克"的例子。营养学专家从理论与实践的结合上批驳了"相克"的种种说法。营养专家指出，吃得杂一点、全一点，才是我们应该遵循的最基本的食品安全原则。北京中医药大学教授翁继建指出，食物相克不除，人无宁日，医无宁日，国无宁日，老百姓都不敢吃饭了。我们应该遵循中华民族的饮食文化、医药文化来生活，愉快地活着。我们现在吃饭基本百无禁忌，当然是在平衡膳食、戒烟限酒的基础上。红烧肉是可以吃的，但应浅尝辄止，筷子有数，多夹一点蔬菜、水果就可以了，不要做"食奴"。

三、辨证施膳原则

所谓辨证施膳，就是指膳食结构应根据"天人合一"的理念，在一年四季气候变化和环境不同的情况下进行适当调整，并根据各种食物的不同特性及个人的体质选择食物。这是中国传统营养学的一个重要内容，也是均衡膳食的一个基本原则，更是中华民族的聪明才智在饮食科学中的体现，是中国传统营养学的精髓。

饮食是一门科学。特别是在今天，饮食不单是解决填饱肚子的问题，而是要解决如何吃得科学、吃得营养、吃得健康的问题。炎黄子孙自古以来就很注重饮食营养，因而形成了优秀的中华传统饮食文化。辨证施膳就是中华传统文化的核心内容之一。它包含四方面的内容：①根据气候变化选用食物；②注意食物的寒、热、温、凉四性平衡；③注意食物之辛、甘、酸、苦、咸五味的平衡；④根据个人的体质选用食物。

（一）根据一年四季的气候变化选用食物

根据中国传统医学中"天人合一"的理念，人体在不同的气候条件下，会有不同的变化，以适应气候的变化。为了适应这种变化，除了穿衣等方面的变化之外，在饮食上的相应变化显得更加重要。

1. 春季

春季是阳气生发、万物复苏的季节。此时，食物宜清淡，应多食新鲜蔬菜，不宜过食油腻动火之物。春季可食的蔬菜很多，但首选的应该是韭菜。因为冬季不施农药，营养素也积累最多。中医认为，韭菜性温，味辛；归肝、胃、肾经；具有温中开胃、行气活血、补肾助阳、调和肝腑之功效。按照中医"四季侧重"的养生原则，春季补五脏以养肝为主，而韭菜更是温补肝胃之物。民间自古有"春初早韭"之说。韭菜性温，最宜助人之阳气。春季吃韭菜还可增强人脾胃之气。韭菜的营养价值很高，富含多种营养素。韭菜中所含的挥发性精油和硫化物，具有增进食欲和降低血液中血脂的作用。其中硫化物还有一定的杀菌和消炎作用。还应指出的是，韭菜中含有的蒜氨酸在蒜氨酸酶的催化作用下，在人体内生成有极强杀菌作用的大蒜素。同时大蒜素还可与 B 族维生素结合生成蒜硫胺素，后者具有与维生素相同的作用。蒜硫胺素极易被人体吸收。由于蒜硫胺素能加速引起人体疲劳的乳酸的分解，因此就有抗疲劳、促进体力恢复的作用。所以，韭菜对解决人们常说的"春困"很有好处。我们的祖先对韭菜的食疗功效早有认知。明代李时珍在《本草纲目》中指出："韭叶热根温，功用相同，生则辛散血，熟则甘而补中，乃肝之菜也。"

2. 夏季

夏季以暑热、暑湿为气候特点。因此，在夏季宜食用一些清热、利湿、甘寒的食物，不宜食用燥热、肥腻之食物。寒凉性的食物宜适当多吃一些。这类食物有很多，如苦瓜、莲藕、海带、鸭肉、莴笋、蘑菇、冬瓜、黄瓜、马齿苋等。比如肉类中的鸭肉，既是美味食品，又是滋补佳品；既能消除暑热带给人体的不良影响，又能补充火热季节消耗过多的营养。鸭肉营养丰富，食疗功效比较突出。其含蛋白质 17.3 g/100 g，比畜肉高很多；脂肪含量为 9 g/100 g，主要为不饱和脂肪酸和低碳饱和脂肪酸，易被人体吸收。还含有多种维生素和矿物质元素。中医认为，鸭肉性微寒，味甘；归脾、肺、肾经；具有滋阴养胃、生津、利水、消肿等功效。鸭属水禽，性寒凉，从中医"热者寒之"的治病原则看，特别适合体内有热而上火的人食用。现代营养学和现代医学研究结果显示，鸭肉中含 B 族维生素和维生素 E 较多。前者对人体新陈代谢的调节和神经、心脏及视觉的维护有良好作用，后者则有助于消除人体中多余的自由基，有抗衰老的作用。鸭肉中含有的丰富的烟酸是构成人体内两种辅酶的成分之一，对预防心血管疾病有重要作用。因此，在火热的夏天，适量吃些鸭肉对缓解人们常说的"酷夏"很有益处。

苦瓜，又称凉瓜，营养丰富，食疗功效比较突出。它含有蛋白质（1 g/100 g）、脂肪（0.1 g/100 g）、碳水化合物（3.5 g/100 g）、膳食纤维（1.4 g/100 g）和多种维生素、矿物质元素。中医认为，苦瓜性寒，味苦；归心、肺、胃经；具有清热解毒、降血压、降血脂、养颜美容、促进新陈代谢等功能。现代营养学和现代医学研究结果显示，苦瓜中的苦瓜甙和苦味素能增进食欲、健脾开胃；苦瓜中所含的生物碱类物质奎宁，有利于消炎退热、清心明目、利尿活血等；苦瓜中的新鲜汁液，含有苦瓜苷和类似胰岛素的物质，具有良好的降血糖作用，是糖尿病患者的理想食品；苦瓜中的奎宁蛋白是一种能激活免疫细胞的活性蛋白，临床上对治疗淋巴肉瘤和白血病有效；国外的一项研究发现，苦瓜中含有一种或一种以上的具有抗癌生理活性的蛋白质。因此，苦瓜被视为夏季难得的食疗佳品。

3. 秋季

秋季以燥热为特点。中医认为，秋燥有温燥和凉燥之分。北方冷空气来临时，多偏凉燥；南方"秋老虎"仍然"横行"，以温燥为主。此时的饮食，北方地区人应选择温补性的；南方地区的人应选择清热降火的。南方地区因以温燥为主，所以应食用一些凉性、生津润燥的食物。这类食物很多，如蘑菇、茄子、冬瓜、马齿苋、鸭肉、苹果等。比如冬瓜，不含脂肪，碳水化合物含量也很少，热量低，属清淡型食物。中医认为，冬瓜性寒，味甘；具有清热解毒、利尿消肿、消暑热、生津止渴、润肺化痰等功效。冬瓜是一种诸病不忌、荤素皆宜的大众菜。在《食疗百草》一书中指出：冬瓜是"热者食之佳，冷者食之瘦人；煮食练五脏，为之下气故也；欲得体瘦轻健者可常食之；若要肥，则勿食之"。可见冬瓜之食疗价值。因为冬瓜营养丰富，含有蛋白质（0.4 g/100 g）、碳水化合物（1.4 g/100 g）、膳食纤维（0.7 g/100 g）、多种维生素和矿物质元素。现代营养学和现代医学研究结果显示，冬瓜是唯一不含脂肪的蔬菜，但它却含有抗病毒、抗肿瘤的干扰素，还含有丙醇二酸可有效抑制糖类转化为脂肪及促进体内淀粉转化为热量。因此，冬瓜也被称为减肥、美容的佳品。

在此还要讲讲在野菜中营养及食疗价值名列前茅的马齿苋。马齿苋，又称马齿菜、长命菜。马齿苋适应性和生命力都非常强，耐热、耐旱，无论强光、弱光都能正常生长。马齿苋多生长于菜园、农田、路旁及庭园废墟等向阳处，为田间常见杂草。我国各地均有分布。马齿苋营养丰富，每 100 g 含蛋白质 2.3 g、脂肪 0.5 g、糖类 3 g、膳食纤维 0.7 g、胡萝卜素 2.23 mg、维生素 B_1 0.03 mg、维生素 B_2 0.11 mg、维生素 C 23 mg，还含有苹果酸、柠檬酸、谷氨酸、天门冬氨酸和丙氨酸。其脂肪中 ω-3 脂肪酸的含量在绿叶菜中占首位。马齿苋可生食，也可熟食。中医认为，马齿苋性寒，味酸；归肝、脾、大肠经；具有清热利湿、解毒消肿、止渴利尿、杀虫通淋等功效。现代营养学和现代医学研究结果显示，马齿苋含有丰富的 ω-3 脂肪酸和维生素 A（372 μg/100 g）。ω-3 脂肪酸是形成细胞膜，尤其是脑细胞膜和眼细胞膜的必需物质；维生素 A 能维持上皮细胞，如皮肤、角膜及结合膜的正常功能，增强视网膜的感光性能，也参与体内许多氧化过程。马齿苋对痢疾杆菌、大肠杆菌和金黄色葡萄球菌等多种致病菌有抑制作用。马齿苋含钾也较丰富，钾可防止细胞中含水量减少，延长其寿命，对维持血钾水平有益。还有研究资料显示，马齿苋还有一定的平衡血糖的作用。因此，中西医都认为马齿苋清热解毒、凉血消肿的功效尤为突出，称之"天然消炎药"。有句民间谚语说："田间之宝马齿菜，吃了全年无病害。"李时珍在《本草纲目》讲马齿苋是"长命菜"。在《中国药植图鉴》中称马齿苋为"长寿菜"。从以上所述可以清楚地看出，在民间，医药界对马齿苋的营养价值和食疗功能都给予了充分的肯定。所以如有可能的话，在秋季要适当多吃点马齿苋。

在北方的秋季，以凉燥为主。为此，为了适应气候的变化，北方地区的人应适当多吃一些温补的食物。这类食物很多,动物性的可选鸡肉、羊肉、带鱼、海虾等;植物性的可选茴香、洋葱、芥菜、南瓜、山楂、桃、木瓜等。现就人们常吃且营养价值和食疗功效比较突出的鸡肉和南瓜作简要介绍。

鸡肉,鸡肉是受大众喜爱的肉类之一。鸡肉营养丰富,每 100 g 含蛋白质 18.5 g、脂肪 9.6 g、碳水化合物 1.5 g,以及多种维生素、矿物质元素。中医认为,鸡肉性温,味甘;具有温中益气、补虚填精、健脾胃、活血脉等功效。现代营养学研究结果表明,鸡肉是人类获取优质蛋白质的重要来源之一。鸡肉不仅营养丰富,而且肉质细嫩、味道鲜美,滋补身体的效果突出。其突出的一点,就是它富含参与构成细胞膜的磷脂类物质。

南瓜,又称倭瓜、饭瓜等。南瓜营养丰富,每 100 g 含有蛋白质 0.7 g、脂肪 0.1 g、碳水化合物 4.5 g、膳食纤维 0.8 g,还含有维生素 A 148 mg、胡萝卜素 890 μg 等多种维生素,以及钾(289 mg)、锌(0.14 mg)、钴等多种矿物质元素。中医认为,南瓜性温,味甘,无毒;归脾、胃经;具有润肺益气、化痰排脓、驱虫解毒、疗肺痈便秘、滋润毛囊壁、美容抗痘等功效。现代营养学和现代医学研究结果表明,南瓜中的胡萝卜素和维生素 C(8 mg/100 g),可以健脾、预防胃炎、防治夜盲症、护肝、护肤,并有中和致癌物使之失去活性的作用。南瓜中的维生素 A 能保护胃肠黏膜,防止胃炎和胃溃疡的发生。南瓜中的维生素 D 能促进钙、磷吸收,从而可壮骨强筋,防治中老年人的骨质疏松。南瓜分泌的汁液可促进肠胃蠕动,助食物消化。南瓜中的钴(人体必需的微量金属元素)是胰岛细胞合成胰岛素的必需元素,因而可调节胰岛素的水平,降低血糖,对预防糖尿病有益;南瓜子有防治前列腺肿大、预防前列腺癌、化解结石的作用;南瓜中含有的锌(0.14 mg/100 g)参与人体内核酸、蛋白质的合成,是肾上腺皮质激素(可防治支气管哮喘过敏性反应)的固有成分;南瓜还具有防治高血压、肝脏病变,消除致癌物质亚硝胺的突变作用。从以上所述可见,常吃南瓜好处多多。

4. 冬季

冬季以寒冷、干燥为特点。为适应这种气候,应提高机体的御寒能力,有意识地选用一些温热性的食物。这类食物有很多,如动物性的有羊肉、鹿肉、狗肉、鸭肉等;植物性的有洋葱、韭菜、辣椒、芥菜、荔枝、甜橙等。现就其中有一定代表性的羊肉、辣椒做简要介绍。

羊肉,是历来被当作冬季进补的食品之一。羊肉营养丰富,每 100 g 含蛋白质 20.5 g、脂肪 5.9 g、碳水化合物 0.2 g,以及多种维生素、矿物质元素。中医认为,羊肉性温,味甘,无毒;归脾、肾经;具有滋阴补气、温中补虚、开胃健力、暖下等功效。李时珍在《本草纲目》中称羊肉为补元阴、益血气的温补品。羊肉肉质细嫩,易消化,适当多吃可提高机体抗寒、抗病的能力。它所含的人体必需氨基酸——赖氨酸、精氨酸、丝氨酸、组氨酸的量高于牛肉、猪肉。瑞士科学家研究发现,羊肉中含有一种对防治癌症有一定效果的物质。因此人们常说："要想长寿，多吃羊肉。"尤其是在寒冷的冬季，适当多吃一些羊肉无疑是有很多好处的。在此还要指出一点，就是羊肉的膻味使不少人不喜欢，但是，如果烹饪方法得当，使用调味料合适，就能除掉膻味。比如放些不去皮的姜、孜然和羊肉一起烹饪，就不仅可以去掉膻味，而且还能起到开胃、祛风止痛的作用。

辣椒，又称秦椒，俗称辣子。辣椒既可鲜食，又可晒干了再食用；既可单独做菜，又是一种重要的调味品。辣椒营养丰富，每 100 g 含蛋白质 2 g、脂肪 0.5 g、碳水化合物 4.2 g、膳食纤维 2.3 g，以及多种维生素、矿物质元素。中医认为，辣椒性热，味辛；归心、脾经；具有温中散寒、开胃消食、增进食欲、减肥美容等功效，可以辅助治疗咳嗽、感冒等。现代营养学和现代医学研究结果显示，辣椒作为调味品，不仅可以改善菜肴的口味，增进食欲，而且还可以为人体提供多种必需的营养素。同时，辣椒还有一定的食疗价值。辣椒中丰富的维生素 C（62 mg/100 g）可以降低胆固醇，有助于防治心脏病和冠状动脉硬化。同时，维生素 C 还是眼睛中晶状体的重要成分，因此适量吃辣椒对维护眼睛健康十分有益。辣椒可以加速血液循环，对改善怕冷、冻伤、血管痉挛性头痛等病症有益。辣椒还可以促进人体激素的分泌，有一定护肤、美容功效。华盛顿大学的一项研究发现，辣椒可降低帕金森病发生的概率。

在此还要指出的是：①辣椒是大辛之品，阴虚火旺者、便秘和痔疮患者应慎食。②吃辣椒可选"好伙伴"。吃辣椒时可佐以甜和酸的食物。甜味能遮盖一部分辣味；酸（如醋）可以中和碱性的辣椒素。这样，可以减小辣椒的刺激性。

（二）注意食物的寒、热、温、凉四性平衡

根据中国传统医学的理论，食物和药物一样，也有寒、热、温、凉"四性"之分。因此，平时在选用食物时，应有意识地根据自身的体质或病情来进行，即多一点自觉性，少一点盲目性。这样，对维护身体健康、防治疾病是非常有益的。比如，对于阳气不足或属寒证者，则应选用热性或温性的食物；而对于阳气太盛（俗称火气大）者或属热证者，则应选用寒性或凉性食物。也就是说，前者忌食寒凉性食物，后者忌食热温性食物。这样，使食物的属性与自身的状况相配合，即相平衡，才对身体健康有益。清代医学家黄宫绣说得好："食物入口，与药物治病同为一理，合则于人脏腑有益，而可却病健身；不合则于人脏腑有损，而即增病促死。"黄医生的话讲清了吃对食物对人的五脏六腑的极其重要性。我们应该记住先人的话，并照此实行。不同属性的食物对身体的营养及食疗价值不同。温热性食物具有温补、散寒、壮阳的功效；寒凉性食物则具有清热泻火、滋阴生津之功效。在中华民族的优秀传统饮食文化中，就有关于饮食中注意食物之"四性"平衡的内容。比如中国民间十分重视食物寒与热的平衡，吃寒凉性食物时搭配一些温热性的食物，在吃螃蟹时佐以姜末。因为螃蟹性寒，生姜性热，二者一搭配，寒热就平衡了。又如在炖羊肉（热性）时加上白萝卜（凉性）、在喝酒（热性）时要吃凉拌莲藕（凉性）等。这说明注意食物"四性"平衡的饮食文化在群众中是扎下根的。

（三）注意食物之辛、甘、酸、苦、咸五味平衡

在膳食中注意食物的五味平衡，对维护身体健康也十分重要。食物中的五味，即辛、甘、酸、苦、咸。实际上还有淡、涩味的，习惯上把淡附于甘味，把涩附于咸味。关于食物中五味平衡的重要性，在《黄帝内经》（成书于春秋战国时代，是医学界第一部总结性的经典著作。已于2018年和《本草纲目》一起被联合国教科文组织认定为《世界文献记录》，亦称《世界记忆名录》）中已经做出了精辟的讲述："饮食有节，谨合五味。""阴之所生，本在五味。阴之五官，伤在五味。是故味过于酸，肝气以津，脾气乃绝；味过于咸，大骨气劳，短肌心气抑；味过于甘，心气喘满，肾气不衡；味过于苦，脾气濡，胃气乃厚；味过于辛，筋脉沮弛，精神乃央。是故谨和五味，骨正筋柔，气血以流，腠（皮肤纹理）理以密。如是则骨气以精，谨道如法，长有天命。"（译文：饮食要有规律，要适量，且应注意食物之五味平衡。阴精的产生，来源于饮食五味的营养，但是储藏精气的五脏，又因为过食五味而受伤害。所以过食酸味会使肝气集聚，脾气就会衰弱；过食咸味，会使骨气受伤，肌肉枯槁，心气也就郁滞了；过食甜味，会使心气喘闷，肾气也就衰弱了；过食苦味，会使脾气濡滞，胃气也就薄弱了；过食辛味，会使筋脉慢慢衰败，精气也就颓废了。所以，谨慎地调和五味，就会使得骨骼正直，筋脉柔和，气血流畅，肌肤润泽。这样，就会使气精骨强了。因此，谨慎地按照养生之道的法则去做，就可以享受自然的寿命。）

从以上《黄帝内经》中的一段论述，足可见食物之"五味调和，不可偏嗜"的重要性。现代营养学和现代医学研究结果也已经证明，食物之五味若调和适当，则可增进食欲，有益健康；否则不注意宜、忌原则，强行多食，则百病由生。比如，辛辣味可刺激胃肠蠕动，增加消化液分泌，促进血液循环和新陈代谢；若过食之，则会导致眼疾、口腔炎及便秘、痔疮等。甜味食物有补气血、解除肌肉紧张和一定的解毒功能；或摄入过多，不仅会降低食欲，还会导致肥胖，并由此诱发多种疾病。酸味食物能健脾开胃，增进食欲，增强肝功能，提高钙、磷的吸收率；若过量摄入，则会使消化系统功能紊乱。苦味食物可除湿利尿，且对调节肝、肾功能有益；但若苦味过浓，则会引起消化不良。咸味是一种重要的味觉感受，咸味适中不仅可改善菜肴的风味，而且可增加食欲。关于咸味在此多说几句，产生咸味的盐（氯化钠）是饮食中最常用的调味品。盐中的钠离子是人体必需的常量金属元素。钠在人体内有多种生理功能：参加细胞的生理过程，调节体内水分和渗透压，与三磷腺苷（人体能量转换的重要物质）的生成和利用、肌肉运动、心血管功能都有关系，糖代谢氧的利用也需要钠的参与。但是，钠摄入过多，则有害健康。高血压、动脉硬化、心肌梗死、肝硬化、脑卒中及肾病的增加均与摄入盐过多有密切关系。有调查资料显示，与"南甜北咸"的饮食习惯相对应的高血压患病率，由北至南呈明显的下

降趋势。在大城市中，北京市高血压的患病率是广州市的 4.4 倍。现在，我国居民每人每天盐的摄入量平均为 13.5 g，与世界卫生组织建议的每人每天摄入 5～6 g 食盐的标准比，以及与《中国居民膳食指南（2016）》中建议的成人每人每天不超过 6 g 的标准相比，都有很大的距离。因此，调味时弃咸求淡，尤其是让儿童从小养成"口轻"的习惯，是保证健康的基本条件之一。

《黄帝内经·灵枢·五味论》中再一次强调食物五味调和的重要性。食物之五味都是食物之本性，也都是人体所必需的营养元素。但是，我们食之，一定要适量，不可过多食用。《黄帝内经·灵枢·五味论》指出："五味入于口也，各有所走。酸味走筋，多食之，会使人小便不通；咸味走血，多食之，会使人发渴；辛味走气，多食之，会使人如烟熏心；苦味走骨，多食之会使人呕吐；甘味走肉，多食之，会使人心闷。"

《黄帝内经》的"五味论"告诉我们，饮食之五味虽然是人体营养的重要源泉，但必须"饮食有节，谨合五味"，不要偏嗜，要适度，要平衡。只有这样才有益于健康；否则，就成了伤身致病的诱因。

从以上所述使我们认识到，在日常饮食中，我们必须要继承和发扬中华民族优秀传统饮食文化中的精髓之一——辨证施膳的原则，既要注意食物的寒、热、温、凉"四性"的平衡，也要注意食物的辛、甘、酸、苦、咸"五味"的平衡，并坚持"天人合一"的理念，使我们的饮食与一年四季气候的变化相适应。除此之外，还必须注意使食物的选用与搭配和每个人的体质特点相适应。

相关链接

食物属性知多少

食物有四性，宜辨证配伍。按照中医的理论，食物有寒、热、温、凉之"四性"。具体而言，按食物之属性分类如下：

1. 寒性食物

（1）蔬菜类：苦瓜、莲藕、莴笋、茭白、大白菜、荸荠、芹菜、黄豆芽、空心菜、茄子、百合等。

（2）肉类：鸭肉、羊蹄等。

（3）海产品类：海带、紫菜、海螺、螃蟹等。

（4）水果类：柿子、猕猴桃、西瓜等。

（5）茶类：普洱茶等。

2. 凉性食物

（1）蔬菜类：茄子、冬瓜、丝瓜、黄瓜、金针菜、甜瓜、苦瓜、白萝卜、竹笋、蕨菜、马齿苋、蘑菇、菠菜等。

（2）水果类：梨、橙子、橘子、苹果、杧果等。

（3）谷物类：小麦（味甘甜，性凉，皮寒肉热。皮和肉一同磨粉称为全麦面，性在微凉与平之间。但是小麦去皮磨成精白面后，变为热性）、大麦、绿豆、豆腐、芝麻油等。

（4）肉蛋类：羊肝、牛蹄、鸭血、鸭蛋、鸡蛋清等。

3．温性食物

（1）蔬菜类：茴香、大葱、姜、洋葱、南瓜、韭菜、芫荽、芹菜等。

（2）水果类：山楂、金橘、甜橙、荔枝、杨梅、桂圆、石榴、樱桃、杏、栗子、核桃仁、大枣、木瓜等。

（3）谷物类：高粱米等。

（4）水产品类：海参、海虾、带鱼、鲢鱼、鳝鱼、青（草）鱼等。

（5）肉类：鸡肉、鸭肝、羊肉、羊肚、羊肾、羊骨、羊油、羊奶、牛骨、牛油、鹿肉、狗肉等。

（6）其他：大蒜、花椒、大料、黄酒、葡萄酒、啤酒、米酒等。

4．热性食物

辣椒、胡椒、肉桂、精白面、豆油、白酒、芥子、鳟鱼、花椒等。

5．平性食物

（1）蔬菜类：胡萝卜、西红柿、木耳等。

（2）水果类：葡萄、白果等。

（3）肉蛋奶类：猪肉、牛肉、牛肝、牛肚、牛奶、鸡蛋、羊肺等。

（4）谷物类：大米、玉米、红小豆、黑豆、扁豆、蚕豆、花生（花生油）、黑芝麻等。

（5）水产品类：鲤鱼、鲫鱼、海鳗、鳖、海蜇等。

（6）其他：山药、红薯、土豆、芋头等。

四、科学烹饪原则

烹饪，又称烹调，俗称做饭、炊事。烹饪学是一门涉及营养学、生物化学、生理学、医学和化学的综合性科学；是一门与人的生命、健康密切相关的学科；是一门每个成年人和家家户户都应该有所了解的科学。因此，我们对烹饪中应该坚持的基本原则和有关的基本知识做简要介绍，供大家参考。

（一）对烹饪工作的基本要求

1．安全

"民以食为天，食以安为先。"因此，在烹饪过程中，对食材的选用与加工，始终要把"卫生、安全"放在首位。

2. 营养

"民以食为天，食以养为本。"从食材的选用到烹饪方式的选择，既要考虑到食材的特点、营养价值及食疗功能，又要考虑到加工方式适当，以保证食材的营养成分不流失并不会产生有害物质。同时，保证加工成的饭菜色、香、味俱全，既让人赏心悦目，有食欲，又能让人把吃饭当成一种享受。

（二）烹饪工作的基本原则

1. 低温

在烹饪方式的选择上，尽量采用煮、蒸、炖这样的低温方式，尽量少用煎、炸、烧、烤的方式。用低温方式，加工过程中温度不超过100℃，使食材的营养成分基本上不流失，也不会因高温而遭到破坏。因此，营养学家赞成低温方式。而采用煎、炸、烧、烤的方式，加工过程中温度高且在200℃以上，在此高温下，食材中的淀粉、脂肪和蛋白质都会发生变质，即遭到破坏，而产生有害甚至致癌的丙烯酰胺、反式脂肪酸、3，4-苯并芘、多环芳烃等物质。因此，营养学家主张在烹调中，尤其是在家庭做饭，尽量少用上述高温方式。

2. 少盐、少油和控糖（两少一控）

关于少盐和少油，《中国居民膳食指南（2016）》指出，目前我国多数居民食盐、烹调油和脂肪摄入过多，这是高血压、肥胖和心脑血管疾病等慢性病发病率居高不下的重要原因。因此应当培训清淡饮食习惯，成人每天食盐不超过6 g，每天烹调油25～30 g。

关于控糖，《中国居民膳食指南（2016）》指出，过多摄入添加糖可增加龋齿和超重发生的风险，因此推荐每人每天摄入量不超过50 g，最好控制在25 g以下。

3. 区别对待

在烹调中，应根据食材的不同特性，选择不同的烹调方式，使食材的营养素不会因烹调方式而损失太多。比如蔬菜，能生吃的最好生吃，以保证其营养素完全被人体吸收；不能生吃的，宜旺火快炒为好，使营养素的损失降到最少。又比如，对一些含草酸的苦瓜、香椿芽、菠菜等，宜先用沸水焯一下（10秒左右，以除去70%的草酸）再炒，以减少草酸对金属钙吸收的影响。

另外一方面，烹调方式、食材的选择与食用人群的不同而有所区别。比如老年人，因其大多数消化能力减弱，又牙口不好，就应多选用炖、蒸等烹调方式，使食物变得软、烂，易于消化。又比如对待青少年学生，则应选用蛋白质、脂肪相对含量较丰富的食材，以适应其长身体和活动量较大而对营养素的需要。

（三）科学烹饪中应正确回答的21个问题

事实上，在烹饪过程中会遇到多种多样的问题。如果这些问题处理不当，将直接影响到饭菜的质量和食客的健康。根据有关研究资料，现将有关的问题分类归纳如下。

1. 哪些食材必须焯水？

焯水，时间短而急，是烹调前处理食材的关键一步。它不仅有助于去除草酸、农残（农药残留）、亚硝酸盐等有害物质，也能让食物保持鲜艳的色泽。好多食材烹饪前也都需要焯水。具体讲有以下六类：

（1）含草酸高的蔬菜：如菠菜、苋菜、马齿苋、鲜竹笋、苦瓜、茭白等。叶菜草酸含量一般高于瓜茄类蔬菜。草酸不仅会在肠道中与钙结合形成沉淀影响钙的吸收，而且被吸收后也容易在尿道内与钙形成结石。焯水可以除去部分草酸。国内研究发现，焯烫处理后弃去菜汤，草酸可降低 30% ~ 87%。因此，专家建议，含草酸量高的叶菜在烹调前，最好用 100℃的沸水焯 5 ~ 10 秒，时间太长会增加 B 族维生素和维生素 C 的流失。捞出后最好立即烹调，如果暂时不烹调可过凉水后分装放到冰箱储藏。

（2）易产生亚硝酸盐的蔬菜：如香椿、菠菜、芹菜等绿叶菜。刚采摘的新鲜蔬菜亚硝酸盐微乎其微，但在室温放 3 天或在冰箱放 5 天后，其产生的亚硝酸盐含量会达到最高。因此，建议蔬菜要现买现吃。由于亚硝酸盐溶于水，所以通过沸水焯可能除去 70% 以上的硝酸盐和亚硝酸盐，绿叶菜焯水要 5 ~ 10 秒。

（3）含天然毒素的蔬菜：如芸豆、扁豆、长豆角、鲜黄花菜等。芸豆、扁豆等含皂素和植物血凝素，如果没有煮熟烧透，容易引起恶心、呕吐、四肢麻木等食物中毒症状。建议将豆角两头的尖和丝去掉后，用水泡 5 分钟，然后沸水焯 5 分钟使之失去原来的绿色。鲜黄花菜中含有秋水仙碱也容易引起中毒，建议沸水焯 5 分钟后炒熟食用。

（4）不好清洗的蔬菜：如西蓝花、菜花等。这些蔬菜不好洗，也不能去皮，沸水焯可更好地去除农药残留。我国常用的有机磷农药、氨基甲酸酯类农药都具有热水不稳定性，随着温度升高其降解率会增加。建议烹调前沸水焯 1 ~ 2 分钟；不宜时间过长，以免破坏其中的抗癌成分异硫氰酸酯。

（5）肉类：不同肉类焯水方法不同。鱼、虾建议焯水 1 ~ 2 分钟，再用盐、料酒等腌制。这样，不仅有助于去腥味，还可以保持鱼、虾鲜嫩的口感，也能让鱼在炖煮时更完整。质地不太嫩的肉建议用凉水焯，如熬汤的大块排骨或牛、羊肉，鸭、鸡肉可与凉水一起下锅，大火烧至水开，撇去血沫后捞出。如果用沸水焯，容易让肉表面的蛋白质变性凝固，再熬汤时不但不易入味，口感也会发柴。

（6）豆腐：许多人喜欢吃豆腐却很排斥豆腐的豆腥味。烹调前焯水就可以去除大部分的豆腥味。建议将豆腐和凉水同时下锅，大火烧开后转小火，待豆腐浮到水面后捞出。焯水还能使豆腐不松散，烹调时不易碎。

2. 烹饪方法不妥能破坏食材的营养吗？

由于烹饪方法不当会流失或破坏食材的营养成分，这一点是肯定的，如青菜高温爆炒。很多人炒菜时都会先炝锅，尤其是喜欢把油烧冒烟了再放入葱姜，炝出香味了再炒菜。但那时油温往往已经超过200℃，油中的维生素E、磷脂、不饱和脂肪酸等在高温时很容易被氧化，蔬菜中的其他营养素也会被破坏。其中脂肪酸氧化后会生成多环芳烃化合物，更不利于健康。因此，建议青菜，尤其是绿叶菜宜低温烹调，选择清炒、白灼、凉拌等方式。这样，不仅能保持青菜的口感和色泽，而且还能更好地保留其多种维生素。

（1）油炸和烧烤：油炸不仅增加食物的热量和脂肪含量，而且在高温油炸过程中，蛋白质会产生有致癌作用的杂环胺和3-4苯并芘，反复油炸还会产生不利于心血管的反式脂肪酸。同时，油炸过程中，淀粉也会变性生成丙烯酰胺，丙烯酰胺是一种潜在的致癌物，对神经末梢、皮肤、眼睛都有损害。同样，烧烤会导致蛋白质变性，损失多种维生素，还会发生脂肪的过氧化反应，产生致癌物。因此，建议尽量少吃或不吃油炸、烧烤食物。

（2）用碱来嫩肉：加碱（小苏打）确实会使肉的肌肉组织松弛，口感软嫩很多。但是，却对食材的维生素造成很大的破坏，特别是对毛肚、鱿鱼等在碱性很强的火碱（氢氧化钠）中长时间浸泡后，营养素更是所剩无几。要想嫩肉，推荐大家用菠萝汁和木瓜汁，其效果也不错。

（3）炒绿叶菜放醋：绿叶菜中含有一种宝贵的营养素——叶绿素。叶绿素能保护胃黏膜，促进肠道功能，具有很强的消除感染的能力，还能增强心脏功能。可如果在炒绿叶菜时加醋，醋中的乙酸（又称醋酸）会将绿叶菜中的大部分叶绿素破坏掉。要想保留更多地叶绿素，一个是不加醋；另一个方法就是炒前先将菜用开水焯一下，并迅速将捞出的菜用凉水降温，因为蔬菜中有一种叶绿素酶，会破坏叶绿素。若将其加热至90℃以上，就会使之失去活性。但是，若加热时间长又会使蔬菜变色，所以快速焯后应马上用凉水降温。

（4）烧菜时间长且不加盖：蔬菜中的维生素C、B族维生素都怕热、怕煮。据测定，旺火快炒的菜，维生素C只损失17%，若炒再焖，菜里的维生素C损失高达59%。烧菜、熬菜若盖上锅盖，蔬菜中的维生素B_2只损失15%～20%。如果不盖锅盖，就要损失上述的2～3倍。蔬菜中的维生素C、A，也会因不加锅盖而大量流失。因此，为了减少蔬菜中维生素的损失，一是烧菜不宜时间过长，二是一定及时盖上锅盖。

（5）做馅挤菜汁：如果饺子或包子中菜汁太多的话，会影响口感，于是做馅的时候，一些人就喜欢把菜汁挤掉。其实，菜汁里边包含了很多水溶性的维生素，将汁挤掉，可使维生素C损失70%以上，实在可惜。可将挤出的菜汁用来打肉馅，既可保持成品原汁原味，又保留了蔬菜中的营养成分。

（6）菜切得太细碎，且先切后洗：菜切得块越小，其表面积越大，接触空气和热锅的可能性就越大，那么营养素损失得越厉害，还有一些营养素会随着菜汁液流失。不少人图省事，会把菜切好一起洗。但是这样做，菜里所含的B族维生素和维生素C等水溶性维生素和部分矿物质会溶到水里，造成不应有的损失。因此，正确的做法是，菜块的大小适可而止，不是越小越好，且应切好后马上就炒，不要切后放好长时间再炒。同时，应先仔细清洗蔬菜，并尽量将水分控干后再切。

（7）吃豆芽蔬只要芽不要豆瓣：有些人吃豆芽时，只要豆芽，不要豆瓣，认为这样好配菜。事实上，豆瓣中的维生素 C 比豆芽多 2 ~ 3 倍。不要豆瓣多可惜！

3. 烹调中怎样才能锁住维生素 C 和 B 族维生素？

（1）维生素 C：具有多种生理功能，如抗氧化，改善铁、钙和叶酸的利用等。在烹调过程中要想留住食物中的维生素 C，需要做到以下几点：第一，烹调蔬菜时要先洗后切，切后马上烹调，焯烫时尽量保持蔬菜完整，以免维生素 C 从切口处流走；第二，炒菜炝锅时加些葱姜蒜，因为这类调料具有很好的抗氧化作用，有利于延缓并减少维生素 C 被破坏；第三，快起锅时再放盐，因为烹调盐形成的高盐溶液会使蔬菜细胞中的维生素 C 浸析出来，使其更容易和一些氧化酶接触，进而发生氧化，受到破坏。

（2）B 族维生素：包括 8 种水溶性的。它们在碳水化合物、脂类和蛋白质代谢中起重要作用。和其他营养素相比，B 族维生素比较"娇气"，为了在烹饪中保留更多一些 B 族维生素，尤其要注意以下几点。第一，淘米时不要反复搓洗，因为 B 族维生素是水溶性的。实验结果显示，淘米若在两遍以上，则维生素 B_1 可损失 40% ~ 60%，维生素 B_2 可损失 23% ~ 25%，蛋白质损失可达 15.7%，脂肪损失达 43%，无机盐损失 15% 左右，淘米的次数越多，营养素损失的就越多。因此，一般的米淘洗一遍就行了。第二，"碱"是 B 族维生素的天敌。因此，无论是煮粥、和面，还是腌肉，都不要加碱。第三，煮粥、煲汤时间不要过长，因为长时间的加热也会导致 B 族维生素的流失。

4. 哪些食物不能吃太鲜？

很多人都知道，新鲜的食物很可口。但是，有些食物不是越鲜越好，食用不当还可能存在安全问题。下面几类食物就不能吃太鲜。

鲜黄花菜，据济南大学营养学教授介绍，新鲜的黄花菜含有大量的秋水仙碱（一种生物碱，有臭味，味苦）。食用后，会在人体内转化为二秋水仙碱，引发头痛、头晕或恶心、腹痛等消化道不适症状，量若过大甚至会导致死亡。而干黄花菜在制作过程中经过了高温蒸、太阳晒，秋水仙碱被去除很多，相对来说就安全了。建议在烹饪前用清水浸泡一段时间，以溶解掉残余的秋水仙碱。

鲜木耳，市面上的鲜木耳并不多，但在我国东北、西南等地会有当地人采食。新鲜的木耳含有卟啉类光感物质。食用后，如果皮肤被太阳照射，易产生光敏性皮炎症状，如皮肤红肿、瘙痒、丘疹。干木耳是经太阳暴晒，大部分卟啉类物质被分解，且干木耳在食用前用水泡发。在这一过程中，剩余的毒素也被水溶解了，就不会再危害健康了。

鲜腌菜，在冬季几乎家家户户都腌制咸菜、酸菜，但是由于其中亚硝酸盐的存在，人们对腌菜是又爱又恨。硝酸盐存在于新鲜蔬菜中，其本身无毒，但在菜被腌制的过程中，会转化成有致癌的亚硝酸盐。在腌制 4 小时后亚硝酸盐的含量会逐渐增加，在 15 ~ 20 天后达高峰值，此后会慢慢减少。因此，腌咸菜不要急于吃，20天以后吃就比较安全了。

鲜鱼肉，"鱼禽要现吃现宰"是很多人一贯的观念，但从营养学和滋味角度来说，鱼类吃太鲜反而不好。活鱼刚被宰杀，鱼体会产生抑制微生物生长的乳酸和磷，此时肉质呈酸性、发硬。氨基酸是鱼之鲜味的主要来源。新鲜鱼肉中的蛋白质还没有开始分解出氨基酸，如果此时就烹调，其美味会大打折扣。因此，活鱼经过处理后，最好先在冰箱中冷藏2~3小时再烹饪。

5. 鸡蛋的哪种吃法最好？

中外食品营养学家都认为：鸡蛋是性能比和营养价值较高的大众食品。在中国，有条件的居民几乎天天都要吃鸡蛋。鸡蛋的吃法很多，但哪种吃法最科学、最营养，大概不是每个人都能说清楚的。因此，现根据有关部门研究结果把几种吃法比较一下还是有益的。鸡蛋健康吃法排行榜如下。

第一名，带壳水煮蛋。这种吃法，加热温度低，营养全部被保留。不加一滴油，蛋黄中的胆固醇也没有接触氧气（胆固醇一旦被氧化，就会成为最严重的心血管健康威胁之一），因此是对心脏最有益的吃法。有研究资料显示，水煮蛋的蛋白质消化率达99.7%，全蛋的营养吸收率接近100%。在此还要附带讲一下水煮蛋的方法：凉水放蛋，且水要没住蛋，开锅后再煮5~8分钟（看鸡蛋的大小，大的要7~8分钟，小的要5~6分钟，这样鸡蛋黄刚好凝固）。

第二名，水煮荷包蛋。蛋白质的消化率为98%。加热温度较低，水溶性维生素有少许损失。

第三名，蛋花汤或蒸蛋羹。蛋白质的消化率为92.5%。加热温度较低，核黄素（维生素 B_2）、叶黄素等水溶性维生素损失少。

第四名，煎荷包蛋。加热温度高，维生素 A、D、E、K 等脂溶性维生素和水溶性维生素都有损失。

第五名，摊鸡蛋饼。指用少量油，小火煎成的蛋饼。因此，蛋黄中的胆固醇氧化不多。蛋白质的消化率为98%。

第六名，炒鸡蛋。鸡蛋打散后再炒，蛋黄中的胆固醇和空气接触较充分，氧化的较多。鸡蛋比较吸油，用油量比较大。蛋白质的消化率为97%。

相关链接一

民间关于鸡蛋的几个错误观点

吃鸡蛋黄引起血脂升高。民间流传最广的一个错误观点是：吃鸡蛋之黄会引起血脂升高并使人患"高脂血症"。诚然，蛋黄里确实含有较高的胆固醇，但问题是，高脂血症真是吃鸡蛋黄引起的吗？事实上，外源性胆固醇并非是导致人们患高脂血症的主要因素。因为人体肝脏制造的胆固醇约占血液中胆固醇总量的2/3以上，而通过食物摄取的胆固醇只占1/3不到。身体健康的人一般每天吃1~2个鸡蛋，对血脂升高基本没影响。营养学家还指出，吃鸡蛋不吃蛋黄是大错特错，因为鸡蛋之白里仅含有蛋白质，而蛋黄则是"营养宝库"。蛋黄里含有丰富的营养物质，如卵磷脂、胆碱及铁、锌、硒、磷等矿物质元素，还含有叶黄素和ω-3脂肪酸等。更重要的是，蛋黄里的卵磷脂含有比例极高的"磷脂酰丝氨酸"。这种物质能增强记忆和预防老年痴呆。

土鸡蛋营养价值更高。另一个影响深远的错误观点是，"土鸡蛋比'洋'鸡蛋（即养鸡场里的蛋）营养价值更高"，不少人对此深信不疑。事实上，中国农业大学食品营养学系的几位研究人员早就已经做过这两种鸡蛋的对比分析。其结论是：除一两个指标稍有差距外，土鸡蛋和"洋"鸡蛋无论在维生素、矿物质和卵磷脂等重要指标上均无明显差异。

吃生鸡蛋比吃熟鸡蛋更健康。我国不少地区民间有吃生鸡蛋的习惯，认为生鸡蛋比煮熟的鸡蛋营养价值更高。事实上，生吃鸡蛋并不可取。国外营养学家早在几十年前就已经做过此类研究。研究结果表明：首先，生吃蛋白的吸收率不足50%，而吃煮熟的鸡蛋，对蛋白的吸收率则超过90%。其次，蛋白中含微量溶菌酶（这种物质可预防鸡蛋变质），如生吃鸡蛋，这种酶会阻止人体对蛋白的分解吸收及对蛋黄里多种营养成分的消化吸收。更重要一点是，鸡蛋之壳上经常会沾染沙门菌，而生吃鸡蛋有可能感染沙门菌，导致食物中毒事件发生。

鸡蛋不如鸭蛋有营养。不少地方（尤其是南方地区）的人们相信，鸡蛋的营养不如鸭蛋高。其理由是：鸭子放养在河湖水荡中，每天都能吃到小鱼、小虾和蚬子、螺蛳等水生动物，因此鸭蛋的营养要比鸡蛋高。然而科学研究结果表明，鸭蛋的胆固醇含量比鸡蛋高，而鸭蛋中维生素、矿物质元素的含量反而不如鸡蛋高，鸭蛋里的脂肪含量更是大大超过鸡蛋。

相关链接二

六种蛋不能吃

裂纹蛋：蛋在运输、储存及包装过程中，由于震动、挤压等原因，造成裂缝或裂纹，为细菌入侵打开了方便之门，若食用可引起腹泻。

黏壳蛋：由于储存时间过长，蛋黄膜由韧变弱，使蛋黄紧贴于蛋壳。如果局部呈红色尚可以吃，一旦蛋黄膜紧贴于蛋壳不动，贴皮又呈深黑色，且有异味者不可再食用。

臭蛋 细菌侵入蛋内大量繁殖，引起变质，蛋壳呈乌灰色，蛋壳因受硫化氢气体膨胀而破裂。蛋内的混合物呈灰绿色或暗黄色，并带有恶臭味。此种蛋不能吃，否则有引起食物中毒的危险。

散黄蛋：有两种。一种是运输过程中剧烈震荡，蛋黄膜破裂，造成机械性散黄；另一种是因存放过久，被细菌或霉菌经蛋壳气孔侵入蛋体内，破坏了蛋白质结构而造成散黄，蛋液稀薄混浊。一般散黄不严重，无异味，经过煎煮等高温处理后仍可食用。如果已有细菌在蛋体内生长繁殖，蛋白质已经变性，且伴有臭味，就只能丢掉了。

死胎蛋：蛋在孵化过程中受到细菌或寄生虫污染，加上温度、湿度条件不好等原因，导致胚胎停止发育。这种蛋所含的营养素已经发生变化，蛋白质被分解而产生多种有毒物质，已不能食用。

发霉蛋：蛋遭到雨淋或受潮，蛋壳表面的保护膜被冲洗掉，致使细菌侵入蛋内而发霉变质，蛋壳上可见黑斑并发霉，亦不能食用。

相关链接三

什么是沙门菌

沙门菌是细菌的一种，广泛存在于我们生活的环境中，包括水、蔬菜、水果、食品、动物体表等。这种细菌在外环境中的生存能力较强，在水、牛乳及肉类食品中能生存几个月，其繁殖最适宜的温度为37℃。乳及乳制品中沙门菌经巴氏消毒或煮沸后迅速死亡。沙门菌引起的疾病称为沙门菌病。

6. 哪些菜宜生吃？

可生吃的菜很多，如白菜、白萝卜、胡萝卜、紫甘蓝、包菜、黄瓜、洋葱、马齿苋、茼蒿、三文鱼、虾等。生吃的菜，一定要用清水冲洗干净，也可用稀释的消毒剂清洗。生吃的菜最好用蒜、姜、醋、盐、小磨油（芝麻油）等调味料调好。这样，一则可以调出风味，使之更适口；二则可以起到杀菌、消毒的作用。生吃菜的最大好处，就是可以完全保留其营养成分，尤其是一些怕热的营养素不会被破坏。比如白萝卜，其中含有一种可诱导人体产生干扰素（一种临床中已确认的抗癌物质）的成分——双链核糖核酸（dsRNA）。它对口腔唾液中的核糖核酸酶的耐受性相当高，在咀嚼吞咽中不容易被降解，且无任何副作用（而人工合成的 dsRNA 在口腔唾液中极易被降解失效；由静脉注射又产生副作用，故很难临床应用）。研究结果表明，一个分子的 dsRNA 进入细胞后，就可以使这个细胞释放出干扰素。但值得注意的是，白萝卜中的 dsRNA 在萝卜煮熟后就被破坏了。因此，只有生吃，细嚼慢咽，才能使它发挥应有的效用。又比如洋葱，它营养丰富，食疗功效特别突出。国内外的研究结果都证明，洋葱中含有一种前列腺 A（目前已知蔬菜中只有洋葱中含有这种物质）。前列腺 A 是一种较强的血管扩张剂，它具有扩张外周动脉、降低外周血管阻力的功效，还具有对抗人体内儿茶酚胺等升压物质的作用，又能促进钠盐的排泄，从而使血压降低。洋葱能升高人体内"好"的胆固醇——高密度脂蛋白胆固醇，促进脂肪代谢，预防骨质疏松和哮喘，能杀灭多种细菌。但是，洋葱最好生吃，才能发挥其活性成分的保健功能。如果不喜欢生吃，可以短时间清炒。再比如三文鱼最好生吃。三文鱼被誉为水中珍品。它味道鲜美，含有丰富的不饱和脂肪酸，能有效提升高密度脂蛋白胆固醇，降低血脂和低密度脂蛋白胆固醇，具有防治心血管疾病的作用。它所含的 ω-3 多不饱和脂肪酸更是视网膜及神经系统必不可少的物质，有增强脑功能、防治老年痴呆、辅助治疗和预防帕金森病等作用。三文鱼中所含的天然虾素和 ω-3 多不饱和脂肪酸具有很强的抗氧化功效，这是其他食物所不能比的。日本人经常生吃野生三文鱼，这也是日本人长寿的原因之一。三文鱼老少皆宜，且以生吃为主。在高温下，三文鱼中的好脂肪会因为被氧化遭到破坏。若长时间烹饪，三文鱼中的维生素也会荡然无存。若非要熟吃，最好采用煮、蒸、煎等快速烹饪的方法，烹饪到三至七成熟时即可食用。其中五成熟的时候其口感和滋味都比较到位，且别具一番风味。

7. 调味料怎么放更科学

中餐中的调味料很多。使用调味料不仅可以改善菜肴的口味，而且可以为之增加一些营养素。因此，做菜时添加调味料有不少讲究，什么时候加，加多少，要根据菜的品种及其特性来添加，以把调味料的作用充分发挥出来。

（1）结束时放盐。在烹制爆炒肉片、回锅肉、炒白菜、炒蒜薹、炒芹菜时，待炒透后适量放盐。这样，炒出来的菜肴嫩而不老，营养丰富。

（2）烹调前放盐。在烧整条鱼、炒鱼块时，在烹制前先用适量的盐腌渍再烹调，有助于咸味渗入鱼肉中。

（3）吃前才放盐。凉拌菜，如凉拌黄瓜、藕丁等，可在食用前片刻放盐，略加腌制。这样，能沥干水分，使其食之脆爽可口。

（4）起锅前放味精。味精若在水中长时间加热，会生成焦谷氨酸钠（味精学名谷氨酸钠），虽无害，但已无鲜味。起锅前加入味精，菜肴的味道会更加鲜美。

（5）菜将熟时放入醋。在菜快炒好的时候放醋，可以使菜肴更加入味爽口。如果是为了去腥，就可以在烹饪过程中加醋，经过爆炒，醋味容易挥发，同时带走了腥味，吃时就不会有腥味了。

（6）起锅前放酱油。高温久煮会破坏酱油的营养成分，应在即将出锅前放酱油，以保证鲜味。

（7）肉类多放花椒。烧肉时宜多放一些花椒，牛肉、羊肉、狗肉更应该多放花椒粒，且应在开始时用油爆香，花椒面可在炒过程中加入。

（8）鱼类多放姜。鱼类腥气大、性寒，在烹制时可以多放些姜，以缓和鱼之寒性，同时可除腥味。

（9）贝类多放葱。大葱能缓解贝类的寒性，还能够抵抗贝类的致过敏性。

（10）禽肉多放蒜。烹调鸡、鸭、鹅肉时，要多放些蒜。这样。烹调出的肉质更香，还可以防止因消化不良而引起的腹泻。同时，还有降低胆固醇、促进营养吸收的功效。

8. 烹调哪些菜应少放盐

盐是调味中最主要的品种之一。盐中呈咸味的是其中的钠离子。盐，学名氯化钠。钠是人体必需的常量金属元素之一。钠在人体有多种重要的生理功能。人体对钠的需要量是一定的，多了少了对身体都有损害，所以《中国居民膳食指南（2016）》中推荐量是每人每天不超过 6 g。因此，在烹调中必须注意控制钠的量。在炒菜时就根据菜的品种、菜中含钠量的多少，来确定添加量：对高钠菜就要少加，对低钠菜就要适量多加。比如茴香、芹菜和茼蒿钠含量较高，据测定，每 100 g 茴香含 186.3 mg 钠，相当于含盐量 0.47 g/100 g，茼蒿钠含量 161.3 mg/100 g、芹菜为 159 mg/100 g。因此，在烹调茴香、芹菜和茼蒿这类高钠蔬菜时，应该少放甚至不放盐，高血压、肾病患者则尤其要慎重。

各种萝卜、白菜、小白菜、圆白菜、油菜、菠菜等蔬菜的钠含量为 40 mg/100 g ~ 100 mg/100 g，属于中等含钠蔬菜，在烹调时可适量少放盐；生菜、莜麦菜、菜花、西蓝花、苋菜、莴笋等的含钠量为 10 mg/100 g ~ 40 mg/100 g，属于低钠蔬菜；各种豆类、瓜类蔬菜的钠含量在 10 mg/100 g 以下，是极低钠蔬菜。对于后两种蔬菜，在烹调时可正常放盐。

9. 怎样选择食用油？

据不完全统计，中国居民的食用油共分 4 大类，56 种。其中草本植物食用油共 26 种，木本植物食用油共 17 种，陆地动物食用油共 8 种，海洋动物食用油共 5 种。在这么多种食用油中究竟选什么油呢？中国粮油学会油脂专业分会长指出选择食用油不能看制造工艺。现在，制油生产工艺分压榨制油和浸出制油两种工艺。一些人认为压榨制油工艺比浸出法揣测工艺更先进，这是一种不科学的提取法，是误导。事实上，不管是压榨工艺还是浸出工艺所得到的油都只能作为原油。一般会含有对人体有害的物质，如游离脂肪酸、农药残留，特别是致癌物质黄曲霉素等。这些有害物质必须通过精炼来去掉。只有经过精炼后生产出符合食用油国家最新标准的食用油才能上市销售。因此，压榨油、浸出油，没有精炼都不是好油；经过精炼后都是好油（当然必须符合国家标准）。

中国营养学会常务理事、中山大学公共卫生学院营养系苏教授指出，食用油不只是调味那么简单，在选择食用油时，不应该只重香味，而应该注重营养。生活水平提高使居民的膳食中有了较多的肉类，并因此摄入了大量的饱和脂肪酸。饱和脂肪酸摄入过量会威胁身体健康。选择富含不饱和脂肪酸、两种脂肪酸比例适宜的植物油烹调菜肴，可有助于达到膳食脂肪酸的平衡。因为所有的植物油经过烹调都会产生香味。所谓喜好只是习惯，而这种习惯也可因健康的需要而改变。因此，在选择食用油时，口味重要，健康更重要。

10. 怎样吃油更健康？

长期以来，人们都说要多吃富含不饱和脂肪酸的食用油。目前，花生油、大豆油和葵花子油等以不饱和脂肪酸为主的植物油（表 2-2），已成为广大居民主要的食用油。可是，心脑血管疾病发生率仍然逐年增加。这与吃油有关系吗？最新的科学研究发现，多不饱和脂肪酸可分成 ω-3 脂肪酸和 ω-6 脂肪酸。而只有 ω-3 脂肪酸含量高的食用油，才能改善细胞的携氧能力、软化血管、降低血液黏稠度。而目前大家吃的花生油、大豆油和葵花子油，其脂肪酸的含量以 ω-6 脂肪酸为主，这是这些食用油的重大缺陷。一般来说，只要将 ω-6 脂肪酸与 ω-3 脂肪酸的比例控制在 6∶1 以内，就能让人体得到足够的营养物质。需要说明的是，ω-3 和 ω-6 脂肪酸都是必需脂肪酸，人体不能合成。橄榄油和茶子油富含 ω-9 脂肪酸，但 ω-3 脂肪酸含量很低。从营养学观点来看，这类富含 ω-9 脂肪酸的油，不适合单一、长期、不间断地食用。因为 ω-9 脂肪酸的优点是抗氧化能力强，虽然不易酸化，但它并非人体必需脂肪酸。那么，怎样吃油才健康呢？有如下 3 点关于健康吃油的建议。①把亚麻籽油当主要食用油。因为亚麻籽油富含 ω-3 脂肪酸。②自制调和油。在表中，我们可以看到一些常见食用植物油的 ω-3、ω-6 和 ω-9 脂肪酸的比例，居民可用不同的食用植物油进行合理的配比。营养专家推荐的比例是：一份亚麻籽油与两份大豆油或两份花生油调和食用。当然能与橄榄油及茶籽油调和效果会更佳。③避免长期、单一地摄入富含 ω-6 脂肪酸的食用油。

表 2-2　几种常用食用油的脂肪酸组成

油脂名称	ω-3 脂肪酸（%）	ω-6 脂肪酸（%）	ω-9 脂肪酸（%）
亚麻籽油	40 ~ 61	10 ~ 15	15 ~ 30
菜籽油	5 ~ 10	10 ~ 20	15 ~ 20
大豆油	5 ~ 7	50 ~ 60	20 ~ 25
花生油	0 ~ 3	30 ~ 40	30 ~ 40
茶籽油	0 ~ 2	5 ~ 10	75 ~ 86
橄榄油	0 ~ 1	10 ~ 15	68 ~ 75
玉米胚芽油	1 ~ 3	60 ~ 65	20 ~ 25
葵花籽油	0 ~ 1	65 ~ 70	18 ~ 23
红花油	0 ~ 1	75 ~ 85	8 ~ 10

11. 几种常用食用油的特性是什么？

目前，大众经常食用的食用油有花生油、菜籽油、大豆油、芝麻油、玉米油、葵花籽油、茶籽油、亚麻籽油、橄榄油。比较具体地了解上述几种油的主要特性，即主要营养成分、食疗功效等，对我们健康用油是很有益的。

（1）花生油：富含不饱和脂肪酸（主要为 ω-6、ω-9 脂肪酸，含 ω-3 脂肪酸很少）。其富含维生素 E，对减轻不饱和脂肪酸的氧化有益。花生油的耐高温性能较好，适宜煎炸等烹调方法。

（2）大豆油：富含不饱和脂肪酸，且其中 ω-6 脂肪酸和 ω-3 脂肪酸的比例接近 6：1，属健康食用油。其中的不饱和脂肪酸——亚油酸尤其是亚麻酸不耐高温，适宜炖、煮等烹调方法。其中所含的 α- 亚麻酸对防治心脏病有益。

（3）菜籽油：所含不饱和脂肪酸略高于橄榄油，其他成分二者相似。其主要优点有以下两点。第一，其脂肪酸的组成比例最接近人体需求。其中油酸含量较高。亚麻酸的含量仅次于亚麻籽油。油酸和亚麻酸都是人体的必需脂肪酸。第二，菜籽油含有对身体有益的甾醇和多酚。甾醇可以降低胆固醇；多酚不仅可以降低胆固醇，还可以清除体内多余的自由基并具有一定的抗肿瘤作用。菜籽油的主要缺点是：所含的不饱和脂肪酸容易被空气中的氧气氧化破坏，故开瓶后应尽快食用，不宜久置。

（4）葵花籽油：特点是风味突出。其中亚油酸含量可达 60%，亚油酸属于 ω-6 脂肪酸，使葵花子油耐高温性能较好，适宜煎炸等烹调方式，属于健康食用油。

（5）亚麻籽油：又称胡麻油。其中所含的人体必需脂肪酸之一——亚麻酸含量高达 50% 以上，远远高于深海鱼油的 5%，堪称"陆地鱼油"。亚麻酸具有增强智力、记忆力和保护视力的功能，还能调整血脂异常，抑制血小板聚集，防止血栓形成，并可抑制癌细胞的产生和转移。其主要缺点是最不耐热，在空气中还容易氧化聚合酸败。适宜凉拌。开瓶后应尽快用完，不宜久置。

（6）芝麻油：俗称小磨油，又称香油。芝麻油分大槽油和小磨油，大槽油由生芝麻榨取，含水分和蛋白质较高，因此不宜长时间保存，且香味较淡。市面上多为小磨油，它是把芝麻炸熟，再用小磨碾碎，用水浸法脱油，香气宜人。小磨油富含不饱和脂肪酸。其中油酸和亚油酸都是人体必需脂肪酸，含量基本各占一半。芝麻油具有以下特殊功效：①延缓衰老。香油中富含的维生素 E 能维持细胞膜的完整和功能，促进细胞分裂，延缓其衰老。②保护血管。香油中含有 40% 的亚油酸、棕榈酸等不饱和脂肪酸，容易被人体吸收和利用，促进胆固醇的代谢，并有助于消除动脉血管壁上的沉积物。③香油中含有丰富的卵磷脂，不仅可以防止人的头发过早变白脱落，而且可以润肤美容。④早晚各喝一口香油，可润肠通便、保护嗓子、减轻咳嗽。⑤治疗鼻炎。对于慢性鼻炎，可用消毒棉球蘸取香油涂于鼻腔内，一次即可见效，两次症状全部消失。香油有一突出优点，就是耐储存。其原因是，香油中含有一种抗氧化性能很强的成分——芝麻酚。芝麻酚也是香油之所以有香味的主要原因。

（7）玉米油：即玉米胚芽油。玉米油营养十分丰富。含不饱和脂肪酸高达 80%～85%，其中油酸达 19%～49%，亚油酸达 36%～64%。玉米油的食疗功效主要有：减少胆固醇；降血压、软化血管、预防和改善动脉硬化；增强心血管功能；提高机体免疫力、促进伤口愈合；加速细胞分裂、延缓细胞衰老；抗癌、抗病毒等。玉米油被作为一种高级食用油而广泛食用，享有健康油、长寿油的美称。玉米油适合烹炒、煎炸等烹调方式。

（8）茶籽油：又称山茶油、油茶籽油等，由油茶树的种子榨取，色清味香，是我国传统食用油之一。其最大特点是脂肪酸组成与橄榄油很接近，故被誉为"东方橄榄油"。有关数据显示，茶籽油中各种脂肪酸含量由高到低分别为：油酸 74%～87%、亚油酸 7%～14%、饱和脂肪酸 7%～11%。其特点是单不饱和脂肪酸（油酸——人体必需脂肪酸）的含量甚至超过橄榄油（65%～84%），但 ω-3 多不饱和脂肪酸（亚麻酸，6.7%）的含量很低。此外，茶籽油还含有维生素 E、胡萝卜素、角鲨烯。油茶皂苷、茶多酚等多种植物活性物质及多种矿物质。茶多酚具有很强的抗氧化性能和显著的清除人体内多余自由基的能力。它可直接与自由基反应，抑制脂质过氧化；还可增强抗氧化酶的活性，因而具有抗癌、抗动脉硬化、抗菌、抗病毒、抗辐射等多种有益作用。整体而言，茶籽油是一种营养品质较高的食用油，常常与橄榄油相提并论。正因为如此，原国家卫生部在 2007 年 8 月发布的《防治血脂异常与心肌梗死和脑血栓知识要点》中特别推荐"用橄榄油或茶籽油代替其他烹调用油"。

（9）橄榄油：又称青果油、山榄油等，是一种优良的不干性油脂，也是世界上最重要、最古老的食用油之一。因其营养成分丰富、食疗功效突出，而被公认为保健食用油，素有"液体黄金""植物油皇后""地中海甘露"的美誉。橄榄油含油酸 66%～85%、亚油酸 3%～17%、亚麻酸 0.3%～1.3%。上述三种脂肪酸的比例正好是人体所需要的。还含有多种维生素和矿物质元素。橄榄油中的脂肪酸可以调整人体血浆中高、低密度脂蛋白胆固醇的比例，对防止动脉粥样硬化及高血压、心脏病、心力衰竭、肾衰竭、脑出血等心脑血管疾病有帮助。同时，对胃炎、胃溃疡等疾病有一定的辅助治疗作用。还能使血脂降解，以减少胆囊炎和胆结石的发生。另有资料显示，橄榄油还能促进人体对钙质的吸收，从而有助于儿童骨骼、大脑和神经系统发育，防止老年骨质疏松。对皮肤有较强的亲和性和渗透性，如在制药工业用作多种维生素和抗菌注射剂的溶剂，有利于药效的发挥。还可用于配制烫烧伤、外伤除脓等容易被皮肤吸收的多种软膏等。在橄榄油中品质最好的是特级初榨橄榄油，因为它最大限度地保留了其营养成分。橄榄油老少皆宜，既可用于凉拌，又可用煎炒烹饪。

12. 已使用超百年的味精有害吗？

前些时候微信朋友圈中有文章说，味精对人体有害。"味精中毒的症状包括：晕眩、头痛、肌肉收缩、咳嗽，甚至影响生育能力，造成永久性脑损伤……"如此骇人听闻的内容，都是真的吗？

先简单介绍一下味精的来历。1866年德国科学家 H·Ritthasen 博士用硫酸水解面筋时发现一种新的氨基酸，遂定名为"谷氨酸"。1908年日本东京帝国大学化学教授池田菊苗从海带中提取了谷氨酸钠，将其作为调味品，可提高菜肴的鲜味，遂定名为味之素，中国称之为味精。1923年上海天厨味精厂以小麦、土豆为原料，用盐酸消解法制成味精。成品有白色晶体、粉末状两种。从1963年以来，大多以玉米为原料，经微生物发酵法生产。其产品以白色晶体为主，质量明显提高。由此可见，味精从发现、应用到现在已经一万多年了。作为食品添加剂，联合国粮农组织和世界卫生组织食品添加剂联合专家等权威部门的评审显示：味精在食品中的使用没有一定的限制，无须担心其安全性。因为味精的主要成分是谷氨酸钠盐。摄入人体后可转化为谷氨酸、谷氨酰胺、酪氨酸和钠离子。而这些氨基酸是人体蛋白质的重要成分之一，有重要的生理功能；钠离子是人体必需的常量金属元素，在人体内有多种重要的生理功能。据研究结果显示，味精可以增进人的食欲，提高人体对其他食物的吸收能力，对人体有一定的滋补作用。味精中96%的谷氨酸能被人体吸收，形成人体组织中的蛋白质；它又能与血氨结合，形成对机体无害的谷氨酰胺，解除组织代谢过程所产生的氨的毒性作用。味精还参与脑蛋白质代谢和糖代谢，促进氧化过程，对中枢神经系统的正常活动起到良好的作用，因而对人体健康有益。味精主要是通过刺激舌头味蕾上的特定的味觉受体，如氨基酸受体或谷氨酸受体，带给人味觉感受。这种味觉被定义为"鲜味"。为了进一步证实味精对人体代谢的作用，中国科学院亚热带农业生态研究所进行了系统研究。其研究结果显示，味精可以促进肌肉和脂肪组织中的脂肪沉积，促进肥胖。研究也同时发现，味精和脂肪都会促进肥胖，但促进肥胖发生的机制不同，二者对促进肥胖形成方面存在着拮抗（相互削弱）的作用。

因此，虽然味精是安全的，但是在炒菜的过程中也不能过量添加，即要适度使用，毕竟味精只是一种调味品。另外，味精中含钠，过多摄入会导致高血压。因此，对患有高血压、肾病、水肿的人应该少吃味精为宜。同时，在炒菜时，要注意投放味精的时间和温度，适宜的温度是70~80℃，最好在汤菜出锅前投放。

13. 鸡精出在鸡身上吗？

咸鲜口味是中式菜肴重要的特征之一。想提鲜，最简单的办法是起锅前加少许味精。可很多人认为味精不安全，而鸡精出自于鸡，于是改用鸡精等其他调味料。其实，这是一个误会。

鸡精确实比味精的味道更浓郁，但这并不是因为里面有很多鸡肉精华。其实，鸡精里面最主要的成分还是味精，占到40%~50%。同时还有呈味核苷酸二钠、琥珀酸二钠、酵母提取物等其他鲜味物质，以及淀粉、糖和盐等辅助成分。有做菜经验的人会发现，如果用鸡精提鲜，需要的量比味精少得多。这个秘密来自呈味核苷酸（一种常用食品添加剂——增鲜剂）。

天然的鲜味物质大致有两类：一类是氨基酸，如谷氨酸（味精）、丙氨酸、天冬氨酸等；一类是核苷酸，如肌苷酸、鸟苷酸、黄苷酸、腺苷酸等。一百年前，日本科学家在研究鲜味的时候，首先在鲣鱼中发现了具有鲜味的肌苷酸。另一组科学家又在蘑菇中发现了具有鲜味的鸟苷酸。这些有鲜味的核苷酸就被称为呈味核苷酸。

随后的研究发现，许多食品中都有微量呈味核苷酸。例如肌苷酸大量存在于牛肉、鸡肉、猪肉等肉类产品和鱼类等海产品中；鸟苷酸大量存在于香菇、牛肝菌等菌类中。因此，中式烹饪用鸡肉调制高汤，欧美厨师用牛肉熬制鲜汤。中国人在熬鸡汤的时候喜欢加几个香菇。这些民间智慧其实是有科学依据的（当然其中也有氨基酸的鲜味因素）。

提纯的呈味核苷酸鲜味微弱，而且多加一点对鲜味提升的作用并不明显。味精则不同，不够鲜，再来一勺就可以了。因此，尽管呈味核苷酸和味精发现的年代差不多，但前者沉寂了几十年，后者很快投入商业应用。直到20世纪中叶，人们突然发现，呈味核苷酸的神奇之处并不是自己的鲜味，而是作为味精的"鲜味放大器"。例如在味精中加入2%的肌苷酸和鸟苷酸的混合物，鲜味立刻提升4倍左右，如果添加5%则可以提鲜6倍左右。目前常见的鸡精中通常添加2%～4%的呈味核苷酸，因此达到同样的鲜味时用量比味精更少。尽管呈味核苷酸的价格比较高，但和单纯用味精相比，成本仍下降了40%。

14. 哪些菜不宜放味精？

味精和鸡精虽然可以提鲜，但是并非所有的菜都适合放。比如以下几类菜肴就不适合放味精、鸡精。

加了醋的菜。老醋花生米、老醋拌蛰头、醋熘白菜等加醋的菜，如果再加味精，就会产生谷氨酸二钠，使菜肴产生奇怪的酸涩味。

海鲜类菜肴。如虾、生蚝、蛤蜊等海鲜，本身就有天然食物的鲜味，加了味精会破坏其原有的鲜味，起到相反的作用。

加了糖的菜。味精用咸不用甜。在适当的钠离子浓度下，味精的鲜味才能更加突出。如果在甜味菜中放入味精，不但不增鲜，反而会抑制甜鲜的本味。如在鸡茸玉米、香甜芋茸中就不能加味精。

自带鲜味的菜。炒肉菜不用加味精。肉类中本来就含有谷氨酸，与菜肴中的盐相遇加热后，自然就会形成味精的主要成分——谷氨酸钠。除了肉类，其他带鲜味的食物也没有必要加入味精，如鸡蛋、蘑菇等。

鸡精是一种复合调味品，最主要的成分是味精，同时还有呈味核苷酸二钠、丙氨酸钠等其他鲜味物质，以及淀粉、糖、盐等辅助成分，也不适合加入到上述菜品中。

其实，有些凉拌菜是可以放鲜味调料的。但是，在烹调前最好把味精用温开水溶化，然后和盐及其他调料兑成汁，浇上去直接拌，如凉拌土豆丝、麻油拌贡菜等。

15. 煮粥、烧菜时放碱科学吗？

有些食堂或家庭在煮粥、烧菜时，有放碱（小苏打，学名碳酸氢钠）的习惯，以求熟得快和发黏好吃。但是，这样做，使米和菜里的营养成分大量损失掉了。因为营养成分中的维生素 B_1、B_2 和 C 等都是喜酸怕碱的。维生素 B_1 在大米和面粉中含量较多。有人曾做过实验，在 400 g 米里加 0.06 g 碱熬成的粥，有 55% 的维生素 B_1 被破坏。如果经常食用含有这种碱的粥，就会因缺乏维生素 B_1 而发生脚气病、消化不良、心跳失常、乏力或水肿。维生素 B_2 在豆类中的含量最丰富。一个人每天只要吃 150~200 g 大豆，就足够满足身体对维生素的需要了。豆子不易煮熟，放碱后就熟得快，但这样会使维生素 B_2 几乎全部被破坏，而在人体内如果缺乏它，就会引起烂嘴角和舌头发麻。维生素 C 在蔬菜和水果中最多。它本身就是一种酸（抗坏血酸），所以碱对它的破坏作用更强。酸和碱遇到发生中和反应，就会变成一种盐和水，二者都不存在了。人体内如果缺乏维生素 C，就会出现牙龈出血，严重时会引起坏血病。因此，煮粥、烧菜时放碱是不科学、不可取的。

16. 炒菜为什么要热锅凉油？

许多人炒菜都是这样的步骤：锅里倒上油，等油烧到微微冒烟时再下菜。但是，这样炒菜，不仅油烟多，容易糊锅，而且更损失了不少营养，甚至会产生对人体有害的物质。我们不妨试试热锅凉油的炒菜方法，不但不会糊锅，而且还能很好保存营养。在植物油中，最宝贵的营养素就是不饱和脂肪酸和维生素 E。大量研究证实，不饱和脂肪酸能降低血液黏度，保护心血管，增强记忆力和思维能力；而维生素 E 是著名的抗氧化维生素，它对抗衰老、润泽肌肤等都有好处。当油温低于 180℃ 时，油中的营养物质是不会破坏的。可一旦超过 180℃，一系列变化就发生了。首先是其中的不饱和脂肪酸被破坏；同时维生素 E 为了保护不饱和脂肪酸，也牺牲自己而被氧化殆尽。当温度继续升高时，油锅开始冒出大量烟雾，并且可以闻到刺鼻的怪味，这种怪味气体就是有毒的丙烯醛。它能引起腹泻、呕吐、头晕等症状。更可怕的是，在过高的温度下不饱和脂肪酸会发生聚合反应，生成多种有毒的裂解产物、聚合产物和环化产物。炒菜的温度高，不仅会损害油脂的营养，而且对烹调原料也有不良的影响。蛋白质在加热至 200℃ 以上时，会产生杂环胺类致癌物，而脂肪在 300℃ 时会产生多环芳烃类致癌物，如臭名昭著的苯并芘。同时，蔬菜里的维生素 C 也会大量损失。所以，热锅凉油炒菜，是保住营养的最好方法。为防止干烧锅，可先在锅内倒入少量油烧至八九成热，将油倒出。然后再放入适量凉油，即可炒菜。

另有资料显示，热锅凉油是将锅擦净，放入适量油烧热，然后将热油在锅内涮一下倒出，再放入适量温油或凉油，立即将原料放入进行炒菜的一种做法。用这种方法炒肉更嫩。因为肉类原料本身含有丰富的蛋白质，并且又用蛋清或淀粉浆过。原料投入温油中，遇热后有瞬间的缓冲，烹饪者利用这一瞬间，迅速将原料煸散或滑散，原料表面的蛋白质逐渐变热，便于舒展伸开，使其受热充分，并且均匀，松散爽脆，质嫩不绵，成菜形色漂亮。另外，锅底热量高，油脂温冷，原料放入油内后，随着油温的不断增高能产生一股上推力，可使原料迅速上浮，起到不粘锅、防止原料破碎的作用。如果用"热锅热油"方法烹制菜肴，油温超过80℃时，烹调原料会骤然凝结形成一层外衣，产生质变，凝结成坨，不易滑散，也不易传热，造成菜肴原料受热不均，老嫩参差不齐，影响菜肴的口味和质量。因此，推荐"热锅凉油"法烹制菜肴。

17. "非矾"油条更健康吗？

油条以小麦粉和水为主要原料，以膨松剂为主要辅料，经面团调制、醒发、成形、油炸而成。其外皮酥脆且内里松软多孔，色泽金黄、咸香适口，是我国传统的早餐食品和大众化小吃。

油条属于脂肪含量相对较高的油炸食品。据相关科研文献报道，市售油条的含油率为10%~37%。《中国居民膳食指南（2016）》中推荐我国城市居民每日摄入油脂的量为25~30 g，一根市售普通油条的重量约为85 g，粗略估算，食用一根油条要摄入9~13 g的油脂。因此，建议消费者对油条的食用要适量，以保持膳食平衡。

膨松剂在油条加工过程中起着至关重要的作用，它决定着油条的质构和品质的好坏。传统的油条加工常会使用明矾[学名硫酸铝钾，化学式$KAl(SO_4)_2 \cdot 12H_2O$]，导致铝的残留。科研结果表明，长期食用含铝量过高的食品会对人体健康产生不利影响，主要是损伤中枢神经系统功能，扰乱新陈代谢，引起行为异常和智能障碍，加速人体衰老和诱发老年痴呆症等。世界卫生组织在2010年的一项健康指导中指出，铝的最高摄入量为每人每周千克体重不超过2 mg，这相当于1名60千克重的成年人每周摄入的铝如果不超过120 mg，就不会导致铝的蓄积并引起健康损害。

2014年，原国家卫生计生委发布了《食品安全国家标准食品添加剂使用标准》（GB 2760—2014），对油条中铝膨松剂的使用做出了明确规定，铝的最初限量为100 mg/千克（干样品以铝计）。但随着科学技术的不断进步，使烹调技术也随之得到不断改进。以无矾膨松剂、无铝复合膨松剂和发酵型无铝复合膨松剂等新型添加剂取代了明矾，广泛应用到油条的加工过程中。这不仅避免了铝对人体的潜在危害，还能优化油条的质量和食用品质。因此，建议在日常消费中选用"无矾""无铝"膨松剂的油条。

18. 烹饪中应选用什么酱油？

在日常烹饪中，酱油是最少不了的调味品之一。那么在烹饪中应选用哪种酱油好呢？中国调味品协会的专家告诉我们应根据使用目的来选择酱油，而且尽量选择优质酱油。比如炒菜选生抽，上色选老抽，凉拌选佐餐酱油。酱油的生产工艺和原料是不同的。有"酿造"与"配制"两种工艺；有以小麦和大豆为主要原料的；有用麸皮和豆粕（脱脂大豆）为原料的。那么，究竟选哪一种好呢？业内专家这样讲：

"酿造"优于"配制"。 按照国家标准，酱油产品需在标签上注明是"酿造"还是"配制"。前者以大豆等加工品为原料经发酵制成，含有氨基酸、钾、维生素 B_1、维生素 B_2 等营养成分；后者是用"水解蛋白质液"调味后制成，有时也混入一些酿造酱油。这后一种制作方法速度快、成本低，但酱油品质差、营养低，且可能含有微量毒性物质"三氯丙醇"。

"佐餐"比"烹调"卫生。我国国家标准规定：在成品酱油的标签上，必须标注"佐餐酱油"或"烹饪酱油"。佐餐酱油是供人们在饮食时直接入口食用的，如蘸食、凉拌等。其卫生质量要求很高。按国家卫生标准要求，其菌落总数要小于或等于 30 000 个 / mL，即使生吃也不会危害健康。烹饪酱油适合炖、煮、炒等热菜加工。若将烹饪酱油用于凉拌菜、蘸料等，则可能由于食用过多致病菌而导致腹泻或其他胃肠疾病。

"小麦"比"麸皮"香气浓。酱油主要由蛋白质原料、淀粉原料发酵而成。大豆和豆粕（脱脂大豆）是常用的蛋白质原料，小麦和麸皮（小麦的外皮）是常用的淀粉原料。一般来说，无论是用大豆还是豆粕，对酱油的品质影响不是很大（大豆略好于豆粕）。但和麸皮相比，小麦中糖类物质更加丰富，因此在后期发酵中香气更浓，味道更醇。因为用麸皮能节省成本，所以很多酱油会以此为原料酿造，选购时应选配料为大豆和小麦的产品。

"高盐稀态"优于"低盐固态"。根据发酵条件的不同，酱油的酿造工艺分为"高盐稀态"发酵和"低盐固态"发酵。低盐固态的发酵温度较高，则制作周期较短，基本上 28 天即可制出产品。这样的发酵方式可以加速酱油的生产，提高产量，因而是目前国内大多数酱油厂家采用的方式，高盐稀态发酵的温度相对较低，发酵的时间较长，产量也相对较低。但这种发酵方式可使原料得到充分发酵，合成更多的香味物质，因而酿造出来的酱油味道更加香醇，营养物质也更加丰富。因此，在选购和烹饪时应尽量用高盐稀态发酵的酱油。

"氨基酸态氮"含量高的好。酱油的核心品质取决于一项叫作"氨基酸态氮"的指标。一般来说，这个数值越高，产品鲜味越浓、品质越好。合格酱油的氨基酸态氮最低不得低于 0.4 g/100 mL，特级酱油能达到 0.8 g/100 mL，某些酱油甚至达到 1.2 g/100 mL。

需要注意的是，目前很多酱油产品都添加了味精和核苷酸类增鲜剂，因为味精属于氨基酸，所以这些产品的氨基酸态氮也特别高，消费者在购买时要注意。此外，高血压、冠心病、全身水肿的患者及老年人在选择酱油时，最好选用低盐酱油。其含盐量低于 9 g/100 g，比普通酱油低 20% 以上。

19. 烹调菜肴时怎样放醋更科学？

醋在日常生活中是必备的调味料之一。中医认为，醋性温，味酸；具有活血化瘀、消食化积、消肿软坚等功效。现代研究结果表明，醋含丰富的有机酸，对至少 8 种有害微生物有明显的杀灭或抑制作用。醋还有缓解疲劳、增进食欲、帮助消化等作用。因此，在凉拌菜或炒菜时适量加点醋，不仅味道更加鲜美，而且还有杀菌消毒的作用。那么，在炒菜时怎样放醋更科学呢？营养学家指出要注意以下几点。

坚持"两头原则"。在做菜时醋的最佳放入时间是在两头，即原料入锅后马上加醋，以及菜临出锅前加醋。炒素菜时在蔬菜下锅后适量加些醋，如炒豆芽、芹菜、辣椒、土豆丝、海带等，不仅使菜的味道好，而且其营养价值也保全得好。同时，还可以软化蔬菜纤维，帮助消化吸收。由于维生素 C 在酸性环境中更加稳定，所以这样可以减少加热对蔬菜中维生素 C 的破坏。同时可以保护蔬菜中的营养素，促进钙、磷、铁等矿物质成分的溶解，提高菜肴的营养价值和人体的吸收利用率。还有重要一点，维生素 C 可阻断亚硝基化合物（一种致癌物质）的形成。在炒辣椒时放一点儿醋可以减轻辣味。由于辣椒的辣味主要是由辣椒碱产生的。而醋中的主要成分是醋酸（学名乙酸）可以中和辣椒中部分或全部的辣椒碱，从而消减辣味。同时放醋可以保护辣椒中的维生素 C。如果在菜快好的时候加醋，可以使菜肴更加入味爽口。

炒胡萝卜、绿叶菜不宜加醋。胡萝卜、南瓜等蔬菜中富含胡萝卜素，而胡萝卜素在酸性环境中易被分解，遭到破坏。所以在炒胡萝卜、南瓜等富含胡萝卜素的蔬菜时不宜放醋，在炒绿叶菜时也不宜放醋，因为绿叶菜中的叶绿素是含金属镁的化合物。叶绿素在酸性环境会发生化学反应，使其脱镁，从而失去绿色，同时还会损失其他营养素。

做这五类菜别少了醋：

①脆嫩爽品的蔬菜。在炒土豆丝、豆芽、藕片（丝）的时候，如果能放点醋，则能让菜肴口感更加脆嫩爽口。这是因为醋能够保护蔬菜细胞的细胞壁，使其保持坚挺。

②有腥味、膻味的荤菜。在烹饪有腥味、膻味等荤菜时，适量放一点醋，有去腥、去膻、解油腻、提味增鲜、增香添色、助消化等多种作用。比如在烹饪羊肉时，将羊肉洗净切好，放入开水锅中，然后倒一些糖醋（一般 1 斤羊肉加入 1 斤水及半两醋），煮到开锅，取出羊肉，膻气便可消除。又如在吃海鲜河蟹等水产品时要蘸醋，因为水产品容易感染寄生虫和微生物，而醋有一定杀菌消毒作用。同时，还可去腥提鲜。

③含钙多的排骨类荤菜。动物的骨头里含有丰富的钙质。这些钙主要以碳化钙的形式存在。在煮炖的时候不容易被溶解出来。虽然用骨头汤补钙并不是最好的补钙方法，但如果在熬小鱼、炖排骨的时候加点醋，能促进骨头中的钙溶解出来，也更有利于人体吸收，可以少量补充钙质。

④含胶原蛋白多的动物的蹄和皮等。动物的蹄、皮或爪含有丰富的胶原蛋白。可是胶原蛋白需要长时间的熬炖才能溶解出来（靠吃猪蹄或猪皮来补充人体胶原蛋白不太可行，可是为了口感，吃一点还是不错的）。如果在煮猪蹄或猪皮时加一点醋，能促使胶原蛋白分解出来，让猪蹄、猪皮的口感更好。

⑤紫红色的蔬菜。紫红色的蔬菜，如紫甘蓝、心里美萝卜等蔬菜，在切好放置一会后，很容易变得不好看；而在凉拌这些菜的时候，放点醋能使菜肴的颜色更加红亮鲜艳，让人

看起来有食欲。这是因为这种紫红色的蔬菜中富含花青素这种物质。花青素的稳定性主要由酸碱度来决定。在一般情况下，花青素在酸性条件下比较稳定，而且花青素在酸性条件下能变成漂亮的红色。醋显酸性，它能给花青素提供酸性的环境，让它保持漂亮的颜色。比如在炒紫甘蓝之前用少量的醋拌一下，能有效防止花青素被氧化。同样，其他紫色食品需要加热烹制时，也可以采用这种和醋搭配的方法。

20. "调味四君子"各有什么特点？

葱、姜、蒜、椒俗称"调味四君子"。因为它们各自有其突出的特点，家家户户几乎每天都要用到它们，因此人们才这么称呼它们。那么它们各自的突出功能究竟是什么和怎么用它们呢？下面分别做一些简单介绍。

葱，又称和事草，分大葱和小葱（香葱）两类。大葱多用于煎炒烹炸，小葱多用于生食或凉拌。大葱是大众喜爱并用得最多的调味品之一。古人云："八珍之奇，五味之异，非葱莫能达其美。"中国还有一句俗话："无葱不炒菜。"大葱能调和百味，故有"和事草"之美称。现代营养学认为，葱营养丰富，主要含有蛋白质、脂肪、碳水化合物、大蒜辣素、多种维生素和矿物质元素等。因此，用葱作调味品，不仅可以为菜肴调味增香，而且还可以增加多种营养素。中医认为，葱性温，味辛；归肺、胃经；全身都是药。其叶利五脏，消水肿；其茎（葱白）可通阴发汗；其汁可散瘀血、止痛、解毒；其根可治便秘、消痔。现代医学研究发现，葱有多种防病治病的功效。葱中的大蒜辣素有较强的杀菌作用，对痢疾杆菌、葡萄球菌、皮肤真菌都有一定的抑制作用。因此，对预防肠道、呼吸道疾病有一定疗效。葱中的维生素 C、葱素和前列腺素 A 具有扩张小血管的作用，利于血液循环，防止血液不正常的凝固，因此有助于防治高血压、降低胆固醇、预防动脉硬化等症。葱中含有微量的硒（人体必需的一种非金属元素之一），可降低胃液中亚硝酸盐的浓度，从而降低致癌物质亚硝酸胺的生成量，对预防胃癌及其他多种癌症有一定功效。葱中含有的一种辛辣成分可刺激人体合成谷胱甘肽——肝脏中一种最有效的抗氧化剂，可提高肝脏的解毒能力，有助于排出致癌的物质。葱中含有的一种挥发性物质——烯丙基硫醚，可刺激胃液的分泌，增进食欲。葱中所含的辣素和挥发性油脂不仅可以缓解贝类（螺、蚌等）及蟹的寒性，而且还有一定的抗过敏功效。

姜，是最主要的调味品之一。自古以来就是药食两用的佳品。中医认为，姜性温，味辛；归肺、胃、脾经；具有发汗、解表、温中散寒、温肺止咳、暖胃止吐、解毒等功效。民间有谚语："冬吃萝卜夏吃姜，不劳医生开药方。""冬吃生姜夏吃蒜，有病不用背药罐。""家备小姜，有病不慌。"还有俗话说："饭不香，吃生姜。"明代著名医学家李时珍在《本草纲目》（此书已于 2018 年被联合国教科文组织认定为"世界文献目录"，即"世界记忆名录"）中说："姜可蔬，可和，可果，可药。"姜是药用兼用的调料，是厨房里不可或缺的"植物味精"和"食物香水"。在此还要指出的是，最新研究发现，生姜里含有一种特殊物质，其化学结构和阿司匹林中的主要成分接近，所以生姜具有与阿司匹林类似的稀释血液和减轻风湿病痛的作用，对关节疼痛、肿胀、发炎及牙痛等都有一定的治疗效果。

蒜，又称蒜头、大蒜、胡蒜等。大蒜营养丰富，不仅含有丰富的蛋白质（5 g/100 g）、脂肪（0.1 g/100 g）、碳水化合物（22.1 g/100 g）、多种维生素和矿物质元素，还含有具有生理功能的植物活性物质。因此，蒜也是大众常用的调味品之一。在烹饪时使用大蒜，不仅可以增香提味，而且还具有杀菌解毒等多种食疗价值。中医认为，大蒜性温、味辛；归脾、胃、肺经；具有除湿、避阴邪、温中下气、消谷化肉、破恶血、祛冷积、除风、解毒、散痛、杀虫等功效；对治疗腹泻、呕吐、水肿、百日咳等有一定疗效。现代医学研究发现，大蒜有以下多种食疗功效。①抗菌消毒。大蒜中含有的蒜氨酸和蒜酶两种成分，在大蒜鳞茎中是各自独立存在的，在大蒜被捣碎或食入胃中后，二者互相接触，在蒜酶的作用下，使蒜氨酸分解生成挥发性的大蒜辣素（亦称大蒜素）。大蒜辣素是一种油状液体，重于水，有香味，具有很强的杀菌能力。大蒜辣素的主要成分是硫化二丙烯，还有少量的二硫化丙烯、二硫化三丙烯。它在人体内能与致病菌中胱氨酸发生化学反应生成结晶状沉淀，从而破坏了菌体中的硫氨基化合物的 SH 基，危及了细菌的代谢过程，使之不能正常的生长和繁殖，走向死亡。大蒜辣素对葡萄球菌、肺炎双球菌、白喉杆菌、痢疾杆菌、大肠杆菌、伤寒杆菌、白色念珠菌等都有明显的杀灭和抑制作用。因此，大蒜就有了"地里长的青霉素"和"天然广谱抗生素"的称谓。②解毒作用。大蒜中的辛辣成分可以刺激人体合成谷胱甘肽，后者是肝脏中最有效的抗氧化剂，可帮助肝脏提高解毒能力，有利于排出致癌物质等有毒成分。③抗癌防癌作用。大蒜中一种名为"亚力新"的氨基酸，能抑制和消灭癌细胞。大蒜中的有机硫化物和微量元素硒、锗有较强的抗癌作用。它们能破坏癌细胞中遗传载体的结构，抑制其分裂繁殖。同时，它们还能阻断人们对致癌物质的合成和吸收，并能刺激人体产生抗癌的干扰素。另外，大蒜中的脂溶性挥发油，能激活人体中的巨噬细胞，增强其对有害异物的吞噬能力。有调查资料显示，经常食用以大蒜为主的葱属蔬菜的人，其癌症发病率比不吃的人低 40%；每日食用一次以上罹患大肠癌的风险只有不吃的人的 50%。另有研究资料显示，对已患有胃癌、食管癌、鼻咽癌、肺癌的患者，可以每日生食大蒜 15 g（分三次）配合术后放疗、化疗，则可有效防止癌症的转移。④防治动脉硬化和冠心病。大蒜辣素有抑制血小板凝聚、增强纤维酶活性、阻止血栓形成的功能。临床研究结果显示，服用大蒜辣素治疗脑血栓的总有效率达 90% 左右；高血压患者服用大蒜辣素 12 ~ 14 周后，舒张压明显降低，收缩压也有所下降。⑤其他保健作用：a. 大蒜和维生素 B_1 的营养协同作用。当大蒜中大蒜素和维生素 B_1 遇到一起时会发生化学反应生成蒜硫胺素，即蒜胺。后者是大脑所需能量不可缺少的物质。它还能增强维生素 B_1 的生理功能。维生素 B_1 是参与葡萄糖转化过程的重要物质，而葡萄糖是大脑补充能量的唯一物质，维生素 B_1 在肉类，尤其是瘦肉中含量丰富。但是，维生素 B_1 属于水溶性维生素，在人体内停留时间短，如果不能被及时吸收，便会随小便排出体外。如果在烹调肉类菜肴时加点大蒜，维生素 B_1 就能与大蒜反应生成蒜硫胺素，可延长维生素 B_1 在人体内的停留时间，提高吸收率。俗话说："吃肉不吃蒜，营养减一半。"这话是有道理的。所以在吃肉时，不妨加点蒜。b. 最新研究发现，大蒜能抑制、减轻重金属铝及放射性物质对人体的损害。

花椒，又称川椒，是中国特有的一种香料，既可作香辛味调料，又是一味药，也是五香粉、十三香的主要原料之一。花椒营养丰富，营养价值很高。其含有蛋白质（6.7 g/100 g）、脂肪（8.9 g/100 g）、碳水化合物（31.6 g/100 g）、多种维生素和矿物质元素。中医认为，花椒性温，味辛；归脾、肺、肾经；具有温中散寒、除湿止痛、健脾驱虫、利尿消肿、解鱼腥毒、坚齿发等功效。现代营养学认为，在花椒所含的挥发油中，有异茴香醚、牻牛儿醇、柠檬烯、枯醇、甾醇、川椒素、佛手苷内脂、苯甲酸、不饱和脂肪酸等。作为调味品不仅可以去除各种肉类中的腥膻臭味，增香添鲜、改善口感，而且还可以促进消化液的分泌、增进食欲。现代医学研究发现，花椒对白喉杆菌、炭疽杆菌、金黄色葡萄球菌、溶血性链球菌、肺炎双球菌、伤寒杆菌、绿脓杆菌和一些皮肤真菌均有抑制作用，对猪蛔虫有杀灭作用。同时，常食用花椒可维护内分泌和生殖腺体的健康，温阳补肾。在烹饪中，花椒的用法有很多。一是整粒花椒与生料腌制，以增加香味；二是磨成粉或花椒面，可用来做花椒盐，也可直接撒在菜上，以增加麻香味；三是浸水制成花椒水，直接调入馅料中，以除去异味，并增加香味；四是做成花椒油作凉拌菜及饭的调料，使饭菜具有特殊香味。

21. 烹饪中如何用酒调味？

酒，作为一种调味料有其独特的作用。它不仅可以去除食材中的异味，而且还可以杀菌和提供营养素。因而酒也是烹饪中常用的一种调味品。酒的种类很多，大致可分为四大类，即黄酒、白酒、葡萄酒和啤酒。它们在烹饪中的主要作用有所不同。其各自的突出功能如下：

黄酒：去腥高手。黄酒富含氨基酸、B 族维生素、矿物质等营养成分，且香气浓郁，口味醇厚。在烹调羊肉、鲜鱼等带腥膻味的肉类时，加适量黄酒腌制后再炖炒，不仅能够去腥膻，而且还可以增加鲜美的味道。这是因为，鱼肉中产生腥味的胺类物质和羊肉中产生膻味的挥发性脂肪酸，有一部分会溶解在酒精中，同时酒里所含的酯类、醛类、鲜味氨基酸等风味物质，也能为其增香，削弱腥膻味。炒青菜时加点黄酒，有"护绿"作用。因为酒中的乙醇可以在烹调加热时释放与新产生的有机酸等酸性物质发生化学反应而生成中性的有香味的酯类，同时可防止叶绿素在酸性条件中发生脱色反应。当然，做菜时加黄酒的时机也很关键。例如煸炒肉丝，酒应该在煸炒完毕时放；红烧鱼，最好在鱼煎制完成后立即放酒；而炒虾仁，在虾仁滑熟后，酒要先于其他佐料入锅；在做汤时，则应该在汤煮开锅后再放黄酒。

中低度白酒：解腻好手。在烹调时，最好用酒精度适中或低的白酒，酒精度过高的白酒，可能会破坏菜肴的原味。白酒入菜比较适合口味比较浓重的菜肴。炖红烧肉，可以用白酒代替少量的水，不仅香味更丰盈，而且酒中的乙醇可以与肥肉中的脂肪酸等酸类物质结合生成酯类，因而起到提香、解腻的作用。在烹调其他含脂肪较多的肉类或鱼类时，都可以加些白酒来提香、解腻。在做河鱼前，用白酒腌制一下，再挂糊烹调，可以去腻除腥。炒鸡蛋时加点白酒，炒出的鸡蛋更鲜嫩松软。剖鱼时，不小心弄破胆，马上在鱼腔内抹点白酒，再用冷水冲洗，可消除其苦味。

葡萄酒：最配红肉海鲜。葡萄酒含具有抗氧化作用的酚类（葡萄多酚）化合物最丰富，还含有游离氨基酸、B族维生素和矿物质元素等。葡萄酒入菜，以烧、焖、熘等常见，成品金红光亮、甘甜味美、味道清香。一般来说，红葡萄酒与猪牛羊等红肉是绝配，白葡萄酒则适合烹调海鲜类等白肉。如果是做汤，最好在炖汤结束前20分钟左右倒入葡萄酒。因为酒的味道会被过长时间的烹调所破坏。此外，炒洋葱时加入少许葡萄酒，使其味美而不易炒焦。

啤酒：让肉质更鲜嫩。炒肉片或肉丝，用淀粉加生啤调糊挂浆，炒出后格外鲜嫩。这是由于生啤中的酶可以把肉中的蛋白质部分降解成为多肽或游离氨基酸。这个方法尤其适合烹调牛肉。烹制含脂肪较多的肉类、鱼类，除了加白酒、黄酒，也可加适量啤酒，能使菜肴香而不腻。在清蒸鸡时，先将鸡在啤酒中腌制15分钟，再取出蒸熟，格外鲜嫩可口。清蒸腥味较大的鱼时，先用啤酒腌制15分钟左右，蒸熟后腥味大减。

22. 夏季如何吃姜才养生？

俗话说："冬吃萝卜夏吃姜，不劳医生开药方。"这说明，一年之中夏天最适宜吃姜。生姜不仅是我们常用的调味品，还是一味良药。中医认为，姜性微温，味辛；归脾、胃、肺经；具有发汗解表、温中止呕、温肺止咳、解毒等功效；能治疗伤风感冒、胃寒胃痛、呕吐腹泻、鱼蟹中毒等。营养学家介绍，在夏天经常吃醋泡生姜，可以收到较好的食疗效果。常吃醋泡姜有以下好处。①补人体阳气。要想健康长寿，首先要把阳气补足。醋泡姜具有养胃、减肥、防脱发、预防慢性病、提升人体阳气的功效。每天早餐时吃几片醋泡姜，清爽可口，补气升阳，功效胜过补药。②祛除湿邪。夏天湿气重，在所有能温暖身体、祛湿的食物中，生姜是可以长期食用并无特别食用禁忌的。用醋泡过的生姜，可借助醋的收敛作用，把生姜的发散和温暖的作用发挥到极致，在提高人体体温的同时，让体内温气排出。③养护脾胃。每天坚持吃点醋泡姜，可缓解胃酸、胃胀、胃痛。姜有除胃寒、解腻、助消化、发散的功效。对脾胃虚弱、消化不良的人，醋泡姜能更好地发挥调理脾胃的作用。④辅助治疗关节炎。姜中含有姜辣素能促进血液循环。因此，每天坚持吃2~3片醋泡姜，能辅助治疗关节炎。⑤降血脂。醋泡生姜，可使生姜中的成分溶解到醋中，能促进血液循环，并降低血液中脂肪的含量，即有降低血脂的功效。因此，建议高血脂、高血压患者适量食用。

醋泡姜的具体做法是：将生姜洗净、切片，放入一个瓶或罐里，倒入米醋或陈醋（量以没过生姜为宜），用保鲜膜包在瓶或罐子的口上，盖上盖子，密封好，放到冰箱里，一个星期之后就可以吃了。需要注意的是，不可空腹吃醋泡姜，以免伤胃；一天吃 3 片就够了，吃太多会导致胃热；一定要在早餐时吃，正所谓"早吃姜，补药汤"。因为姜最擅宣发阳明经的阳气，此时吃姜正好能生发胃气，促进消化。还要说明一点，醋泡姜一定不要去皮。这样不仅可以保持生姜药性的平衡（因为"留姜皮则凉，去姜皮则热"），而且可以防止上火。

相关链接一

丙烯酰胺是什么？

丙烯酰胺是食物中的碳水化合物和蛋白质，在高温烹制中"顺带"产生的一种有机化合物。比如在炸土豆片和其他淀粉食物（油条等）时，就可能产生较多的丙烯酰胺。据测定，美式快餐中炸薯条的丙烯酰胺高出规定标准的近 100 倍，一包普通的炸薯片竟超标 500 倍。丙烯酰胺经动物实验结果表明，对动物致癌呈阳性而对人是否致癌没有实验数据证据。因此称其为人的"潜在致癌物"。但是，已知它可致基因突变，损伤中枢神经、末梢神经，对皮肤、眼睛有刺激性，可引起脑损伤。其毒性作用呈蓄积性。因此，油炸土豆条（片）和油炸面制品还是少吃为好。

相关链接二

吃油要躲开这些误区

误区一：吃油多样化是吃不同名字的油

经常换着吃不同名字或不同品牌的油是很多人对吃油多样化的理解。事实上许多油脂虽然名字不同，但其脂肪酸的构成都差不多。比如大豆油、玉米油、小麦胚芽油和葵花籽油类似；花生油和米糠油类似；茶籽油、杏仁油、菜籽油和橄榄油类似。所谓不同油脂的替换，应按照脂肪酸构成不同的品种来换。否则，所得到的脂肪酸基本一样，相当于没替换。

误区二：橄榄油只能凉拌

现在市场上的橄榄油大体可分为初榨橄榄油和精炼橄榄油。初榨橄榄油是直接从橄榄果实中榨取的，呈黄绿色，并且含有多酚类抗氧化物质。若用来炒菜，多酚类物质容易被破坏，因此最好用于凉拌，还可用来炖菜或调馅。经过精炼的橄榄油和其他精炼的植物油差不多，烟点高，抗氧化物质和香味成分也被除去了大部分，但由于它的多不饱和脂肪酸含量低，耐热性较好，氧化危险性小，适合用来炒菜。

误区三：用煎炸过的油炒菜

许多人不舍得扔掉煎炸过食物的油，还会用来高温炒菜或油炸。这种做法非常不可取。因为油经过高温加热会产生反式脂肪酸和有毒的油脂氧化产物。当继续使用这种油高温烹调时，致癌物产量会急剧增加。因此，这类油应避免高温加热，可用来做炖菜或者花卷等面点。

误区四：什么烹调方法都用一种油

不同油的耐热性不一样，过高温度的烹调会加速致癌物的产生，带来健康风险。比如煎炸用最耐热的棕榈油、椰子油、黄油、牛油、猪油等；日常炒菜可以选择用耐热性较好的花生油、米糠油、茶籽油、精炼橄榄油、大豆油等；煮菜、做汤和凉拌可以选择耐热性较差的亚麻籽油、紫苏籽油、核桃油和未精炼的初榨橄榄油等。

误区五：动物油和植物油混合吃更好

中国营养学会建议成年人膳食中饱和脂肪酸、多不饱和脂肪酸、单不饱和脂肪酸应维持在1∶1∶1的适宜比例。但这个比例说的是整个膳食结构，既包括烹调油中的脂肪酸，也包括肉、蛋、奶等动物性食物中的脂肪酸（多为饱和脂肪酸）。除平日极少吃肉蛋奶的人之外，吃动物油弊大于利。

误区六：不含胆固醇才是好油

事实上，胆固醇只在动物性食品中存在。植物油中不含胆固醇。所以说，商家在植物油标签上写"不含胆固醇"只是一个噱头。

误区七：颜色越浅（深），质量更高

油脂的色泽，除了与油料籽粒的颜色有关外，还与加工工艺及精炼程度有关。越是精炼的油脂，颜色就越浅。按照精炼程度，大豆油、玉米油、花生油等，一般分四个等级，级别越高，精炼程度就越高。精炼后，一、二级油有害成分的含量较低，杂质少，如菜籽油中的芥子苷等可被脱去，但同时也流失了很多营养成分，如大豆油中的胡萝卜素在脱色过程中就会流失。三级油和四级油的精炼程度较低，杂质含量相对较高，但同时也保留了部分胡萝卜素、叶绿素、维生素E等营养成分。因此，不能单纯凭颜色来判断油的质量好坏。在此业内人士指出，判断一款食用油的营养价值，不能单看等级，要综合看食用油的各项成分和质量限定值。当然，无论是一级油还是四级油，只要符合国家卫生指标，消费者都可放心选用。

相关链接三

食盐中添加"亚铁氰化钾"影响健康吗？

"亚铁氰化钾"是一种抗结剂。一些人发现食盐中添加了一种叫"亚铁氰化钾"的物质后大惊失色，毕竟"氰化物"是大家都知道的剧毒物质。很多人不知道食盐中为什么要加亚铁氰化钾。亚铁氰化钾俗称黄血盐。在其分子中，氰根（CN^-）和亚铁离子（Fe^{2+}）紧密结合，很难分辨，跟剧毒的氰化物完全不同。在20世纪60年代以前，市售食盐大多是结成大块的。后来的袋装精盐，就成了很细的粉末状，不会再结块。奥秘就在于其中加了"抗结剂"亚铁氰化钾。

吃含亚铁氰化钾的食盐不会危害健康。由于亚铁离子和氰根以结合物的形式结合很紧密，亚铁氰化钾在水中和动物体内都不会分解出氰根。国际食品添加剂联合专家委员会（JECFA）在制定安全标准时，把针对人的安全上限设定为 0.025 mg/千克体重。这相当于一个 70 kg 的人每天吃下 1.75 mg，这样吃一辈子都没有问题。中国国家标准允许的亚铁氰化钾在食盐中的添加量为 10 mg/kg。一般推荐的成年人每日食盐摄入量为 6 g 以下，即使是口味极重的人，一天食盐的摄入量也就是 10 g 左右。按照 20 g 计算，其中的亚铁氰化钾最多有 2 mg。所以不管有多重的口味，每天从食盐中摄入亚铁氰化钾的量距离"安全上限"都还很遥远。

烹饪时不必担心亚铁氰化钾会受热分解。还有人担心，炒菜或者油炸时，把盐放到热油中亚铁氰化钾会不会受热分解，释放出有毒物质呢？要知道，亚铁氰化钾的热分解需要"达到其沸点"，而它的沸点是 400℃。在烹饪过程中，即使油炸或爆炸，其温度也远低于 300℃，不足以让亚铁氰化钾分解。而且，在实际烹饪中，混合在食物中的盐所遇到的温度会比油温更低，就更不用担心它受热分解了。有人说"烧烤的温度能超过 400℃"。其实，火焰的温度能超过 400℃和食物能达到 400℃，是两码事。盐是在食物中，食物中有水，当对食物进行烧烤时，将会发生水的蒸发和被火焰加热两个传热过程，食物的温度要达到 400℃，首先需要水完全消失和变干，然后碳化。除非把食物烤成了碳还要吃，否则用不着担心它超过了 400℃，使盐中的亚铁氰化钾分解。

相关链接四

大蒜，吃法不同功效各异

大蒜，6000 前产于古巴比伦（今伊拉克首都巴格达以南。当时是亚洲的文化和商业中心），两千年前汉武帝时，出使西域的张骞带回大蒜种子，随后在华夏大地广为种植。大蒜，现在是世界公认的健康食品。在古代也很受人们喜爱。古埃及人视大蒜为力量的源泉，建造金字塔时，几十万奴隶以此驱散瘟疫的威胁；古印度人认为吃大蒜可以增进智力，并可使声音响亮；我们的祖先远行时，以大蒜灭菌、防寒，"装蒜避邪"。现代人更是把大蒜作为食疗的佳品。现代营养学研究结果显示，大蒜的食疗功效与吃法有很大关系，即吃法不同，功效各异。中国营养学会理事、营养学博士、中国农业大学食品科学与营养工程学院范副教授对此做了详细解谈。

生吃最保健。完整的大蒜含有蒜氨酸和蒜酶。当大蒜被碾碎后，其细胞壁被破坏，大蒜中的蒜酶被激活，催化蒜氨酸分解产生大蒜素（亦称大蒜辣素），然后生成具有辛辣味的多种硫化物。而且，蒜的结构破坏得越严重、越完全，这些具有辛辣味的化合物就产生得越多，因而其杀菌抑菌的效果也越好。值得注意的是，当温度高于80℃时，大蒜素容易分解，所以大蒜最适宜生吃，且最好捣成蒜泥食用。同时，烹饪时若加一些醋可增加大蒜素的稳定性。此外，大蒜中的微量元素硒含量也很高，适量摄取硒元素，有辅助的抗癌功效。但是，大蒜本身辛辣，每天生吃以2～3瓣为宜。有胃溃疡、腹泻的人忌食。

发酵黑蒜口感好。经过发酵和非发酵法制成黑蒜后，大蒜的水分会降低50%左右，糖分和氨基酸的含量会明显增加，B族维生素的含量也上升。黑蒜口感绵甜，不再有辛辣味，肠胃怕刺激的人群也能食用，更不用担心会有口气，非常受年轻人欢迎。但关于盛传的"黑蒜降三高""黑蒜提高免疫力"之类说法不必太当真，如果日常吃黑蒜的量不大，就不会有这些功效。

腌着吃促消化。北方有腌渍大蒜的传统，腊八蒜、糖醋蒜等都是人们喜爱的品种。它们能保留大蒜中所有的矿物质成分，而且能在很大程度上消除蒜辣味，不过其杀菌作用与生大蒜比会降低。家庭制作糖醋蒜时要采用酿造醋腌泡。如果加一点糖，味道会更鲜美。腊八蒜泡制后变绿，这对人体无害，还具有一定的抗氧化作用。这两种制作方式，其产品都具有解腻和促消化的作用，很适合搭配肉类食用。

炖着吃去异味。煲汤、炖肉，特别是炖猪肚、大肠时，很多人习惯放进几瓣蒜，可以起到去除食材异味的作用。大蒜先煸香，再和其他食材一起翻炒，然后加水炖煮。炖煮之后，食材的异味已经去掉，炖煮后的大蒜素已经分解，口感不辣，甚至有甜味。这是因为辣味的大蒜素转化成了甜味的含硫物质，增加了汤汁的鲜甜味。

发芽营养翻倍。只要蒜瓣本身没有发霉变色，发芽的大蒜是能吃的。研究发现，发芽大蒜的抗氧化效果比新鲜大蒜更高。剥开发芽的大蒜，会看到中间产生了蒜的绿色嫩苗。绿色嫩苗从蒜瓣中长出之后，就是蒜苗。若把蒜苗放在加水的盘子里，不仅能给厨房带来绿植的美感，还可以代替葱花做调味品。把蒜苗种在地里继续生长，叶子长大后就叫作青苗。吃不惯大蒜瓣的人可以直接食用蒜苗。蒜苗的维生素含量超过大蒜瓣，也有一定的杀菌能力。

爆炒炝锅香味足。大蒜素非常"怕热"，一旦遇到高温加工，杀菌作用就会大打折扣。因此，不能指望炒菜中的蒜蓉能帮助杀灭有害细菌。但是，大蒜在油煎时会有浓郁的香味，特别是会给蔬菜类食材带来令人食欲大开的美食感。不过油温过高也会使蒜蓉焦煳，产生有毒物质并影响成菜质量。

相关链接五

十个"吃醋"的理由

醋是一种由发酵法生产的酸味调味品，是大众最常用的调味品之一。其是以高粱或大米、大麦、豌豆、麸皮、小米等为原料，经发酵等多种工序而制成。醋的种类很多。按其原料分有米醋、麸醋、酒醋、果醋；按工艺分为酿造醋和合成醋两类。另外，还有以糯米为原料发酵而制成的白醋。醋营养丰富，主要成分是醋酸（乙酸），还含有蛋白质（2.1 g/100 g）、游离氨基酸、酒石酸、柠檬酸、琥珀酸、乳酸、脂肪（0.3 g/100 g），以及多种维生素、矿物质元素等营养物质。醋不仅是一种不可缺少的调味品，而且还是一种重要的保健食品。中医认为，醋性温，味甘酸；归肝、脾经；具有活血散瘀、消食化积、消肿软坚、醒酒下气、收敛固源、解毒杀虫、治癣疗疮等功效。现代营养学和现代医学研究结果证明，醋有多种营养与保健功能。因此指出，经常吃点醋对促进身体健康大有好处。具体而言，有如下十大好处，也就是吃醋的十个理由。

1. 坚持"吃醋"可减少内脏脂肪

对于肥胖和有肥胖倾向的人来说，每天坚持饮用一大勺（10～15 mL）醋，三个月之后，内脏脂肪、体重与腰围能够有效减少。其原因是，醋酸有利于糖和脂肪充分转化为能量，防止体内过多脂肪的积累。

2. 坚持"吃醋"保证血管健康、血压正常

有研究数据显示，对于血压偏高的人群，若每天坚持饮用 20 mL 左右的醋，能够降低血压。分析其原因，主要有三点：一是醋酸在代谢过程中能够生成 AMP（乙醛单醋酸）。AMP 具有扩张血管的功效。二是由于醋酸能够激活人体的血管细胞合成一氧化氮（NO）。一氧化氮能够扩张血管，保证血液畅通。同时，由于一氧化氮的增多，促进了血液循环通畅，从而保证了血管的健康并降低了血压。三是醋酸可以软化血管，降低血液中胆固醇的含量。另据日本大阪外国语大学保健管理中心的一项研究结果显示，一组高血压患者坚持每天饮用 15～20 mL 苹果酸，8 周后比对照组的血压下降了 15～20mmHg，同时血液中的胆固醇含量下降了 9.5%～11.3%。

3. 坚持"吃醋"有助于控制血糖

因为醋酸可抑制淀粉酶的活性，减缓淀粉分解成葡萄糖的速度。因此，坚持吃醋可以减缓餐后血糖上升的速度，特别是对糖尿病患者降低餐后血糖有较好的效果。

4. 坚持"吃醋"可促进人体对钙的吸收

醋酸可以和食物中的钙发生化学反应，生成溶于水又容易被人体吸收的醋酸钙。因此，在烹制一些富含钙元素的食物（如熬骨头汤、炖鱼等）时，加入适量的醋可以帮助钙的溶出，增加钙的摄入。

5. 坚持"吃醋"具有一定的抗癌功效

醋酸能够分解咸菜或其他腌制食品中的致癌物质——亚硝酸胺，使之失去致癌作用。

6. 坚持"吃醋"可以保护食物中的维生素 C 和 B 族维生素不被破坏

醋酸可以使水溶性的维生素 C 和 B 族维生素的化学结构变得更稳定，不易在烹调中受

到破坏。比如醋能使维生素 C 分解酶失去活性。黄瓜中含有维生素 C 分解酶，因此在凉拌或炒黄瓜等富含维生素 C 的蔬菜时放适量的醋，可以破坏其中的维生素 C 分解酶，以保护维生素 C 不被破坏。

7. 坚持"吃醋"能够延缓疲劳和润肤美容及抗衰老

醋中含有大量的有机酸，可以加速人体的血液循环，提高血红蛋白的携氧能力，有利于排出二氧化碳废气，促进糖的代谢，有利于分解肌肉中沉积的乳酸和丙酮（二者均是引起肌肉疲劳的物质），从而使人体解除疲劳。另外，当人经历了激烈的运动和强体力劳动之后，肌肉中的肌糖原会迅速减少，进而使人出现疲劳状态，此时在补充葡萄糖时若搭配适量食醋，肌糖原比单纯补充葡萄糖时会更快恢复。因而使疲劳状态得以快速恢复。另有研究结果显示，醋能抑制人在衰老过程中过多自由基和过氧化脂质（导致人衰老的物质）的形成，并可减少皮肤色素的沉着和老年斑的形成，还能增加皮肤的弹性，使皮肤光亮润泽。

8. 坚持"吃醋"可健脾开胃，帮助消化

醋不仅可健脾开胃，还可以增强肝的功能，参与人体的正常新陈代谢；还可促进唾液和胃液的分泌，促进消化；还可去除一些食物的腥、膻味，调节食品口味，增加食欲。

9. 坚持"吃醋"可消毒、杀菌

醋的主要成分是醋酸，还含有其他多种有机酸，因而具有很强的抑菌、杀菌作用，几乎可以杀死所有的致病菌。因为致病菌在酸性环境中不易生存，如葡萄球菌、大肠杆菌、甲型链球菌、流感病毒等都在酸性环境中被抑制或杀灭。因此，在凉拌菜或醋熘菜时适量加点醋对杀灭致病菌大有益处。

10. 坚持"吃醋"有助于醒酒

对经常适量饮酒的人，应坚持适量吃醋。由于醋中的主要成分乙酸和其他的有机酸，可以与酒中的乙醇发生化学反应（化学中称为酯化反应），生成乙醇乙酯（一种香料），从而减少酒精（乙醇）在胃肠道和血液中的含量，起到醒酒的作用。

在此还要指出的是，醋的保健功能虽然很大，但是在日常生活中不仅一般人不宜过量饮用，而且对有些人不宜饮用。一般人以一天不超过 20 mL 为宜，同时不要空腹饮用，以免伤胃，且以白开水稀释后饮用为宜，而对患有胃溃疡、十二指肠溃疡、胃酸过多的人则不宜饮用。

相关链接六

醋泡食物好处多

醋是人们常用的调味品，其营养价值和药用价值都很高。现代医学研究发现，用醋浸泡的食物有防病治病的作用。因为醋中有丰富的醋酸和其他多种有机酸，如氨基酸、乳酸、柠檬酸等，能使食物中的钙、铁、锌等矿物质元素及其营养素溶解出来，从而提高了食物中营养素的吸收和利用率。研究结果表明，醋泡食物对防治高血压、冠心病、糖尿病、肥胖症、感冒、干咳及延缓衰老有特殊的作用。

醋泡花生米。将花生米洗净晾干后浸泡于食醋中，24小时后即可食用。每日两次，每次10～15粒。长期坚持食用可降低血压、软化血管，减少胆固醇在血管中的沉积，是辅助防治心血管疾病的保健食品。

醋泡黄豆。将炒熟的黄豆放入瓷瓶或玻璃瓶中，倒入食醋浸泡。黄豆与食醋的比例以1：2为宜。严密封口后置于阴凉干燥处，7天后食用。每次服15～20粒，每日3次，空腹嚼服。有辅助防治高血压与降血脂、降胆固醇和预防动脉粥样硬化的作用。

醋泡香菇。将洁净的香菇放入容器中，倒入食醋（醋要没住香菇）放冰箱冷藏。一个月后即可食用。可降低人体内的胆固醇，有助于改善高血压、动脉硬化患者的症状。

醋泡大蒜。将去皮、干净的大蒜瓣放入水浸泡一夜，第二天滤干装瓶，倒入食醋（醋要没过大蒜）浸泡50天后食用。每天吃2～3瓣，并饮用少量经稀释3倍的醋浸汁。可解热散寒，预防感冒，有强身健体之功效。

醋泡海带。将经浸泡、洗净的海带切成细丝，按1：3的比例加食醋浸泡。冷藏10天，即可食用。海带含有丰富的钙、磷、铁、钾、碘和多种维生素，具有强健骨骼、牙齿，防止软骨病和改善高血压症状等功效。

醋泡冰糖。将冰糖捣碎后浸泡于食醋中，浸泡两天待冰糖溶化后即可服用。咳喘多痰者在早饭前、晚饭后，各服10～20 mL。坚持服用，可改善症状。

醋泡玉米。取500 g玉米，煮熟滤干，加入食醋1 000 mL浸泡24小时后，取出玉米晾干，每日早晚各嚼服20～30粒，有辅助降压作用。

醋泡海蜇。将海蜇先在淡水中泡两天。吃前先把海蜇切好再用食醋浸泡5分钟以上。这样，就可杀死附在海蜇上的副溶血性弧菌。用醋泡海蜇凉拌，即可成为餐桌上的美味佳肴。吃这样的凉拌海蜇，既可避免出现腹泻、呕吐的症状，又可以获得清热化痰、消积润肠、扩张血管、降低血压的食疗效果。

相关链接之七

ω- 系列脂肪酸的特性是什么？

ω一系列脂肪酸，是一大类不饱和脂肪酸，包括 ω-3、ω-6 和 ω-9 三类。现把三类脂肪酸的特性分别介绍如下。

ω-3 脂肪酸：是一类多不饱和脂肪酸。主要包括：α- 亚麻酸（十八碳三烯酸，即OTA）、DHA（二十碳六烯酸）、DPA（二十二碳五烯酸）和 EPA（二十碳五烯酸）。其是人体必需脂肪酸，人体自身不能合成，必须从饮食中获取。它们是大脑和神经的重要营养成分，摄入不足将影响记忆力和思维力。胎儿和婴儿如缺乏 ω-3 脂肪酸，可导致大脑、神经和视网膜发育不全，对智力、视力的发育产生消极影响；成人缺乏易产生精神和视力上的疲劳；老人则会导致痴呆症。ω-3 脂肪酸还具有抗炎、抗血栓形成、抗心律失常、降低血脂、舒张血管的作用。ω-3 脂肪酸主要存在于深海鱼类的油脂和亚麻籽油、菜籽油中。

ω-6 脂肪酸：是人体必需脂肪酸，人体自身不能合成，必须从食物中获取。主要包括：亚油酸（十八碳二烯酸）、γ-亚麻酸（十八碳三烯酸）和花生四烯酸（二十碳四烯酸）。它们可以升高血液中的好胆固醇，降低坏胆固醇的作用。因此具有抑制血栓形成和活血化瘀的功效。它们主要存在于大豆油、花生油、玉米胚芽油、葵花籽油和红花油中。

ω-9 脂肪酸：是一种单不饱和脂肪酸。它虽然不是人体必需脂肪酸（在人体内有 ω-系列脂肪酸存在的情况下，人体自身可以合成少量的 ω-9 脂肪酸），但是在人体内有重要的生理功能，因而是人体不可缺少的。现代医学研究结果证明，ω-9 脂肪酸是一种可以降低胆固醇和促进免疫系统健康的脂肪酸。加州大学的一项研究结果显示，单不饱和脂肪酸含量高的饮食能预防低密度脂蛋白胆固醇的氧化，并能保护血管壁，也可促进高密度脂蛋白胆固醇控制低密度脂蛋白胆固醇功能的发挥。同时，它可使具有抗氧化作用的维生素 E 更有效地保护细胞免遭自由基的破坏。地中海国家橄榄油（含 ω-9 脂肪酸 68% ~ 75%）的消费量高与他们乳腺癌和心脏病发病率较低有关。ω-9 脂肪酸主要存在于橄榄油、茶籽油（含 75% ~ 86%）、花生油（含 30% ~ 40%）和玉米胚芽油（含 20% ~ 25%）中。

五、因人而异原则

均衡膳食是保障我们身体健康的四大基本原则之一。这个原则对每个人都适用。但是，在现实生活中，有一些人由于种种原因，没能做到均衡膳食，因此使其身体或者因某些营养素过剩，或者因某些营养素缺乏，而导致了各种各样疾病的发生，给生活和工作带来了不利影响。为了解决这个问题，本文根据《中国居民膳食指南（2017）》的指导意见，中国营养学会的有关建议和中医的营养医学及现代营养学的理论，并依据截至目前国内外的有关研究结果，对高血压患者，高血脂患者，高血糖（糖尿病）患者，人体五大生命器官——心、肝、脾、肺、肾有关疾病患者，骨质疏松患者，缺铁性贫血患者等，提出了要在坚持均衡膳食这个大原则的前提下，并分别不同情况进行"食补""食疗"的建议，供他们参考。

（一）对高血压患者的饮食建议

高血压是一种慢性病，是由于人体的血管弹性减小或变窄而使血流受阻、压力变大引起的疾病。最新调查数据显示，我国成人高血压的患病率为 23.2%，患病人数达 2.45 亿。也就是说，每 4 个成人中就有 1 人患高血压。高血压病是多种心脑血管疾病的诱发因素。

因此，对如何防治高血压病必须给予高度重视。作为高血压患者，怎样才能控制好血压在正常范围呢？必须坚持四个基本原则，即保持一个平和的心态、均衡膳食、适量运动和戒烟限酒。在此重点讲一讲在坚持用药以外，如何做到均衡膳食的问题。根据国内最新的研究成果和国内知名医药学家、营养学家的意见，依据营养医学的理论和中医药食同源的理念，应用人体自身会利用营养素自我修复损伤部位的新理论，就高血压患者的合理饮食提出了如下建议。

合理膳食的总原则，即坚持低盐、低糖、低脂、低胆固醇、高蛋白、高钙、高钾、高膳食纤维。具体而言，应从以下几方面着手。

1. 主食的选择

总的讲，要多样化，要粗细搭配。既要吃精米面，也要吃糙米和杂粮，特别要选择对高血压有一定食疗功效的食物。比如糙米、荞麦、小米、玉米、土豆、红小豆、豌豆等富含多种营养素的谷物和薯类。糙米和精米比起来，除了含有精米的所有营养素之外，其所含的矿物质元素和膳食纤维比精米多得多。因为谷物加工越精营养素损失的越多。因此，不能"食不厌精"，要粗细搭配才好。

高蛋白、低脂肪是荞麦的一大特点。平均每 100 g 含蛋白质 9.3 g、脂肪 2.3 g，能和豆类、鱼类媲美。荞麦中所含的脂肪主要是不饱和脂肪，且主要是亚油酸。后者对预防和调节心脑血管疾病很有益。最为出色的是荞麦中含有其他谷物类所没有的黄酮类物质——芦丁，能改善人体的微循环系统。另外，荞麦是含荞麦多酚（一种植物活性物质）最多的谷物。它具有增强毛细血管的韧性和抵抗力、降低血脂、扩张冠状动脉、增加血流量的作用。因此，平时应有意识地多吃一点荞麦面食和荞麦仁。

燕麦是一种富含蛋白质（每 100 g 含 15 g）及膳食纤维、多种维生素和矿物质元素的食品，具有降低血糖，降低胆固醇，降低心脏病发生率和抑制结肠癌、静脉炎等作用。但要注意市售的无蔗糖燕麦片、中老年燕麦片含多种含糖添加剂，因而是高糖类食品。因此，对三高人群都不适宜。

小米是粟（通称谷子）去壳后的成品。它是营养价值很高的五谷之一。它含高蛋白（每 100 g 含 9.7 g）、低脂肪（每 100 g 含 1.7 g）、维生素 B_1、维生素 B_2、维生素 E 和胡萝卜素及钾、钙、镁、铁、锰、锌、铜、磷、硒等营养素。就钾而言，每 100 g 小米含 300 mg 是精白米的 5 倍。所以常吃小米对控制血压很有益。它还含有一定量的膳食纤维，所含的营养素易于被人体吸收，是有名的大补之物，常食有益健康。

玉米的种类较多，有黄玉米、甜玉米、糖玉米、黑玉米、紫玉米、高油玉米。其营养素的种类和含量各有不同，但有一个共同点就是膳食纤维含量丰富。膳食纤维可以抑制脂肪的吸收，降低血脂水平，对防治心血管疾病有益。高油玉米含油量较高，但主要是亚油酸等不饱和脂肪酸。亚油酸在人体内可与胆固醇结合，具有预防和改善动脉硬化的功效。

用薯类部分代替主食。所谓薯类，包括马铃薯（土豆）、甘薯（红薯、白薯、地瓜、山芋）、芋头和山药。它们都含有百分之十几的淀粉，可以替代部分白米、白面充当主食。这类食物的特点，就是与白米、白面比，钾营养素密度特别高，还富含维生素C，对控制血压特别有益。就土豆而言，它是补钾的神品之一。每100 g土豆中含钾342 mg，热量是77千卡（321.9千焦）。而100 g精白大米中含钾量是58 mg，热量是335千卡（1 400.3千焦）。如果按同样的热量相比，相当于100 g大米的热量。蒸土豆中，含钾1 487 mg。如果吃一半米饭一半土豆，也能得到783 mg的钾。若把一半的米饭换成土豆、甘薯、山药、芋头之类的食物，一起蒸着吃，三餐就可以得到超过2 000 mg的钾。

每天都要吃豆类制品。有谚语称"每天吃豆三钱，何须服药连年"。现代营养学也认为，每天坚持食用豆类食品能够有效降低机体的脂肪含量。比如大豆中的卵磷脂能降低胆固醇，软化血管，预防心脑血管疾病；大豆中的不饱和脂肪酸——亚油酸，能与血液中的胆固醇结合，促进其转运和代谢，预防动脉粥样硬化。又如豌豆中富含的维生素C和维生素E可以缓解高血压患者血管的硬化进程。又如红小豆的含钾量超过700 mg/100 g，是精白米的14倍。因此，煮粥时加大米、燕麦仁或红小豆，煮饭时加点小米或高粱米是个不错的主意。

2. 关于蛋白质的摄入

高血压患者摄入蛋白质有讲究。每天摄入蛋白质的量应为每千克体重1 g为宜。如一个体重60千克的人，每日应摄入60 g左右的蛋白质。其中植物蛋白应占1/2，且最好选大豆蛋白。大豆蛋白虽无降压作用，但能防止脑卒中的发生。若吃红肉（牛、羊、猪肉），以瘦肉为宜，且每天不超过100 g；不要吃肥肉、排骨等富含饱和脂肪酸的肉。还可以适量吃点禽类肉。这类是白肉，含饱和脂肪酸比红肉少一些。每周应吃2~3次鱼类。因为鱼类中的蛋白质可以改善血管的弹性和渗透性，还可增加尿酸的排出，从而降低血压。因此，营养学家提议，吃四条腿的，不如吃两条腿的；吃两条腿的，不如吃没有腿的。更不要吃烧烤的肉。

因高温烧烤使蛋白质变性，生成3，4苯并芘和杂环芳烃胺等致癌物质。也不要吃加工肉类食品，这是世界卫生组织确认的致癌物质。高血压患者一天可以吃1个鸡蛋，最好是煮的白鸡蛋（折合蛋白质7 g，可以100%的为人体所吸收）。还应该吃一些含酪氨酸丰富的食物，如脱脂牛奶、酸奶等，以补充优质蛋白。

3. 关于蔬菜的摄入

《中国居民膳食指南（2016）》推荐健康居民每人每天应吃300~500 g蔬菜。要求餐餐有蔬菜，且绿色蔬菜应占1/2。而对于高血压患者要每天至少吃750 g蔬菜。其中要有250 g左右的绿叶蔬菜，还要有500 g以上的蔬菜来额外增加钾摄入量。为什么要强调绿叶菜和绿色菜"两手都要硬"呢？这是因为绿叶菜能帮助保证钙（钙对血液中高钠引起的血压升高效应有抵抗作用）、镁（镁对食物的钠存抵抗作用，促进排钠，预防高血压）元素的摄入量，B族维生素的含量也比较高。但是，它们的纤维较多，饱腹感太强了，加大食量有一定难度。而瓜类、茄果类等类型的蔬菜相比而言纤维含量较低，吃进去更容易。比如说，一个大番茄就有 200 g，能够提供 200 多毫克的钾，但吃进去感觉很容易，不会觉得饱。冬瓜煮软了之后，一次吃一斤（500 g）也毫无困难，且能提供 500 多毫克的钾。洋葱也是高血压患者应该常吃的一种菜。现代研究结果证明，洋葱具有杀菌、降血糖及调节血压的功效，因而在国外被誉为"菜中皇后"。洋葱是目前所知唯一含前列腺素 A 的食物。后者可扩张血管、降低血液黏稠度，从而具有降低血压和预防血栓形成的作用。同时洋葱中富含的硒，是很强的抗氧化剂，有助于消除体内的自由基，增强细胞的活力和代谢能力。因此，经常食用洋葱，对于患高血压、高血脂及心脑血管病的人有较好的食物保健作用。还要强调一点，通常烹调蔬菜要放盐的，如果盐的量控制不好，放多了，就不仅补了钾，也补了钠，那可没有降压的效果了。所以从这个角度说，烹调蔬菜时一定要清淡点。

4. 关于水果的摄入

《中国居民膳食指南（2016）》推荐，居民要天天吃水果，每人每天摄入 200～300 g 的新鲜水果，果汁不能代替鲜果。对高血压患者来讲，每天要吃 500 g 水果，且要选钾营养密度高的，这是营养学家推荐的补钾降压的饮食对策之一。在选择水果的时候，不能只看钾含量的高低，还要看"钾营养素密度"（用钾含量除以热量的值）的大小。哪种水果的值最大，对应的钾就最有效。因此，含钾高只是一方面，最好同时热量更低一点。否则钾吃进去了，人胖了，还是不利于健康的。热量低的水果，可以放心多吃一点，就能获得更多的钾。按照"钾营养素密度"这个指标来衡量，香蕉就不再是补钾的最佳选择了。在 100 g 香蕉中，含钾 256 mg，但它含 93 千卡（388.7 千焦）的热量，钾营养素密度是 2.75。而 100 g 橙子的热量是 48 千卡，钾含量是 159 mg，钾营养素密度是 3.31；100 g 哈密瓜钾含量是 190 mg，热量是 34 千卡，钾营养素密度是 5.59；100 g 番木瓜的热量是 30 千卡，而钾的含量是 182 mg，钾营养素密度是 6.06，显然其更高一等。

同时，还应坚持吃适量的坚果。比如松子、葵花子、榛子和核桃都含有不饱和脂肪酸，有利于心脑血管健康，具有降血脂、延缓血管硬化和衰老的作用。高血压患者每天吃 10 g 左右的"三子"和核桃，是有益的。另外，建议每天吃 10～15 g 化生仁，也有利于降压。花生仁中富含的不饱和脂肪酸具有降低胆固醇的作用。醋泡花生仁更是一种健康的吃法。

5. 关于调味品的选择

调味品不仅可以增加菜肴的香味，而且可以增加其营养，所以调味品是每家厨房之必备之物，如盐、油、酱油、醋、葱、姜、蒜等，但对于高血压患者而言，选择调味品就要讲究一点了。首先是盐，《中国居民膳食指南（2016）》推荐用盐量普通人每天以 6 g 为宜，而对高血压患者世界卫生组织的推荐量是每人每天以少于 5 g 为宜。对于防治高血压低盐是关键。因此，营养学家建议高血压患者应使用低钠盐来代替普通盐，从中可以获得降压的钾元素。市售低钠盐中大约存 25% 的氯化钾和 10% 硫酸镁。钾和镁都有排钠和降低血压的作用。而氯化钾含钾 53%，也就是说，6 g 低钠盐中就含 133 mg 的钾。如果你每天控制在 6 g 低钠盐的话，就可以从中获得 795 mg 的钾。人们往往会忽略，其他调味品和一般食品中含有的隐形盐。比如酱油、黄酱、味精、鸡精、醋等都含有食盐。100 g 酱油中含 1.5 g 盐、100 g 黄酱中含 1.5 g 盐、味精的主要成分是谷氨酸钠、鸡精中含有显味核苷酸二钠，醋中也含有盐。

相关链接一

钾如何降压

钾是人体中不可缺少的常量金属元素。一般成年人体内约含钾元素 150 g 左右。钾是细胞内含量最多的阳离子，正常人体内的钾 98% 分布在细胞内，2% 分布在细胞外液中。钾参与人体内许多代谢过程。其生理功能和作用主要有：维持细胞内正常的渗透压；维持神经的应激性和正常功能；维持心肌的正常功能；参与细胞的新陈代谢和酶促反应；降压作用。研究发现，血压与膳食钾、尿钾、总体钾和血液钾呈负相关。补钾对高血压有降低作用，其作用机制可能与其直接促进尿钠排出、抑制肾素血管紧张素系统和交感神经系统，以及直接影响血管阻力等因素有关。钾可以通过利尿、降低肾素释放、扩张血管、提高 Na^+-K^+-ATP（钠$^+$—钾$^+$—三磷腺苷）酶的活力，以及改善水钠的潴留，使血压下降。钾能对抗食盐引起高血压。

相关链接二

吃盐太少也致病

钠（Na）是人体中必需的常量金属元素之一。《中国居民膳食指南（2016）》的推荐量是成人每天不超过 6 g。世界卫生组织的推荐量是 5 g。对高血压患者来说应不超过 5 g 为宜。钠在人体中主要存在于细胞外液，是细胞外液中的主要阳离子，占阳离子的 90%，与对应的阳离子形成渗透压。

钠的主要生理功能与作用是：①调节人体内的水分与渗透压，调节细胞外液及细胞内液的渗透压，以维持体内及细胞内的水分恒定。②钠离子的总量影响着缓冲系统中碳酸氢盐的浓度，以保持体液的酸碱平衡。③钠与三磷酸腺苷（体内能量的重要来源）的生成与利用、肌肉运动、心血管功能、能量代谢关系密切。④增强神经肌肉的兴奋性。⑤调节血压的功能。钠调节细胞外液的容量，构成细胞外液渗透压。细胞外液中钠浓度的变化对血压影响很大。如果膳食中钠过多，钾过少，钠钾比值偏高，血压就会升高。

人体对钠的需要量是一定的，过多过少都对健康不利。食盐（钠的主要来源）过多，容易引起高血压等多种疾病；过少会引起"低钠综合征"。由于缺钠，细胞内外的渗透压会失去平衡，电解质紊乱，体液酸碱失衡，还促使水分向细胞内流动，造成不同程度的水肿。轻者会出现意识障碍、头晕乏力，严重的会出现心率加快、厌食、血压下降等不良反应。

（二）中国成人血脂异常膳食指南

《中国成人血脂异常防治指南（2016）》修订版于 2017 年 3 月正式由人民卫生出版社出版发行。该"指南"的修订由国家心血管病中心、国家心血管病专家委员会、中华医学会心血管病学分会、中华医学会糖尿病学分会、中华医学会内分泌学分会和中华医学会检验医学分会的 63 位医学家联合编写。该"指南"在充分采用中国人群流行病学和临床研究证据，结合国外研究结果及原"指南"的基础上，提出了更适合人群的血脂异常防治建议，对我国成人的血脂异常防治工作具有重要的指导作用。

该"指南"指出，所谓血脂异常，是指人体血清中低密度脂蛋白胆固醇（LDL-C）或总胆固醇（TC）或甘油三酯升高或高密度脂蛋白胆固醇（HDL-C）降低的症状。该"指南"明确指出，以低密度脂蛋白或总胆固醇升高为特点的血脂异常是动脉粥样硬化性心血管病重要的危险因素；降低低密度脂蛋白胆固醇水平，可显著减少动脉粥样硬化性心血管病的发病及死亡危险。同时指出，甘油三酯增高或高密度脂蛋白胆固醇降低，与动脉粥样硬化性心血管疾病危险也存在一定关联。因此，有效控制血脂异常，对我国防控动脉粥样硬化性心血管疾病具有重要意义。鼓励民众采取健康的生活方式，是防治血脂异常和动脉粥样硬化性心血管疾病的基本策略，而均衡膳食就是健康的生活方式的重要内容。

现在，就成人血脂异常者如何做到均衡膳食提出以下建议。

1. 饮食要清淡

这里所说的清淡饮食，不是人们认为的白粥、白饭，加点素菜，真正的清淡饮食是指在膳食平衡（即均衡膳食）、营养合理的前提下，口味偏清淡的饮食方式。

均衡膳食是健康饮食的总原则。其中第一条就是食物要多样化。根据《中国居民膳食指南（2016）》，成年人每天的膳食应包括谷薯类、蔬菜水果类、禽畜鱼蛋奶类、大豆坚果类等食物，平均每天摄入 12 种以上食物，每周 25 种以上。具体而言，血脂异常者应坚持"四舍五入"的饮食原则。

2. 四类食物要远离

（1）富含饱和脂肪酸和胆固醇的食物

饱和脂肪酸和胆固醇是导致血脂高的危险因素。富含这种物质的食物主要包括：猪油、牛油、羊油等动物油脂，五花肉、肥牛、肥羊等含高脂肪的畜肉，猪脑、猪大肠等动物内脏。此外，油炸食品、糕点等也含有较多的饱和脂肪酸。

（2）含有反式脂肪酸的食物

2018 年 6 月，世界卫生组织推出取代反式脂肪酸的指导意见，计划在全球逐步实现在食品供应中停用工业生产的反式脂肪酸，2023 年将其彻底清除。

反式脂肪酸，又称反式脂肪，它对人体的危害作用主要是：加重高血脂带来的危害，会增加低密度脂蛋白胆固醇（又称"坏胆固醇"），还会提升甘油三酯的水平，同时降低起保护作用的高密度脂蛋白胆固醇（又称"好胆固醇"），让血小板更加黏稠，容易形成血栓，导致心血管疾病。据世界卫生组织估计，每年全球有 50 多万人因摄入反式脂肪酸而死于心血管疾病。因此，为了避免过量摄入反式脂肪酸，世界卫生组织建议，应控制反式脂肪酸的供能每日在 1% 以下，也就是限制在 2.2 g 以下。

反式脂肪酸主要有两个来源：天然来源和加工来源。天然来源，如牛羊肉、脂肪、乳及其制品；加工来源，如植物油的氢化、精炼及长时间高温油炸、烧烤食物。其中糕点中的氢化油最"臭名昭著"。由于反式脂肪酸耐高温，不易变质，可能使食物口感酥脆，常被大量用于加工食品中，如蛋黄派、炸薯条、炸薯片、饼干、冰激凌等。在加工食品中，夹心饼干、酥性饼干、奶油蛋糕、薯条、炸鸡、油条等反式脂肪酸含量最高。巧克力糖果每 100 g 最高含 0.89 g，而烘烤食品、油饼、油条，每 100 g 含 0.3 ~ 0.5 g。

此外，在食品的成分中，"零反式脂肪酸"并不意味着完全不含反式脂肪酸。在我国，食物中 100 g（固体）或 100 mL（液体）中小于等于 0.3 g，即可标注为 "0"。在天然食品中，测量数据显示，每 100 g 鲜牛羊肉含反式脂肪酸 0.4 g，液态奶中为 0.08 g，因此，天然食物中的反式脂肪酸是在安全范围内的。

（3）含糖量高的食物

人体摄入糖后，一部分被吸收利用转化为人活动的热量，多余部分则在肝脏内转化为内源性甘油三酯，使血浆中甘油三酯的浓度增高。因此，高血脂人群必须限制高糖食品的摄入。蛋糕、甜饮料、冰激凌、饼干等都是含糖量高的食物。世界卫生组织建议，成年人和儿童每天摄入添加糖的量应控制在 50 g 以下，最好不超过 25 g。因为食用大量添加糖会刺激胰岛素水平急速上升，从而加快脂肪的合成。《中国居民膳食指南（2016）》建议，尽量少喝含糖饮料，少吃甜味食品，在日常做饮料时也要少加白砂糖、绵白糖、冰糖、红糖等蔗糖。

（4）含盐量高的食品

食盐由金属钠（Na）和气体氯（Cl）组成。其中钠和氯都是人体必需的化学元素。金属钠在人体内过多过少都对身体不利，氯存在于食盐和水中，只要日常饮水和食用盐，不需额外补充。《中国居民膳食指南（2016）》建议，成人每日摄盐量应控制在 6 g 以下。因为食盐过多，不仅会加重肾脏负担，影响身体正常的排水功能，而且会使血管壁弹性降低，为高血脂的并发症埋下隐患。要想控盐，不仅在做饭时少用食盐，而且还要注意控制隐形盐，包括味精、鸡精、酱油、醋、甜面酱、番茄酱、沙拉等调味品中都含有盐。同时，还要减少在外就餐的次数，少吃薯片、锅巴、蜜饯等零食，以及火腿、午餐肉、酱菜等加工食品。

3. 五种食物要经常吃

（1）富含膳食纤维的食物

膳食纤维（又称食物纤维）是一种不能被人体消化的碳水化合物，是人体必需的一种营养素。现在被称为继蛋白质、脂肪、碳水化合物（糖类）、维生素、矿物质元素之后的"第七大营养素"。膳食纤维有多种生理功能。其中重要的一条就是具有结合胆酸和胆固醇、抑制胆固醇吸收的作用，从而起到降低血脂的功效。

膳食纤维的需要量，世界粮食组织建议正常人每天为 27 g。大量科学研究证明，饮食结构不均衡，膳食纤维摄入量不足，是肥胖、糖尿病、动脉硬化、冠心病及恶性肿瘤发病率升高的主要原因。因此，要摄入足量的膳食纤维，就要经常食用新鲜蔬果、粗杂粮、坚果等。有资料显示：蔬果中含有一定量的膳食纤维，但每天要摄入 30 g 左右的膳食纤维，仅靠吃蔬果是很难达到的。因为 500 g 蔬菜中膳食纤维含量不足 10 g（如菠菜是 2.5 g、茼蒿是 3.2 g、西蓝花是 3.2 g、芹菜 1.2 g、豆角是 1.5 g），水果中就更少了（桃是 1.3 g、菠萝是 1.3 g、香蕉是 3.5 g）；而粗杂粮中的膳食纤维则多得多。如每 100 g 燕麦中含膳食纤维 13.2 g，荞麦则为 12.3 g，玉米面为 6 ~ 9 g，青稞则高达 13.4 g，黄豆和黑豆则分别为 15.5 g 和 10.2 g；坚果中膳食纤维也不少，每 100 g 核桃、松子仁、花生仁、杏仁中膳食纤维的含量分别为 9.5 g、10 g、7.7 g 和 8 g。

（2）富含类胡萝卜素的食物

类胡萝卜素是一类天然的橙、黄或红色素。它分两大类，有很多种。它有四个特性，一是不溶于水，溶于有机溶剂（油质）。因此，吃时最好熟吃，且和油脂同食，以便于人体吸收。二是不怕热，所以在烹调热加工时不会变质。三是抗氧化性强，它易于和人体中活性氧（自由基）结合，从而防止"坏"胆固醇的氧化，保护血管，避免斑块和血管病变的发生。四是怕醋酸。醋能破坏类胡萝卜素。因此，在烹制富含类胡萝卜素的蔬菜时不要放醋。黄色、绿色、红色的果蔬都是类胡萝卜素的优质来源，如甜樱桃（每 100 g 含 100 mg）、蒲公英（每 100 g 含 7.35 mg）、苋菜（每 100 g 含 7 ~ 15 mg）、菠菜（每 100 g 含 3.87 mg）、油菜（每 100 g 含 3.15 mg）、小白菜（每 100 g 含 2.95 mg）、南瓜（每 100 g 含 2.4 mg）、马齿苋（每 100 g 含 2.2 mg）等。

（3）富含维生素 B_2、维生素 B_3 和维生素 C 的食物

维生素 B_2，学名核黄素。它可以强化脂质代谢，保护血管健康，避免肥胖和脂肪肝。建议成人每天摄取 1.6 mg 的维生素 B_2。富含维生素 B_2 的食物主要有：动物内脏（每 100 g 羊肝、牛肝、猪肝、鸡肝中分别含 3.57 mg、2.30 mg、2.11 mg、1.63 mg），深绿色蔬菜（芹

菜叶、菠菜、小白菜每 100 g 分别含 0.18 mg、0.13 mg、0.11 mg），豆类（黄豆、蚕豆每 100 g 分别含 0.25 mg、0.27 mg），牛奶及其制品（牛奶每 100 g 含 0.16 mg），坚果（开心果、榛子、大枣每 100 g 分别含 0.24 mg、0.20 mg、0.16 mg）和五谷杂粮（小米、玉米、薏米、燕麦每 100 g 分别含 0.12 mg、0.5 mg、0.14 mg）等。

维生素 B_3，学名烟酸、烟酸胺，又称维生素 PP、抗糙皮病维生素。它是构成脱氢酶的辅酶（主要是辅酶 Ⅰ、Ⅱ）的前体物质。在脂质代谢中起着传递氢原子的作用。其能增强胆固醇的外流及其逆向转运，从而降低胆固醇；还能降低低密度脂蛋白胆固醇、甘油三酯。同时还能升高高密度脂蛋白胆固醇。因而，对降低血压、保护心脏、预防心血管疾病有重要作用。还有其他多种重要的生理功能。因而是人体必需的一种维生素。建议成人每天摄入 15 mg 左右即可。烟酸的主要食物来源：动物肝脏（每 100 g 羊肝、牛肝、猪肝中分别含 18.9 mg、16.2 mg、16.2 mg）、畜禽肉类（每 100 g 鸡肉、牛肉、羊肉、鸭肉分别含 8.0 mg、6.0 mg、4.9 mg、4.7 mg）、谷物类（黑米、小米、玉米、燕麦、标粉每 100 g 分别含 2.3 mg、1.6 mg、1.6 mg、1.2 mg、1.7 mg）、蔬果类（南瓜、黄瓜、白萝卜、番茄、山药、梨、菠萝、樱桃每 100 g 分别含 0.70 mg、0.30 mg、0.50 mg、0.55 mg、0.61 mg、0.20 mg、0.20 mg、0.20 mg）、菌类（香菇、口蘑、黑木耳每 100 g 分别含 23.4 mg、55.1 mg、217 mg）。总之，烟酸在食物中广泛存在，在日常饮食中只要坚持多样化，做到均衡膳食，是不会缺乏烟酸的。

另外，在富含烟酸的谷物烹调时应注意如下两个问题。①在米类淘洗时烟酸会损失 23% ~ 25%。因此淘洗次数不宜多。②玉米中的烟酸以结合型存在，加工过程中也不会分解。而这种结合型的不能被人体吸收，只有游离型的才能被人体吸收。因此，在加工中要加入少量纯碱（俗称小苏打），使之成为游离型的，以便人体吸收。

维生素 C，又称抗坏血酸是一种水溶性维生素，也是人体的必需营养素之一。在人体中具有多种生理功能，根据现代医学研究和临床实践的结果，其中一个重要的生理功能就是可预防动脉硬化。有研究资料显示，维生素 C 参与胆固醇的羟基化过程，使之形成胆酸，从而促进胆固醇的排泄，降低血液中胆固醇的含量，防止其在血管壁上沉积。它还能抑制胆固醇合成酶的活性，降低胆固醇的合成速率，从而达到控制胆固醇的目的。同时，它还能升高"好"胆固醇的水平。因而它有利于预防动脉硬化，减少心血管病的发生率。

对维生素 C 的需要要因人而异。中国营养学会推荐的正常摄入量为：正常人 60 mg/ 天；孕妇 100 mg/ 天；乳母 150 mg/ 天。维生素 C 的主要来源是新鲜的蔬菜和水果，药用的维生素 C 是用人工方法合成的。因此，就有人认为，既然有现成的维生素 C 药片，每天吃一点，就不用吃蔬菜、水果了。其实，这种做法并不能使人体有效利用维生素 C，有时还可能适得其反。这是因为，存在于蔬菜、水果中维生素 C 与人工合成的相比，有一个突出的优点，那就是很多蔬菜、水果中的维生素 C 是以两种物质，即维生素 C 和维生素 D 组合的状态共存的，在人体中维生素 D 能协助维生素 C 更好地发挥作用。二是在食用蔬菜、水果而获得维生素 C 的同时，还可以获得其他多种人体必需的维生素和矿物质，就是可以一举多得。三是人工合成的维生素 C 是纯药物制剂，因此其效果远不如天然的。此外，服用维生素 C 药片，往往用量较大，会带来一些副作用，甚至造成中毒症状。

新鲜、蔬菜水果中维生素 C 的含量有多有少，比如每 100 g 新鲜的蒜苗、辣椒、芹菜、菠菜、菜花、苦瓜、小白菜中分别含维生素 C590 mg、198 mg、117 mg、96 mg、92 mg、84 mg、65 mg；而新鲜的水果每 100 g 中含维生素 C 量：酸枣 900 mg、猕猴桃 652 mg、鲜枣 540 mg、无花果 62 mg、山楂 53 mg、橙子 45 mg、荔枝 41 mg、葡萄 25 mg、甜瓜 15 mg、香蕉 8 mg、梨 6 mg、西瓜 6 mg、苹果 4 mg。

在日常生活中，市场上蔬菜、水果种类繁多，如何选购呢？为了获得更多的维生素 C 和其他营养素，应采取买新鲜的、多样化和常变换的原则，因为新鲜的蔬菜、水果中所含的维生素损失的少，而多样化和常变换品种就可以保证摄取多种营养素，不能喜欢吃什么，就经常吃什么。否则，长此以往，就容易使身体缺乏某种甚至是多种营养素，给身体造成损害。因为一种蔬菜、水果中所含的营养素总是有限的。

（4）富含钾和铬的食物：

钾是人体内不可缺少的常量金属元素，而且是最重要的"护心元素"。钾（K）是细胞内含量最多的阳离子（K^+）。医学研究结果显示，适量摄入钾，有利于调整心率、降低血压、减少脂质附着、预防血管受损和硬化，关于钾的需要量，中国营养学会推荐的每日膳食中钾的"安全和适宜的摄入量"，不同年龄段的人标准不一样。成年男女应为 1 875 ~ 5 625 mg。

钾在食物中是普遍存在的。为了足量地补充钾元素，一是选择绿叶菜，如菠菜、空心菜、苋菜、芥蓝、油菜、紫背天葵等。如果一天摄入一斤新鲜绿叶菜，就可满足钾需要量的一半。二是选黄色的香蕉、橙子、杧果、彩椒等补钾高手。三是选菌类、藻类。香菇、木耳、银耳、海带、紫菜等等富含钾的食物。香菇等菌类营养丰富，钾含量也较高。如 100 g 干香菇中含钾 464 mg。木耳、银耳的含钾量是干香菇的 3 ~ 4 倍。海带、紫菜中含钾量丰富，但同时含钠也较高（尤其是紫菜），因此在烹调时应少放盐。四是选薯豆类中的补钾高手。平时应多吃一些黄豆、黑豆、芸豆、白扁豆、蚕豆及其制品。另外芋头、土豆等薯类也是补钾高手。如一小碗（约 100 g）米饭含钾量仅为 30 mg，若用土豆或芋头代替一部分主食，其钾的摄入量则会增加 6 倍多。

铬是人体中必需的微量金属元素之一。在铬的化合物中可呈现二价、三价、六价三种状态。其中六价铬对人体有毒害作用；二价铬具有较强的还原性，很不稳定；唯有三价铬具有生物活性，为人体营养所必需。铬在天然食品中含量较低，均以三价的形态存在。铬在人体中有多种生理功能。它的作用是和其他控制代谢的物质（激素、胰岛素、各种酶类等）一起配合发挥的。铬抑制胆固醇的生物合成，降低血清总胆固醇和甘油三酯的含量，升高高密度脂蛋白胆固醇的含量。因此，对防止动脉粥样硬化、降低心血管病发生率有重要作用。

铬的食物来源，主要是动物内脏。未加工的谷物、麸糠、坚果类、乳酪等含铬也较丰富。另外，苹果皮、香蕉、牛肉、面包、红糖、黄油、玉米粉、面粉、土豆、全麦粉和植物油等也是含铬较多的食物。

关于铬的需要量，中国营养学会推荐的"安全和适宜的摄入量"，各个年龄段的人不一样，成年人每日铬的摄入量应为 5 000 μg。平常生活中只要坚持食物多样化，做到均衡膳食，一般不会出现人体缺铬的现象。

（5）富含不饱和脂肪酸和植物固醇的食物：

《中国成人血脂异常防治指南（2016 年修订版）》明确指出，血脂异常者优先选择橄榄油、油茶籽油等作为烹调用油，并多摄入富含 ω-3 多不饱和脂肪酸的食物。因为不饱和脂肪酸可以调节人体内胆固醇的代谢，起到降低胆固醇的作用。

一般来说，不饱和脂肪酸大都存在于植物油中。其中，茶籽油、菜籽油和橄榄油中单不饱和脂肪酸含量较高；大豆油、玉米油、芝麻油、红花油、亚麻籽油和葵花籽油等多不饱和脂肪含量较高；花生油则介于二者之间。而饱和脂肪则在猪油、牛油等动物脂肪中含量较高。而含 ω-3 多不饱和脂肪酸较多的有紫苏油、亚麻籽油和菜籽油。

植物固醇在分子结构上与胆固醇很相似，但不会产生胆固醇的生理影响。研究结果显示，如果摄入 2 ~ 3 g 的植物固醇，血浆中胆固醇的含量能降低 100% 左右。植物固醇含量较高的食物有植物油、豆类、坚果等。

综上所述，我们可以得出这样的结论：对于血脂异常的成年人来说，为了把血脂调节到正常水平，防止心血管病的发生，就必须坚持科学的生活方式，在饮食上做到食物多样化，达到均衡膳食的要求。这是一个总原则，具体而言，就是要坚持上述的"四舍五入"的细则。根据中国营养医学的理论，营养素是可以治病的！只要做到均衡膳食，使身体所需要的各种营养素种类齐全且数量适宜，完全可以通过自身的自我调节功能，防治各种（外伤除外，即使是外伤，也需要由营养素来协助修复。）疾病，我们应该有这种信心。

相关链接一

血脂高不能滴油不沾

油脂被一些高血脂患者视为"罪魁祸首"，因而要么吃得很少、要么不吃。国外有医学组织发布声明称，油吃太少或一点不吃不科学，在减少饱和脂肪酸摄入的同时，增加不饱和脂肪酸的摄入，反而有助于降低血脂水平及心脑血管事件的风险。食用油是人体所需脂肪的重要来源之一，它含有人体所需要的多种脂肪酸：饱和脂肪酸和不饱和脂肪酸。过多摄入饱和脂肪酸易造成血脂升高及诱发心血管疾病。国外一项研究发现，多不饱和脂肪酸摄入不足可导致心脏疾病发生。另有一篇"高血脂者不用谈脂色变"中指出，健康离不开脂肪，因为脂肪也是构成身体结构的基础物质。它保护着心血管、心脏、皮肤、关节等。来源于天然食物的脂肪，将被用于制造身体的每一个细胞膜，以及神经、大脑、微血管的膜，隔离有害物质，保存水分，保护各种腺体。人体的脂肪还参与了脂溶性维生素（维生素A、D、E）的利用。如果脂肪摄入不足，会导致多种维生素的缺乏，并引发一系列后遗症。同时，脂肪还涉及身体排毒。进入人体的一些化学毒素、药物（西药等）、污染物，大多数不溶于水，而溶解于脂肪，因而通过脂肪可便于排出体外。若缺乏脂肪，它们将有可能长久留在体内，造成损害。还有一点应特别指出的是，脂肪对女性尤其重要。有研究资料显示，脂肪是生成雌激素的重要条件，过多过少都会引起内分泌失调，而且有"油"的女人更加容易胜任"母亲"这一角色。女性身体内脂肪含量占体重的22%，才可能受孕；达到28%以上，才有足够的能量储备以维持怀胎或哺乳所需。同时，缺乏脂肪的女性更容易患上抑郁症。

综上所述可知，脂肪是人体必需的营养素之一。适量摄入（每人每天以25 g左右为宜）对身体是有益的，高血脂者也不例外。

相关链接二

吃素究竟能不能降血脂

不少高脂血症、脂肪肝患者过着戒"荤"忌"油"的素食生活，三餐以外，饿了就拿饼干、坚果等当点心，一段时间后复查血脂还是高，脂肪肝也没有缓解，感到非常困惑。吃素，究竟能不能降血脂？吃素，怎么吃才是合理营养呢？

营养学专家认为，所谓素食是以谷物、杂豆、大豆及其制品、蔬菜为主，不包含畜、禽、鱼、虾等动物性食物的膳食方式。素食可以降低心脑血管疾病的发生风险。这主要是由于素食中胆固醇、饱和脂肪酸、总脂肪酸及钠盐等的含量较低，有较多的膳食纤维、镁离子、维生素C、维生素E等，机体消化、吸收转化为胆固醇的也相应较低，而且素食食物中含有较多的植物化学活性物质，如多酚、类黄酮等具有抑制胆固醇吸收与合成的作用。我国学者对北京地区19 003例年龄在18~76岁的人进行了饮食问卷调查，调查结果显示，素食人群血脂异常患病率显著低于杂食人群，素食有利于降低血脂水平。因此，素食已成为人们追求健康的时尚饮食。

但是，也不要认为，只要不吃肉且控制烹调用油，血脂就会降下来，脂肪肝就会逆转。关键在于其饮食是否合理，是否均衡。素食者常常为了耐饥，碳水化合物和坚果摄入较多，导致能量过剩。此时，体内多余的碳水化合物就转化为脂肪在体内蓄积，再度影响血脂，使之不降反升。

那么，素食者怎样才能均衡膳食呢？

《中国居民膳食指南（2016）》建议如下：①以谷类为主，食物多样。每日摄入食物的种类多于12种，每周不少于25种。每日摄入谷类250～400 g，其中全谷类占谷类食物的1/2。②增加大豆及其制品的摄入，保证每日的蛋白质来源。每天摄取大豆50～80 g。这样，有利于发挥谷豆类蛋白质的互补作用，提高蛋白质的吸收利用率。同时，注意选用发酵豆制品，每日10～15 g（如腐乳），以获得维生素B_{12}。③常吃坚果、海藻和菌菇。坚果富含蛋白质、不饱和脂肪酸、维生素E和矿物质钙等，是素食者蛋白质和不饱和脂肪酸等的良好补充；海藻中则含有ω-3多不饱和脂肪酸及多种矿物质；菌类中富含人体需要的多种氨基酸（其中人体8种必需氨基酸全有）、维生素和矿物质，已成为21世纪人类获得蛋白质的主要来源之一。④蔬菜水果应充足，每日蔬菜应不少于500 g，水果应在300～400 g之间。⑤合理选择烹调油。素食者易缺乏ω-3多不饱和脂肪酸。可选择ω-3多不饱和脂肪酸含量高的紫苏油、亚麻籽油和菜籽油。

在此还要强调指出的是，长期吃素或不利于身体健康。有研究资料显示，全素食人群（肉及蛋奶均不吃）容易缺乏蛋白质、铁、钙、锌、维生素B_{12}等。这些营养素在肉、蛋、牛奶等动物性食品中较素食而言含量较高，而且更容易被人体吸收。因此，饮食全素的人群最常出现缺铁性贫血、骨质疏松等疾病。B族维生素缺乏时，还会影响脂肪代谢，使糖代谢紊乱，影响能量消耗。维生素B_1、B_2、B_6在奶、蛋、肉、鱼中含量丰富。另外，胆固醇的水平与年龄有关。年轻人胆固醇的水平不宜过高，但老年人如果体内胆固醇水平较低，则死亡风险会随之增高。国外有研究发现，血脂过低，肿瘤的发生率会有所增加。因为胆固醇和甘油三酯都是人体必需的营养物质，太多或太少都不利于健康。

（三）糖尿病患者膳食指南

糖尿病是一种慢性疾病。其发病原理是机体不能产生足够数量的胰岛素或者不能有效利用胰岛素而导致疾病。

诱发糖尿病的因素很多，但是从营养学特别是营养医学的角度来说，主要是营养素不均衡造成的。营养素是水、蛋白质、碳水化合物（糖类）、脂肪、维生素、矿物质元素和膳食纤维的总称。营养素是能够被人体吸收并参与人体构建的那些物质，具体讲就是上述七类物质。在此我们必须明白，糖尿病患者不是因为一次两次吃得多就得了糖尿病。糖尿病的发生是一个过程，是因为长期营养不均衡导致患者的肝脏慢性损伤造成的。因此，对糖尿病患者来说，必须从营养均衡方面入手来治病。限制饮食，不但不能使营养不均衡得到改善，甚至会导致其进一步恶化。一位营养医学专家这样说，大多数糖尿病患者都是"饿"死的。因为糖尿病患者需要大量营养素来修复肝和其他地方的损伤，但此时饮食受到限制，将导致患者体内的营养素进一步缺乏。因此，为了医治糖尿病，患者就不能限制饮食，而要通过合理膳食，使营养素尽量达到均衡，实现控制糖尿病的目标。

那么，糖尿病患者怎样才能做到均衡膳食呢？现在根据由中国营养学会编著的《中国糖尿病膳食指南（2017）》和国内外的最新研究成果及国内知名医药学家、营养学家的意见，提出如下建议。

1. 遵照新版（2017）糖尿病膳食指南所提出的 8 大推荐意见

（1）吃、动平衡，合理用药，控制血糖，达到或维持健康体重。

（2）主食定量，粗细搭配，全谷物，杂豆类占 1/3。

（3）多吃蔬菜，水果适量，种类颜色要多样。

（4）常吃鱼禽，蛋类和畜肉要适量，限制加工肉类。

（5）奶类、豆类天天有，零食加餐合理选择。

（6）清淡饮食，足量饮水，限制饮酒。

（7）定时定量，细嚼慢咽，注意进餐顺序。

（8）注重自我管理，定期接受个体营养指导。

2. 具体实施意见

（1）主食的选择

全谷物、杂豆类占主食摄入量的 1/3。应选择荞麦（荞麦是高蛋白、低脂肪、升糖指数低，且含有微量元素铬的食品。铬能增强胰岛素的活性）、纯燕麦片（有些无蔗糖燕麦片、中老年燕麦片均含有多种糖类添加剂，不能选）、黑米、小米、甜玉米（一般玉米、糯玉米因其淀粉为单支链的，容易消化，餐后血糖升高快不能吃）、糙米（粳米、籼米、糯米的升糖指数高，同时缺少膳食纤维和矿物质元素，也不宜吃）。

杂豆类：因其消化慢，血糖指数低（只有 30），所以适合糖尿病患者食用。注意：老年人消化能力弱，可将其做成糊糊、豆浆或蒸煮很烂再吃。

（2）肉类的选择

营养学家明确提出，牛肉、猪肉、鸡鸭及鱼肉都可以吃，但是一定要限量。推荐量为 75～100 g/ 日。营养学家建议多选鱼肉，尤其是海水鱼（三文鱼、黄鱼、带鱼均可）。因为鱼肉中含优质蛋白、ω-3 脂肪酸，还含有对人体特别有益的 DHA（二十二碳六烯酸）、EPA（二十碳五烯酸）。另外，三文鱼中还含有抗氧化性很强的虾青素。但应注意，三文鱼虽可以生吃，但由于其中含有硫胺素酶而妨碍人体的硫胺素（V–B_6）的吸收，因此最好要熟吃，因做熟后硫胺素酶就被破坏了，使其失去活性。

在此还要特别指出的是，糖尿病患者不能不吃红肉（牛、羊、猪肉），因为红肉中富含血红蛋白（内含可被人体吸收的二价铁离子）。血红蛋白分子是 1 个球蛋白和 4 个血红素组成。而血红素是卟啉中的 4 个吡咯环上的氮原子与 1 个二价铁离子结合形成的螯合物。因此，长期不吃红肉的人会造成缺铁性贫血（此事已有临床资料证明：一个三个月不吃红肉的人患了缺铁性贫血）。

（3）蛋类的选择

鸡蛋、鹌鹑蛋糖尿病患者都可以吃，但要适量，营养学家建议：一周内吃4个鸡蛋较合适，而且最好煮白鸡蛋，因为煮鸡蛋的吸收率可达100%，若吃鹌鹑蛋，其营养成分和鸡蛋差不多，就是胆固醇含量比鸡蛋稍低一些。（鸡蛋含胆固醇1 510 mg/100 g，鹌鹑蛋是1 478 mg/100 g，5~6个鹌鹑蛋相当于1个鸡蛋。）

（4）奶类的选择

酸牛奶、全脂牛奶都可以喝，但一天以250~300 mL为宜。注意果粒酸牛奶因含糖高不宜饮用。

（5）蔬菜的选择

新版糖尿病膳食指南指出，每日蔬菜的摄入量为300~500 g，其中绿色蔬菜占1/2以上（绿叶菜不少于70 g）。很多研究结果证明，绿叶菜不仅含有丰富的维生素和钙、镁等微量元素而且富含膳食纤维、叶绿素、叶黄素、胡萝卜素和类黄酮等对身体很有益的物质。其升糖指数和热量基本处于低水平，因此在所有蔬菜中最适合食用。另外，有研究资料表明，糖尿病患者应适当多吃莴笋。因莴笋味道清新，略带苦味，其不仅营养丰富，而且所含较多烟酸（V–B$_3$）是胰岛素的激活剂，能改善糖代谢功能。在此还要特别指出的是，莴笋中含有较多的草酸，草酸遇到钙可以生成不溶于液体的草酸钙结晶，因而会影响人体对钙的吸收，因此，食用前应先用沸水将其焯一下，以去掉大部分（60%~70%）的草酸。

（6）水果的选择

糖尿病患者选对水果对控制血糖和预防并发症有益。大多数水果除了含有大量水分外，还含有6%~20%的碳水化合物，这些碳水化合物主要是果糖、葡萄糖、蔗糖和果胶，而果胶则不能被人体吸收，并能阻碍葡萄糖的吸收，因此对糖尿病患者而言是有利的。此外，水果中还含有多种维生素和矿物质元素，如苹果富含维生素C和微量矿物质元素硒，对预防动脉粥样硬化和感染有积极作用；西瓜则富含维生素A、B$_1$、B$_2$，C和谷氨酸，有利尿降压的功效，对预防糖尿病肾病有一定作用。但是水果中的糖类消化、吸收快，因此升高血糖的速度也快。因此水果的食用要适量。那么，糖尿病患者如何巧吃水果呢？一般来说，应把握住三个原则：一先看血糖，二要挑水果，三要吃对时间。

首先看血糖，若病情不稳定或血糖控制不好，则最好不要吃水果。

其次要挑水果吃。一般来说，糖尿病患者一天可以吃150~400 g的水果（是连皮和核在内的重量）。一般选含糖量在14%以下的水果为宜。这类水果有：木瓜、西瓜、白兰瓜、草莓、枇杷、鸭梨、柠檬、李子、樱桃、哈密瓜、葡萄、桃子、菠萝、苹果、杏、橙子、柚子等；而鲜枣、山竹、红提等含糖量高。根据水果含糖量的不同，其用量也不同。营养学家建议的标准：折合连皮带核的重量，大约鲜枣、山竹为90 g，柿子、鲜荔枝为

120 g，香蕉 150 g，芦柑、菠萝 160 g，苹果、桃、橙、橘子、葡萄、猕猴桃 200 g，哈密瓜、李子、樱桃 220 g，梨、杏 250 g，草莓 300 g，西瓜 450 g。这些都是一天的总量，最好分几次食用。

另外，还应适量吃点坚果。国内外的许多研究结果表明，每天坚持吃一定量（10 ~ 15 g）的坚果，可以起到强身健体、远离多种疾病的作用。对糖尿病患者来讲，经常吃些核桃、枸杞、花生等坚果也是有益的。比如核桃，有"长寿果"之美称，它富含优质蛋白和多种不饱和脂肪酸，其脂肪酸主要是亚油酸和亚麻酸，还含有多种维生素和矿物质元素。现代研究结果证明，经常吃些核桃（2 个 / 日），对提高机体免疫力、健脑益智、防治糖尿病都有积极效果。又如枸杞，其性味甘平，具有平补肝肾、滋补强身之功效。它抗衰老、降血糖、降血脂，对糖尿病、冠心病、脂肪肝、眼干燥症等都有一定防治效果。花生，有"长生果"之称，富含优质蛋白和多种不饱和脂肪酸，以及多种维生素、矿物质元素，具有降低胆固醇、护心健脑、养胃之功效。

糖尿病患者平时在烹调菜肴时应适当多用些姜、大蒜和孜然等调味品。有研究资料显示，姜是抵御糖尿病和高脂血症的良好食物。糖尿病患者分次食用干姜 30 天后，血糖水平下降了 17%，甘油三酯下降了 9%，总胆固醇下降了 8%，低密度脂蛋白胆固醇下降了 12%。大蒜有益于心脏，还有防癌功能，对糖尿病患者体内的炎症因子有抑制作用，还能降低血糖、血脂和 C- 反应蛋白（一种炎症标志物）的含量。

新版《糖尿病膳食指南》还明确指出，糖尿病患者烹调时应少油少盐，成人每人每天烹调用油 25 g，食用盐用量不超过 6 g。

（四）对养心护心者的饮食建议

根据中国传统医学，特别是营养医学（简单地说就是用营养素治病健身的科学）药食同源的理论，综合到目前为止国内外的有关研究结果，对有意要养心护心的成年人，平时在膳食中应该吃什么和不应该吃什么，提出如下建议。

其膳食的总原则是必须坚持均衡膳食的原则，即要求食物多样化，做到从食物中摄入的营养素能满足人体的需要，即其各类要齐全、数量要合适。结合养心护心者的特点，在上述总原则的前提下，要坚持选择养心护心的食物和拒绝"伤心"的食物的方针。

1. 有护心养心功效的食物

（1）富含 ω-3 脂肪酸的食物

ω-3 脂肪酸是指长链脂肪分子中碳原子有多个双键（即烯键）的一类不饱和脂肪酸。包括 DHA（二十二碳六烯酸）和 OTA（十八碳五烯酸）、EPA（二十碳五烯酸）和 OTA（十八碳三烯酸，又称亚麻酸）。这类脂肪酸具有抑制血栓形成和活血化瘀的功效，因而有助于保护心脏、预防全身炎症反应和心血管疾病。哈佛大学研究发现，每周吃一两次富含 ω-3 脂肪酸的鱼（三文鱼、沙丁鱼）摄入 2 g 左右的 ω-3 脂肪酸，能使心源性猝死的风险降低 36%。除了三文鱼、沙丁鱼等深海鱼类之外，核桃、亚麻籽、紫苏籽及用它们榨取的油脂也都是 ω-3 脂肪酸的很好的来源。

（2）富含镁的食物

镁是人体必需的常量金属元素之一。镁在人体中的含量约为体重的 0.05%，镁在人体中有多种生理功能，与心脏有关的是：①预防心律失常和心力衰竭。缺镁会引起各种心律失常，如室性期前收缩、房性期前收缩、心动过速甚至房颤。②预防心肌梗死。大量流行病学研究发现，含镁低的软水地区缺血性心脏病的发生率和死亡率高于含镁高的硬水区。③预防动脉粥样硬化。研究结果表明，镁能降低血清胆固醇浓度、降低甘油三酯浓度、降低低密度脂蛋白胆固醇浓度、升高高密度脂蛋白胆固醇浓度、扩张血管、抑制血小板聚集，预防动脉硬化。

人体对镁的需要量：中国营养学会建议"安全和适宜的摄入量"为成年人每日摄入量为 200 ~ 300 mg。镁在食物中是普遍存在的，富含镁的食物有：小麦粉含 50 mg/100 g（以下同）、荞麦粉为 104、花生仁为 178、小米为 107、黄豆为 199、麸皮为 382、黑米为 147、黑豆为 243、绿豆为 125、芝麻酱为 238、菠菜为 58、油菜为 29、西蓝花为 51、紫菜为 460、南瓜子为 450 等。另外，在松子仁、核桃仁等坚果中也含有一定量的镁。在日常生活中，只要坚持食物多样化，做到均衡膳食，人体是不会缺镁的。

（3）富含锌的食物

锌是人体中必需的微量金属元素之一。锌在人体中的含量很少，但有多种重要的生理功能。锌和 ω-3 脂肪酸一样，能帮助人体制造抗炎性细胞因子，预防人体炎症的发生。同时研究结果证明锌对动脉有保护作用，有助于预防冠状动脉疾病，改善心脏功能。

关于人体对锌的需要量，现在还没有研究出最适于健康与生长的、精确的、最少的锌的需要值。中国营养学会推荐的每日膳食中的供应量是：儿童从 10 岁起每日为 15 mg，孕妇和乳母则为每日 20 mg。富含锌的食物有：海产品中海带、紫菜、贝类、黄鱼等；肉蛋类中有动物内脏、蛋类、瘦肉等；绿色蔬菜中有芹菜等；其他如豆类、菌类、坚果类中也有一定量的锌。总之，锌在食物中广泛存在，日常生活坚持食物多样化，做到均衡膳食，人体中是不会缺锌的。

（4）富含维生素 C 的食物

维生素 C，又称抗坏血酸，是一种水溶性维生素。维生素 C 是人体必需的营养素之一，在人体中具有多种生理功能。维生素 C 是一种强"还原剂"，它参与胆固醇的羟基化过程，使之形成胆酸，从而促进其排泄。因此，它可以降低低密度脂蛋白胆固醇（俗称"坏"胆固醇）的水平，提高高密度脂蛋白胆固醇（俗称"好"胆固醇）的水平，预防动脉粥样硬化。研究结果显示，饮食中维生素 C 摄入量高者，患心脏病和脑卒中的风险会更小。

关于维生素 C 的需要量，中国营养学会的推荐量如下：正常人为 60 mg/ 日；孕妇为

100 mg/日；乳母为150 mg/日。

现在，维生素C的来源有两个。一是食物中的天然的，一是人工合成的。除特殊情况需补维生素C药片外，一般应从食物中摄取。其主要来源是蔬菜和水果。富含维生素C的蔬菜有：蒜苗590 mg/100 g（以下同）、辣椒198、芥菜117、菠菜89、苦瓜84、小白菜65、绿菜花51、苋菜41、圆白菜39、油菜36、土豆34、空心菜25、黄瓜14等。富含维生素C的水果是（mg/100 g）：酸枣900、干枣700、鲜枣540、猕猴桃652、柚子110、山楂53、草莓47、橙子45、荔枝41、葡萄25、菠萝24、杧果23、白兰瓜14、香蕉8、桃8、杏7、西瓜6、苹果4、西瓜6、梨6等。

在此还应强调指出的是，根据维生素C怕热（80℃开始分解）、怕碱（遇上小苏打被中和、破坏）等特性，在烹调时应注意以下几点：①洗、切处理完毕的蔬菜要迅速加工。切好的蔬菜放在空气中，由于切口处与空气中的氧接触，维生素C就会被氧化分解。放置的时间越长，维生素C就损失的越多。②不要长时间高温加热。维生素C80℃时开始分解，100℃时几乎全部分解。所以在开水焯菜时要大火快焯，沸水放菜，几秒钟即可。经测定，如此出水后，菜中的维生素C的保存率平均在84.7%左右。做汤时应在出锅之前放蔬菜水果，以减少维生素C的损失。经实验测定，蔬菜、水果在水中煮20分钟，至少1/3的维生素C会被破坏。在炒制时，也应急火快炒，维生素C的损失率约17%；若用小火炖焖，则损失达约57%。同时，在炒菜时不宜过早放盐，否则，不但菜不易熟，而且会增加菜汁渗出，维生素C最怕碱，遇到碱（小苏打）后发生中和反应，会很快被破坏。若少量放点醋，则可保护维生素C不被破坏。

（5）富含维生素D的食物

维生素D，又称抗佝偻病维生素、钙化醇、骨化醇。目前已分离出维生素D_1、D_2、D_3、D_4和D_5，跟人体有关的是维生素D_2和D_3，维生素D_2在天然食物中不存在，维生素D_3在一些食物中有少量，主要靠晒太阳获取。维生素D是人体必需的营养素之一。它在人体中有多种生理功能，不仅对骨骼健康有好处，对心脏的好处也不容小觑，它可以预防心脏病和高血压。研究结果显示，人体若缺乏维生素D，患心脏病的风险会增加40%，死于心脏病的概率会高于81%。

维生素D的需要量。中国营养学会推荐日膳食摄取量如下：1～15岁，10 μg/日；16～45岁，5 μg/日；60岁以上为10 μg/日；孕妇、乳母为10 μg/日。为了保证身体对维生素D的需要，应采取正确的途径和方法来摄取。国内外的实践都证明，正确的补充维生素D的方法有如下三种：一是通过正常饮食来补充。应坚持均衡膳食，并有意识地食用一些富含维生素D的食物。如鱼肝油（每100 g含维生素D 212.5 μg；以下同）、沙丁鱼（37.5）、鲭鱼（3.0）、鸡肝（1.3～1.6）、鸡蛋（1.3）、牛奶（1.0）等。二是坚持晒太阳。一般情况下，每天若能晒太阳30分钟即可满足需要。国外一项研究发现，晒太阳30分钟，太阳中的紫外线通过人的皮肤合成维生素 D_3，就可以使血液中维生素 D_3 增加 250 μg。三是在身体因维生素 D 吸收发生障碍而引起某种维生素 D 缺乏症时，应到正规医院检查确定，遵医嘱服用维生素 D 药物。

（6）富含维生素 E 的食物

维生素 E，又称生育酚，是一种脂溶性维生素，不溶于水。维生素 E 是人体必需的营养素之一。由于它在人体中的生理功能特别显著，有人体"守护天使"的称号。其中之一就是它是一种强抗氧化剂，它可以调节体内胆固醇的水平，抑制血小板的凝集，降低心肌梗死和脑卒中的风险。

维生素 E 的需要量。医学专家告诉我们，在一般情况下，为了防病，为了健康，成年人每天 10 mg 就足够了，而这个量在日常生活中，只要坚持均衡膳食，不挑食、不偏食，就完全可以从饮食中摄取到，不必另外再服用维生素 E 药物。为了便于在日常生活中合理选配食物，把目前已知的富含维生素 E 的食物列出，供大家参考（mg/100 g）：蜂花粉 500、葵花子油 44.9、红花油 34.1、鱼肝油 20.0、橄榄油 11.9、玉米油 14.3、花生油 11.6、大豆油 11.6 等。

（7）红色食物

在中医养生理论中有五色入五脏之说。也就是说，不同颜色的食物，它养生保健的功能是不同的。《黄帝内经》（是我国现存最早的医学典籍。其成书时间大约在春秋战国至两汉之间。它已和《本草纲目》一起被联合国教科文组织确定为"世界记忆名录"即"世界文献遗产"名录）中说，白色润肺、黄色益脾胃、红色补心、绿色养肝、黑色补肾。因为我们的心脏是红色，按照《黄帝内经》的理论，为了养护心脏应该经常有意识地多吃一些红色的食物。比如①西红柿。西红柿中含有丰富的番茄红素，对血管有保护作用，其独特的抗氧化能力能保护体内红细胞，使脱氧核糖核酸及免疫基因免受破坏，还能降低胆固醇。因此，对养护心脏很有好处。②红枣。中医认为，红枣味甘性温，养胃健脾，益血强身。现代营养学研究结果显示，它含有的环磷酸腺苷，可以扩张血管，增强心脏收缩力，能使血液中氧的含量迅速增加，这样供给心脏的氧气也会随之增加，可加速新陈代谢。同时，能改善心肌营养，对保养心脏十分有益。③红苋菜。又称"老来少"。其口感软滑而味浓，不仅具有补气、清热、明目的功效，还具有促进凝血、增加血红蛋白、提高供氧能力、促进造血等功能。④胡萝卜。胡萝卜中的成分能与血液中的汞离子结合，有效降低血液中的汞离子浓度，防止对人体有剧毒的汞离子进入心脏，因而是很好的护心食物。另外，胡萝卜中含有的 β- 胡萝卜素能有效防止脂蛋白的氧化损伤，阻止低密度脂蛋白胆固醇氧化产物的形成，预防动脉粥样硬化，因此对防治心脑血管疾病有益。

2. 拒绝"伤心食物"

国外一项研究成果显示，远离如下几种"伤心"的食物，可以为你的心脏健康保驾护航。

（1）餐馆里的汤：一碗酸辣汤含 7 980 mg 的钠，相当于人们每天钠推荐摄入量的 4 倍，长期喝很可能堵塞动脉。如果希望享受美味的汤，还是自己在家做为好。

（2）番茄沙司：半杯普通的番茄沙司含 830 mg 钠。如果你打算吃番茄沙司，一定要仔细看食品标签，选择钠含量低的品类。

（3）牛肉干：这是大家十分喜爱的零食，它不含精制的谷物，而且含有大量蛋白质，但其钠含量也不容忽视。这对高血压患者和希望保持心脏健康的人可不是好事。

（4）炸鸡：鸡胸肉是优质蛋白质，如果连皮放到油锅里炸，营养成分就会发生改变。一份 113 g 重的带皮炸鸡胸肉，所含的胆固醇相当于 11 条铁板培根。

（5）炸薯条：它含有大量碳水化合物，易引发血糖波动；还含有大量的脂肪和盐，若经常食用容易造成肥胖，对心脏健康来说，可谓是"三面夹击"。

（6）熏肉和香肠：很多加工肉制品都含有亚硝酸（这类食品已被世界卫生组织确认是致癌食品），这种防腐剂会扰乱人体处理糖的能力，从而增加患糖尿病的风险。其含有大量的钠，易引发高血压。

（五）对养肝护肝者的饮食建议

肝脏是人体五大生命器官（心、肝、脾、肺、肾）之一。对于它对维护人体健康的重要性，一位医学专家这样说："肝脏太重要了，以至于有人说，一个好的肝脏就是一个彩色的人生，一个不好的肝脏就是一个黑白的人生。我说肝不好就没有人生。它是人体必需的很多物质的生产基地，是我们人体的综合化工厂，负责解毒、垃圾处理，是全身运输系统（循环系统）的维护者，而更重要的是，它还是我们人体物质流和能量流的配送中心。"因为，我们吃进的食物，要在胃、肠，尤其是小肠、大肠消化吸收。从胃、小肠、大肠吸收来的营养物质仅仅是人体能够利用的原料。也就是说，吃进来的蛋白质（肉、蛋、奶）必须消化分解成氨基酸，脂肪要分解成甘油和脂肪酸，淀粉要分解成葡萄糖才能被肠道吸收。从肠道通过静脉输入到肝脏的除了这些营养素之外，还有多种有害物质，如农药、细菌、病毒等。这些物质不去除，如果流向全身，后果很严重，甚至会危及生命。肝首先要做的就是去除这些有害物质，使营养素可以真正安全地被人体利用。所以说，肠道是对营养素进行粗加工，所以其中还有很多杂质，而肝脏是对营养素进行提纯和精加工。肝脏不仅对上述营养素进行提纯和精加工，还是维生素、矿物质等营养素的储存场所。肝脏用各种营养素根据人体的需要合成多种营养物质并配送到人体的各部位。

从以上所述可以清楚地看出，肝脏对维护人的生命是何等重要！因此，维护肝脏的健康，让它正常工作，对维护人体健康无疑是一件非常重要的事情。肝脏要正常工作需要消耗很多能量，而能量的来源，就是正常的饮食。所谓正常饮食，就是均衡膳食。要做到这一点，就必须使食物多样化，只有这样，才能获得种类齐全、数量充足的营养素。这是个总原则，在这个前提下，还要考虑到肝脏的特点，如它喜欢哪些食物，讨厌哪些食物。下面拟就这两方面具体地讲一讲。

1. 常吃养肝的食物

根据现代医学、现代营养学的研究结果，发现确有很多食物含有某些特种成分对养肝、护肝有较好的功效。具体地说，有如下几类：

（1）富含硫化物的食物：如洋葱、大蒜、韭菜等。这些富含硫化物的蔬菜能促进肝脏生产谷胱甘肽，中和细胞中的自由基，起到解毒抗衰老的作用。

大蒜性辛温，味辣，含维生素 A、B、C 等，其提取物具有抗菌、抗病毒、软化血管等作用。正常人生、熟吃均可，肝病患者宜熟用。

洋葱所含的烯丙二硫化物和硫酸基酸，不仅具有杀菌功能，还可以降低人体内的血脂，防止动脉硬化，激活纤维蛋白的活性，能有效防止血管内血栓的形成，对保护肝脏十分有益。

韭菜，被明代著名医药学家李时珍描述为"肝之菜"。因为肝主升发，而韭菜性温，能起到助肝升发的作用。同时，韭菜含有挥发性精油和硫化物等特殊成分，会散发出一种独特的辛香气味，有助于疏调肝气，增进食欲，提高消化功能。

（2）十字花科蔬菜：它们含有多种植物活性物质，如黄酮类化合物、类胡萝卜素、萝卜硫素和吲哚，能综合帮助肝脏化解各种化学毒素和致癌物质。常见的十字花科蔬菜有白菜、萝卜、花椰菜、卷心菜等。

（3）藻类食物：如海带、紫菜等海藻类能帮助肝脏解毒，防止人体吸收镉等对人体有毒害作用的重金属及其他环境毒素。

（4）莴笋、竹笋、芦笋：它们在食疗功效方面有一个共同的地方——护肝。

■ 莴笋：富含维生素、钙、磷、铁、钾、镁、膳食纤维等营养素。它味道清新、略带苦味，能刺激消化，增加胆汁分泌，有助增进食欲。它含有一种芳香烃羟化酯，对于肝癌有预防作用，也可缓解癌症患者放疗或化疗的副作用。这里顺便说一下，通常莴笋是吃茎，其实其叶同样可以食用。其叶中维生素 C 的含量是茎的 4 倍，胡萝卜素的含量是茎的 6 倍，蛋白质、糖、铁的含量也都高于茎。

■ 竹笋：其味甘微苦，性寒，能化痰下气，消热除烦。其富含的 B 族维生素能加速物质代谢，让它们转化成能量，还能修复肝功能，防止肝部脂肪变性，进而起到预防脂肪肝的作用。

■ 芦笋：富含 B 族维生素和硒、铁、锰、锌等微量元素。其硒含量高于一般蔬菜。硒是一种强抗氧化剂，能够消除人体内的自由基，帮助肝脏解毒。研究结果表明，芦笋及叶的提取物中的氨基酸和矿物质，可以减轻宿醉症状，保护肝脏细胞免受酒精的侵害。

在此还应指出的是，莴笋、竹笋、芦笋这三笋中都含有一定量的草酸。草酸到人体内会和钙离子发生化学反应，生成既不溶于水也不溶于脂类的草酸钙（白色结晶状）。一方面影响人体对钙的吸收和利用，一方面还可能形成草酸钙结石，影响健康。因此，就要在烹饪中先把其中的草酸除去一部分。方法就是在烹饪之前先把这三笋在沸水中焯一下，入水 10 秒钟左右即可将其中的草酸除去 60%～70%。

（5）葡萄、绿豆、大豆、西红柿和香菇：这几种食物也是养肝的"高手"。

■ 葡萄：含有丰富的葡萄糖和维生素，具有增加血浆中白蛋白的功效。葡萄中的果酸能帮助消化，增进食欲，同时对预防乙肝也有很大的帮助。再者葡萄中的多本酚类生物活性物质可消除人体内的自由基，对肝功能不好的人有辅助治疗作用。

■ 绿豆：性寒，味甘。具有清热解毒、去暑消肿等功效。绿豆中丰富的赖氨酸同冰糖结合具有很高的食疗价值，尤其是可防止因肝火大盛而引起的上火。

■ 黄豆：含有丰富的黄酮类化合物和植物激素及矿物质元素钙、铁、磷。这些物质对肝细胞的再生及修复受损的肝细胞都有很大的帮助。

■ 西红柿：营养丰富，不仅具有清热解毒的功效，而且还可以为肝病患者补充一些必需的营养素，以利于减少毒素对肝细胞的损害。

■ 香菇：被誉为菌类中"皇后"。含有多种营养素，常吃可以滋补肝脏。

（6）养肝护肝的"功臣"蔬菜：如空心菜、绿菜花、菠菜。中医认为，青色食物入肝经，常吃下列蔬菜，可以促进肝气循环，舒缓肝郁，清肝，疏肝等，是养肝护肝的"功臣"。

■ 空心菜：富含游离氨基酸及蛋白质、脂肪、糖类、矿物质元素、粗纤维、烟酸、胡萝卜素、维生素 B_1 和 B_2、维生素 C 等。其中蛋白质含量比同等重量的西红柿高 4 倍，钙含量高 12 倍。空心菜具有清热解毒、凉血止血、养肝护肝、降脂减肥、通经防癌等功效。所含的果胶有助于解毒通便，加速体内有毒物质排泄。所含的木质素能提高巨噬细胞吞食细菌的活力，对金黄色葡萄球菌、链球菌等有抑制作用，可预防感染。所含丰富的维生素C 和胡萝卜素等有助于增强体质，提高抗病能力，能预防肝病。空心菜为碱性食物，对防止肝脏癌变非常有益，是乙肝患者补充维生素的最佳食物。

■ 绿菜花：又称西蓝花、青花菜。其营养成分比一般蔬菜高，且十分全面。主要包括蛋白质（3.6 g/100 g）、碳水化合物（4.3 g/100 g）、脂肪（0.6 g/100 g）、膳食纤维（1.6 g/100 g）、维生素α（51 mg/100 g）和胡萝卜素（0.7 μg/100 g）等。其维生素 A 的含量（12.2 μg/100 g）比白菜高 100 多倍，还富含钙（67 mg/100 g）、磷（72 mg/100 g）、铁（1.0 mg/100 g）、钾（17 mg/100 g）、锌（0.78 mg/100 g）、锰（0.24 mg/100 g）等矿物质元素。绿菜花质地细嫩，味甘鲜美，食后极易被消化吸收，尤其适合老年人、小孩和脾胃虚弱、消化不良者食用。常吃绿菜花可增强肝脏解毒能力，并提高机体免疫能力。其富含维生素 C（即抗坏血酸），可预防坏血病、感冒的发生，其所含的活性成分萝卜硫苷具有很强的抗氧化能力和抗癌作用，能减少肝细胞凋亡，促进肝脏解毒，提高人体免疫功能，是护肝、防癌的好帮手。绿菜花每天食用量约 300 g，宜急火快炒，或蒸，或焯熟凉拌食用，以保留营养。

■ 菠菜：是适宜养肝补肝的蔬菜。其富含维生素 C（15 mg/100 g）、维生素 K（210 mg/100 g），以及类胡萝卜素、矿物质元素、辅酶 Q10 等多种营养素，能补充人体所要的多种营养素，尤其是有滋阴平肝、疏肝养血的作用。菠菜性甘凉，有祛肝火、解肝毒、清热养肝之功效，还有通血脉、利五脏、养肝补肝、舒肝养血、止渴润肠、助消化的作用，可辅助治疗因肝气不畅而引发的胃病。菠菜中含有大量谷胱甘肽等成分，有很强的抗氧化作用，能参与肝脏的解毒代谢过程，促进肠胃消化，排出肠内油脂，帮助消耗有毒物质，以及清理肝脏内的毒素，减轻肝脏负担，起到养肝护肝的作用。因为菠菜中含草酸较多，应先用沸水焯一下再配菜食用。

2. 拒绝伤肝的食物

有调查资料显示，在人们的日常饮食中有三种情况是最伤肝的，即大口喝酒、大块吃肉、一些"护肝、保肝"的保健品等。下面拟就这种情况讲一讲。

（1）大口喝酒，伤肝：统计数据表明，在当今世界上，酒精已经是仅次于香烟的第二大"杀手"，由它造成的死亡人数已经超过了因非法吸毒丧生的人数。因为酒精能使人成瘾，一旦饮酒成瘾，即嗜酒，便难以摆脱，并且其酒量会越来越大。大量事实说明，酗酒会诱发多种疾（癌）病，还会诱发一系列暴力或犯罪问题，在此专门讲一讲酗酒最伤肝的问题。

在一般情况下，酒（其中的酒精，学名乙醇）进到胃里以后，由胃、小肠吸收后，绝大部分由门静脉输送到肝脏，由肝脏代谢；只有少部分由肾、肺排泄。酒精在肝脏中的代谢过程是这样的：乙醇在乙醇脱氢酶的作用下变成乙醛（有毒！）；乙醛在乙醛脱氢酶的作用下变成乙酸（即醋酸，无毒）；乙酸可变成二氧化碳和水，放出热量供人体用。若饮酒过量，超出了肝脏的代谢能力，会出现以下两种情况。一是乙醇过多，会使肝细胞对脂肪酸的分解和代谢发生障碍，所以饮酒越多，肝内脂肪酸就会越容易堆积，导致酒精性脂肪肝。所以"脂肪肝偏爱嗜酒者"的论断是确切的。临床实践表明，每天坚持饮酒超过100 g 的人，持续 10 年后，酒精性脂肪肝的发生率可上升 5～25 倍。二是乙醛脱氢酶不足，会使乙醛在肝内积存增多，会形成酒精性肝炎，逐渐使肝细胞纤维化，发展下去就是肝硬化。统计数据表明，酗酒的人，脂肪肝的发生率为 30%～50%，肝硬化率为 10%，肝硬化发展下去就是肝癌。

（2）大块吃肉，伤肝：吃得太好，脂肪过多，同样会伤肝。肝脏是人体糖、蛋白质、脂肪这三大营养物质的代谢中心。吃进肚子里的食物被胃肠道消化后，经过门静脉系统全部进入肝脏，然后被处理成人体能用的营养素。肝脏有一定的代谢极限，如果你每天吃的都是大鱼大肉，肝脏处理不过来，脂肪就不能被及时代谢，而是作为库存积压在肝细胞内造成损害，这种情况就是脂肪肝。脂肪肝在一定程度上可以治疗并逆转，但如果长期不注意，会引起脂肪性肝硬化，甚至肝癌。

（3）吃"保肝、护肝"的保健品，伤肝：酒喝多了，肉吃多了，都对肝脏不好，但如果乱吃所谓的解酒药、保肝药、护肝药也对肝脏有害。其原因是：①目前根本没有解酒药。酒精主要在肝脏代谢，从理论上说，加快酒精代谢速度才能解酒。不过酒精代谢速度主要是取决于有关酶的活性。而目前还没有能显著增加这些酶的活性的药物。②吃保健品也可能增加肝脏负担。无论什么"保肝、护肝"产品，吃进去一样需要肝脏代谢，增加肝脏的负担。如果其成分是已知的，人体能应付得了的，那倒还好；如果加了不清楚的、不合适的成分，很可能造成肝脏的损害。

（4）吃其他一些伤肝的食物：如油炸食品、加工油类食品（已被世界卫生组织确认为致癌物）、饼干类食品、汽水可乐类饮料、各种雪糕冰激凌、方便面、话梅蜜饯类食品、烧烤类食品等八类食品。上述食品有些是含脂肪太多，有些是含糖太多，偶尔吃一点影响不大，如果常吃肯定对肝脏及全身多个器官都有害。

相关链接

吃肝能补肝≠能治肝病

中医有"以形补形"的说法，"吃肝补肝"就是其中的一种，那么，如果吃肝真的有补肝养肝的作用，肝病患者是否应该多吃呢？医学专家表示，动物肝脏可以补血、补肝、明目，但是认为吃肝脏可以治疗肝病是一个误区。

《黄帝内经》有云："肝受血而明视"，也就是说，肝血充足才能有好视力。吃肝养肝，主要用于缓解肝血虚所导致的眼花、夜盲等症状，正所谓"肝开窍于目"。从西医营养学的角度讲，吃动物肝脏，有利于眼睛补充充足的营养，进而改善眼疾。所以从这个角度讲，吃肝是可以养肝的。然而这并不是说，吃肝脏可以治疗肝病，特别是对于病毒性肝炎、脂肪肝患者。实际上，肝病患者，多数都表现为湿热瘀阻，需要清除肝胆湿热，而不是需要吃肝脏来养肝、补肝。这些疾病依靠多吃肝脏不可能治好，反而会加重病情。

在此还应说明的是，不同动物的肝脏补肝的功效有所不同。鸭肝可补肝血、清肝火，适合肝阴血虚者。然而，鸭肝的胆固醇较高，故不宜吃得太多，高胆固醇患者尤其不宜多吃。

猪肝相对于鸭肝而言，胆固醇的含量低些，而补肝血、益肝气的功效也比较强。常吃猪肝，有利于养肝护肝明目。

鸡肝性味甘温，有补肝、养血、安胎、止血、暖胃等功效，而且比其他肝脏的补肝效果更强。

在此，医学专家提醒说，不要选择颜色偏黄、紫或有结节的肝脏。

（六）对脾胃虚弱者的饮食建议

脾为人五大生命器官（心、肝、脾、肺、肾）之一。《黄帝内经》（成书于春秋战国时期，是目前我国现存最早的一部医学总结典籍。已被联合国教科文组织认定为"世界记忆名录"，即"世界文献名录"。）指出："五脏者皆禀气于胃，胃者，五脏之本也。""有胃气则生，无胃气则死。"胃气指脾胃之气，因脾胃相表里。这说明人以胃气为根本。因此，把脾胃称为人的后天之本，气血生化之源。

脾胃虚弱是一种常见病、多发病。脾胃虚弱的人常表现为面黄、虚胖、四肢乏力，舌苔厚腻、呈白色（几乎看不到红色）、大便黏腻等。中医认为脾属黄色《黄帝内经》中讲"黄色益脾胃"。一些"黄脸婆"就是脾胃虚弱的表现。

中医认为，脾怕寒。一些人爱吃生冷食品，爱喝凉茶等。"寒"伤脾之阳气，使之津液运行失常，久而久之，造成脾胃虚弱。脾胃虚弱的人，怎么补呢？是药补还是食补？清代陈士铎著《本草新编》中"虚不受补""愈补愈虚"是指药补。是指脾胃虚弱不能消化补药，反而会增加脾胃负担，甚至损伤脾胃功能，加重病情。因此，在选用补品时一要兼顾脾胃的功能，保护胃气。因此，就有"药补不如食补"的说法。这句话可能是经验之谈，但它符合中医的"药食同源"的理论，也符合中医营养医学的靠营养素防病、治病的理论。通俗点说就是靠吃饭来防病、治病。这就是我们讲的"食补"。

那么如何食补，以防治脾胃虚弱呢？

简单地说就是遵循均衡膳食的原则。要做到均衡膳食，就要求食物多样化、富营养、易消化。这是因为脾胃在人体内担负着消化和运化水谷的繁重任务，所以就需要多种营养素为之提供能源。因此，均衡膳食是个总原则。在日常生活中，在坚持这个总原则的前提下，考虑到脾胃的特点，应有意识地选用一些对健脾养胃有特殊功效的食物，而尽量不吃或少吃那些伤脾损胃的食物。根据目前已有的研究成果，这两类食物如下：

1. 健脾养胃的食物

脾胃虚弱的人食疗中应首选鱼、瘦肉、鸡、奶类、豆制品、薏米、小米、大枣、白扁豆、香椿、山药、豌豆苗、花生、南瓜等。下面就列出的几种健脾养胃的食物较详细地讲一讲。

薏米：又称薏苡仁、苡米等。李时珍（明代著名医药学家，世界著名科学家）在《本草纲目》（已被联合国教科文组织认定为"世界记忆名录"，即"世界文献名录"）中记载：薏米能"健脾养胃、补肺清热、祛风胜湿"。薏米被营养学家称为"禾本科植物果实之王"。它营养丰富，富含蛋白质（12.8 g/100 g）、B 族维生素等多种营养素。

小米：学名粟米。中医认为，小米性凉，味甘咸，归脾胃、肾经。具有健脾和胃、补益虚损之功效。《本草纲目》中言其"煮粥食，益丹田，补虚损、开肠胃"。《名医别录》中言其"补养肾气，去胃脾中热，益气。"可见小米有健脾和胃、补虚亏损的功效，对身体亏虚，病后体虚，产后体弱者尤其适合。因此，营养学家认为，小米是最养脾胃的"营养保健米"。

大枣： 又称红枣。在中国的草药书籍《本经》中记载：大枣性温，味甘，归脾胃经。具有健脾益气、养血安神、缓和药性等功效。民俗有"一日三枣，长生不老"的谚语。事实上，对脾胃虚弱、腹泻、倦怠无力的人，坚持每日食七颗大枣是大有补益的。

白扁豆： 又称四季豆、芸豆等。中医认为白扁豆性温，味甘，无毒，归脾、胃经，具有健脾开胃、补肺下气、化湿止吐、生津清热、补虚止泻、利水消肿等功效。白扁豆营养丰富，富含蛋白质、碳水化合物、多种维生素及矿物质元素。白扁豆是亦菜亦饭的豆类之一。经常食用具有健脾养胃、增进食欲等多种功能。在此应该提醒注意的是，生扁豆，特别霜打过的，含有大量有毒的皂苷和血球凝聚素，不可生食；熟后这些毒素被分解、就无毒了。

香椿： 这种香味独特的蔬菜，不仅富含钾、钙、镁等矿物质，B 族维生素的含量在蔬菜中也名列前茅。特别值得一提的是，香椿中含有的香椿素等挥发性芳香族化合物，具有健脾开胃、增加食欲的功效。在此还要提醒注意的是，香椿中的硝酸盐和亚硝酸盐（有一定致癌作用；是在储存过程中由硝酸盐转化而来）含量较高。因此，在食用前一定要将其在开水中焯一下，以除去 70% 左右的亚硝酸，这样，食用就安全了。

山药： 又称薯蓣、白苕、山薯等。中医认为，其性甘，味平，归肺、脾、肾经。《本草纲目》中记载："山药健脾止泻，补肾益精。"主治脾虚泄泻、食少浮肿、肾虚尿频、肺虚咳嗽等症。山药营养丰富，富含蛋白质等多种营养素。在此应该提醒的是，其特殊的药用功效来自山药皮层中所含的皂苷。因此，食用时不要弃皮！

豌豆苗： 是一种鲜嫩的蔬菜，吃起来味道清香，滑润适口，有多种食疗价值。中医认为，豌豆苗健脾益气、利小便、解疮毒、助消化，对脾胃虚弱、小便不利、疮疡肿毒、水肿等多种疾病有辅助治疗作用，对高血压、慢性肾炎、慢性肠炎、糖尿病、高脂血症等也有一定的食疗作用。豌豆苗含有钙、钾、B 族维生素、维生素 C、胡萝卜素、维生素 P 等多种营养素。与西蓝花相比，除了维生素 A 和胡萝卜素稍低以外，其他营养素均比西蓝花高。尤其是在钾和钠的含量比例上，豌豆苗含钾量更高，非常适宜高血压和水肿患者食用。豌豆苗中所含的维生素 P，能够增加血管弹性，使血液流动变得更顺畅，经常食用，对预防心血管疾病很有益。豌豆苗中所含的维生素 C，能分解致癌物质亚硝胺，可以辅助预防癌症。

花生： 又称落花生、长生果。中医认为花生性平，味甘，归脾、肺经，具有扶正补虚、悦脾和胃、润肺化痰、滋养调气、利水消肿、止血生乳、清咽止疟等作用。《本草纲目》记载："花生悦脾和胃、润肺化痰、滋养补气、清咽止痒。"《药性考》中记载："食用花生养胃醒脾、滑肠润燥。"由此可见，花生有很高的食疗价值。花生营养丰富，含有丰富的脂肪（44% ~ 45%）、蛋白质（24% ~ 36%）、碳水化合物（20% 左右）、维生素 B_1、B_2、B_3 等多种维生素和钾、钙、镁、铁、锰、锌、铜、磷、碘、硒等矿物质元素。另有最新研究结果显示，花生对抑制胃反酸有奇效。如果胃反酸，只需生吃花生 5 ~ 10 粒，10 分钟后即可见效。在此要特别提醒的是，霉变的花生中有致癌物质黄曲霉素（此物不怕热，即使蒸煮也会不被破坏），因此，千万别吃！

南瓜：又称倭瓜、番瓜、饭瓜等。中医认为，南瓜性温，味甘，无毒，归脾、胃二经；具有健脾养胃、润肺益气、化痰排胀、驱虫解毒、美容抗痘等功效，主治脾胃虚弱、气短倦怠、便溏、糖尿病、蛔虫等症。南瓜营养丰富，含有维生素 A、B 族维生素、维生素 C、维生素 D，以及钙、磷等多种矿物质元素。维生素 A 可以保护胃肠黏膜，预防胃炎、胃溃疡等疾病。

2. 伤脾损胃的食物

脾胃虚弱的人，生冷、油腻、煎炸、熏烤与容易胀气的食物最好少吃，辛辣刺激性的食物最好不吃。

寒凉的食物：脾胃怕寒。因此，生冷食物，如冰糕、冰激凌等要少吃；苦丁茶等凉性饮料少喝。

油腻的食物：肥肉等属高脂肪、高能量食物，不易消化，吃了增加脾胃负担，最好少吃。

煎炸食物：如炸薯条、炸油条、炸油饼、炸鸡、炸里脊等。这类食物不仅含脂肪量大，而且在高温油炸过程中，蛋白质变性会产生致癌物杂环胺和 3，4- 苯并芘；油脂经反复油炸也会变性产生损伤心血管的反式脂肪酸。

熏烤的食物：如熏鸡、熏鸭、熏鱼、熏肉等和烤羊肉串、烤肉、烤鱼等。在这类食物中，由于高温熏烤使食材中的蛋白质变性，不仅会损失多种营养素，而且还会发生油脂的过氧化反应，产生多种致癌物质。同时，吃了这些食物，会引起体内的氧化应激反应，导致自由基增多，造成氧化损害，加速身体细胞的氧化衰老。

易胀气的食物：如豆类和十字花科蔬菜。豆类吃多了，不易消化容易腹胀。十字花科的蔬菜，如西蓝花、甘蓝中含有一种复合糖，叫蜜三糖，这种糖比其他糖更难以被人体吸收，它在肠内被吸收的过程中，会产生一种副产品——气体，使人感到腹胀。又如糖醇（最常用的是木糖醇），是一种甜味剂，可以代替蔗糖的甜味，多存在于口香糖或其他无糖食品。糖醇能够部分被人体吸收，同时产生气体。再如，乳糖不耐受者喝羊奶，喝下去一小时后会出现腹胀或腹泻。这是因为，乳糖不耐受的人，肠内乳糖酶不足，无法充分消化乳品中的乳糖。为了减少上述胀气现象，可适当多吃一些富含膳食纤维的食物，这不仅有利于健康，还有增加排气的功能。

辛辣刺激性的食物：如辣椒等。这种食物适量少吃一点，可以增加食欲。但是它会刺激胃黏膜，损伤胃黏膜，降低胃的消化功能。因此，脾胃虚弱的人最好不吃。

相关链接

养胃，请走出这些误区

在"养胃"这件事情上，很多人特别迷信白粥、苏打饼干等食物，它们有一定好处，但若掌握不好，可能适得其反，营养学家指出"养胃"应走出如下几个误区：

误区一　白粥汤泡饭养胃

很多老人说，胃不舒服就喝粥，粥容易消化，能减轻胃的负担，但这种观点并不全面，长期喝粥并不能养胃。

粥和泡饭是不经充分咀嚼就吞咽的，没有经过唾液中的唾液淀粉初步消化，过多的水分摄入稀释了胃液，使胃的容量增大，一定程度上增加了胃的负担，长期喝粥还会导致营养素摄入不足。胃病患者不能顿顿喝粥，可以每天喝一次，应该吃一些面条。同时，每吃一口饭，应细嚼（应嚼 15～30 次）慢咽，这样可以养胃。

误区二　素食养胃

很多人觉得肉类不好消化，而蔬菜等素食更好消化，因而坚持吃素食。其实，肉类中含有多种植物性食物不具备的营养素，比如优质蛋白、必需脂肪酸、铁、锌及某些 B 族维生素。1/2 胃黏膜的修复和更新都需要足够的优质蛋白，而长期吃素，容易导致营养失衡。因此，我们还是应该适量吃一些瘦肉、鱼、蛋、奶等动物性食物。消化不好的人可以把肉切碎、做软，变换烹饪方式，采取蒸、炖等方法，少放盐、酱油。像肉沫炖蛋、清蒸鱼等都不错。

误区三　牛奶养胃

生活中出现胃部酸胀不适等症状时，喝一杯热牛奶的确可以缓解症状。但认为牛奶可以治疗胃病就言过其实了。研究结果表明，牛奶促进胃酸分泌的作用比其中和胃酸的效果更强。因此，有胃溃疡等疾病的患者就不适宜长期喝牛奶。胃病急性期患者喝牛奶易造成胃胀等，也不建议喝。乳糖不耐受者喝牛奶易腹泻，也不适宜喝牛奶，可以用酸奶、奶酪等代替。

误区四　多吃苏打饼干养胃

苏打饼干、烤馒头片等是胃病患者比较适宜的食物。因为淀粉在烤制后形成的糊化层可以中和胃酸，起到保护胃黏膜的作用。但苏打饼干不能过量摄入。因为市面上的一些苏打饼干脂肪含量很高，过量摄入会增加胃的负担，还可能导致热量过剩；同时，苏打饼干的钠（盐）含量也很高，过量食用可致血压升高，加重水肿。因此，购买时要看食品成分，可选择钠和脂肪含量少的。而且不能把苏打饼干当饭吃。

误区五　养胃不能吃葱姜蒜

葱姜蒜不仅是重要的调味品，而且还是一些重要营养素的来源。研究结果表明，适量使用葱姜蒜不仅可以增加食物的香味，还可增加一些营养素，适量吃点这种辛辣食物，可以增加胃黏膜的血流量，对胃有一定的保护作用。比如大蒜中的大蒜素能够杀灭幽门螺杆菌，避免胃部的慢性炎症，进而避免患上胃癌等严重疾病。姜可以暖胃，胃部不适喝碗姜糖水可以缓解症状。不过胃病患者在食用葱姜蒜时一定要适可而止。

（七）润肺养肺的食物知多少

肺是人体中五大生命器官（心、肝、脾、肺、肾）之一。肺主肃降，可呼吸。肺的重要性是不言而喻的，因此，维护肺的健康是一项十分重要的事。润肺养肺有多种途径，比如要调整好心态不要大喜大悲，悲伤过度则伤肺气；动则升阳，坚持适量运动，可以强心肺等。坚持食物多样化，做到均衡膳食，使肺部所需要的营养素种类齐全、数量充足，无疑也是健肺的根本途径之一。在坚持均衡膳食这个大原则下，考虑到肺的特点，应尽量多吃一些对润肺养肺有一定食疗功效的食物。这些食物大体上分以下两大类：

1. 白色的蔬菜和果类

养肺应首先选择白色的食物。《黄帝内经》指出："白色润肺。"白色而具有润肺功效的食物有：

白萝卜：生吃熟吃均可，但其养肺的作用不同。如在肺热咳嗽的初期，可适当多吃一些生的白萝卜来清肺热，对一些长期咳嗽，肺虚较重的人，应以熟吃白萝卜为宜，以助补肺气。白萝卜中所含的芥子油、淀粉酶和膳食纤维，具有促进消化、增进食欲和止咳化痰的作用。

梨：中医认为，梨性凉，味甘微酸，入肺、胃经；具有润肺、生津、润燥清热、化痰、解毒等功效。梨生吃熟吃均可，但熟吃（蒸、煮均可）其清火润燥的作用更好。梨皮的润肺止咳的作用最好。因此，为了润肺止咳，不论是生吃或熟吃最好带皮吃。

百合：中医认为，百合味甘微苦，性平，入心、肺经。具有润肺止咳、清心安神之功效。对肺结核、支气管炎、支气管扩张及各种秋燥病症有较好的疗效。

荸荠：荸荠具有清热生津、化湿祛痰、凉血解毒等功效。可辅助治疗热病伤津、口燥咽干、肺热咳嗽、痰浓黄稠等症。

莲藕：中医认为，莲藕性湿，味甘，无毒。生吃熟吃均可，具有补心生血、健脾开胃、清热润肺之功效。

银耳：中医认为，银耳性平，味甘、淡，无毒；既是滋补佳品，又是护心强身的补药。银耳比雪梨更润肺，更适合体寒或肠胃不好的人食用。

银杏：俗称白果。中医认为，银杏性平，味甘、苦涩，有小毒，入肺、肾经。可敛肺气、定喘咳，缩小便，清毒杀虫。主治哮喘、咳嗽等症。值得注意的是，食用白果的量过大或食法不当，会引起中毒。为了预防银杏中毒，熟食、少食是根本方法，因为银杏中的毒素是氢氰酸，在加热煮熟时会被破坏分解，失去毒性。为慎重起见，若生食（去壳、去红软膜、去胚芽），成人 5 ~ 7 粒，小儿 2 ~ 3 粒。若熟食（去壳、去红软膜），每次以 20 ~ 30 粒为宜。

杏仁：有苦杏仁和甜杏仁两种。苦杏仁性微湿，味苦，有小毒，具有宣肺止咳、平喘、润肠通便等功效。甜杏仁性平、味甘、有小毒，具有润肺止咳等功效，主治肺燥咳嗽。此处还应指出的是，这两种杏仁中都含有少量的氢氰酸（剧毒物质！）所以在吃法上一定讲究。甜杏仁中氢氰酸的含量是苦杏仁的 1/3，苦杏仁中氢氰酸含量是每 100 g 含 100 ~ 250 mg（氢氰酸对人的致死量为 60 mg）。因此，在食用杏仁之前必须在清水中浸泡多次。同时，一定要在沸水中煮熟，以减少、消除其中的有害物质。

2. 其他润肺养肺的食物

在日常生活中润肺养肺的食物还有不少种，这里列出以下食疗功效较好的几种。

柿子：中医认为，柿子性寒，味甘微涩，归肺、脾、大肠经。鲜柿生食（柿饼也生食），具有润肺化痰、清热生津、健脾益胃、涩肠止痢等功效。《本草纲目》中记载："柿乃脾、肺、血分之果也。其味甘而气平，性涩而能收，故有健脾涩肠、治嗽止血之功。"其柿饼有同样食疗功效。柿子（饼）虽然营养价值很高，但因其含鞣酸果胶和单宁酸较多，不宜多吃，也不宜空腹吃。因为鞣酸可与食物中的钙、锌、镁、铁等矿物质形成不能被人体吸收的化合物，使这些营养素不能被利用，所以吃多了容易造成这些矿物质缺乏。

柑橘：品种很多，都具有营养丰富、通身是宝的共同优点。中医认为，柑橘性味苦，具有生津止咳、润肺化痰、醒酒、利尿等功效。现代药理研究发现，橘瓣上的白色网状丝络，叫"橘络"，含有一定量的维生素 P，有通络、化痰、理气、消毒等功效。因此，在食用时应将其和橘瓣一起吃，不要丢掉。

柚子：又称文旦、牛栾、胡树，中医认为，柚子性寒，体甘酸。具有理气化痰、润肺清肠、健脾补血之功效，柚子营养丰富，含有多种营养素。但由于其性寒，气虚体弱者不宜多用。同时，柚子富含钾，肾病患者应在医生指导下食用。

枇杷：又称金丸、炎果、芦枝，营养丰富含多种人体需要的营养素。中医认为，枇杷性凉，味甘酸。果实有润肺、止咳、止渴的功效。其叶也有同样功效。

杏：又称甜梅。中医认为，杏能润肺定喘、止咳平喘，生津止渴，润肠通便。其种子（杏仁）的润肺养肺效果更好。

水：水是广义上的食物，水是人体七大类营养素（水、蛋白质、碳水化合物即糖类、维生素、脂肪、矿物质和膳食纤维）之一。水是构成人体的主要成分。成年人体内水分占体重的 60% 左右，儿童在 70% 以上。由此可见水对于人的重要性。在此重点讲一讲以水养肺的问题。肺是一个开放的系统，从鼻腔到气管再到肺，构成了气的通路。肺部的水分可以随着气体的排出而散失。干燥的空气更容易带走水分，造成肺黏膜和呼吸道的损伤。这就是中医所说的，燥邪容易伤肺。因此，及时补充适量的水分是润肺养肺的重要措施。

这一点千万不要忽视。

（八）对补肾强肾者的饮食建议

中医认为，肾为人先天之本。肾藏精，主生长发育和生殖，并与骨、髓、身密切相关。《黄帝内经》中说："肾主骨、生髓、通于脑。"髓，分为骨髓、脊髓和脑髓。脊髓和脑髓相通，皆由肾精所化生，即大脑的营养来源于肾精。因此，肾功能的好坏直接影响大脑的功能。《医学心悟》一书中有"肾主智，肾虚则智不足"之说。因此肾之精气的盛衰直接影响大脑的认知功能。肾气健旺，肾精充足，则精力充沛，思维敏捷；若肾气亏少，脑髓得不到营养，就会出现头晕健忘、思维迟钝，甚至认知障碍等症状。从以上所述足可见肾作为人的五大生命器官之一是何等的重要。

那么，在日常生活中如何来补肾强肾呢？这是我们每个人都很关心的一件事。中医认为，肾无实症。就是说肾出问题就是"虚"症。要么阳虚，要么阴虚。我们这里讲的"补"，是指"食补"。那么，如何食补？一定要对症下"食"。为此，我们先得弄清肾虚的表现。肾阴虚的人往往表现为腰膝酸软，记忆力下降、口干舌燥、潮热盗汗、舌白少苔、失眠等，男性还可出现早泄、遗精；肾阳虚的典型是怕冷、面色苍白、腰脊冷痛、记忆力下降、眼圈黑等。

作为人的先天之本，具有多种生理功能的肾，要使之正常工作，无疑需要多种营养素的补给。根据中医的营养医学的原理，要靠营养素来防病治病。为此，就要供给肾脏种类齐全、数量充足的营养素，以使之正常工作而不发生"虚"症。要达到这个目的，就要照营养学专家的要求，做到均衡膳食。而要做到这一点就必须坚持食物多样化，既不能挑食，也不能偏食。这是个总原则，在坚持这个总原则的前提下，结合肾脏的特点，在食物的选择上可以有所侧重。《黄帝内经》中讲："黑色补肾。"据此，为了补肾强肾，特别是已有肾虚症状的人，应有意识适当多吃一些黑色食物和对补肾有特殊功效的食物。根据现在营养学的研究结果，这些食物有如下几种：

黑米：有"长寿米""墨米""药米"之美称。黑米其性平，味甘。具有滋阴补肾、益气活血、暖肝明目、健脾养胃之功效。黑米富含蛋白质、碳水化合物、B族维生素（其中，维生素 B_1 的含量是普通大米的7倍）、维生素 E、钙、镁、磷、钾、铁（其含量是普通大米的7倍）、锌等多种营养素。黑米外部皮层中含有花青素、叶绿素和黄酮类的植物活性物质。花青素具有较强的抗氧化性，可以消除体内的活性氧（自由基），减少细胞受到的损害，有助于延缓衰老。黑米中的膳食纤维也较丰富，比大米的多，有助于人体排出毒素，对维护健康有利。

黑豆：又称乌豆、黑大豆。中医认为，黑豆性平，味甘，归脾、肝、肾经。是一种药食兼用的特殊功能食品。《本草纲目》中记载："豆有五色，各治五脏，唯黑豆性平，可以入肾，治水、消胀、下气、治风热、活血解毒。常食用黑豆，可百病不生。"中医认为，"黑豆乃肾之谷。"黑色属水，水走肾。因此，肾虚的人食用黑豆，可以祛风除热、调中下气、解毒利尿，以有效缓解尿频、腰酸、女性白带异常及下腹阴凉等症状。研究资料显示，黑豆具有高蛋白，低热量的特点。黑豆中的蛋白质含量高达36%～40%，相当于肉类的2倍、鸡蛋的3倍、牛奶的12倍。黑豆中含有18种氨基酸，其中8种为人体必需氨基酸，黑豆中含19种脂肪酸，其中不饱和脂肪酸达8%，其吸收率高达95%以上。它们除能满足人体对脂肪酸的需要之外，还有降低血液中胆固醇的作用。黑豆中基本不含胆固醇，但含有植物固醇。植物固醇不能被人体吸收，但能抑制人体吸收胆固醇、降低胆固醇在血液中的含量。因此，常食黑豆能软化血管、滋润皮肤、延缓衰老，特别是对高血压患者有益。黑豆中的维生素A可有效缓解眼睛疲劳，对防止视力下降有益，黑豆中的矿物质元素锌、铜、镁、硒含量丰富，黑豆中的膳食纤维含量达4%，这些都是人体必需的营养素。由以上所述可知，黑豆是一种有特殊营养的食物。经常食用，不仅可以滋阴补肾，而且可以壮筋骨、补肝明目、润肠通便、活血化瘀、乌发美容等。在此还应讲一下黑豆以及容易与其相混的黑芸豆的区分二者容易相混的黑豆与黑芸豆之区分。黑芸豆比黑豆个头稍小，豆皮黑亮，内仁为白色；黑豆个头稍大，豆皮为黑色或灰黑色，光亮或有皱纹，有光泽，一侧有淡黄色或白色长椭圆形种脐，内仁肥厚，呈黄绿色或淡黄色。

黑枣：中医认为，黑枣性温，味甘，具有滋补肝肾、润燥生津的功效。黑豆营养丰富，其补益作用大于一般的鲜枣和红枣。它含有蛋白质、糖类、有机酸、维生素和磷、钙、铁等营养成分。另外，黑枣还富含其他一些具有食疗功效的成分。如含有丰富的果胶，它可以有效地阻止胆固醇、胆汁酸和消化酶与肠黏膜的接触，还可以有效阻断胆固醇的吸收，从而降低血液中的胆固醇。又如黑枣中含有丰富的维生素C。维生素C和蛋白质结合会形成胶原蛋白，能够很好地维持血管的弹性。再如黑枣中含有一种天然黄色素，对于消炎抗菌有一定作用。黑枣中钾元素含量很高，钠元素的含量较低，有助于控制血压。黑枣中还含有比较丰富的膳食纤维，不仅可以增加消化液的分泌，而且还能促进胃肠蠕动，从而对预防便秘很有益。

黑蒜：现代医学研究证实，大蒜有100多种药用和保健功能。大蒜中独有的蒜氨酸，经食用进入血液后可以和其他成分化合而生成大蒜素。大蒜素有很强的杀菌作用，即使将它稀释10万倍仍能瞬间杀死伤寒杆菌、痢疾杆菌和流感病毒等。但每次吃完大蒜后，嘴里会有一股蒜臭味，面对这样一种缺点，黑蒜就应运而生了。黑蒜又名发酵蒜。经过发酵后，令人讨厌的大蒜臭味没有了，但其保健作用不但没有减弱，反而有所增强。经过发酵后，其所含的蛋白质大量转化为易被人体吸收的多种人体必需的氨基酸。实验结果显示，黑蒜对防治肾虚、肝病、三高症、感冒、心血管病等都有很好的功效。

枸杞子：中医认为，枸杞子性平，味甘，归肝、肾经。具有滋补肝肾、益精明目、生津安神等功效。枸杞子营养丰富，含有14种氨基酸，并含有甜菜碱、玉米黄素、酸浆果红素等特殊的营养成分，使其具有特别的保健功能。枸杞子还含有丰富的胡萝卜素、多种维生素和钾、钙、镁、铁、铜、磷、硒等营养素。据医学书记载，枸杞味甘性平，对于肝肾阴虚、腰膝酸软有很好的疗效。枸杞里所含的甜菜碱等药用成分，参与脂肪代谢，可以有效地抑制脂肪在肝细胞内沉淀，使肝中的磷脂、总胆固醇的含量减低，并能促进肝细胞的新生，因而具有预防脂肪肝的作用。枸杞还有扶正固本、生津补髓、滋阴补肾、益气安神、强身健体、延缓衰老的作用。因此，每天坚持食用一定量（5 g左右）的枸杞对滋补肝肾、强身健体有很大帮助。在此，强调一点，就是枸杞不宜泡水喝，因为枸杞中的大多数维生素是水溶性的，遇沸水容易被破坏，枸杞中胡萝卜素等脂溶性的维生素不溶于水。因此如果泡水喝枸杞中的营养素就不能被完全吸收利用，而被丢掉了。所以应该直接用嘴嚼着吃，使其中的营养成分吸收更加充分，更有利于发挥其保健作用。

相关链接

肾不好，应守好饮食底线

有资料显示，慢性肾病是常见病，多发病，在成人中的发生率高达10%。按这个比例，我国的患病者群体庞大，在这些患者中终有1%～20%的会发展到终末期，即尿毒症，需要透析或者肾移植来维持生命。可见它对健康的威胁和生活质量的影响很大。所以应对慢性肾病给予高度重视，除遵嘱采取必要的干预措施以外，在饮食上应守好底线。医药学家指出，饮食干预是应对慢性肾病的一个不可忽视的重要环节。在饮食上要守住低盐、低蛋白和低嘌呤这三个底线。

低盐：很多人知道肾不好要低盐饮食，因为肾功能下降到一定程度，合并高血压的风险越来越高，慢性肾脏病早期这种风险可能只有20%～30%，到晚期高达80%以上；除了高血压，还可能伴有水肿、小便减少、心功能不全等，因此，必须要低盐饮食。《中国居民膳食指南（2017）》指出，正常人盐的摄入量是每人每天6 g，如果有高血压、水肿、心脏病，低盐饮食的限制更严，应该是每人每天3 g左右。不过低盐饮食不能只盯着自己每天做饭时放了多少盐，还要考虑到调味品（酱油、醋、味精等）里的盐。比如味精，学名谷氨酸钠，里面的"钠"就是盐的核心成分。因此，别以为做饭时少放点盐，多放点味精就行了。

低蛋白：对于已经患有慢性肾衰竭的患者，高蛋白的摄入会加重肾的负担，可导致肾衰竭和尿毒症。所以他们每天摄入的蛋白质应控制在0.6～0.8 g每公斤体重。比如一个60公斤的人，每天摄入的蛋白质应控制在36～48 g。严格控制每天摄入蛋白质的量，可以延缓肾衰竭的进程，但也可能导致营养不良。所以，在低蛋白饮食时一定要选择优质蛋白。豆制品所含的优质蛋白不多，为了避免营养不良，应尽量选择其他含优质蛋白的食物。就是说要适量吃肉类、鱼类，以获取优质蛋白。不过海鱼含嘌呤也不少，也应少吃。除了肉类、鱼类，很多人选择牛奶，既可补充优质蛋白，又可以补钙。但是，牛奶中有95%的水分，蛋白质含量很低。因此，慢性肾脏病患者千万别把它当成摄入蛋白质的主要来源。

低嘌呤：尿酸升高是慢性肾脏病患者的另一个常见并发症。痛风、高尿酸血症甚至可以导致肾衰竭。因此，肾不好，要控制好尿酸，以免诱发防痛风。很多人都知道，防痛风要少吃海鲜、动物肝脏。因为这些食物含嘌呤很高，很容易诱发或加剧痛风。所以一定要管住嘴，少吃这些东西。在此还要提醒的是，涮完火锅后的"高汤"，含有大量的嘌呤和脂肪，对于慢性肾脏病患者来说，喝下去简直是"雪上加霜"。此汤既不能喝，也不能下面条吃，因为面条会吸收嘌呤和脂肪。

（九）对健脑者的饮食建议

脑之官则思。大脑是一个综合的神经中枢。它负责信息采集，加工处理、形成概念或思想，这是一个系统的逻辑思维过程。在这个过程中，大脑要耗费很多能量，需要多种营养素的支持。因此，它需要的营养素不是哪一种单一的食物所能够满足的，必须由多种多样的食物才能提供。事实上，只有多样化的饮食，全面均衡的营养才能保证大脑的正常运转。另外，有研究资料显示，多数人的智力在20~30岁时达到高峰，以后就很难再提升。不仅如此，在40岁以后，超过八成人的记忆力开始出现明显下降。而这种现象与大脑功能衰退密切相关。由此可见，护脑健脑的问题，对于每位成年人而言，都是必须面对和思考的。那么，如何从饮食的角度来健脑呢？今天就专门讲一讲这个问题。

根据中国药医学，特别是营养医学（通俗地讲，营养医学就是用营养素来防病治病的科学。）和现代营养学的理论，并依据当前国内外的研究结果，就如何用饮食来护脑健脑的问题，讲几点意见供大家参考。

首先，必须坚持食物多样化、做到均衡膳食的总原则。因为只有食物多样化，才能达到从食物中所摄入的营养素种类齐全、数量合适，从而满足身体的需要。结合护脑健脑者的特点，在坚持上述总原则的前提下，更应坚持有意识地选择补脑健脑的食物，拒绝那些"伤脑"食物的方针。

1. 补脑健脑的食物

（1）富含ω-3不饱和脂肪酸的食物

ω-3不饱和脂肪酸是指长链脂肪酸分子中碳原子有多个双键（烯键）的一类不饱和脂肪酸。包括DHA（二十二碳六烯酸）、DPA（二十二碳五烯酸）、EPA（二十碳五烯酸）和DTA（十八碳三烯酸，又称亚麻酸）。其中DHA、EPA俗称"脑黄金"。这类脂肪酸是大脑自我修复的必需营养素之一。有利于延缓大脑的衰老过程，减少包括脑卒中在内的疾病的风险。其中的DHA和EPA对大脑神经系统和大脑的发育十分重要。它是合成大脑脂质的主要成分，对调节注意力和认知过程有重要作用。还可刺激大脑细胞，使脑神经突触不

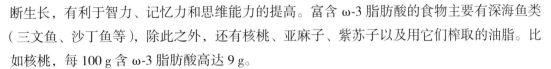

断生长，有利于智力、记忆力和思维能力的提高。富含 ω-3 脂肪酸的食物主要有深海鱼类（三文鱼、沙丁鱼等），除此之外，还有核桃、亚麻子、紫苏子以及用它们榨取的油脂。比如核桃，每 100 g 含 ω-3 脂肪酸高达 9 g。

（2）富含卵磷脂的食物

卵磷脂是人体细胞，特别是大脑细胞的组成成分，对增强和改善大脑功能有重要作用。同时，卵磷脂还是大脑神经活动不可缺少的营养素。富含卵磷脂的食物有：①黄花菜。又称健脑菜、忘忧草，其中含有的脂肪、蛋白质、钙、铁、维生素 B 等也是大脑代谢中所需要的物质。黄花菜的吃法很多，可以凉拌，也可以与香菇等多种食材搭配食用。②鹌鹑蛋。它是脑力劳动者的最佳补养品。其营养分子小，容易被人身吸收利用。它含的卵磷脂是鸡蛋中含量的 3～4 倍。因此经常吃鹌鹑蛋对补脑健脑有益。③鸡蛋。它几乎含有人体所需要的所有营养素，被称为"理想的营养库"。鸡蛋中含有天然食品中最优秀的蛋白质，因为与人体组织蛋白很接近，容易被吸收。它还含有丰富的卵磷脂，对神经系统有重要作用，能健脑益智、改善记忆力、延缓老年人智力减退。建议成年人每天吃一个鸡蛋。顺便说一下，鸡蛋中富含的胆碱是神经递质，对改善记忆力十分有益。胆碱每日的摄入量约为 425 mg，一个鸡蛋中含胆碱 149 mg。

（3）富含锌的食物

锌是人体必需的微量金属元素之一。锌在人体中含量虽然很少，但是有多种重要的生理功能，其中之一就是对脑发育和功能具有重要作用，锌缺乏会导致其发育和成熟落后。锌还参与输送信号到中枢神经的过程，增强记忆和思维能力。锌能促进神经细胞的生长发育、增生及 DNA 复制和蛋白质合成。因此，缺锌可导致学习能力的下降和工作能力的缺乏。同时还有研究资料显示，缺锌还可以产生情感和行为方面的问题。

关于人体对锌的需要量，现在还没有研究出最适于健康与生长的、精确的、最少的锌的需要值。中国营养学会推荐的每日膳食中的产量是：一般人从 10 岁起为 15 mg，孕妇和乳母则为 20 mg。富含锌的食物有：海产品中的海带、紫菜、贝类、黄鱼等；肉蛋类中的动物内脏、瘦肉、蛋类等；绿色蔬菜中有芹菜等。其他如豆类、菌类、坚果类中也含有一定量的锌。总之锌在食物中广泛存在，只要在日常生活中坚持食物多样化，做到均衡膳食，人体中是不会缺锌的。

（4）富含叶酸的食物

叶酸，学名蝶酰谷氨酸，又称维生素 B_9、B_{11} 等。是 1941 年从菠菜中提取、纯化的，故命名为叶酸，易溶于水。在强紫外线照射下易失去活性。存在于谷物、绿色植物、酵母和动物肝、肾中。现在，除天然存在的以外，已有人工合成的。

叶酸是人体必需的营养素之一。叶酸在人体中有重要的生理功能。它参与人体新陈代谢的全过程。其中有关键脑的功效如下：①有助于提高智力，延缓衰老，降低老年痴呆症发生的概率，因为它对大脑神经细胞的发育有重要作用。②有助于人体生成改善心情的神经递质。荷兰的一项研究结果显示，60岁以上的老人适量补充叶酸，可提高记忆力，延缓大脑功能退化。哥伦比亚大学研究中心的一项研究结果显示，对965名身体健康、平均年龄75岁的老人进行为期6年的跟踪研究后发现，通过饮食和服用叶酸药片的方式增加叶酸的摄入量，可以降低发生老年痴呆症的概率。最近英国的一项研究发现，血液中半胱氨酸的浓度每增加一个单位，缺血性心脏病发生的风险性即增加32%～42%；类似的情况也存在于脑卒中的疾病中。继而又发现，每日适量地摄入叶酸可以降低血液中半胱氨酸的水平，从而降低患脑血管疾病的风险。另外，荷兰的研究发现，叶酸还有降低胆固醇、改善高血脂的作用。

叶酸的需要量。根据营养学家的建议，成年人每日应从膳食中摄入200～400 μg叶酸，孕妇每日应摄入400～600 μg的叶酸，值得注意的是，补充叶酸并非多多益善。若叶酸补充过量，会干扰人体中锌的代谢，产生因缺锌而带来的一系列副作用。

补充叶酸的途径和方法。由于叶酸广泛存在于谷物、绿色蔬菜和动物肝、肾及酵母中，所以科学的补充途径和方法无疑是均衡膳食。实践证明，只要坚持均衡膳食，从饮食中摄入的叶酸完全可以满足人体的需要。只有在特殊情况下，即因某种特殊原因使身体缺乏叶酸或对特殊人群（孕妇），才应在医生指导下服用人工合成的叶酸制剂。

富含叶酸的食物如下：大米每100 g含叶酸3 800 μg（以下同）、燕麦2 800 μg、黑米1 500 μg、玉米1 200 μg、菠菜198 μg、生菜55 μg、绿菜花71 μg、黄瓜13 μg等。

（5）其他有益于健康脑的食物：

英国国民健康计划首席营养学家帕特里克·霍尔福德一直致力于研究如何用最佳营养疗法保护大脑健康。他以大量的科学实验为依据，开出了有益于大脑的营养处方。同时，根据中国营养学家的建议，以下几类食物是应该食用的。

■ 富含淀粉的食物：研究结果证明，大脑活动的唯一能量来源是葡萄糖。而葡萄糖主要是由谷物类食物中的淀粉转化来的。所以在日常生活中饮食要主食（谷物）与副食（肉类和蔬菜等）科学搭配，并且一定要保证谷物类食物的量。同时红肉和动物肝脏也是大脑喜欢的食物，此类食物富含铁、锌、胆碱、叶酸等有益于大脑的营养素。动物来源的铁含量和吸收率都很高。首选动物肝脏，然后是红肉，接下来是禽肉和鱼虾类。建议每天吃红肉（以瘦肉为主）100 g左右；肝脏最好每周吃一次。

■ 坚果和种子类食物：豆类、坚果等种子类食物，富含人体必需的脂肪酸、维生素和矿物质，有益于大脑健康。尤其是杏仁，其富含维生素、矿物质、抗氧化剂和膳食纤维。还有莲子，其营养丰富，可以健脑、增强记忆力、提高工作效率，并能预防老年性痴呆的发生。因此，中老人特别脑力劳动者应经常食用莲子。

■ 水果：李子、樱桃等水果中的糖（主要是木糖）是缓慢释放的，能维持血糖平衡。

血糖忽高忽低会引发注意力不集中、记忆力减退、脾气暴躁等问题。另外，柑橘（薄荷中也有）中的木樨草素以及具有抗氧化作用的类黄酮，具有醒脑、预防和缓解老年痴呆及防止大脑缺水的功效。因此，建议多吃新鲜水果，少吃果脯，少喝果汁。

■ 黑芝麻：黑芝麻富含中磺酸和优质蛋白，具有传递神经刺激的功能；缺乏时，大脑思维能力会下降，黑芝麻食用之前应炒制，或买黑芝麻糊，每周食用量达到 100 g 左右即可。

■ 橄榄油：其所含的饱和脂肪酸在 10% 以下，单不饱和脂肪酸在 75% 以上；所含人体必需脂肪酸中，亚麻酸与亚油酸的比例小于或等于 1∶4，是健康的食用油。

2. 拒绝"伤脑"的食物

根据国内著名医药学家和营养学家的建议，以及英国国民健康计划首席营养学家帕特里克·霍尔福德的意见，大脑讨厌的食物主要有以下几类：

（1）高盐食物

诸如薯片一类含盐量较高的食物，吃多了不仅对心脏不好，还会损伤大脑功能。动物实验表明，长时间（两个月以上）的高盐饮食，会使大脑控制认知和记忆的重要部位——大脑皮层和海马体的血流量明显下降，从而影响其正常的思维功能。另有实验结果显示，当机体的免疫系统遇到大量的盐分时，就会迅速活跃起来，如同需要抵御病毒和细菌一样做出如临大敌的反应。因此，当肠胃中涌入过量的盐时，这两个部位的白细胞会增多，体内还更多地产生协助管控免疫和炎症反应的 IL-17 蛋白质。这些物质运送到脑血管时，会使大脑中一氧化氮的生成变少，而一氧化氮能影响并调节人体器官正常活动。可见高盐饮食会使大脑的思维迟钝。加拿大的一项研究结果表明，高盐饮食可以改变大脑的结构，影响其正常功能。

（2）富含人造脂肪的食物

这类食物蛋糕、面包、薯片、炼乳等食品。人造脂肪包括：人造黄油、起酥油、色拉油。其中含反式脂肪酸 10%，最高可达 60%。过多食用此类含反式脂肪酸的食物，会改变人体正常代谢，损伤大脑功能，这可使高密度脂蛋白胆固醇降低，低密度脂蛋白胆固醇升高，从而增加心脑血管疾病的发病风险。

（3）精制糖

精制糖包括白糖、冰糖，现代方式加工的红糖等。

（4）食品添加剂

常见的食品添加剂包括色素、增味剂、防腐剂、增稠剂等。这些添加剂可以让食物更香、更好看，但最好还是食用天然的、原汁原味的食物，有益身体健康。

（5）高脂肪食物

国外的一项最新研究发现，多吃油伤大脑。高脂肪饮食不仅会导致腰围增粗及多种慢性病，而且会破坏大脑突触，影响认知功能。高脂肪饮食会导致大脑突触遭到破坏，体内炎症反应增加，学习和记忆能力随之降低。研究人员分析指出，摄入过多的脂肪，容易导致慢性炎症，触发形成中枢神经系统主要免疫防御功能的神经胶质细胞（小胶质细胞），发生自体免疫反应。小胶质细胞通常会帮助大脑排除有害物质，进而对神经元起到保护和加强作用。而摄入脂肪太多会损害小胶质细胞的这一作用，进而导致大脑更容易受到损伤。不过新的研究发现，将高脂肪饮食换成低脂肪饮食2个月后，就可抵消高脂肪饮食对大脑的损伤作用。

（十）对护眼者的饮食建议

人们常说："要像爱护眼睛一样爱护××。"由此可见眼睛对我们是多么重要。而在现实生活中，随着电子产品的普及，人们用眼的需求越来越大，用眼的时间越来越长，眼睛不堪重负，到医院眼科就诊的人越来越多。眼疲劳、眼睛发干、发涩、发胀、视物模糊、视力减退等多种症状给人们的生活、学习、工作带来了不少麻烦。医药学家指出，上述眼病的发生，除了以上原因之外，还可能与人体内缺乏某些营养素有关。那么，如何来保护眼睛呢？医药专家给出了如下建议。

要保护眼睛，除了要减少用眼时间，闭目休息、做眼保健操、选好护眼灯具等，还要适当多吃些对保护眼睛有作用的食物，补充眼部需要的营养素；同时，还要少吃那些对眼睛不好的食物。现在，重点就饮食问题讲一讲。

1. 对保护眼睛有作用的食物

（1）为防治黄斑病变，要吃富含叶黄素和玉米黄素的食物

叶黄素是类胡萝卜素的一种，是人体必需的营养素之一。它是人体自身不能合成，必须从食物中补充的。有研究资料显示，叶黄素是人眼视网膜中黄斑（视网膜中心的一个椭圆形的黄色区域）的重要构成物质。在黄斑中央有一个小凹陷，叫黄斑中心凹，直径约一毫米，是视网膜上最敏感的部位。其功能是精细视觉和辨别各种颜色。因此，黄斑区一旦受损，就直接影响到人的中心视力。黄斑病变是老年人致盲的眼病之一。虽然黄斑变性的原因现在还没有完全搞清楚，但是书籍中显示黄斑区叶黄素含量的减少与黄斑变性密切相关。叶黄素是一种很好的天然抗氧化剂。它可以阻止蓝光对眼睛的损害，还可以减少紫外线对眼睛的伤害，延缓眼睛的老化，预防视网膜黄斑变性和白内障等眼病。叶黄素的减少，使视网膜黄斑失去抗氧化剂的保护，因而使视觉细胞损坏，导致黄斑变化，严重时可使感光组织坏死，造成失明。另有研究资料显示，人眼的晶状体中含有微量的叶黄素。它保护着晶状体不被氧化破坏，有助于预防视力下降、白内障及其他眼病。因此，为了保护眼睛就要有意识地补充叶黄素。富含叶黄素的食物有：玉米、南瓜、鸡蛋黄、菠菜、甘蓝、花生、红辣椒、木瓜、西瓜等。

玉米黄素，又称玉米黄质。是目前已知的多种类胡萝卜素中的一种，是人体必需的营养素之一。现已研究查明，玉米黄素是人眼成像部位——视网膜中黄斑的黄色营养素来源。玉米黄素具有很强的抗氧化作用，特别是有保护眼睛的作用。它能减少紫外线对眼睛的伤害，延缓眼睛的老化、防止视网膜黄斑变性和白内障等眼病。富含玉米黄素的食物有：玉米、橙子、菠菜、甘蓝等。有研究资料显示，黑玉米含有丰富的玉米黄素。常吃黑玉米，能降低 43% 的患老年黄斑病变的概率。

（2）为增进眼球健康，要吃富含维生素 C 的食物。

维生素 C，又称抗坏血酸，是一种水溶性维生素，是人体必需的营养素之一。维生素 C 在人体中有多种生理功能，其中之一就是保护眼睛，特别是保护眼球健康。有研究资料显示，维生素 C 是眼球中晶状体的重要构成成分之一。人眼中维生素 C 的含量比血液中的高出 30 倍以上。它能减弱光线，特别是紫外线和氧对晶状体的损害，阻止晶状体的老化，增强眼睛里细小血管的韧性，同时能修复细胞，从而增进眼球健康。值得注意的是，随着年龄的增长，由于机体吸收营养和代谢逐渐衰退，使晶状体营养不良，其中维生素 C 的含量也随之下降。久而久之，会引起晶状体变性、混浊，甚至导致白内障的发生。因此，老年人要特别注意摄入足量的维生素 C。由统计数据显示，血液中维生素 C 含量低的人患白内障的可能性要比血液中维生素 C 高的人高出 11 倍。因此，摄入足量的维生素 C 对防止视力减退和老年白内障大有益处。

关于人体对维生素 C 的需要量，中国营养学会推荐意见是如下。正常人：80 mg/ 日；孕妇：100 mg/ 日；乳母：150 mg/ 日。由于人体不能自身合成维生素 C，所以必须从食物中摄取。

常见蔬菜中维生素 C 含量（mg/100 g）：蒜苗 980、辣椒 198、菠菜 96、菜花 92、苦瓜 84、芥蓝 76、小白菜 65、苋菜 47、圆白菜 39、油菜 36、土豆 34、白萝卜 30、空心菜 25、黄瓜 14、番茄 10、茄子 6、丝瓜 6 等。

常见水果中维生素 C 含量（mg/100 g）：酸枣 900、干枣 700、猕猴桃 652、鲜枣 540、山楂 53、草莓 47、橙子 45、桂圆 43、柿子 43、荔枝 41、葡萄 25、菠萝 24、甜瓜 15、樱桃 10、香蕉 8、桃 8、梨 6、苹果 4 等。

（3）为防治白内障，要吃富含花青素的食物。

花青素，又称花色素、花色甘、花色威，是一种水溶性植物色素，属于多酚类中的黄酮类化合物。其种类很多，但其骨架结构相同。它的颜色因环境的酸碱度不同而不同。在酸性条件下呈红色，在碱性条件下呈蓝色。花青素是一种生理功能很强的植物活性物质。在人体中有多种生理功能。其中重要的一条就是有助于预防眼病。其保护眼睛的作用如下：①由于其具有很强的抗氧化性，能消除自由基，保护眼中的物质不被氧化，延缓眼睛的老化。②可有效预防眼底动脉硬化，增强眼部血液微循环，确保眼部营养，维持眼睛健康。③能促使过滤蓝光而保护眼睛不受蓝光伤害的视紫质的快速再生。④能增强红细胞的变形能力，使之更容易通过毛细血管，从而增强了眼部的营养代谢。这样，不仅可以缓解眼部疲劳，改善视力，而且可以延缓眼睛的老化，减少自由基对眼睛的伤害，有助于预防白内障。

花青素是人体必需的营养素之一。是人体不能自身合成的，必须从食物中摄取。富含花青素的食物有：紫葡萄、蓝莓、紫甘蓝、紫薯、卷心菜、草莓、黑豆、紫茄子、紫米、胡萝卜、红石榴、火龙果等。

（4）为预防夜盲症，要吃富含维生素 A 和胡萝卜素的食物。

维生素 A，又称视黄醇，抗干眼病维生素，是一类脂溶性维生素。对光十分敏感，在空气中容易氧化，遇光易分解变质。其来源有两种，一种是天然的，一种是人工合成的。天然的有来自动物性食物的和来自植物性的 β- 胡萝卜素及其他类胡萝卜素。维生素 A 是人体必需的营养素之一，在人体有多种生理功能，其中之一就是其对人视觉的形成至关重要，是构成感光物质的重要原料，可增加眼角膜的光洁度，使眼睛明亮有神。另外，它和蛋白质结合成一种叫作视紫红质的物质，能使人对弱光感光，提高眼睛对光线的适应能力，在黑暗中也能看清东西。还可防止视觉疲劳，并对预防和治疗干眼症、夜盲症、角膜软化病有显著疗效。

人体对维生素 A 的需要随年龄的不同而不同。中国营养学会的推荐量是：1 岁以下，300 μg/ 日；2 岁，400 μg/ 日；3 ~ 4 岁，500 μg/ 日；5 ~ 12 岁，750 μg/ 日；13 岁以上，800 μg/ 日。以上需要量在一般情况下，通过正常的饮食（均衡膳食）是可以满足的。如果有特殊需要，可在医生指导下服用人工合成的维生素 A 药剂。

为方便大家选用富含维生素 A 的食物，现在把这些食物排列如下（毫克 /411 g）：鸡肝 15.4、羊肝 12.1、牛肝 9.1、人乳 5.3、猪肝 2.6、鸡蛋 0.43、鸭蛋 0.41。

胡萝卜素有多种因素异构体。其中主要的是 α、β、r 三种。胡萝卜素是维生素 A 的前身。在人体内，1 个胡萝卜分子可以转化为 2 个维生素 A 分子。胡萝卜素除了在人体内转化为维生素 A 而发挥生理作用外，它本身还有多种生理功能，其中之一就是护眼明目。现代医学研究证明，胡萝卜素能有效阻挡紫外线而护眼明目，缓解眼睛疲劳。其作用和鱼肝油相似。

富含胡萝卜素的食物主要有（毫克 /100 g）：甜樱桃 100、蒲公英 7.35、绿菜花 7.2、胡萝卜 4.1、菠菜 3.87、油菜 3.15、小白菜 2.95、南瓜 2.4、马紫苋 2.2 等。胡萝卜素广泛存在于多种蔬菜水果中，只要在日常生活中注意食物多样化，做到均衡膳食，是不会缺少的。在食用时要注意它有两个特性，一是不怕热，在烹饪时不会损失，而且因为它溶于脂肪而变得更容易被人体吸收；二是它怕醋。醋酸可以分解胡萝卜素。所以烹饪含胡萝卜素的食物时不要放醋。在此顺便强调一下，吃胡萝卜时，为了充分吸收和利用它所含的胡萝卜素，一定不要削皮，还要熟吃。在胡萝卜中，胡萝卜素绝大部分含在几乎透明的表皮内，如果削皮绝大部分都浪费了。生吃时，其中大约90%的胡萝卜素不能释放出来，不能被人体利用就排泄掉了。

在此还要强调一下，维生素A、胡萝卜素都是人体必需的营养素，但不是多多益善，过量摄入会引起中毒现象，若缺乏则会引起多种疾病。

（5）为预防青光眼，要多吃绿叶菜。

国外的研究人员发现，多吃绿叶菜有助预防人们在晚年患上青光眼。研究人员调查了6万多名女性和4万多名男性的眼睛健康状况。这些人在调查初始时均无青光眼。在为期30多年的调查期内，有1 483人患上了开角型青光眼。喜欢吃羽衣甘蓝、卷心菜、菠菜等绿叶菜的人，患开角型青光眼的可能性要低20%～50%。研究人员分析其中的原因在于绿叶蔬菜富含硝酸盐，能改善流向视神经的血液循环，而青光眼正是由于视神经受损而造成的。因此，建议人们多吃绿叶蔬菜以预防青光眼。

（6）为使视力更清晰，要吃富含DHA的食物。

研究资料显示，眼球中的视网膜和视神经中含有大量的DHA。同时，DHA也是大脑神经元的重要构成成分。因此，适量补充DHA，可以使视觉更敏锐，视力更清晰。

二十二碳六烯酸（DHA）是一种多不饱和脂肪酸，在人体中有多种生理功能。但是，人体无法自行合成它，必须从食物中摄取。富含DHA的食物主要有：深海鱼类，如三文鱼、鲑鱼等；植物性来源，有亚麻籽、紫苏籽及其榨取的油脂；还有藻类，如紫菜、海带等。

2. 少吃对眼睛有损伤的食物

有研究资料显示，常吃甜食，如糖类和冰激凌等含糖多的食品，会损伤视力，不利于眼睛的保健。

另外，吃大蒜也对眼睛不好。民间有"大蒜百益，而独害目"之说。为解决大蒜的这个"害目"问题，日本开展了科学研究最终解决了这个问题。方法就是在吃大蒜时要配合吃一些醋。醋可以把大蒜的"害目"问题破解。

（十一）高尿酸血症和痛风患者的膳食指南

痛风是尿酸代谢异常，即尿酸生成过多或排泄障碍，导致尿酸沉积在关节处，引起关节炎症、疼痛。其形成的原理是：当血液中尿酸高到一定程度，就会析出尿酸盐结晶，并沉积在关节，刺激关节滑膜，诱发炎症，关节就会红、肿、热、痛，这就是痛风症。

2017年国家卫生计生委（现国家卫生健康委）颁发了《高尿酸血症与痛风患者膳食指导意见》，下面我们就详细解读一下。

首先，痛风患者膳食应遵循个体化原则。《高血尿血症与痛风患者膳食指导意见》强调，应基于个体化原则，建立合理饮食习惯及良好生活方式，限制高嘌呤动物性食物，控制能量及营养素摄入比例，保持健康体重，配合规律降尿酸药物治疗，定期检测随诊。那么，痛风患者怎么吃更健康呢？该意见强调，要尽量避免高嘌呤食物。所谓高嘌呤食物，即每100 g中含嘌呤大于100 mg的食物。主要是动物内脏、贝类、牡蛎和龙虾等带甲壳的海产品和带鱼及浓油汤、肉汁等。另外新鲜蘑菇和豆芽菜中含嘌呤比较高。研究认为，动物内脏、红肉、海鲜（注意：海蜇和海参除外，可以放心大胆的食用！）是痛风及高尿酸血症的危险因素，而家禽蛋白对血尿酸影响较小。因此，推荐患者优先选择该类食物作为动物蛋白的主要来源，但家禽类肉皮中的嘌呤含量过高，不建议食用。

饮酒对痛风的影响与酒的种类有关，啤酒与痛风发病的相关性最强，烈性酒也与痛风相关，而红酒则无明显相关性，且研究认为，少量饮用红酒有利于预防高尿酸血症和痛风的发作。这是因为，酒精在人体内会变成乙酸，可以抑制尿酸在肾脏的排泄，而干红葡萄酒中含有白藜芦能抗氧化，减少尿酸的产生。但干红葡萄酒的酒精含量达12%，过多饮用（每天超过200 mL）仍会减少尿酸的排泄，加重高尿酸血症和痛风。

同时，应避免饮用含糖饮料和食用甜点。一项对3万人长达12年的跟踪研究发现，饮用含糖饮料越多，痛风发生的风险越高。这是因为，含糖饮料多用玉米糖浆调味，其富含的果糖会促进嘌呤的产生，从而增加血尿酸。而甜点中除果糖含量高之外，用人造奶油制作的甜点中含的反式脂肪酸会促使痛风的发作。

该意见建议选择的食物主要有：

奶制品：低脂或脱脂奶及奶制品可降低血尿酸水平，减少痛风发作。低脂或脱脂奶制品每天摄入200 mL为宜。

蛋类：建议每日吃1个鸡蛋或根据个人情况遵医嘱。

蔬菜和水果：蔬菜是推荐可以多吃的食物。有资料显示，蔬菜对痛风有三个好处：①含嘌呤量低。大多数蔬菜仅含少量嘌呤，对尿酸、痛风的影响小。近来研究发现，即使富含嘌呤的蔬菜并不升高血尿酸水平及痛风发生率，甚至能促进尿酸排泄。因此，痛风患者可以放心地食用大量蔬菜，每天以750 g为宜。蔬菜中含有大量的钾、钙、镁等矿物质元素，有利于提高血液的pH值（即增加尿液的碱性），促进尿酸排出。一般认为草酸会减少尿酸排泄，但大多数绿叶菜的草酸量并不高，即便是菠菜、苋菜、木耳等少数高草酸蔬菜，食用前只要用沸水焯一下，去掉60%~70%的草酸，对控制痛风和预防并发症仍然是有益的，无须担心嘌呤问题。只要少油烹调，熟蔬菜也很好，不必全生吃。②膳食纤维多有助于减肥。超重或肥胖的痛风患者应注意减肥，控制热量的摄入，少吃高热量高脂肪的食物，对痛风控制有益。蔬菜正是这些痛风患者一个不错的食物选择。蔬菜不仅热量低，而且含有丰富的膳食纤维。后者可以增强饱腹感，控制食物的摄入量，同时又不让大家感到饥饿。③提供维生素C和钾。我们每天需要的维生素C几乎全部来自于蔬菜和水果，水果和蔬菜中富含钾和维生素C，对痛风患者有益。钾在人体中的矿物质含量中仅次于钙、磷，居第三位。钾可以减少尿酸的沉淀，有助于尿酸的排出。但是，富含果糖的水果（如苹果、橙子、柿子、香蕉等）可增加痛风的发病率，建议吃含果糖少的水果（如樱桃、草莓、菠萝、西瓜、桃子等）。

充足饮水： 每日饮水不少于 2 000 mL。对于是否可以喝茶，目前有一定争议。一方面，经常饮茶有利于肾脏排出尿酸；另一方面，有研究结果显示，饮绿茶的量与尿酸水平正相关，而红茶则无影响。咖啡能降低痛风发作风险，但不鼓励过度饮用。有研究资料显示，咖啡因能抑制尿酸产生所需要的酶（黄嘌呤氧化酶）的活性，从而减少尿酸的生成。

（十二）骨质疏松者应吃什么

骨质疏松对中老人而言，是一种多发病、常见病。是在男性过 35 岁后、女性绝经以后，随着年龄的增长，骨头里的成骨细胞和破骨细胞的平衡被打破，且破骨细胞逐渐占优势，导致骨量不断丢失和骨骼强度不断下降而形成骨质疏松。

骨质疏松危害大，必须引起高度重视。流行病学的调查结果显示，在我国，患骨质疏松的人随着年龄的增加而增加，60 岁以上的人患病率大于 10%，80 岁以上的大于 40%，90 岁以上的大于 65%。现在有很多人，特别是老年人对骨质疏松症的危害性的认识并不到位。令我们意识不到的是，被世界卫生组织列为仅次于心血管疾病（全球每年导致死亡人数最多）的第二大危害人类健康的疾病，竟然是一种"静悄悄的杀手"——骨质疏松。医学专家提醒我们说，骨质疏松的后果实际上远比人们想象的严重，尤其是对老年人而言，骨质疏松性骨折所带来的危害是全方位的，很容易带来泌尿系统、呼吸系统、内分泌系统、痤疮等多种疾病，尤其是中重度骨质疏松性骨折，由骨质疏松导致髋部骨折后，患者卧床至少 3 个月以上，一年内有近 1/3（女性约 25%、男性约 32%）的患者死亡。因此，必须对骨质疏松症给予高度重视，对此，我们必须采取预防为主的方针。现在，我们就从营养医学的角度提出几点建议，供大家参考。

1. 必须坚持均衡膳食的原则

通过食物多样化，使人体所需要的营养素种类齐全，数量充足，以保证生命活动的正常运转。

2. 适量补钙、磷和维生素 D

钙是人体必需的常量金属元素之一。其生理功能主要是构成骨骼。人体内 99% 的钙存在于骨骼与牙齿中。当身体缺钙时，会出现骨质疏松、牙齿松动等症状。在讲如何补钙之前，必须先弄清一个问题。这就是钙的吸收和排泄有两个亲密的"合作伙伴"——维生素 D 和磷。它们三个既互相依存，又相互制约。维生素 D 可以促进钙的吸收。当维生素 D 缺乏时，钙就不能正常吸收；当维生素 D 过量时，骨骼中的钙就会大量流失，导致血液中钙浓度过高甚至中毒。钙和磷的摄入量也是有要求的。研究结果表明，摄入钙和磷的比例为 1:1（成人）。只要坚持做到了均衡膳食，这个比例是可以达到的。

补钙的食物：奶及其制品是理想的钙源。此外，海参、海带、紫菜、芝麻、核桃仁、

健康生活篇

蚕豆、干酪、虾皮、小麦、大豆及其制品、蜂蜜等也都含有丰富的钙。还有多种蔬菜也含有丰富的钙。比如荠菜不仅营养丰富，其含钙量和牛奶相当。

另外，最新研究结果显示，维生素 K 可以帮助钙和维生素 D 的吸收，能将血钙（渗透到血液中钙）转化为骨钙，使之沉积在骨骼中，因此在预防骨质疏松中维生素 K 也是不可或缺的。富含维生素 K 的食物：动物性食品、发酵食品中含量更高一些；泡菜、鲑鱼、鲭鱼中含维生素 K 也较丰富；圆白菜、海藻类、藕、大豆等食品中也富含维生素 K。还有一些蔬菜也可以预防骨质疏松。如洋葱，国际知名期刊《自然》报道，洋葱是可以预防骨质疏松的蔬菜。又如茭白，茭白的黑点是一种名为"孤黑穗菌"的真菌类。它可以延缓骨质的老化、预防骨质疏松。

磷是人体中极为重要的一种常量非金属元素。它是所有细胞中的核糖核酸、脱氧核糖核酸的构成元素之一，在生物体的遗传代谢、生长发育、能量供应等方面都是不可缺少的。磷和钙都是构成骨骼和牙齿的原料，且其中磷钙的比例是 2:1，成人骨骼中的含磷总量为 600 g 左右，约占体内含磷总量的 80%～85%，磷以无机化合物的形式与钙结合。在骨骼的发育与成熟过程中，钙和磷的平衡有利于无机盐的利用。同时，磷酸盐还能调节维生素 D 的代谢，以维持钙的内环境稳定。磷还有其他多种生理功能。磷在食物中广泛存在，只要饮食中钙和蛋白质的供应量充足，磷就能满足机体的需要。一般人体中，每 2.5 L 血浆中，含磷 75～100 mg，含钙 250 mg。一般成人对磷的需求是每日约 1.2 g。而成人每天对钙的需求量为 800～1 000 mg（即 0.8～1.0 g）。磷和钙的吸收是否良好，直接影响到骨骼的钙化。维生素 D 能促进钙和磷的吸收。

维生素 D，又称抗佝偻病维生素 D、钙化醇、胆钙化醇、骨化醇，属于类固醇化合物。目前已分离出维生素 D_1、D_2、D_3、D_4 和 D_5 五种。跟人体关系密切的是维生素 D_2 和 D_3。维生素 D_2 由植物中的麦角固醇经紫外线照射而生成，在天然食物中不存在。维生素 D_3 则由皮肤中的 7- 脱氢胆固醇经紫外线照射而形成。维生素 D_3 无臭、无味，不溶于水，溶于脂肪等有机溶剂。维生素 D 在人体中有多种生理功能。现代医学研究证明，维生素 D 是人体必需的营养素之一。其主要生理功能如下：①提高机体对钙、磷的吸收率，促进钙、磷代谢，调节血钙、血磷的水平。既能促进小肠黏膜对食物中钙、磷的吸收，又能促进肾小管对钙、磷的吸收，使游离在血液里的钙离子向骨骼里转移和沉淀，以保证骨健康，预防儿童佝偻病和老年人骨质疏松。②维生素 D 参与骨骼钙化作用。维生素 D_3 可提高骨骼吸收钙的能力。现在骨质疏松和骨折已成为威胁老年人（妇女更甚）健康的重要问题，对这类疾病及早预防比治疗更重要，因此，就要吸收足量的维生素 D。补充维生素 D 的有效途径，有以下三种：①通过正常的饮食。注意均衡膳食，并有意识选用一些富含维生素 D 的食物，如三文鱼、金枪鱼、牛奶、干香菇（鲜香菇不经太阳晒干，不含维生素 D）和虾等。②坚持晒太阳。一般情况下，每天坚持晒太阳 30 分钟即可满足需要。国外的一项研究发现，晒太阳 30 分钟，太阳中的紫外线通过人的皮肤合成维生素 D_3，就可以使血浆中的维生素 D_3 增加 0.25 mg（中国营养学会推荐每日成人维生素 D 的需要量为 5 ~ 10 μg）。什么时间晒太阳的效果最好呢？专家给出的建议是：上午 9∶00 ~ 10∶00，下午 4∶00 ~ 6∶00，因为在这个时间段，太阳光中紫外线的密度最大，因而是晒太阳以储备维生素 D 的黄金时段。③在身体确因维生素 D 吸收发生障碍而产生某种疾病，且经正规医院检查确定的情况下，遵照医嘱，补充适量的维生素 D 药物。但千万不要过量，以免发生中毒现象。在此还要特别指出的是，爱喝碳酸饮料和抽烟酗酒的人，容易缺乏维生素 D，故请注意。

相关链接一

骨头汤补钙不靠谱

很多人认为骨头汤能补钙，其实不然。骨头汤里的钙含量微乎其微，而且缺少具有促进钙吸收的维生素 D，满足不了人们对钙的需求。

相关链接二

冬季晒太阳四注意

冬季日照少，阴天增多，故民间有"冬阳贵如金"之说。常在冬日下行"日光浴"是一种很好的保健方法。冬季晒太阳，对补充维生素 D，进而补钙好处多。按中医上讲，冬季属阴，人们在户外活动中有意识接触太阳，才能达到阴阳平衡，利于健康。晒太阳应注意以下四点：①晒太阳时间最好选在上午 10 点左右和下午 4 点左右。天气寒冷时，可在 11 点~12 点左右。②晒太阳时，一定要让皮肤与阳光直接接触，皮肤可自己合成维生素 D，有利于钙的吸收。同时要多晒手脚、腿和背部。晒手脚可以去寒气，利关节；晒后背，则能驱除脾胃寒气，有助于改善消化功能，还能够疏通背部经络，有利心肺。③不要隔着玻璃晒太阳。因为玻璃能吸收阳光中的紫外线，所以这样晒太阳实际上没有什么用。因此，应走出去，在空气新鲜阳光明媚的地方活动更好。④晒太阳的时间也不用太久，一般情况下半小时左右就可以了。

（十三）缺铁性贫血者想补铁吃什么

所谓贫血是指血浆中的血红蛋白（Hb）、红细胞数等指标低于正常标准。成年男性 Hb < 120 g/L，成年女性 Hb < 110 g/L、孕妇 Hb < 100 g/L，均属于贫血。

铁是人体必需的微量金属元素，是维持生命的主要物质之一。铁在人体内有多种功能。如参与氧的运输和储存、参与细胞色素和某些金属酶的合成并影响其活性，以及维持正常造血功能和增强免疫力。这里重点讲一讲维持正常造血功能。铁对人体健康的重要性就在于它是血红蛋白的一个必不可少的成分，是造血过程中的必需元素之一。红细胞的生成除要求骨髓的造血功能之外，还要有足够的造血原料。制造红细胞的主要原料是蛋白质和二价铁。红细胞的铁约占机体总铁量的 2/3，铁在骨髓造血细胞中与卟啉结合形成高铁血红素，再与球蛋白结合形成血红蛋白。血红蛋的任务是输送氧。血红蛋白在肺部结合氧之后，随血液循环将氧带至各组织器官。在组织器官内，因为氧的分压较低，氧合血红蛋白离解出氧，再结合二氧化碳（CO_2），随血液循环回到肺部，即完成一个循环。另外，铁还参与合成肌红蛋白。肌红蛋白主要存在于肌肉细胞里，这些细胞是非常需要氧气的，肌红蛋白的基本功能是在肌肉细胞中起转运和储存氧气的作用。由此足可见铁在人体内的作用是何等重要的。

在正常情况下，铁在人体内吸收和排泄维持动态平衡，并且呈闭锁循环，因此人体一般不会缺铁。若因过于挑食或偏食或在特殊情况下慢性失血，才会导致缺铁。因为铁与血红素有密切关系，一旦机体缺少铁，就会导致缺铁性贫血，从而引起身体一系列的不适症状。比如经常感觉无力、疲乏困倦；皮肤、指甲、口唇等颜色苍白或发黄；稍一运动就感到心悸、气短；经常有头晕、头痛、眼花、耳鸣、注意力不集中；嗜睡，但睡眠质量差；食欲减退、食不知味等。若出现上述一种或多种症状，就应该去医院检查，看是否是缺铁性贫血。若是，就应该采取补铁措施。在此首先要知道人体对铁的需要量。世界卫生组织的建议是成年男性每天 5～9 mg，成年女性每天 14～28 mg。补铁应采取如下措施，一是遵医嘱适量运用铁剂，即药补；一是食补。食补应注意如下两个方面：

一是多食用含铁丰富的食物。铁在食物中是普遍存在的，只是含量有多有少。含铁比较丰富的有：动物血（如鸭血为 31.8 mg/100 g，猪血为 8.7 mg/100 g）、动物肝脏（如猪肝是 22～25 mg/100 g）、鸡胗、牛肾、大豆、黑木耳（185 mg/100 g），芝麻酱、牛肉（3.3 mg/100 g）、羊肉、蛤蜊和牡蛎等。在此还应说明的是，动物性食物中的铁以血红素铁的形式存在。这种形式的铁，不受其他食物成分的影响，吸收率较高，如肝脏中的铁吸收率达 10%～20%。另一种形式的铁是叫非血红素铁。这种形式的铁主要存在于植物性食物中。由于受食物其他成分的影响，其吸收率很低。如米面中的铁其吸收率有 1%～3%。为了提高铁的吸收率，就需要一个好伙伴，它就是维生素 C，维生素 C 可以促进铁的吸收。维生素 C 是一个强的还原剂，能使食物中的不能被人体吸收的三价铁（俗称高铁）转变成易被人体吸收的二价铁（也称亚铁）。因此，为了获得维生素 C，就要适当多吃富含维生素 C 的蔬菜、水果。各类蔬菜、水果维生素 C 含量如下（mg/100 g）：蒜苗 500、辣椒 198、芥菜 117、菠菜 96、菜花 92、苦瓜 84、小白菜 65、苋菜 47 和酸枣 900、干枣 700、猕猴桃 652、鲜枣 540、草莓 47、葡萄 25 等。同时，还应适当多吃一些富含叶酸（维生素 B_9）的食物，各类食物维生素 B_9 含量如下（mg/100 g）：大米 3.8、燕麦 28、玉米 1 200、菠菜 193、圆白菜 57、生菜 55、猕猴桃 36、火龙果 44 等，因为叶酸有利于血红蛋白的形成，可预防恶性贫血。另外，有研究资料显示，维生素 B_{12} 可与叶酸协调作用，促进血红细胞的形成与再生，并有助于铁的吸收和利用，能防治恶性贫血。一般情况下，人们所需要的维生素 B_{12}，应通过均衡膳食来摄取。实践证明，只要坚持均衡膳食，人体所需要的维生素 B_{12} 是不会缺乏的。为了方便大家食补，现把目前已知的富含维生素 B_{12} 的食物列出。动物性食物有：动物肝、动物肾、鱼类、牛奶及其制品、瘦肉和蛋品等；植物性食物有：紫菜、海带、薏米、大豆及其制品等。

相关链接

这些食物不"补血"

一些人，特别是女性，一旦贫血，往往会选择吃红枣、红糖和阿胶。专家表示，红枣的含铁量并不高（75 mg/100 g），鲜枣中更低，只有1.2 mg/100 g，而且枣里的铁人体不好吸收。关于红糖，专家表示它没有传说中的"益气养血"的功效。事实上，红糖中并没有补血的有效成分，而且红糖提纯不够，其中可能还含有某些杂质，因此，如经常食用可能对身体不利。而阿胶是用驴皮熬制的，其主要成分是胶原蛋白，胶原蛋白这种蛋白质，不能满足人体对氨基酸的需求。同时，市场上出售的较便宜的阿胶膏，阿胶的含量很少，即使含量号称达到10%的，也只不过是阿胶和红枣的混合物而已，根本没有补血的功效。

第三节　均衡膳食是远离癌症的根本途径之一

现在，癌症已经成为全球性的严重威胁人类健康的重要疾病。有研究资料显示，全球每年新发的癌症病例就达 1 100 万。每死亡 5 人，即有 1 人死于癌症；在 1~64 岁的人口中，每死亡 4 人，即有 1 人死于癌症。而在我国，据国家医疗管理机构的最新调查统计资料，现在我国每分钟确诊癌症患者有 6 个人（全年大约有 300 多万人），且患癌者年轻化的趋势明显。因此，如何防癌、治癌的问题已经引起世界各国政府和人民的高度重视。

一、致癌因素分析

引起癌症的因素到底是什么呢？国际癌症联盟指出，癌症发生的原因其中大约10%是内在因素（遗传因素），90%是各种环境因素，即绝大部分是环境因素，而膳食营养则是除吸烟外最主要的因素。我们把环境中的致癌因素分为化学致癌因素、生物致癌因素、物理致癌因素和其他致癌因素。

下面简单分析一下各种致癌因素。

（一）化学致癌因素

这里主要有以下三类：吸烟、饮酒和过食一些公认的含致癌因子的食物。

1. 吸烟

一支点燃的香烟能释放出几千种化学物质，其中包括多种致癌物质。有研究资料显示，在烟草引起的死亡中，慢性肺病占45%，肺癌占15%，食管癌、胃癌、肝癌等均占一定比例。

2. 饮酒

酗酒可引起口腔、咽喉、食管、肝脏的癌症，还可引起乳腺癌和结、直肠癌。如果饮酒者同时吸烟，患口腔癌、咽喉癌、乳腺癌、食管癌的危险性将大大增加。

3. 过多食用一些含致癌因子的食物

含有致癌因子的食物包括：①加工肉类食物。如牛肉干、熏火腿、肉脯、腌肉、火腿肠等。这类食物已被世界卫生组织确认为一类含致癌因子的食物。当然对这类食物也不是不能吃，偶尔吃一点人体自身的排毒组织应付得了，因而无大碍。问题是不能经常吃，也不能吃得太多。②烧烤、油炸及熏制食物。这类食物包括：炸薯条、炸鸡腿、烤羊肉串、烤鱼、熏鸡、熏鸭及熏鱼等。这些食物中在其烹制过程中由于油脂、淀粉和蛋白质的变质而产生了苯丙芘、丙烯酰胺，而这些有致癌作用的物质在体内蓄积，会诱发胃癌、肠癌和食管癌。同时，这类食物是高油、高热量食物，吃多了容易导致肥胖，而肥胖可增加多种癌症的发病风险。当然，这些食物也不是不能吃，少吃一点靠身体自身的解毒功能也能应付，问题是过食这类食物，身体就受不了。③霉变食物。花生、玉米、大米、小麦等粮食未及时晒干或储存不当，极易发生霉变，产生强致癌物——黄曲霉毒素（注意：这种毒素不怕热，经高温烹饪也破坏不了它），食后可诱发肝癌和其他癌症。因此，这类食物是绝对不能食用的。

（二）生物致癌因素

生物致癌因素主要包括寄生虫和细菌感染、病毒感染。世界范围内与感染有关的癌症约为20%，我国则高达40%以上。如幽门螺杆菌与胃癌密切相关。根除体内幽门螺杆菌可使胃癌发病风险降低40%。又如乙肝表面抗原阳性率在我国高达10%，乙肝病毒是造成慢性肝炎，肝硬化及肝癌的主要原因之一。再如人乳状瘤病毒（HPV）与宫颈癌密切相关。如能全面控制HPV感染，可基本解决宫颈癌的问题。

（三）物理致癌因素

常见的物理致癌因素包括辐射、紫外线等。日常生活中，应尽量避免皮肤受到强的紫外线照射和尽量避免靠近辐射源。经常接触辐射的特殊职业，应做好防护工作。

（四）心理因素

由于工作压力大，工作或生活不顺心等造成心理不平衡、情绪失常，会导致自身免疫力下降、内分泌失调、抑郁等，也是细胞发生癌变的重要原因。

以上分析了致癌的几大因素，那么我们如何来化解它们并远离癌症呢？世界卫生组织提出要养成健康的生活方式，才能使我们不得病、少得病、治好病。坚持健康的生活方式，就要做到：心理平衡、均衡膳食、适量运动和戒烟限酒，这就是本书要详细说明的问题。本章要说明的，就是坚持均衡膳食是远离癌症的一个重要途径。

二、坚持均衡膳食，化解致癌因素

根据中国传统医学中营养医学的理论，癌症是由于身体所需要的营养素摄入不均衡，即有的太多了，有的又太少了所造成的。就是说，不少癌症是吃出来的。事实上也是如此，比如高脂肪、高热量的红肉吃得太多了，首先是造成肥胖，接着就会诱发食管癌、胃癌等多种癌症；又如精米白面吃多了，而很少吃粗杂粮，因而缺乏膳食纤维，久而久之，会诱发结、直肠癌；再如酗酒，超过了自身代谢乙醇（酒精）的能力，结果导致酒精性脂肪肝、肝硬化、肝癌等。由此不难看出，不少癌症是吃出来的。而营养医学的核心，就是靠营养素来治病，就是把吃出来（病从口入）的病再吃回去（治好它）。营养医学告诉我们，只要摄入的营养素种类齐全、数量充足而又比例适当，就能提高机体的免疫力，就能靠我们自身的解毒、排毒和自动调节和修复能力，把吃出来的病（包括癌症）再吃回去！这就要求我们必须坚持食物多样化，既不偏食，也不挑食，即切实做到均衡膳食。为此，就要求我们处理好主副食的关系。

（一）主食上要做到精粮与粗杂粮的合理搭配

从主食上讲，一定要做到精粮与粗杂粮的合理搭配。

精粮，又称细粮，是稻米和小麦经过精磨处理去掉其外层的粗糙部分，剩下的中间的粉质部分，即精米和白面。其口感比粗粮好，但由于精制，营养成分损失较多，营养价值没有粗粮高。

粗粮是全谷物未经精磨脱壳处理的糙米、全麦粉，其口感有些粗糙，但其营养成分损失的少。在同等重量、同样能量的情况下，它可以提供相当于白米3倍以上的维生素 B_1、B_2 和钾、镁等矿物质。

杂粮，通常指玉米、小米、豆类、荞麦、燕麦、黑麦、土豆、山药、红薯（甘薯）等。

粗杂粮，又称五谷杂粮，总体上讲比细粮的营养价值高得多。粗杂粮含膳食纤维比较多（细粮中几乎没有！），在大肠中能促进有益菌的增生，改善肠道微生态环境，有助于降低患肠癌的风险。另外，全谷杂粮不仅含有较多的维生素、矿物质和膳食纤维，还含有多种抗氧化物质。比如表皮红色、紫色、黑色的杂粮是花青素的好来源；黄色的全谷杂粮则含有类胡萝卜素；大麦和燕麦中则含有丰富的 β- 葡聚糖。这些物质对健康都很有好处，如有利于预防癌症、有利于预防冠心病，延缓眼睛衰老等。而白米、白面的保健成分则微乎其微。在此还要指出的是，粗杂粮虽然营养丰富，但也不能全吃它们，由于粗杂粮比较难以消化，口感也不佳，一般人吃粗杂粮应占主食的 1/3 左右为宜。

（二）副食上要注意荤素搭配

在副食的选择上要注意荤素搭配。在肉类的选择上，为了达到食物防癌的目的，应以鱼肉为主，鸡鸭等白肉为辅，尽量少吃红肉（牛、羊、猪肉）。在鱼肉的选择上，有条件的尽量选择海鱼（三文鱼、金枪鱼等）。哈佛大学的一项研究结果显示，人体中缺乏 ω-3 脂肪酸（ω-3 不饱和脂肪酸）是引发癌症的重要原因之一。而食用一些富含 ω-3 脂肪酸的深海鱼，能有效预防癌症。

（三）蔬菜、水果不能少

为了食物防癌，新鲜的蔬菜、水果也不可少。蔬菜和水果中含有丰富的维生素、矿物质和多种植物活性物质。比如蔬菜中的叶绿素等物质能有效降低黄曲霉素的毒性。如菠菜、西蓝花、卷心菜等都富含叶绿素和叶酸。该研究结果表明，有十几种水果可以起到有效降低癌症发病概率的作用，如草莓、苹果、奇异果等。吃水果也应多样化，最好每天能保持吃 2 ~ 3 种，并要不断更换，以期取得更好的效果。

三、远离有致癌成分的食物

根据原中国国家食品药品监督管理总局于 2017 年 12 月发布的《世界卫生组织国际癌症研究机构致癌物清单》和世界癌症研究基金会等组织联合推出的第三版癌症预防报告，以及国内外有关癌症研究机构的研究结果，确定了以下食物和饮料含有致癌成分，提醒人们食用时更多加注意。

（一）加工肉制品

2015 年 10 月 26 日，位于法国里昂的世界卫生组织下属国际癌症研究机构发布报告，确认将加工肉制品列为致癌物，因有充分证据表明其可能导致结肠癌。加工肉制品，即经过烟熏、腌渍、添加化学物质等方式处理的肉制品。包括牛肉干、熏火腿（鸭、鱼）、肉脯、腌肉（鱼）、火腿肠、培根等。原中国国家食品药品监督管理总局于 2017 年 11 月发布了官方版的"致癌物"完整清单，把中国式咸鱼（因含亚硝酸胺）列为一类致癌物（肯定致癌）。在肉类加工过程中，为了保持肉的本色和防腐，要加入着色剂和防腐剂——硝酸盐。加工肉制品在加工和储存过程中，硝酸盐会被还原成亚硝酸盐，亚硝酸进入人的胃肠道后会生成亚硝胺。亚硝胺化学性质稳定且种类很多，通过对 300 多种亚硝胺类化合物进行的动物实验证明，其中 90% 有致癌特性，对哺乳动物的绝大多数器官致癌，还有致突变、致畸作用，因此，对人类的威胁很大。所以对加工肉类食品还是少吃为好。

在此还应指出的是，有些隔夜菜会产生亚硝酸盐，吃了之后会产生亚硝胺，所以最好不吃隔夜菜。有研究资料显示，隔夜的绿叶菜、海鲜食品、银耳、蘑菇、卤味品等，均会产生亚硝酸盐，专家的意见是千万别吃。

（二）油炸、烧烤、烟熏食品

国内外多家研究机构的研究结果显示：油炸的肉类食品，如炸鸡腿、炸鸡翅等；油炸的薯类食品，如炸薯条、炸薯片等；油炸的面食品，如炸油条、油饼等；烧烤的肉食品，如烤羊肉串、烤鱼等；焙烤的面食品，如饼干、曲奇等；烟熏的肉食品，如熏鸡、鱼、鸭等。在上述食品中，都含有致癌的丙烯酰胺，在烧烤的食物中还有致癌的苯丙芘。

丙烯酰胺原本是生产医药、染料、涂料的原料，人不能食用。而食物中的丙烯酰胺对动物致癌呈阳性，是人类的致癌物质。它可以通过皮肤接触、呼吸道和消化道进入人体内，损坏中枢神经、末梢神经，对皮肤、眼睛均有刺激作用，还可引起脑损伤，且其毒性呈蓄积性，因此，它对人的威胁很大。

苯并芘属多环芳烃类化合物，是一种高活性间接致癌物质和突变原。有毒，在体内累积，致癌。在熏烤食品时苯并芘的主要来源是：①熏烤（烧烤）时所用的燃料木炭中含有少量苯并芘，在高温下有可能伴随着烟雾侵入食品中。②烤制时，滴于火上的食物脂肪焦化物发生热聚合反应，形成苯并芘并附着在食物表面。③熏烤的肉或鱼等自身的化学成分——糖和脂肪的不完全燃烧也会产生苯并芘以及其他多环芳烃。同时，食物的维生素、蛋白质在烧烤时也会变质，生成苯并芘和多环芳烃。④食物在碳化时，脂肪因高温裂解，产生自由基，并相互结合生成苯并芘。另外，在高温烹调食品时，多次使用的植物油、油炸过火、爆炸的食品中都会产生苯并芘。因此，除了外出少吃油炸、熏烤的食品之外，在家庭烹调食品时，也要尽量少用油炸等方式。

（三）霉变的花生、玉米、大米

国家食品药品监督总局在 2017 年 11 月发布的官方版"致癌食物"清单中，把发霉的花生、玉米和大米中的黄曲霉素定为一类的致癌物质。黄曲霉素是生长在食物上的黄曲霉菌和寄生霉菌的代谢物，是一种结构很复杂的化合物。现在已经鉴定的黄曲霉素有十几种，它已被国际癌症研究机构定为一级人类致癌物。它主要影响人的肝脏，造成肝细胞变性，脂肪浸润，胆管增生，引发肝炎和肝癌。我国在 1975 年就颁布了各种食品（包括花生、玉米、大米、豆类及其制品等）中黄曲霉素的限制标准。在此还要特别指出的是，黄曲霉素不怕热，在通常烹调温度下不会被破坏！因此，已经发霉的花生、玉米、大米及豆类千万别吃！

（四）饮酒必适量

世界卫生组织及其下属的癌症研究机构和中国食品药品监督总局，已经把酒精饮料（白酒、葡萄酒、啤酒、黄酒等）确定为一类致癌物。酒精在人体内的代谢过程是这样的，饮酒 5 分钟后，酒精就会进入血液，2 小时后就会被人体代谢吸收，酒精进入人体后，在体内少量的乙醇脱氢酶的催化作用下，转化为乙醛（真正的致癌物！），剩下大部分进入肝脏；再通过肝脏的乙醛脱氢酶和肝脏的 P450 共同作用，把乙醛氧化为乙酸，进而转化为二氧化碳和水。如果乙醛量太大，没有被乙醛脱氢酶（因其量不足）完全转化，就会使造血干细胞 DNA 损伤。因为乙醛可以稳定地附着在 DNA 上，使之突变或癌变。2018 年初，《自然》登出两篇研究报告，指出酒精的代谢产物乙醛会导致 DNA 双链断裂，使之染色体重排，造成 DNA 的永久性伤害，提高多种癌症的发生风险。新西兰的一项科学研究结果表明，大量酒精摄入至少与 7 种癌症的发病风险升高有关，其中包括了食管癌、肝癌和结直肠癌。中国抗癌协会食道癌专业委员会的专家指出，长期大量饮烈酒的人，酒精长期作用于食管黏膜会使之损伤，导致黏膜发生恶性病变。还有资料显示，在通常情况下，在唾液中几乎检测不到乙醛的存在；但是，在喝酒之后，乙醛的含量明显增加，且至少可以持续 4 个小时。乙醛脱氢酶缺乏的人群，喝酒后唾液里乙醛的浓度要比正常人高出 2~3 倍，这些乙醛会增加整个消化道的癌症风险。

从以上所述可以清楚地看出，大量饮酒一定会引发多种癌症。因此为了预防癌症，如要饮酒，必须适量。《中国居民膳食指南（2016）》明确指出，成年男性一天饮酒的酒精量不超过 25 g，女性则一天的饮酒中酒精不超过 15 g。

（五）吃红肉，要限量

世界卫生组织下属癌症研究机构把红肉（牛、羊、猪肉）的致癌风险定于仅次于加工肉制品的 2 类致癌物，即有较大可能的致癌物，就是说目前对人类致癌性证据有限，而对动物致癌性证据充分。医学专家指出，红肉是高脂肪（主要是饱和脂肪酸）和高蛋白的食物。在正常情况下，人体肠道内的菌群是相对稳定的。但是在大量红肉这种高脂肪、高蛋白食物的刺激下，肠道内菌群种类和比例会发生变化，结果导致患结直肠癌的风险增加。有统计资料表明，与每天吃 1 份红肉（约 160 g）的人相比，每天吃 2 份红肉的人患肠癌的概率增加 35%。同时还发现有规律食用鱼肉对人体有保护作用。比如每两天吃 80 g 鱼肉的人比一星期吃鱼不超过一次的人患肠癌的概率减少 30%。因此，世界卫生组织呼吁人们多吃鱼，少吃红肉。《中国居民膳食指南（2016）》中指出，鱼、禽、蛋和瘦肉可以提供人们所要的优质蛋白、维生素 A 及 B 族维生素等。动物性食物优选鱼和禽类。鱼和禽类的脂肪含量相对较低。鱼类含较多的不饱和脂肪酸。蛋类各种营养成分齐全。吃畜肉应选择瘦肉，其脂肪含量较低。推荐每周吃水产类 280~525 g、禽畜肉 280~525 g、蛋类 280~350 g。平均每天摄入鱼、禽、蛋和瘦肉，总量为 120~200 g。

相关链接

远离含致癌物质的食物

近年来，在世界卫生组织和原中国国家食品药品监督管理总局发布致癌物清单以后，国内外的有关研究机构相继又发现一些致癌的物质。现将这些物质归纳如下：

（1）发霉的生姜：其含有黄樟素，这是一种致癌物质。原中国国家食品药品监督管理总局，于 2017 年 11 月发布了官方版的"致癌物"完整清单，把发霉的生姜（含黄樟素）列为 2 类致癌物。姜是中国人常用的重要调味品之一，从"冬吃萝卜夏吃姜，不劳医生开药方""四季吃生姜，百病一扫光"等俗语可见我们对姜的钟爱。但是坏姜，比如姜心变黑、变糠、姜上生白毛等"异常姜"可千万别吃。那种"坏姜不坏味，可以吃"的观点是错误的。因为坏姜中含黄樟素，有研究资料显示，黄樟素可使肝细胞中毒、变性，严重的导致肝癌。它还可引起呕吐、痉挛、休克、神经错乱等症状。因此，坏姜不能吃。生姜中所含的黄樟素微量，所以有些人担心吃姜会生病的顾虑是没必要的。在国际食品添加剂法典委员会制定的《食用香料使用准则》中规定，黄樟素在食品和饮料中的最大限量为 1 mg/ 千克。因此，吃没发霉的生姜，是远远达不到这个警戒线的。

（2）泡菜：是指经过发酵而有利于长时间保存的蔬菜。其种类很多，白菜、豆角、辣椒等都可以做成酸咸辣味的泡菜。泡菜不仅爽口、开胃、促消化，还能增进食欲，因而是非常受欢迎的一种美食。但是，从营养和保健的角度分析，泡菜的营养价值、给健康带来的好处远不如新鲜蔬菜。在其加工的过程中，蔬菜中的糖类、氨基酸的含量均随时间的延长而下降。新鲜蔬菜中的具有重要食疗功效的多种植物活性物质，如叶绿素、异黄酮类物质、硫化物等，在泡菜加工中均遭到明显破坏。更值得注意的是，泡菜中含有一定量的硝酸盐和亚硝酸盐，它们很容易与被腐败细菌分解的胺素结合生成亚硝胺。前面已经讲过亚硝胺是 1 类致癌物质。因此，长期食用泡菜就可能增加患癌症的风险。韩国人喜欢吃泡菜是众人皆知的，因此，韩国人的胃癌发生率远远超过其他亚洲国家。研究结果表明，腌制泡菜的盐浓度越高，泡菜中的亚硝酸盐含量也随之增加，因而其中的亚硝胺的量也随之增加。因此，吃泡菜一定要适量。

（3）蕨菜：蕨菜是一种山野菜。有研究资料显示，蕨菜中含有一种致癌物质——原蕨苷。因此，食用蕨菜、蕨根粉，一定要适量。同时，在吃蕨菜时一定要煮熟，以除去部分原蕨苷。

（4）过量服用鱼油：鱼油是由深海鱼中提炼的。其中的保健成分是 ω-3 不饱和脂肪酸。它具有保护心脑血管和关节、促进大脑发育等多种保健功效。但若服用过度也会危害健康。西雅图的一个癌症研究中心的一项研究结果表明，男性过量服用鱼油补充 ω-3 不饱和脂肪酸，会增加患前列腺癌的风险。经检测，血液中 ω-3 不饱和脂肪酸水平较高的男性，患前列腺癌的风险增加 71%。研究还发现，与饮食相比，补充富含 ω-3 不饱和脂肪酸的鱼油保健品危险更大。因此，专家建议，男性不要过量服用 ω-3 不饱和脂肪酸补剂，每周吃 1 ~ 2 次深海鱼油即可。

（5）过多摄入铁元素：铁元素是人体必需的微量金属元素之一。铁在人体中有多种重要的生理功能，比如参与氧的运输了储存、参与细胞色素和一些金属酶的合成并影响其活性、维持正常造血功能和增强免疫功能，因此，人体是不可缺铁的。世界卫生组织建议，成年男性每天需要 5～9 mg 铁，成年女性每天需要 14～28 mg。但是，若是铁的摄入量过多也会损害身体。英国的一项研究结果表明，部分人群不宜过多摄入铁元素。在同样摄入较多的情况下，那些抑癌基因 APC 有缺陷的人与没有这种缺陷的人相比，患肠癌的风险要高出 2～3 倍。据调查，在患肠癌的人中有 80% 的患者都属于抑癌基因 APC 有缺陷的人。因此，抑癌基因 APC 有缺陷的人更不宜食用含铁元素（包括铁制剂药品）的食物。铁元素在红肉（牛、羊、猪肉）中含量较高，前面已经讲到常吃红肉的人患肠癌风险较高。《中国居民膳食指南（2016）》建议，畜禽肉每人每天以吃 40～75 g 为宜。

四、目前已知有抗癌功效的食物

在坚持食物多样化，做到均衡膳食的大前提下，有意识地选择一些有抗癌功效的食物，对维护身体健康是有积极意义的。根据国内外有关科研机构的研究结果，发现有不少食物含有的某种成分具有一定的抗癌防癌功效。目前已知有抗癌防癌功效的食物如下：

大蒜：又称蒜头、戎蒜。中医认为，大蒜性温，味辛，归脾、胃、肺经。具有除湿、除恶血、解毒、杀虫等多种功效。现代医学研究发现，大蒜具有以下多种食疗功能：①抗菌消毒作用。有"有地里长的青霉素"和"天然广谱杀菌素"的称谓。大蒜中含有的蒜氨酸和蒜酶两种成分，在大蒜鳞茎中是各自独立存在的，在大蒜被捣碎或食入胃中之后，二者相互接触，在蒜酶的作用下，使蒜氨酸分解，生成具有挥发性的大蒜辣素。后者是一种油状液体，溶于水，有香味，具有很强的杀菌能力。大蒜辣素的主要成分是硫化二丙烯，还有少量的二硫化丙烯、二硫化三丙烯。它所在人体内能与致病菌中的脱氨酸发生化学反应生成结晶状沉淀。从而破坏了菌体中的硫氨基化合物的 SH 基，危及了病菌的代谢过程，使之不能正常地繁殖和生长而走向死亡。大蒜辣素对葡萄球菌、肺炎双球菌、大肠杆菌、伤寒杆菌等多种致病菌都有很好的杀灭和抑制作用。②解毒作用。大蒜中的辛辣成分能刺激人体合成中谷胱甘肽。后者是肝脏中最有效的抗氧化剂，可提高肝脏的解毒能力，有利于其排除致癌物质等有毒成分。③抗癌防癌作用。大蒜中有一种名为"亚力新"的氨基酸，能抑制和消灭癌细胞。还有大蒜中有机硫化物和微量矿物质元素硒、锗有较强的抗癌作用。它们能破坏癌细胞中遗传载体的结构，抑制其分裂增生。同时，它们还能阻断人体对致癌物质亚硝胺的合成和吸收，并能刺激人体产生抗癌的干扰素。有调查资料显示，经常食用以大蒜为主的葱属蔬菜的人，比不吃大蒜的人其癌症发生率低 40%，每日食用一次以上大蒜的人罹患大肠癌的风险只有不吃的人的 50%。另外，根据中国和北美部分国家联合进行的一次较大规模的流行病学调查，将 540 名胃癌患者与 5 113 名正常人比较研究，发现经常食用葱蒜类食物的人群的胃癌发病率比不吃或很少吃的人群低 50%。该调查组在夏威夷、希腊和中国东北地区的调查也获得了类似的结果。

另有资料显示，北京大学肿瘤医院流行病学研究室对大蒜与胃癌的关系进行了研究，结果证实了大蒜有助于预防幽门螺杆菌感染和胃癌。幽门螺杆菌是人类至今已知的唯一一种胃部细菌。它与某些类型的胃癌有一定相关性。幽门螺杆菌感染还是慢性活动性胃炎、消化性溃疡、胃黏膜相关的淋巴组织淋巴瘤的主要致病因素。1994年世界卫生组织/国际癌症研究机构已将幽门螺杆菌定为1类致癌物。北京大学肿瘤医院流行病研究室的研究结果证实，清除胃内幽门螺杆菌感染，可使胃癌癌前病变及胃癌的发病风险降低40%。

从以上所述可以看出，大蒜对抗癌防癌确有一定的功效。有资料显示，大蒜中不仅含有抗癌防癌的特殊成分，而且还营养丰富，含有丰富的蛋白质、脂肪、碳水化合物、多种维生素和矿物质元素，及多种具有生理功能的植物活性物质。因此，经常食用适量（每日3~4瓣）的大蒜，对维护身体健康是非常有益的。但是，吃大蒜后口里会有大蒜臭味，对此，只要吃几粒花生，或细嚼少许茶叶便可消除。也有人担心吃大蒜会伤眼（民间有"大蒜百益而独害眼"的说法），但据日本的一项研究结果，吃大蒜时同时吃醋就可消除其损目的副作用。

萝卜： 又称葖、芦菔、米菔。十字花科萝卜属一、二年生植物的肉质根。中医认为，萝卜性凉，味甘、辛，具有通气行气、宽胸舒膈、消积滞、化痰清热、除燥生津、解毒散瘀等功效。萝卜有特殊的辛辣味，营养丰富，有"小人参"之美称，有"萝卜上市，医生没事""冬吃萝卜夏吃姜，不劳医生开药方""吃着萝卜喝着茶，气得医生满街爬"的俗语。萝卜的营养价值自古以来就被充分肯定。它含的多种营养成分能增强人体的免疫力，预防多种疾病。萝卜中含有能诱导人体产生干扰素的成分——双链核糖核酸（dsRNA），它对口腔唾液中的核糖核酸酶的耐受性相当高，在咀嚼吞咽中不容易被降解，且无任何副作用（而人工合成的dsRNA在咀嚼吞咽过程中极易被降解，由静脉注射又易产生副作用，故很难临床应用）。研究结果表明，一个分子的dsRNA进入细胞后，就可以使这个细胞释放出干扰素。但是，值得注意的是，萝卜中的dsDNA在萝卜煮熟后就被破坏了。因此，只有生吃，细嚼慢咽，才能使它发挥应有的作用。在青萝卜、白萝卜、心里美、水萝卜中都有dsDNA成分（注：胡萝卜不属于十字花科，不含dsDNA）。萝卜中的dsDNA刺激细胞产生的干扰素，对人的食管癌、胃癌、鼻咽癌、子宫癌等的癌细胞均有显著的抑制作用。萝卜中含有丰富的维生素C，其含量比梨中的高8~10倍，而维生素C是防癌、抗癌的高手。萝卜中丰富的纤维素和B族维生素及钾、镁等矿物质元素，可促进肠蠕动，减少粪便在肠道内的停留时间，及时把肠道中的有毒物质排出体外，有利于降低结肠癌的发病率。萝卜中的木质素可使巨噬细胞的活力提高2~3倍，提高机体的抗病能力。

从以上所述可知，生萝卜是抗癌、防癌的高手，应当坚持适量生吃一些萝卜，这对于提高机体免疫力、抗癌、防癌是非常有益的。

富含膳食纤维的食物： 膳食纤维在大肠癌的防治中立了汗马功劳。首先要弄清什么是膳食纤维。膳食纤维是人体必需的七大营养素（蛋白质、脂肪、碳水化合物即糖类、维生素、矿物质元素和膳食纤维）之一。它是植物性食物中不能被消化道消化和吸收的物质。它分为水溶性和非水溶性两大类。比如存在于细胞壁中的，像植物表皮、根茎蔬菜中含有的很多纤维素、木质素、半纤维素是常见的非水溶性膳食纤维；而存在于自然界中的非纤维物质中的果胶和树胶等属于水溶性膳食纤维。日常饮食中的膳食纤维主要来源于谷薯类、豆类、蔬菜、水果、坚果等食物。

膳食纤维在肠道保卫战中到底是怎样发挥作用的呢？其作用有以下四种：①吸水作用。膳食纤维的吸水溶胀性能有利于增加食糜的体积，刺激胃肠道的蠕动，软化粪便，防止便秘，促进排便并增加排便次数，起到一种导泄的作用，从而减少粪便在肠道中的停滞时间以及粪便中的有害物质与肠道的接触。另外，它吸水膨胀后的体积和重量可增加10～15倍，因此，既能增加人的饱腹感，又能减少食物中脂肪的吸收，可达到控制体重减肥的目的。②结合有机化合物。肠道中的胆酸和鹅胆酸会被细菌代谢为致癌剂和致突变剂。而膳食纤维能够结合这些物质，减缓消化速度，抑制其吸收和快速地将其排出体外。另外，膳食纤维还可以产生丁酸，它可以抑制肿瘤细胞分化，并诱导其凋亡，从而起到抗癌的作用。③黏滞作用。我们肠道中很多致癌剂，比如多环芳烃、杂环胺、植酸、阿魏酸、N-羟乙酰神经氨酸，还有我们很熟悉的N-亚硝基化合物等，膳食纤维能吸附黏滞这些有毒有害物质，并将其排出体外，延缓和减少致癌物和重金属等有害物质的吸收，预防便秘和憩室炎，从而降低罹患肠癌的风险。④细菌发酵作用。膳食纤维可在大肠中被发酵，促进有益菌的大量增生，抑制腐生菌的生长，以改善肠道菌群结构，有利于某些营养素的合成和吸收。

我们每天应该进食多少膳食纤维才能满足人体需要呢？研究结果表明，中国成年人每日应进食25～35 g。此外，"富贵病"患者应在此基础上每日再增加10～15 g。2～20岁的幼童、青少年，其摄入量推荐为年龄数加5～10 g。而据统计，我国成年人每日进食膳食纤维的量平均才11 g左右，实在远远不足。当然，什么都要有量的限制，若是摄入的膳食纤维每日大于50 g，那么也会有副作用。还能使口腔癌、肠癌和乳腺癌发病率均降低17%。

十字花科蔬菜：常用的十字花科蔬菜主要有：①归于芸薹属的卷心菜、花椰菜（菜花）、绿菜花（西蓝花）、各类甘蓝、大白菜、小白菜、油菜、榨菜、雪里蕻、紫菜苔、红菜苔、芜菁等。②归于萝卜属的白萝卜、青萝卜、水萝卜、心里美等。③深受人们喜爱的野菜：如荠菜、诸葛菜、碎米荠、独行菜等。④属于调味品的芥末、辣根等。

这里就说说人们常吃的圆白菜。圆白菜，又称卷心菜，俗称包菜、洋白菜、结球甘蓝、莲花白等。属甘蓝的一个变种。中医认为，圆白菜性味甘平，无毒，具有养血明目、健脾开胃、活血祛瘀、抗癌等功效。圆白菜中含有的萝卜硫素，是迄今为止所发现的蔬菜中最强的抗癌成分。它能刺激人体细胞产生对人体有益的一种酶，进而形成一层对抗外来致癌物侵蚀的保护膜。圆白菜中含有丰富的名叫吲哚的化合物，研究结果证明，吲哚具有抗癌作用，可以避免人类罹患肠癌。圆白菜中含有丰富的维生素 U，它对溃疡有很好的治疗作用，能加速其愈合，还能预防胃溃疡的癌变。另外，圆白菜中含有丰富的异硫氰酸烯丙酯衍生物，能杀死人体内导致白血病的异常细胞。由上述可见，常吃圆白菜好处多多。

在此还要注意的是，为了保持十字花科蔬菜的抗癌功效，必须留意烹调方法。实验结果证明，油炸、大火爆炒蔬菜，会破坏其中的营养成分及抗癌成分。建议能生吃的最好生吃，如萝卜、圆白菜、紫甘蓝等；不宜生吃的，宜清炒、水煮为佳。

另据加拿大的一项研究发现，常吃花椰菜能防前列腺癌。该项研究对 2.9 万多名 55 ~ 74 岁的男性进行了调查。这些人被跟踪研究平均 4 年。研究发现，与一个月吃不到一次花椰菜的男性相比，那些每周吃一次以上花椰菜的男性，被诊断患侵略性前列腺癌的概率少 52%；每周吃一次以上花椰菜的男性比那些一周吃不到一次的男性被诊断患侵略性前列腺癌的概率低 45%。

甘薯： 又称红薯、白薯、山芋、番薯等。河南人称为红薯，北京人称为白薯，在山东又叫地瓜，在植物学上称为甘薯。中医认为，甘薯性平，味甘，归脾、胃、大肠经。红薯味道甘美，营养丰富，又容易消化，所以在不少地方把它作为主食。更可贵的是，红薯中含有独特的生物类黄酮成分。后者是一种与肾上腺分泌的激素相似的类固醇，国外称为"胃脾激素"，这种物质能有效抑制乳腺癌和结肠癌的发生。另外，红薯中富含膳食纤维，特别是其煮熟之后，由于部分淀粉发生变化，与生食比，膳食纤维可增加 40% 左右。膳食纤维刺激肠道蠕动，促进排便，因而对预防肠癌很有利。在此还要指出的是，红薯不宜生吃。一则因为它的淀粉颗粒不经高温破坏，难以被消化吸收；二则在煮熟后膳食纤维可大量增加，因而强化了它的抗癌功能。红薯虽好，但也不能一次吃得太多，因为红薯中有一种氧化酶，可在胃肠道里产生大量二氧化碳。若一次吃得过多，易出现腹胀、排气等现象。还可刺激胃酸大量分泌，使人感到"烧心"。因此，在吃红薯时可搭配吃一些咸菜、萝卜和白菜，可有效抑制胃酸的分泌。

花生： 又称落花生、长生果。中医认为，花生性平、味甘，归脾、肺经。《本草纲目》载："花生悦脾和胃、润肺化痰、滋补养气、清咽止痒"。花生营养丰富，食疗价值很高，被古人称为"人参果"。花生中含有丰富的多不饱和脂肪酸——油酸（学名顺式十八烯-9-酸）。花生中油酸含量为 58% ~ 68%；橄榄油的油酸含量是 72% ~ 80%；二者是油脂中含量最高的。油酸可以降低血清中的胆固醇（不降低高密度脂蛋白胆固醇）。花生中还富含人体必需的微量金属元素锌。锌可以激活中老年人的脑细胞，因此，常食花生及其制品，不仅可以缓解心脑血管疾病的发生，而且还可抑制脑肿瘤的发生。

另据国外一项研究结果，在花生中发现了一种生物活性很强的天然多酚类物质——白藜芦醇。其在花生中含量是葡萄的 908 倍，达到每克含 27.7 μg。白藜芦醇是肿瘤类疾病的化学预防剂，也是减少血小板聚集、预防心脑血管疾病的化学预防剂。因此，经常吃花生（每日 15～20 粒即可），对维护身体健康十分有益。

香菇： 又称花菇、冬菇、香菌等，是中国的特产之一，是世界上第二大食用菌。香菇是具有高蛋白、低脂肪、多糖、多种氨基酸、多种维生素和矿物质元素的菌类食物。它味道鲜美、香气沁人、营养丰富，在民间素有"山珍"之称，而且素有"真菌皇后"之誉。特别值得指出的是，香菇中含有的鸟苷酸、香菇多糖，可以提高机体的免疫力，杀死癌细胞，还含有一种抗病毒的成分，即干扰素的诱发剂——双链核糖核酸。后者可以诱导人体细胞生成干扰素。干扰素是一种大分子的糖蛋白，为广谱抗病毒剂，可干扰、阻碍多种病毒的繁殖。因此它对于人的食管癌、胃癌、鼻咽癌、子宫癌等的癌细胞均有显著的抑制作用。总之，香菇是一种营养丰富、食疗功效显著的菌类食物，如能坚持经常适量食用，必将得到良好的保健效果。

洋葱： 又称圆葱、葱头等。中医认为洋葱性温，味辛，归心、脾、胃经；具有清热化痰、解毒杀虫、开胃化湿、平肝润肠、抑菌防腐等功效。现代医学研究结果发现，洋葱中含有的一种名叫"栎皮黄素"的物质，是目前所知最有效的抗癌物质之一，它可抑制人体内生物化学机制出现变异及多种致癌物质的活性，从而起到抗癌防癌的作用。洋葱中所含的微量矿物质元素硒，是目前公认的"抗癌之王"和强抗氧化剂，能够起到防癌、抗癌的作用；它所含的一种辛辣成分，可刺激人体合成谷胱甘肽（一种肝脏内最有效的抗氧化剂），可提高肝脏的解毒能力，加速排解致癌物质。另据加拿大的一项研究结果，经常吃洋葱有助抗癌，尤以红皮（紫皮）洋葱效果最佳。该研究人员对 5 种洋葱的抗癌功效进行了对比分析。研究人员将结肠癌细胞与从这些不同品种的洋葱中提取的类黄酮物质——槲皮素直接接触，并观察癌细胞的变化情况。结果发现，不同品种的洋葱对抗癌都有帮助。其中，紫皮洋葱杀死癌细胞的能力最强。研究人员表示，洋葱可激活人体促进癌细胞凋亡的机制。洋葱中富含的两种物质起到关键作用。一是槲皮素，二是花青素。前者具有缩小和杀死癌细胞的作用；后者具有抑制癌细胞生长和防止癌细胞扩散的功效。槲皮素和花青素强强联手，抗癌效果更好。

另据日本一所大学的研究结果发现，洋葱可以抑制卵巢癌。洋葱中的洋葱素 A（ONA）对卵巢上皮癌细胞有抑制作用，这种作用与宿主淋巴细胞的抗肿瘤免疫应答的抑制有关。研究人员还发现，ONA 可通过提高肿瘤患者的抗癌细胞增生能力，从而起到抗癌药物的作用。在进一步的实验中，研究人员使用小鼠的寿命延长，卵巢癌停止进展。研究人员表示，他们的研究证实了 ONA 可以通过阻断骨髓细胞的促肿瘤活性来起到减缓卵巢癌进展的作用。

从以上所述可以看出，洋葱确实是一种具有较强抗癌、防癌功效的食物。因此，专家建议大众平时应该坚持吃洋葱，特别是吃紫皮的。

西红柿：又称番茄、洋柿。中医认为，番茄性微寒，味甘、酸，归心、肺、胃经。具有润肺生津、健胃消食、养阴凉血、增进食欲等功效。现代医学研究结果表明，番茄不仅营养丰富，还有一定的抗癌功效。番茄中富含的番茄红素是一种强抗氧化剂，能有效清除人体内过多的自由基，可以起到抗癌、防癌的作用，能够降低患肺癌、胃癌、膀胱癌、子宫癌、皮肤癌和前列腺癌的风险。还有研究资料显示，番茄中的谷胱甘肽在人体内能保护含巯基的酶和蛋白质不被氧化，阻止血红蛋白的氧化，起到抗氧化剂和过多自由基清除剂的作用。另外，它能与代谢中产生的过氧化氢、有机过氧化物、重金属离子及致癌物质结合，并促进其排出体外，起到中和解毒的作用。因此，谷胱甘肽是一种抗癌、防癌的物质。所以平时坚持吃番茄可以有效减少患癌症的概率。在此，还要指出一点，就是在吃番茄时，不要吃醋。因为醋能破坏其中的番茄红素。

燕麦：是一种低糖、高蛋白、低脂肪、高能量的食物。《本草纲目》记载：燕麦性味甘平，无毒。现代研究结果表明，燕麦营养丰富，含多种维生素、矿物质元素，特别是富含膳食纤维，比如其中的 β- 葡聚糖的含量高于大多数谷物。它不仅可以降低胆固醇和血脂，改善血液循环，而且还可以有效地预防便秘和结肠癌。因此，平时应坚持经常吃适量燕麦（片），以维护身体健康。

薏仁：又称薏苡仁、苡米、薏米等。中医认为，苡仁性凉，味甘、淡，归脾、肺、肾经。李时珍在《本草纲目》中记载：薏米"能健脾益胃、补肺清热、祛风胜湿。炊饭食，治冷气。煎饮，利小便热淋。"大量的科学研究和临床实践证明，薏米是一种抗癌药物，它对癌症抑制率可达 35% 以上。它所含有的 α- 单油酸甘油酯，在其他食物中很少见。它是一种拮抗肿瘤的促进剂，可以有效阻止癌细胞的生长及其对人体的损害。因此，为了维护身体健康，平时应坚持适当吃一些薏仁。在此还应指出的是，营养学家告诉我们，为了提高其食疗功效，应先把薏仁炒黄了再食用。

蜂王浆：又称蜂乳、蜂皇浆，俗称王浆。是由 5 ~ 15 日龄工蜂头部的咽下腺（王浆腺）和上颚腺分泌的一种黏稠物质，是蜂王幼虫整个发育期及 3 日龄以内的工蜂和雄蜂幼虫前期的唯一食物，类似于哺乳动物的乳汁，所以称之为蜂乳。中医认为，蜂王浆性平，味甘，酸；归脾、肾经。蜂王浆营养丰富，含有多种氨基酸（其中人体必需 8 种氨基酸全有）、脂肪酸和维生素。蜂王浆具有多种保健功能。比如增强机体免疫力、防癌抗癌、健脑益气等。其中对人体影响最大的是一种特殊的多不饱和脂肪酸，即 10- 羟基 -2- 癸烯酸。其含量在 1.4% 以上（国家标准）。在自然界中只有王浆中才有这种物质。有研究资料显示，10- 羟基 -2- 癸烯酸有很强的抗癌特性，它可以防止癌细胞的产生。因此，坚持每日吃 10 g 这种物质对身体保健十分有益。

豆类及其制品：它们含有一种植物雌激素——异黄酮。其结构与人体所分泌的雌激素十分相似，都是双酚结构。异黄酮是否有动物体内的雌激素的类似效应？是否会促进人类乳腺癌的发生？为弄明白这两个问题，科学家在普通实验动物、灵长类动物及人类中分别进行了大量的实验。实验结果显示，豆类食品或者大豆异黄酮的适量摄入，在整个生命中对预防乳腺疾病有益处，在童年、青少年时就开始摄入可以降低乳腺癌的风险。在人类实验研究中发现，豆类及其制品对已患乳腺癌的人无不利影响。另有研究资料显示，经常食用豆类及其制品，可以降低患乳腺癌、结肠癌和前列腺癌的风险。因此，经常食用豆类，特别是大豆（中国产大豆含异黄酮最丰富，达3%）及其制品，对预防上述几种癌症，特别是乳腺癌是大有好处的。

咖啡： 是一种比较常用的饮品。有研究资料显示，咖啡中含有一种植物激素——咖啡多酚，其和人体分泌的雌激素的结构类似，有预防乳腺癌等多种癌症的功效。

西班牙的研究人员用数十年时间，跟踪研究2万名年龄在25~60岁的人后发现，与不喝咖啡和偶尔喝咖啡的人相比，每天喝两杯咖啡的人其死亡风险平均降低64%。在这项研究中，研究对象的首要致死因素是癌症，其次是心脏病。究其原因，在于咖啡中的多酚类物质——咖啡多酚是一种强抗氧化物质，可提高机体的免疫力，对预防癌症和心脏病是大有帮助的。因此，研究人员建议有条件的人不妨经常适量喝点咖啡，以促进其身体健康。

橄榄油： 又称黄榄油、青果油、玉榄油等。中医认为，橄榄油性平，味甘、涩、酸。因其营养丰富、食疗功效突出，被公认为绿色保健食用油，素有"液体黄金""植物油皇后""地中海甘露"之美誉。橄榄油中含饱和脂肪酸少（小于17%），不饱和脂肪酸多（油酸66%~85%）。其所含不饱和脂肪酸都是人体必需脂肪酸。英国的一项研究结果显示，橄榄油的主要成分油酸，能够让一种名为M512的蛋白持续产生MiR-7分子。后者在人的大脑中非常活跃，能防止肿瘤细胞分子的产生，从而预防脑癌的发生。因此，专家建议有条件的话可适当多吃（一天不要超过25g）一些橄榄油，对维护身体健康有益。

核桃： 又称胡桃。核桃营养丰富，含有多种维生素、矿物质元素和不饱和脂肪酸。有研究资料显示，核桃中的多不饱和脂肪酸进入人体后能够变为DHA（二十二碳六烯酸）、EPA（二十碳五烯酸）。DHA不仅能保护大脑（俗称脑黄金），还有降低血液黏度、改善血清质量及抗癌的作用。国外一项研究结果表明，核桃中的成分可以起到肠道内益生菌的作用，改善肠道内的菌群结构，增进肠道健康，因而可以预防肠癌的发生。该项研究的动物实验表明，每天投喂相当于人类每天吃1盎司（约合28g）的核桃的大鼠，比不投喂核桃的大鼠罹患肠癌的风险降低2.3倍。因此，专家建议，人类为了维护肠道的健康每天应坚持吃适量的核桃或核桃产品。

葡萄干： 是鲜葡萄在通风而遮太阳的晾房内晾干后的产品。葡萄干营养丰富，含有多种维生素、矿物质元素和一定量的碳水化合物。特别是其所含的类黄酮和白藜芦醇，是一种植物活性质，是恶性肿瘤类疾病的化学预防剂。因此，专家建议应每天吃适量的葡萄干，对维护身体健康大有益处。

富含维生素 D 的食物： 维生素 D 又称钙化醇、胆钙醇等，是人体必需的营养素之一。它在人体内有多种生理功能。除了促进钙、磷的吸收，参与骨骼的钙化作用之外，还有预防心脏病、高血压和癌症等多种功能。上海交通大学医学院附属上海市第六人民医院的一项研究发现，维生素 D 与罹患结肠癌的风险直接有关。维生素 D 摄入量较多或血液中活性 25（OH）D 表达水平较高的人群，患大肠癌的概率较低；反之，则患大肠癌的概率就较高；血液中活性 25（OH）D 表达较低的人群，患大肠癌的概率增加了 33%。血液中活性 25（OH）D 的表达水平每增加 10 μg/mL，则大肠癌的发病率（风险）将降低 74%。

另有日本的一项调查研究结果显示，人体内维持较高的维生素 D 水平，可能有助于降低罹患包括肝癌在内的多种癌症的风险。该项研究分析了 3.37 万名 40 ~ 69 岁的参与者的数据。在 16 年的跟踪调查期间，调查群体中共新发现 3 301 例癌症病例。分析显示，调查对象体内维生素 D 含量较高的，其总体患癌的相对风险下降约 20%，患肝癌的相对风险下降 30% ~ 50%。未来还需要更多研究来确定一个理想的维生素 D 浓度，以达到最佳的防癌效果。

另有研究资料显示，在人体内维生素 D 在一定浓度、时间内，可以诱导癌细胞凋亡，并防止其扩散，尤其是对宫颈癌、乳腺癌、直肠癌、结肠癌和卵巢癌的辅助治疗更为有效。同时，维生素 D 可以延长癌症患者的寿命。在维生素 D 摄入量高的患者中，75% 的在手术后能活 5 年以上；相比之下，在维生素 D 摄入量低的患者中，这一比率仅为 29%。

根据以上研究结果，专家建议为了维护身体健康、预防癌症应注意维生素 D 的足量摄入。那么，人体到底需要多少维生素 D 呢？中国营养学会建议每日膳食维生素 D 的摄入量如下：1 ~ 15 岁，为 10 μg/日；16 ~ 45 岁，为 5 μg/日；60 岁以上，为 10 μg/日；孕妇、乳母，为 10 μg/日。

富含维生素 D 的食物如下（微克/100 g）：鱼肝油 212.5、沙丁鱼 37.5、鲭鱼 3.0、鸡肝 1.3 ~ 1.6、鸡蛋 1.3、牛奶 1.0、羊肝 0.5 等。实际上，很多食物中都含有一定量的维生素 D。因此，只要坚持食物多样化，做到均衡膳食，人体是不会缺少维生素 D 的，也就不需要额外补充维生素 D 药剂。如有特殊情况需要补充维生素 D 药剂，应遵医嘱，不可自行决定。因为维生素 D 对人体来说并不是多多益善。若长时间过量，会出现中毒症状，导致高血钙、高尿钙、高血压，还会出现尿道结石。

富含硒的食物： 硒是人体必需的微量非金属元素之一。硒在人体中有多种生理功能。大量临床实践证明，人体缺硒可引起某些重要器官的功能失调，导致许多严重疾病的发生。据调查，我国有 22 个省份的几亿人处于缺硒或低硒地带。现已确定硒有六大生理功能，分别是：抗氧化功能、抗突变功能、增强机体免疫力、抗衰老、提高红细胞携氧能力和解毒功能。在这里咱就说抗突变功能吧。抗突变，就是抗癌。硒在微量元素中素有"抗癌之王"之称。因为硒能清除体内过多有害的自由基，使其不能损伤细胞膜结构而趋向突变，起着"清道夫"的作用。对体内已出现的癌细胞，它能抑制其繁殖生长。硒能提高肝癌细胞中的环腺苷酸（细胞代谢中的产物，它能对细胞增生、生长和分化起调控作用）的水平，起到阻止肝癌细胞分化增生的作用。硒还能抑制肝癌细胞线粒体三磷腺苷酶的活性，阻止肝癌细胞的能量代谢，进而抑制肝癌细胞的增长。

由以上所述可以看出，硒是人体不可缺少的微量元素。那么，人体对硒的需要是多少呢？中国营养学会的推荐量如下：1 岁以下，15 μg/ 日；4～6 岁，40 μg/ 日；6 岁以上为 50 μg/ 日。硒的安全生理需要量是 50 μg/ 日，适宜的摄入量范围是 50～250 μg/ 日。大量的科学实践证明，过量的硒可引起中毒，缺少硒又会引起疾病，所以，以适量为宜。

硒在食物中是广泛存在的。但因地区不同，其含量可能有较大差别。一般情况下，富含硒的食物有：芝麻、动物内脏、大蒜、蘑菇、海米、金针菇、鲜贝、海参、鱿鱼、苋菜、小麦胚芽和龙虾等。需要指出的是，只要我们平时在饮食中坚持食物多样化，做到均衡膳食，在一般情况下身体是不会缺硒的。

相关链接一

对癌症认识的几个误区

世界卫生组织的报告显示，从公众、患者到部分医护人员，对癌症认识都存在不少误区。

误区 1：患癌主要由基因决定。调查发现，1/5 受访者认为癌症主要由遗传基因导致。专家认为，遗传只是癌症发生的因素之一，环境污染、不良生活和饮食习惯、过度压力等，都和癌症的发生密切相关。有些癌症遗传风险较高，需要注意筛查，比如母亲患有乳腺癌，女儿患乳腺癌的风险为一般人的 2～3 倍。但有些癌症的遗传风险很小，比如结（直）肠癌患者中，仅有 5% 左右和遗传相关。

误区 2：癌症不可预防。许多人认为，癌症防不胜防，不知生活中该注意哪些方面。世界卫生组织的专家提出，1/3 的恶性肿瘤可预防，1/3 可治疗，1/3 可治愈。预防癌症的主动权掌握在每个人自己手里。国外关于癌症的研究学会指出，防癌最简单的方法就是多吃果蔬，可减少患癌概率，并建议民众每日至少吃 5 份果蔬（1 份约 85 g），减少动物性脂肪摄入，保持标准体重，每天至少运动 30 分钟，戒烟限酒。只要坚持"预防重于治疗"，养成健康的生活方式，加上定期筛检远离癌症并不难。

误区 3：吃素者不易患癌。调查结果显示，24% 受访者坚信素食者患癌风险低。研究结果表明，经常吃大鱼大肉的人患癌风险的确很高，而素食者天天吃果蔬，膳食纤维摄取充足，患大肠癌的风险比正常人低。然而，长期吃素可能造成营养失衡。奥地利的一项研究发现，素食者可能因动物性脂肪摄取量太少而增加患癌风险，是爱吃肉的人的 2~2.5 倍。要想防癌，均衡饮食特别重要，一定不要偏食或挑食，尽量以天然食材为主，多吃些不同颜色的蔬果。

误区 4：吃有机食物可防癌。39% 的 50~59 岁的受访者认为，吃有机食物可防癌。而在 13~19 岁的人群中，这种认识的比例高达 53%。专家认为，有机食品在其栽种或培育过程中，完全没有使用化学农药、化学肥料、除草剂等非天然产品，因而其安全性较高。但有研究结果表明，患癌风险与吃不吃有机食品没有差别。

误区 5：酸性体质易患癌。专家认为，科学上并无酸性体质的说法。首先，人体中有多种液体，包括细胞内液、细胞外液（组织液、血液和淋巴液）、消化系统分泌的各种消化液以及汗液、尿液等。这些液体各有各的酸碱度，所谓的酸碱"体液"的说法十分模糊。

误区 6：癌症晚期就没救了。专家认为，即使癌症发生转移，严重程度也不一样，不可一概而论。随着医学的进步，部分癌症即使发现时已是晚期，仍可治愈，比如淋巴瘤和睾丸癌的治疗效果就不错。随着靶向治疗药物不断突破，即使晚期肺癌、乳腺癌等也能得到较好的控制，存活期可延长几个月，甚至几年。只要遵医嘱进行治疗，是有希望长时间"带瘤生存"的。

误区 7：断食可杀死癌细胞。不少癌症患者认为，不让癌细胞取到任何营养，就能将其"饿死"，于是采取"断食疗法"控制癌症。一般说来，断食的癌症患者一周体重可减少 10 千克，结果在免疫力降低的同时，反而让癌细胞更容易存活。

相关链接二

亚硝酸盐并非一无是处

亚硝酸盐是一种公认的潜在致癌物。但同时它又是致命肉毒素的克星。中国农业大学食品科学与营养工程学院教授洗群在一次"食品添加剂培训班"讲课时提出："由于在防止肉毒梭状芽孢杆菌上独特作用，人类离不开亚硝酸盐。"

肉制品加工离不开它。"把 1 g 肉毒素分成 100 万份，只要吃了其中一份，人就会立即毙命"。而肉毒素的"母亲"，就是在肉类中容易生长的肉毒梭状芽孢杆菌。肉毒素就是此菌的代谢产物。而到目前为止，人类能够找到的肉毒梭状芽孢杆菌的较好的克星就是亚硝酸盐。洗教授说，在肉制品中加入硝酸盐和亚硝酸盐，首先可以让肉在各种加工条件下都保持好看的鲜红色；其次它可以防止肉毒梭状芽孢杆菌的产生，提高食用肉制品的安全性。肉类里面有两种红色蛋白质：肌红蛋白和血红蛋白。这两种蛋白质在蒸煮时颜色会褪去，肉色就变成不讨人喜欢的浅褐色。而硝酸盐或亚硝酸盐可以和肌红蛋白反应生成亚硝基肌红蛋白，无论如何蒸煮都不会变色，从而可以让肉类在各种加工条件下都能保持好看的鲜红色。因此，到目前为止，这个可以导致中毒并有潜在致癌性的亚硝酸盐，由于其在防止肉毒梭状芽孢杆菌上的独特作用，人类还离不开它。因此，在肉制品加工中，它应该是一种必需的添加剂。

绿叶菜中含量更高。硝酸盐的来源是氮肥。氮是自然界中广泛存在的元素。动物粪便、动植物尸体都含大量氮。氮在自然界中经过复杂的反应可以形成硝酸盐。而自然界中的硝酸菌，会把一部分硝酸盐变成亚硝酸盐。所以，几乎在自然界的任何角落都能找到亚硝酸盐。洗教授讲，一个被广泛忽视的事实是，蔬菜特别是绿叶菜中硝酸盐的含量是最高的。据测定，每千克绿叶菜中含有硝酸盐 2～3 g（2 000～3 000 mg），而肉制品中作为添加剂的硝酸盐或亚硝酸盐每千克的残留量（以亚硝酸盐计）是不能高于 30 mg 的。在我们的日常生活中，90% 的硝酸盐来自蔬菜，只有 9% 的是来自肉类和腌制品，但是，大家往往忽略了前者，而更关注后者。

蔬菜中硝酸盐的含量，除了蔬菜本身，还跟种植方式、采收期等因素有关。不同的蔬菜之间，同种蔬菜的不同产地、不同季节之间，硝酸盐的含量也会大大不同。植物被采收之后，硝酸盐和亚硝酸盐之间的平衡被打破，还原酶被释放，会有更多的硝酸盐转化为亚硝酸盐。另外，自然环境中无处不在的细菌也可以实现这种转化。也就是说，蔬菜被采收之后，只要是需要保存一段时间，就很难避免这种转化的发生。像白菜等硝酸盐含量比较高的绿叶蔬菜，在运输分销过程中很容易就超过"每千克 4 mg"的国家标准。

对心血管系统颇有好处。在某种意义上，亚硝酸盐对心血管系统颇有好处。亚硝酸盐本身就是一种非常强的血管扩张剂。它在人体内能起到通畅血管、改善血流的作用。因此，在膳食中摄入硝酸盐，在体内转化为亚硝酸盐之后，对防治心血管疾病有积极意义。研究结果证明，膳食中摄入较多的硝酸盐，有益于帮助人体控制血压。比如说，西方人常常建议"三高"患者喝鲜榨蔬菜汁等，其实并不是为了补充维生素 C，而很大程度上是为了补充里面的钾元素和硝酸盐。研究者给高血压患者服用不同含量的硝酸钾，或者服用硝酸盐不同的甜菜头汁，发现服用大量的硝酸钾和服用大量的甜菜头汁一样，都能起到降低血压的效果。还有研究发现，服用硝酸盐能够对某些药物所造成的心脏损害产生保护作用，也能对高盐膳食所造成的肾脏损害起到保护作用。运动营养学方面的研究则发现，服用富含硝酸盐的饮料能提高运动者的摄氧能力，延缓其疲劳的到来。

只是人体中的"过客"。硝酸盐和亚硝酸盐都是有咸味的白色粉末。它们进入血液后会使血红蛋白变性，失去输送氧气的功能。因此，如果摄入大量就会引起急性中毒。亚硝酸盐本身并不致癌，但是在某些条件下，它与氨基酸结合生成亚硝酸胺（亚硝胺）后就致癌。研究结果表明，在人们日常生活中摄入膳食里的绝大部分亚硝酸盐，在人体内像"过客"一样，会随尿液排出体外。只是在某种特定条件下才转化为亚硝胺。因此，作为添加剂使用时，一定要按照国家标准要求，严格把握其安全性。允许添加到人类食品中的标准，通常是动物最大无作用量的百分之一。为了保证安全，专家建议，在人们的生活中，除了少食用含有亚硝酸盐的食品外，也要防止从蔬菜中摄入过多的硝酸盐。为此，要减少蔬菜特别是绿叶菜的保存时间，多买几次菜而不是一次买好多菜。需要保存的菜，洗净包好放到冰箱里，可以减少其携带的细菌，以减少亚硝酸盐的生成。

相关链接三

自由基的功与过

自由基，又称游离基。一般的自由基都有很强的反应活性，很不稳定。生命体内的自由基与生俱来。生命离不开自由基的活动。它通常被控制在细胞内，既可以帮助传递维持生命的能量，也可以用来杀灭细菌和寄生虫，还能参与排除毒素等。但是，当自由基超过一定的量，失去控制时，就会给生命带来伤害，导致人体正常细胞和组织的损坏，引起多种疾病，如心脏病、老年痴呆、帕金森病和肿瘤等，是人类衰老和患病的根源之一。有研究资料显示，造成自由基失控增多的因素很多，除了饮食不当、炒菜油烟和吸烟等因素之外，环境污染也是重要因素之一。

从以上所述可知，自由基在人体内有功也有过，为了维护健康，应尽量减少使自由基失控增多的因素，并尽量食用一些可以消除多余自由基的食物。在此，应该说明一点，通常说某种食物可以消除自由基的说法太笼统，严格讲不妥当，应当说"可以消除过多的自由基"。

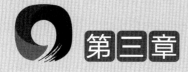

第三章

适量运动

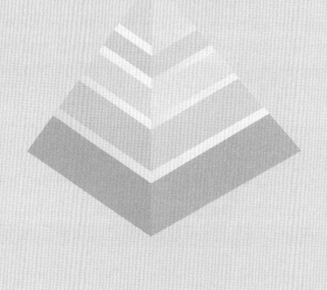

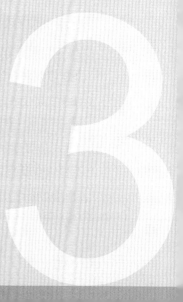

第一节 适量运动有益于强身健体

一个人从生到死都在不停地运动着，正如毛主席所说的"坐地日行八万里"，可以说，运动是生命的源泉。洪昭光教授提出的："科学饮食，适量运动，良好心态，戒烟限酒。"是促进人体身心健康，不断提高生命质量的重要措施和科学总结。其中"适量运动"是指人们在良好的自然环境中，为不断提高或保持身体的健康水平所采取的运动形式及运动强度。由于每个人的身体状况和生活环境不同，所以对运动形式的选择和运动量大小的控制也是不同的，要做到因人而异，否则不仅达不到运动保健的目的，甚至会产生不良的后果。

适量运动是指在运动后感觉舒服，不疲劳，以不会造成过度疲劳或者气喘，不影响一天的工作、生活为宜。如果运动后感到疲劳、劳累、腰酸腿疼，就是运动过量了。运动过量容易造成内源氧缺乏，免疫力下降，从而导致疾病的发生。运动过量会出现上火、咽喉肿疼、浑身无力、精力不集中等现象，不但达不到锻炼的目的，反而会损伤身体。反之，运动不足也达不到锻炼的目的。养生专家认为，人的运动量应以每天不少于一小时，每周三至五次为宜。对待运动的科学态度是"贵在坚持，贵在适度"。运动不能一曝十寒，必须持之以恒。

专家提醒：要注意区别日常健身运动和体育运动。在日常生活中，注意养成合理的生活习惯，进行科学的营养补充，在一定程度上可以预防慢性疾病的发生。在日常生活中，健身运动一定要适量，不可过度，尤其是以竞技为目的的体育运动（极限运动），并不适合用于日常健身运动。

一、适量运动的指标

（一）以运动时心率为标准的计算公式

60 岁以下：运动时心率＝ 180–年龄（±10）。

60 岁以上：运动时心率＝ 170–年龄（±10）。

如果在运动后感觉不适、疲倦或运动后 15 分钟心率仍未恢复到安静状态，即为运动量偏大，应及时加以调整。

（二）身体质量指数（BMI）

BMI 的计算公式：BMI 指数＝体重（kg）/ 身高（m）/ 身高（m）。

通常情况下，BMI 指数维持在 18.5 ～ 24.9 是一个比较理想的范围。

（三）肌耐力、肌力、柔韧性

肌耐力：是肌肉能够保证有效地收缩舒张的持久力。

肌力：是肌肉在一次收缩过程中所能克服的最大外力。

柔韧性：是指人体一个关节或者是一系列关节所能产生的动作幅度。这三项指数通过适量运动应能达标。

（四）血压

健康的血压指数，应是合适运动的结果。既不偏高，也不偏低。

二、适量运动有益健康

研究发现，每周运动时间不超过 14 小时，压力和焦虑程度就越低，信心和智力水平也会更高。适量运动可以提高身体的活力和在忙碌工作时的适应能力。适量（度）是指身体状态可以应对和承担当前工作、生活，且不会因此而感觉疲惫和厌烦，身体感觉轻快，充满活力。

（一）细说适量运动

1. 动起来，活得长

"站起来，动起来"。这是宾夕法尼亚大学人口学博士菲什蔓和国家老龄化研究所等机构研究者们，共同进行研究给出的建议。研究显示，久坐不动的人，只要抽出几分钟的时间来动一动，就可以减少死亡率。专家指出，不爱运动的人比爱运动的人死亡可能性要大 3 倍到 5 倍。菲什蔓说："少坐多走动的人会活得更久，那些经常四处走动的人往往比坐在桌子前的人寿命长。即使每天只增加 10 分钟的运动，也会有作用。用轻度或中度的运动来代替 30 分钟的久坐不动，会有更好的结果。"菲什蔓指出："你不需付出多少汗水就可以降低死亡的可能性，活动强度不必特别大，就可以得到非常好的健康益处。"

2. 每天活动半小时，死亡真能远离你

健身、散步、走路上班或是做家务，不管什么形式的活动，只要保证每天动起来的时间至少半小时，或是一周至少 2.5 小时，就可以帮助人们预防心脏病，远离死亡的风险。这是加拿大、中国等国研究人员近日在英国《柳叶刀》杂志上报告的一项最新研究成果。这项国际研究的对象涉及全球 17 个国家的 13 万人，其年龄介于 35 岁至 70 岁之间。调查结果显示，即使不去健身房运动，只是走路上班，午餐后散步或是做家务，只要每天动起来的时间能达到半小时，或是一周坚持运动 2.5 小时，也能使心脏病风险降低 20%，死亡风险降低 2.8%。如果人们每周快步走的时间能达到 750 分钟以上，更可以将死亡风险降低 36%。加拿大西蒙·弗雷泽大学的斯科特·利尔指出，去健身房锻炼当然很好，但走路上班、饭后散步、做家务等活动不受时间和地点限制，更易为人们所接受和坚持。英国麦克米兰癌症援助中心发现，缺乏运动会让人减寿 3~5 年，更容易患癌症、心脏病、脑卒中等疾病。

3. 古人谈运动养生

东汉末医学家华佗："动摇则谷气得消，血脉流通，病不得生，譬如户枢，终不朽也。"这里讲的"动摇"就是运动。运动可以辅助改善脾胃功能，增强脾胃的运化能力，使食物得到更好的消化、吸收、利用。医学专家认为，运动不足会引发肥胖、2 型糖尿病、高血压和脂肪肝等多种疾病。定期运动则可起到预防和治疗的作用。"生命在于运动""流水不腐，户枢不蠹"。我国古代医学家早就懂得这个道理。如蔡西山《卫生歌》云："食后徐行百步多，两手摩胁并胸腹。视听行坐不可久，五劳七伤从此有。四肢也欲得小劳，譬如户枢终不朽。"这也符合现代医学所要求的运动要有度，动静结合的锻炼原则。台湾"国民健康研究中心"教授温启邦提出，每天运动一刻钟，能多活三年。研究人员通过对 41.6 万人平均 8 年的健康数据进行追踪和分析得出结论，低运动量组（每天 15 分钟，每周 90 分钟的运动量）与不运动组相比，其死亡率减少 14%，平均多活 3 年。专家指出，该数据适用于各年龄、族群、性别以及有患心脏血管疾病风险的人。

4. 现代医学界关于运动的好建议

首都医科大学宣武区医院神经内科主治医师马青峰提出利用闲散时间锻炼的方法，他说，一个人如果连 15 分钟都抽不出来的话，那是对自己的极不负责任，路上，班上和晚上都是时机。比如说上班路上，可以骑自行车一段路，再坐一段公交车；上班时，隔一小时起来倒倒水、上趟厕所都是运动；晚上吃完饭出去慢跑、快走，一天的锻炼时间就够了。

北京协和医院妇科主任医师谭先杰认为坚持快走很有效。他说：白天工作很忙，除了出诊就是手术。从前年开始，每天晚上，我找个相对宽敞安静的地方，戴上耳机，使劲地走 15 分钟左右。这样坚持快走一段时间后，精神和体力好了很多，体重一直保持稳定。现在有了计步器，强度更好掌握。

北京全民健身讲师团郭常杰要求人们运动之后练肌肉，他说，现在大家较重视有氧运动，很少锻炼肌肉，这不科学。因为除了骨骼肌，心脏有心肌，胃和肠道有平滑肌，提高这些肌肉质量也很重要。我建议，慢跑 15 分钟后，一定要再练练肌肉，举哑铃，做俯卧撑、仰卧起坐、深蹲等都是很棒的肌肉锻炼方法。

（二）有氧运动和无氧运动

1. 有氧运动

有氧运动是指人体在氧气充分供应的情况下进行的体育锻炼。即在运动过程中，人体吸入的氧气与需求相等，达到生理上的平衡状态。简单来说，有氧运动是指强度低且富韵律性的运动。其运动时间较长（约 30 分钟或以上），运动强度在中等或中上的程度（最大心率值的 60% ~ 80%）。

心率保持在 150 次 / 分钟的运动量为有氧运动。因为此时血液可以供给心肌足够的氧气。因此，它的特点是强度低、有节奏、持续时间较长。要求每次锻炼的时间不少于 30 分钟，每周坚持 3 到 5 次。这种锻炼，氧气能充分燃烧（即氧化）体内的糖分，还可消耗体内脂肪，增强和改善心肺功能，预防骨质疏松，调节心理和精神状态，是健身的主要运动方式。如果体重超标，要想通过运动来达到减肥的目的，建议选择有氧运动，像慢跑、骑自行车。有氧运动可防治抑郁症，使人快乐。有氧运动时，可使全身兴奋起来，释放快乐因子—内啡肽。

2. 无氧运动

无氧运动又称力量训练，指人体骨骼肌在克服阻力的情况下进行的主动运动。其阻力可以由他人、自身肢体或器械产生，通常可以解释为高强度、高频率、持续性短的运动，不能按照一定的节奏完成正常呼吸的运动项目，比如专业的力量训练、一百米冲刺跑、举重、俯卧撑、哑铃、沙袋及弹力带等。

3. 有氧运动和无氧运动的区别与联系

（1）有氧运动是呼吸顺畅类型的运动。有氧运动强度低且持续性久，通过连续不断或者是反复多次的活动，并在一定的时间之内完成一定的运动量。在整个运动的过程中能够顺畅地完成呼吸，只是呼吸有缓慢与急促之分。例如：长跑、游泳、跳绳、健身操、瑜伽、单车、登山等。与其相符合的健身器材为：跑步机、健身车、椭圆机，登山机和划船器具。有氧运动主要的作用是健身，而无氧运动主要作用是塑形。一般的健身计划都是有氧运动配合无氧运动以达到强身健体的目的。

（2）无氧运动是指肌肉在缺氧状态下高速剧烈的运动。无氧运动和有氧运动一个比较大的区别就是两者的运动量不一样。无氧运动的动作强度大，是一些难度比较大的动作，或是需要我们集中力量进行锻炼的动作，这类动作就比如我们熟悉的仰卧起坐，俯卧撑，或是杠铃以及哑铃类等器械动作。有氧运动的动作强度则更小一些，动作的难度系数也比较小，更多的是需要我们有一个坚持的过程。这类动作比如有：慢跑、有氧舞蹈、快走等。

这两种运动另一个比较大的区别就是两者的锻炼效果不一样。无氧运动能够起到更好的增肌效果，是锻炼肌肉时非常好的选择，虽然动作难度大，但是效果也比较明显。而有氧运动的动作强度较小，是比较漫长的过程，所以能够更好地锻炼耐力，也能够起到一定的减脂效果。

（3）有氧运动和无氧运动的联系。无氧运动是相对有氧运动而言的。在运动过程中，身体的新陈代谢是加速的，加速的代谢需要消耗更多的能量。人体的能量是通过身体内的糖、蛋白质和脂肪分解代谢得来的。在运动量不大时，比如慢跑、跳舞等情况下，机体能量的供应主要来源于糖的有氧代谢。以糖的有氧代谢为主要供应能量的运动就是我们说的有氧运动。当我们从事的运动非常剧烈，或者是急速爆发，例如举重、百米冲刺、摔跤等，此时机体在瞬间需要大量的能量，而在正常情况下，有氧代谢是不能满足身体此时的需求的，于是糖就进行无氧代谢，以迅速产生大量能量，这种状态下的运动就是无氧运动。

4. 运动要有氧无氧相结合

没有单纯的有氧运动。北京市科学健身专家讲师团秘书长赵之心说，一项运动单纯被称为有氧运动或无氧运动的说法并不完全科学，只是人们已经约定俗成了。"比如慢跑，在进行完一段时间的有氧代谢后，到达一定时间可能会转变为无氧代谢的模式。"他说，在运动实践中，方法不同，运动模式也有可能发生转换。比如轻松慢跑属于有氧运动，而在竞技体育中可先慢跑后快跑，也可视为无氧运动。据了解，人体运动需要葡萄糖作为能量来源，其转化能量有两条途径。一条是有氧参与，也是有氧运动的能量来源；另一条是无氧酵解，即是无氧运动的能量来源。有氧运动时，葡萄糖氧化后生成的水和二氧化碳很容易通过呼吸排出体外，对人体无害。而无氧运动时，葡萄糖无氧酵解产生的大量丙酮酸、乳酸等中间代谢产物，不能通过呼吸排除。这些酸性代谢产物是"疲劳毒素"，堆积在体内会让人感到疲乏无力、肌肉酸痛，还会出现呼吸、心跳加快和心律失常等情况。"有氧运动确实有助减肥，这是公认的事实"。赵之心表示，有氧运动能使氧气充分酵解体内的糖分，还可消耗体内脂肪，增强和改善心肺功能，预防骨质疏松，调节心理和精神状态，是中老年人健身的主要运动方式。"要想减肥成功，每天坚持有氧训练必不可少。"赵之心认为，人们进行有氧训练时应循序渐进，运动强度应从低强度向中等强度逐渐过渡，持续时间应逐渐增长，运动次数由少增多。赵之心提醒，训练结束后，应适当供给能量。他建议，有氧运动过程中消耗糖分，所以训练后可适当补充碳水化合物，吃一些蔬菜、水果，增加营养摄入。"赵之心说，无氧运动能增肌。无氧运动大部分是负荷强度高、瞬间性强的运动，所以很难长时间持续，而且疲劳消除的时间也慢，比如举重、百米冲刺、摔跤等。他表示，要是想让自己的身体更强壮一些，可以到健身房去进行无氧运动。不过，在锻炼的时候，最好听从健身教练的指导，选择一个适合自己的训练计划。有氧无氧运动相结合，是将体内脂肪控制在理想水平的最好方法。

5. 先无氧后有氧顺序健身效果加倍

对于有氧运动和无氧运动的顺序问题，一般建议先做无氧运动，然后再做有氧运动。因为做无氧运动大多靠身体自身储存的能量来给身体提供能量，而有氧运动的绝大部分是靠身体的脂肪分解来提供能量，少部分是靠身体自身摄入的能量来供能。先做无氧运动消耗身体自身的摄入的热量，然后再进行有氧运动，这样就能够更多地消耗身体脂肪来提供能量。针对减肥人士，应开始先做10分钟的有氧运动进行热身，然后做30分钟的无氧运动，如力量练习、肌肉锻炼等，最后再进行至少20分钟以上的有氧运动。有氧运动的时间越长，运动减肥的效果越好。

三、运动的好处

（一）运动好处面面观

1. 降低慢性病风险

一项研究显示，与日常不运动的老年人相比，热爱运动的老人罹患慢性病的风险较低，有助健康长寿。研究人员随访 1500 多名 50 岁及以上老人超过 10 年，发现每周能量代谢当量（met）超过 5000 的老人，能最大程度降低患脑卒中、心脏病、糖尿病等慢性病，甚至癌症的风险。研究者说："我们鼓励不爱动的老年人从事一些体育活动，一贯从事中等活动的老人尽可能适应一些较剧烈的运动。"不喜欢跑步的老人可选择游泳、瑜伽、舞蹈等运动。发表在《国际运动医学杂志》上的一项研究成果显示：一群女性 2 型糖尿病患者在参加 3 周的高强度间歇式锻炼后，她们的高密度脂蛋白胆固醇含量升高了 21%，甘油三酯含量降低了 18%。2009 年 3 月发表在《力量与训练研究杂志》上的一项研究成果显示：与控制组相比，交替进行时间相同的慢跑和快跑的男性其高密度脂蛋白胆固醇含量在 8 周后得到了明显提高。经常运动可增强肾的活力。经常运动，特别是从秋季开始就重视耐寒运动的锻炼，有益于促进肾与其他脏腑的功能活动，增强新陈代谢，促进血液循环，提高身体素质，增强机体活力，达到防病抗衰老的目的。运动降低感染风险。丹麦一项新研究发现，中低强度的身体运动能显著降低细菌感染风险。丹麦奥尔堡大学研究员凯瑟琳·佩普·马德森博士及其研究团队，对 2007—2010 年北丹麦地区健康调查所涉及 18874 名参试者的运动时间及其健康状况展开了数据分析，并评估了参试者细菌感染的概率。结果发现，相比习惯久坐的参试者，闲暇时间进行低强度运动的参试者细菌感染风险降低了 10%；其中低强度运动的参试者膀胱炎（尿路感染）风险分别降低了 32% 和 21%。

2. 运动可预防血管提前衰老

有研究表明，科学合理的运动训练能有效降低动脉弹性模量，改善动脉弹性，从而降低患血管疾病风险。依据运动方式的不同，运动训练可减轻或增加动脉硬化程度。定期进行轻度到中度运动锻炼能够减少心脑血管疾病的风险。这种好处超过了降压药干预和降脂药干涉带来的好处。1996 年国外的外科医生总会发布的报告建议，所有成年人在一周的大多数日子里都要进行 30 分钟中等强度的运动。有规律的体育活动可大大降低死于心脏病的风险。运动能改善血液循环，对降低血脂、血压和体重效果明显，还可舒缓压力，愉悦身心。适量运动也是预防脑卒中的重要措施之一。统计数据表明，适量运动者脑卒中的风险比缺乏身体活动者低 25% ~ 30%。

3. 多运动可以赶走湿气

湿气是中医理论中的一个概念。中医认为，湿气是中医致病的"六淫邪气"（风、寒、暑、湿、燥、火）中最难调治的一种邪气，并常与其他邪气相互渗透，危害人体的健康。缺乏运动是人湿气加重的重要原因之一。适量运动，如跑步、健走、游泳等可促进身体器官协调运作，可加速"排湿"。在中医的病理中，有"五邪"，即风、寒、湿、燥、热（火），这"五邪"是人体疾病的源头，是人体健康的障碍。其中以寒和湿最为常见和棘手，几乎生活中所有的常见病和易发病都与寒和湿息息相关。湿气，在专家看来，其中一个原因就是经络不通引起的，而运动对于疏通经络有非常好的效果。中医理论认为，夏季是养生和排出身体寒湿的好时机，正所谓"冬病夏治"。通过运动可以加速新陈代谢，加快气血运行。体内湿重的人大多数是饮食油腻、缺乏运动的人。运动可以缓解压力，促进身体器官运作，加速湿气排出体外。中央电视台2016年7月23日报道，北京中医药大学姜良铎主任医师说：通过适量运动，排出一定量的汗水，是夏季排出体内湿气，减少疾病的一种有效方法。强调应把运动作为一种常态，每次感觉微微有点累且微微有点渴为适宜。

4. 运动能健脑

据《健康文摘报》报道：每天坚持体育锻炼30分钟以上，可以增加大脑中的血流量，保持大脑的清醒，还能减少患糖尿病、心脏病和其他循环系统疾病的风险。日本一项研究也表明，健步走、慢跑等有一定节奏的运动会刺激血清素的分泌，不仅能让人感到更幸福，还能使大脑更健康。这需要每天坚持20分钟以上，如果能坚持3个月以上，其效果会更好。

近日，有网站刊登马里兰大学公共卫生学院的一项研究，提出健康的老人只要进行一次锻炼，他们大脑回路中与记忆相关的活性就会增加。人脑中的海马体掌管记忆，会随着年龄增长而萎缩，是阿尔茨海默病最先攻击的区域。有证据证明，运动能增强海马体的体积，帮助维持记忆，而新研究则显示单次运动就可达到一定效果。研究团队用功能性磁共振成像技术测量了26名55岁至85岁参试者的大脑活性，他们被要求执行一项记忆任务，包括识别著名的和不知名的名字。这项记忆测试是在一次中等强度的运动后休息30分钟进行的。结果显示，一次运动后，参试者大脑的4个皮层区域（额中回、额下回、额中回和棱状回）的激活程度明显提高，此外，他们大脑两侧海马体的活性也增强了。发表在《国际神经心理学学会杂志》上的这项研究认为，单次锻炼就能拓展认知神经网络，促进它的完整性和功能，从而增加老人记忆。加拿大一项研究显示，哪怕只运动10分钟，也足以让大脑受益，提升脑力。研究人员让志愿者坐着阅读杂志10分钟，或骑健身自行车做10分钟中等强度至剧烈运动。结果显示，参与运动的志愿者脑力改善，反应更精准、速度更快。研究人员推断，短时间运动激活了大脑额顶网络。先前研究显示，这一区域在认知行为变化中起着关键调控作用。

国外一项研究发现，散步有利于增加脑供血量。研究团队测量了12名健康成年人颈动脉内血流的波动等数据，并计算出他们站立和稳步行走（速度约1米每秒）时大脑中血流量。结果发现，虽然与跑步相比，行走时脚步冲击较轻，但行走依然会在人体内产生较大压力波，这能显著增加脑供血量。

坚持适量运动是预防老年痴呆的重要方法之一。有研究结果表明，坚持适量运动，可以使大脑中的海马体不萎缩，使神经元增多，使灰质层变厚，从而防止大脑随年龄的增加逐渐萎缩（大脑因萎缩其功能每年下降 1% ~ 2%）而导致老年痴呆。

运动可延缓大脑衰老。德国的一项研究结果显示，老年人如果平常有类似固定的温和运动，随着年龄的增长，他们将会比不运动的同龄人减少一半认知障碍的概率。另一项实验结果也证明，一周散步几次的退休人员在注意力、记忆力测试中有着相当好的成绩。

5. 运动改善睡眠

适当的运动可以促使大脑产生一种令人镇静和舒适的物质—内啡肽，帮助失眠者加快入睡并增加深度睡眠的时间。

6. 运动使骨骼保持年轻

在应对骨质疏松的日常保健中，除了补充钙和维生素 D、戒烟酒之外，当首推运动。运动使骨骼保持年轻也是有讲究的。一是要选对运动项目，骨骼是一种不断进行新陈代谢的组织，其坚硬程度取决于肌肉活动和负重活动所给予它的刺激，即施加于骨骼的力量、强度和方向。合适的项目主要有跳绳、跳跃练习、跑步、快走、舞蹈、爬楼梯、打篮球、打排球、打网球、举重、抗阻力器械练习、徒手的克服自身重量的练习等。游泳、骑自行车等因对骨骼纵向的良性刺激较小，收效不大。另外，适量运动可以强筋健骨。运动可以激发经络气血运行，促进热量产生，促进机体新陈代谢，改善筋脉气血和骨骼的营养，达到强筋健骨的效果。冬季推荐的运动方式有：健步走、八段锦、太极拳、做操等。

7. 运动可防治便秘

运动对身体功能具有调节作用。体力活动少是便秘的一个主要风险因素。这可能与肠道运动和肠道血流量减少有关。因此，便秘者应增加运动量。运动会增加流向身体重要器官的血流量，其中就包括消化道，它还可提高代谢功能。任何类型的运动对防治便秘都有帮助作用，包括散步、跑步、骑车、游泳等。

8. 有氧运动可加强心肺功能，延缓心瓣膜的老化

人的心瓣膜（共四个）在心脏中负责动静脉血液的正常进出而维持其正常循环。其老化后导致弹性降低，严重时会导致其闭锁不全（像门关不严一样），影响心脏中血液的进出量，使全身的血液循环出现异常。早期会出现气短、闷气、乏力、头晕、心慌等症状；晚期会出现心绞痛、心衰等症状。医生在临床中发现，经常做有氧运动的人，心肺功能比较强，心脏瓣膜老化的进程明显减缓。

9. 适当运动也能养胃

适当的运动能加强胃肠道的蠕动，促进消化液的分泌，改善腹腔血液循环，加强肠胃

的消化和吸收功能，缓解炎症进程，从而达到增强脾胃功能、促进其康复的效果。所以，从养胃健脾的角度来说，运动无疑是养胃良药，不妨"饭后百步走"。在众多养胃运动中，推荐慢跑和走路，饭后有节奏地散步，可以增加呼吸深度与频率，使腹部肌肉的运动对肠胃进行有效的缓解按摩，促进和改善胃肠的消化和吸收。

腹式呼吸可以帮助调理胃肠功能。如果没有比较固定的时间做运动，那么采用腹式呼吸锻炼再配合一些适当的按摩治疗，也可以方便地促进调整胃肠神经功能、减轻胃部不舒服的症状，也能改善消化功能。腹式呼吸就是使腹部随着一呼一吸的动作，逐渐完成弛缓收缩的运动，所谓气守丹田就是这个意思。练的时候身体平卧或者坐着，以全身心放松，自然舒适为主。锻炼的时候要思想集中，排除杂念，意识到丹田，并做到气守丹田。这样每天练一到两次，每次 30 分钟左右，再逐步延长时间。

10. 运动可以预防和辅助治疗心血管疾病

相关研究表明，运动可以预防和辅助治疗心血管疾病，具体来说，经常参加体育运动，尤其是有氧代谢运动，动脉血管的弹性就会增大，伸缩性会变强，血液就能被顺畅地送到体内各组织器官。不仅如此，运动还可改变冠状动脉血管结构，改善血流动力控制，促进氧气输送，从而增加冠状动脉血流，促进微血管与心肌细胞之氧气交换。此外，运动训练通过增加心脏应力及减少外围阻力，降低心肌氧气需求，从而减轻心脏工作负荷。

11. 运动让人更聪明自信

我们常常能从运动中获得良好的体验，如慢跑后神清气爽、散步后身心放松等。北京体育大学运动人体科学学院副院长、运动心理学专家毛志雄教授指出，运动给心理健康带来的好处远超多数人的想象，不论是随性的身体活动，还是规律的体育锻炼，都可以起到这种作用。改善情绪，这是锻炼最明显、也是人们感受最深的益处。一个常见的例子就是，不少长期跑步锻炼的人称自己跑步时体验过一种奇妙的快感，后来被称为"跑步者的高潮"，这是一种在跑步过程中随时出现的美妙、兴奋，甚至无法用语言描述的愉悦感，如"像一片美丽的羽毛顺风自由飘荡"等。其他类型的运动同样能让人心情愉悦，身心舒畅。毛志雄介绍，运动能有效地增加人的积极情绪，如快乐、满足等，减少消极情绪如痛苦、忧伤等，帮助缓解紧张和焦虑，运动甚至被当作治疗抑郁、焦虑的辅助疗法。从某种程度上说，运动可能让人变得更聪明。长期运动能引起人性格、自我观念的积极变化。经常运动的人会变得更外向、乐观、热情、有活力，且在社会交往中也会更得心应手。还有研究发现，运动员比一般人更具独立性，更客观，也更自信。

12. 有氧运动促进脂肪肝逆转

目前我国脂肪肝人群至少有 2 亿人，肥胖和 2 型糖尿病的发病率呈现出了明显的增长趋势。而且，肥胖和糖尿病正是引发脂肪肝的主要病因。随便翻开一个人的体检报告，"脂肪肝"这三个字似乎已经成为一个高频词。有统计指出，脂肪肝已经取代病毒性肝炎，成为我国乃至全球的第一大肝脏疾病。脂肪肝是指由于各种原因引起的肝细胞内脂肪堆积过多的病变。多发于肥胖者、过量饮酒者、高脂饮食者、少动者、慢性肝病患者及中老年内分泌疾病患者。而长期的肝细胞变性会导致肝细胞再生障碍和坏死，进而形成肝纤维化、肝硬化。而肝硬化继发肝癌的概率较高，一旦肝硬化发展到失代偿期，极易发生肝昏迷、肝腹水、消化道大出血、肝功能衰竭、肝肾综合征等，甚至会危及生命。

青海省体育科学研究所高原训练研究室主任祁继良表示，近些年大量的临床研究显示，人们患上脂肪肝以后是可以康复的，但是要通过坚持进行适当的体育运动，并辅以合理的饮食调节才能实现。从目前的研究看，通过参与体育运动，最终完全脱离药物治疗，是脂肪肝患者最为科学且理想的治疗途径。祁继良说：适合脂肪肝患者的运动通常以有氧运动为主，包括徒步走、跑步、游泳、骑行等全身性低强度有氧运动。有研究表明，同样的运动项目和运动强度，下午或晚上锻炼要比上午锻炼能多消耗20%的能量。因此，运动锻炼可选择在下午或晚上进行。而徒步的最佳时间是晚饭后45分钟，此时热量消耗最大，减肥的功效也最好。运动实施的频率以每周3至5次较为合适。如果运动后的疲劳不持续到第二天，每天都进行运动也可以。

徒步作为一项既简便又有效的运动形式，对于脂肪肝患者来说十分适合。平时不论是在公园还是运动场，采取中速步频，即每分钟115步左右为宜步行，条件允许每天都可步行40~60分钟。慢跑也可以促进治疗脂肪肝，通常情况下可采取慢跑与快走交替的形式，每次慢跑40分钟，每周三至五次，同时在跑步后辅以拉伸运动，也是不错的选择。

游泳作为一项全身运动，不仅能缓解治疗脂肪肝，水的温度刺激、压力和人在水中的活动可以使全身功能得到加强，特别是能增加心、肺功能和血管舒张、收缩功能，而且对高血脂患者也极为有益。因此，在条件允许的情况下，可每周游泳1~2次。

跳绳、跳舞，甚至是爬楼梯等都能对脂肪肝进行缓解治疗。但是，每次的运动不可过量，一般每次进行1小时左右中低强度有氧运动是比较科学的锻炼安排，其康复效果最为理想。而运动疗法贵在长期坚持，一般情况下坚持6个月以上就能显现出康复疗效。

（二）运动：伴随终生的"健康良方"——"名人健身"事例

1."文明其精神，野蛮其体魄"

这是毛主席1917年发表在《新青年》杂志第三卷上的"体育之研究"中提出的著名论断。毛主席一生都和运动健身结下不解之缘，无论是在战火纷飞的战争年代，还是在公务繁忙的和平时期，他都会挤出时间进行健身运动。他能因时因地制宜，合理选择适当的健身方式。①散步：毛泽东喜欢在工作之余到外面走走，这种散步的习惯伴随他一生。他喜欢快步走，即使是在冰天雪地里，他仍照常散步。他特别喜欢踏雪，即使院子里满是洁白的雪，他也不让扫掉。他喜欢观赏雪景，还喜欢在厚度深过脚踝的雪地踏行。在寒冷冬天散步，他从不戴口罩、手套、围巾。他外出巡视时，喜欢在野外田间、茶园散步，喜欢在田野里和农民交谈。②自由体操：毛泽东有一套自编的"自由体操"。这套体操的基本做法是：深呼吸，缓慢散步时摇头晃脑，活动头部关节；屈伸肘腕关节，旋转双肩，以肩带动肘臂做圆周旋转运动，左肩向前上，右肩向后下，交替转动。还可同时做腰部旋转扭动。整个体操比扭秧歌的动作还要有趣。毛泽东常在独自散步又无生人时，边走边做。③游泳：游泳是毛泽东喜爱并擅长的运动。他喜欢在大风大浪里游，63岁时首次横渡长江，73岁时再次横渡长江，在长江里前后游过17次之多。④毛泽东年轻时，竟在狂风暴雨雷电交加之夜，独自去爬岳麓山，体验《诗经》里"纳于大麓烈风暴雨勿迷"的情趣。或许和他多年跋山涉水的征战生活经历有关。和平年代，每当外出巡视，他都要抽空爬山。1954年，徐涛医生曾跟毛主席外出巡视。在杭州，一天上午，主席刚睡醒就提出要去爬山。徐医生考虑到主席年岁已大，爬山太累，就劝他不要去，但主席坚持说要去。在爬刘庄大门口对面的丁家山时，几十个石级，主席居然像散步一样，随便走走，就走完了。第二天睡醒后，毛主席又说要爬山，并一发不可收拾，天天醒后，都要去爬山。徐医生怕主席爬山累坏了身体，劝阻他，他却说："我这辈子爬了不少的山，累不坏。井冈山那么大，还不是靠两只脚走过来的！"那一年，在杭州，主席又爬了南高峰、北高峰，后来还爬了莫干山等，几乎爬遍了杭州周围的大小山峰。

2. 曼德拉活到95岁的长寿之道

2013年12月6日（南非时间5日），深受爱戴的南非前总统曼德拉在约翰内斯堡住所去世，享年95岁。曼德拉是世界上最受尊重的政治家之一，他带领南非结束种族隔离制度，走向多种族的民主制度。1993年，曼德拉被授予诺贝尔和平奖。1994年，曼德拉成为南非首位黑人总统，达到他传奇人生的巅峰。这位命运坎坷、饱受牢狱之灾的老人，竟然活到95岁的高龄，这不能不说是个奇迹。那么，他的长寿之道是什么呢？

古今长寿的老人，大都性格开朗、处世宽容，曼德拉就是一个宽容的人。他早年因领导反对白人种族隔离政策而入狱，被囚禁在荒凉的大西洋小岛（罗本岛）长达27年，身心受到极大摧残。由于是政治要犯，平时看管他的看守有3人，他们对他并不友好，总是寻找各种理由虐待他。1991年，曼德拉当选为南非历史上第一位黑人总统。然而在就职典礼上，他的一个举动震惊了全世界：年迈的曼德拉站了起来，恭敬地向曾关押他的3位看守致敬！曼德拉说："当我走出囚室、迈向通往自由的监狱大门时，我已经清楚，自己若不能把悲痛与怨恨留在身后，那么我其实仍在狱中。"

曼德拉曾向南非国民披露了自己的健康长寿秘诀：生活有规律，早睡早起。曼德拉的生活规律是在罗本岛监狱时形成的，至今恪守不渝。他每天凌晨4点30分起床，然后进行体育锻炼。曼德拉不爱吃油腻与甜食，但喜欢喝茶和咖啡，并且喝咖啡时一定要加蜂蜜。他爱吃麦片粥、水果和牛奶，但他最喜欢的食物是——精制新鲜羊肉和阿玛赫乌（一种发酵玉米粉做的饭）。曼德拉说："我的食欲很好，从不节食。"

爱好运动是曼德拉一生的最大特点。曼德拉将自己的养生法宝概括为两个字：运动。平时，曼德拉要充分利用一切工作之余锻炼身体。他从年轻时就养成了锻炼身体的良好习惯，即使在监狱中，也没有因为条件恶劣而放弃锻炼。关押曼德拉的牢房不足 4.5 平方米，对于身高 1.83 米的曼德拉来说，实在是小得令人感到压抑。曼德拉在这种艰难的环境里仍然以顽强的毅力有计划地坚持锻炼。他每天早晨在牢房里原地跑步 45 分钟，然后做 100 次俯卧撑、200 次仰卧起坐和 50 次下蹲运动。监狱每天放风半小时，他总要充分利用起来，在院子里跑跑步，做做操。曼德拉晚年仍然很"好动"，只是不再参加特别剧烈的活动了。他坚持每天散步、做老年操，高兴时还喜欢"翩翩起舞"，以活动筋骨。所有这些，都为这位饱经风霜的老人提供了长久的生命力。

3. 老年运动家——爱因斯坦

提起爱因斯坦，最先想起的就是一系列的"家"，诸如科学家、物理学家、哲学家、数学家……其实除了学术方面，爱因斯坦一生坚持体育运动，因此还被人们称为——老年运动家。

爱因斯坦从小喜欢运动，而且展现出过人的运动天赋。小学时候体育课练习跳马，就属爱因斯坦的动作最标准、最漂亮。后来，爱因斯坦在实验室搞研究、摆弄机器、计算数据的同时，仍抽空参加多种文体活动，尤其喜欢爬山、骑车、赛艇、划船、散步等体育活动。有人形容他工作时的劲头"简直像个疯子"，似乎有使不完的精力。爱因斯坦这种充沛的精力，正是源于他的合理休息和经常锻炼。

爱因斯坦爱好运动，不仅是从兴趣出发，也是为了提高学习效率。爱因斯坦常对人说：学习时间是个常数，学习效率却是个变数，单独追求学习时间是不明智的，最重要的是提高学习效率。爱因斯坦认为必须通过文体活动，才能获得充沛的精力，保持清醒的头脑，爱因斯坦还根据自己的亲身体会，总结出一个公式，即 A = X+Y+Z。A 代表成就，X 代表劳动，Y 代表休息和活动，Z 代表少说废话。他把这个公式的内容，概括成两句话：工作和休息是走向成功之路的阶梯，珍惜时间就是专注地工作。爱因斯坦在物理学上取得伟大成就以后，不少国家请他去访问和讲学。有一次，他去比利时访问，国王特地成立了接待委员会。但当火车进站后，却不见爱因斯坦的影子。原来，爱因斯坦避开了那些欢迎的人，一路步行来到王宫。爱因斯坦还对比利时国王解释："我平生喜欢步行，运动带给了我无穷的乐趣。"

晚年时，爱因斯坦还坚持锻炼，经常邀请朋友去爬山，有意识地磨炼意志，锻炼身体。有一次爱因斯坦和居里夫人及其两个女儿，兴致勃勃地攀登瑞士东部的安加丁冰川。他们按照登山运动员的要求，身背干粮袋，手持木拐杖，顺着山径往上爬。在旅途中，爱因斯坦谈笑风生，十分活跃，好像年轻人一样。由于一生坚持不懈的运动，直到老年，人们赠给他一个光荣的称号——老年运动家。

4. 人口学家马寅初——"坦然和健身是我的长寿药"

马寅初是中国近代史上著名的经济学家、教育家、人口学家，享年102岁。马寅初大半生经历坎坷，却能笑对世态炎凉，坦荡面对宦海沉浮，使自己的生命一达天年。马老之所以能如此超越洒脱从而成为长寿者，与他有着强健的体质做其人生的支撑有很大关系。

马寅初坚持运动健体强身，70余载从不懈怠。他早年在国外读书时体质羸弱，在耶鲁大学求学期间，有幸结识了一位93岁但仍鹤发童颜的医生。这位医生告诉他，自己健身强体的秘诀是热冷水浴，十几年来每日从不间断。从这以后，马寅初就照此方式热冷水交替洗浴，40多年坚持不辍。

马寅初的另一个健体之道就是登山。20世纪40年代，他身陷囹圄时，曾被软禁在重庆歌乐山。他每日攀登歌乐山的主峰云顶寺，上下往返10多华里，只需60分钟，久而久之在原本无路的山间踏出了一条小径。他80岁以前一直都是以小跑的步速登山。马老的孙子马思泽对记者说："每次陪老爷子爬山，我都跟不上他，他一路连跑带颠的。"

1957年，马寅初因"新人口论"受到批判后赋闲在家。他常带家人到京郊各处爬山，北京地区周边的山上大多留下过马老劲健的足迹。马老80岁以后，就不再到远处登山了，只在京城内的景山公园和北海公园小练。1966年"文革"期间，北京各公园关闭，马老就在自家的院里溜达，每日要坚持走完300米，还特意用一个小本记录走过的圈数，怕走少了运动量不够。后来他记忆力渐渐衰退，便在衣服的一个兜里装上50颗豆子，每步行一周，取出一粒装入另一个兜里直到豆子移尽为止。1969年，87岁高龄的马老右腿突然瘫痪，但他仍然坚持运动，在房间里双手扶着一个高凳，拖着瘫痪的右腿，步履艰难地坚持运动，最终在地板上拖出一条很宽的痕迹。后来，他的左腿也瘫痪了无法行走，于是就坐在轮椅上活动手臂。若是夏天，他便每天坚持挥动大蒲扇数千次。1972年，马寅初被确诊为直肠癌，此时他已是91岁高龄。但是他经过两次手术治疗后，竟然躲过生死一劫，康复无恙。医生说这是马老几十年的运动为克服癌症储备了良好的体能。在他生命的最后10年，癌细胞都没有发生恶化和转移，这不能不说是个奇迹。

第二节　运动方式的选择

著名专家洪昭光教授指出："要想身体好，得牢牢记住一句话，运动不是一项任务，它是生活的一部分，运动应该是快乐、享受。运动是健康的源泉，世界上最好的运动就是走路。"

一、步　行

"走路"被世界卫生组织认定为是"世界上最好的运动"，不少国家的心脏协会和专家都鼎力推荐，目前已经成为全球最流行的运动。步行是最安全、最简便、最经济的有氧代谢运动，被誉为"心脏健康之路"。分散步、快步走（也称健步走）两大部分。高强度的步行运动还有跑步。

步行能改善体内自主神经的状态，让交感神经的切换更灵活，有助于缓解压力和解除忧虑，使大脑思维变得更加清晰、活跃。据英国人员研究结果：坚持每天步行 25 分钟，平均可延寿 7 年。国外著名的心脏病理学专家怀德博士指出，从进化和生物力理学角度看，步行是人类最好的运动方式，对健康有极大的益处。研究证明：步行可以逆转冠状动脉硬化斑块，还能有效地预防糖尿病，使其发病率减少 30% ~ 50%。研究表明，一星期坚持 3 天，每天在 30 分钟内步行 3 千米，糖尿病的发病率就可降低 25%；每周坚持 4 天，可降低 33%；每周 5 天，则能降低 42%。步行能明显使体型健美，更重要的是步行能使神经系统功能，尤其是平衡功能改善。

（一）散步

1. 散步是一项有益健康的活动

散步既不需要任何体育设施，又不需要指导老师，也是应用最为广泛的锻炼项目，尤其对老年人来说，散步是理想的锻炼方式之一。随意走走停停地溜达，不能算散步，运动量过小达不到运动效果。健康的老年人可按"3、5、7"原则散步，就是每天走 3 000 米，30 分钟内完成，一周走 5 次。比如一位 65 岁的老人，用 170 减去 65，那他散步的心率应保持在 105 次 / 分钟为宜，最高也不要超过 125 次 / 分钟。运动时出点汗，呼吸顺畅，即可达到锻炼效果。

实验证明：散步 1 ~ 5 分钟关节释放润滑液。首先迈出的几步会引发细胞释放出生成能量的化学物质，从而为散步提供能量。此时，心率达到每分钟 70 ~ 100 次，血流量增加，肌肉得到预热，关节的僵硬度开始减弱，并释放出润滑液更容易移动身体。身体开始燃烧热量。散步到第 6 ~ 10 分钟时，血管得到扩张，心跳会随着步伐的加快而加速，燃烧的热量也会更多。血压会轻微上升，身体会释放能扩张血管的化学物质保障氧气和血液对肌肉的供给。散步到第 11 ~ 20 分钟时激素分泌量上升，此时体温会开始有所上升，皮肤上的毛细血管开始扩张，释放热量，会有汗液排出，同时热量也会加速燃烧。肾上腺素和胰高血糖素等激素的分泌量上升，以便为肌肉输送能量。散步到第 21 ~ 45 分钟时，更多脂肪燃烧，时长达半个小时，你会感觉精力充沛，随着身体张力的释放，大脑会释放出让人感觉良好的内啡肽，人体会开始放松。由于有更多的脂肪得到了燃烧，胰岛素分泌量开始下降，这对体重过沉的人或糖尿病患者来说是个极好的消息。散步到第 46 ~ 60 分钟时，肌肉开始疲劳。散步 1 小时左右，肌肉就会开始感觉疲劳，因为体内碳水化合物的存储量减少了。

2. 有慢性病的人最好缓慢地进行散步

失眠者缓慢步行后，要注意休息后再睡觉，有一定的催眠效果。高血压、冠心病的正确走法：步速以中速为宜，行走时上身要挺直，否则会压迫胸部，影响心脏功能。走路时要充分利用足弓的缓冲作用，要前脚掌着地，不要后脚跟着地，以免使大脑振动，容易引起一过性头晕。

冠心病患者最好在饭后 1 小时散步，长期坚持有助于改善心肌代谢，并减轻血管硬化。有轻微认知障碍的人应该倒着走，把两手背在后腰命门穴，缓步倒退 50 步，然后再向前行 100 步，一倒一前反复走 5 ~ 10 次，有助于帮助大脑活动。有胃肠病的人可以采用摩腹散步法，边走边按摩腹部，对肠道疾病的恢复有很好的效果。

体弱者应甩开胳膊，大步跨。体弱者要达到锻炼的目的，每小时走 5 千米以上最好，走得太慢达不到强身健体目的，只有步子大，胳膊甩开，全身活动，才能调节全身各器官的功能，促进新陈代谢。而且时间最好在清晨和饭后进行，每日 2 ~ 3 次，每次半小时以上。

肥胖者适合长距离疾步走，每日 2 次，每次 1 小时，步行速度要快些。这样可以使脂肪燃烧，从而减轻体重。

冠心病患者适合缓步慢行。冠心病患者散步的步速不宜过快，以免诱发心绞痛。应在饭后一小时后再缓慢行走，每日 2 ~ 3 次，每次半小时，长期坚持可促进冠状动脉侧支循环形成，有助于改善心肌代谢情况，并减轻血管硬化。

糖尿病患者应摆臂、甩腿、挺起胸。糖尿病患者行走时步伐宜尽量加大，挺胸摆臂，用力甩腿，最好在餐后进行，以减轻餐后血糖升高，每次行走半小时或 1 小时为宜。但对正在用胰岛素治疗的患者，应该避开胰岛素治疗作用的时间，以免发生低血糖反应。行走一般选择在餐后半小时，而且活动时间也不要超过 1 小时。

每天走路可降低早逝风险。一项研究显示，对年纪大的人来说，哪怕每天走上 5 分钟，也有助于降低癌症、心血管疾病和呼吸疾病引发的早逝风险。研究分析了平均年龄在 70 岁左右的约 14 万人的数据发现，与不步行的人相比，除了每周步行 6 小时以上没有其他锻炼的人，因呼吸疾病引发的早逝风险低 35%，因癌症引发的早逝风险低 9%，因心血管疾病引发的早逝风险低 20%。

有试验证明，饭后 10 分钟，走低高血糖。餐饭后散步 10 分钟，对 II 型糖尿病患者而言，可以降低血糖，保持健康；早午晚餐后都散步 10 分钟，效果比一次散步 30 分钟更好，血糖指数会下降，这比一天只散步一次的效果好 12%。如果健康人每周有 5 天能散步 30 分钟，那么未来患 2 型糖尿病的风险会降低 26%，而且锻炼得越多，效果越好，如果一天锻炼一小时，则风险降低多达 40%。

（二）快走（健步走）

1. 快走——一种有效可行的健身方法

快走也叫健走、健步走。《健康报》报道，有一项运动防病健身效果显著，同时安全可靠，肌肉和韧带受伤的概率很小，此外，该运动简单易行，不需要特殊的运动设备，更老少皆宜，适合所有人群，这项运动就是健步走。步行作为最简便易行的中等强度的体力活动，国外普遍推荐的处方是每天步行一万步，而我国则推荐每天 6 000 步到一万步。健步走比跑步安全，跑步时脚底落地所产生的冲击力是体重的 2～7 倍，有可能使肌肉、韧带拉伤。而健步所产生的冲击力仅为体重的一半，能有效缓解肌肉、关节因得不到锻炼而导致的僵硬、萎缩、疼痛等症状。

快步走只需在走路时加快速度，走时应自由摆臂，手臂高度不要超过肩膀，若摆臂力度过猛、幅度过大，会导致手臂抽筋、关节劳损。老年人尤其要注意，不要背着手走路，这样不仅不能锻炼上肢，还会影响走路时身体平衡。快步走是最简单方便的排毒运动，它可以刺激淋巴、降低胆固醇和改善高血压。剑桥大学医学研究理事会流行病学研究所一项新研究发现，每天快走 20 分钟就可以延年益寿，使早亡危险降低三成，而久坐的致命危险是肥胖的两倍。新研究中，科学家乌尔夫·埃克伦德博士及其同事收集了 33.4 万名男女参试者的相关数据。在为期 12 年的跟踪调查中，研究人员测量了参试者身高、体重、腰围以及自我评估身体运动量。结果发现，保持适量身体运动是降低早亡危险的关键。每天快走 20 分钟可消耗 90～110 卡路里热量，体重正常人群早亡风险可降低 30%，体重超标者适当运动也能降低 16% 的风险。

最新研究发现，即使身体健康只达到中等水平，多数人只要每天快步行走 30 分钟，每星期 5 次，不论男女的脑卒中概率都将显著减少。南卡罗来纳大学预防研究中心的调查结果显示，身体健康的男性比不健康男性，脑卒中概率减低 40%；健康女性脑卒中的风险则比其他女性降低 43%。此外，芬兰最新研究发现，脑卒中患者每天听音乐，可以加速脑部的康复。

快步走可以健肠胃。快走相当于给肠道按摩，帮助肠胃蠕动，让气向下走（放屁），而不是向上走（打嗝）。在健步走的过程中，能增加上腰部、胯部的转动，让身体在行走中有节奏地扭动起来，不仅可以促进排便，防止便秘，还能减少直肠癌的发生。随着年龄的增长，身体各个器官会发生萎缩退化、功能降低，骨骼、肌肉、韧带也会变得松弛。如果平时走路不有意识地轻快一些，时间长了，就会养成慢腾腾走路的习惯。腿部肌肉得不到很好的锻炼，就会萎缩衰老，两腿走路就会蹒跚。所以，老年人平时走路时应稍快一些，把两脚尽量抬高一些，这对防止腿部衰老和延年益寿很有帮助。国外一项研究发现，一周散步，尤其是快走至少两次、每次 40 分钟以上，有助于降低老年女性罹患心脏衰竭的风险。研究分析了近 9 万名老年女性十多年的散步习惯和健康数据。研究人员表示："即便肥胖和超重女性也能受益于散步，降低心衰风险。"英国研究发现，走路慢的人，患心脏病的风险较高。研究人员搜集了近 42 万余名中年英国人的数据，对比分析发现，无论男女，与走路轻快的人相比，走路慢的人死于心脏病的风险提高了 2 倍。较慢的步行速度能增加动脉壁厚度，而快速行走可以升高高密度脂蛋白水平。

2. 快步走的计算方法

其步数应为从起床到入眠 1 天的合计。其中的分钟数指的是走路中需要快走的时间，如走 8000 步，只要其中 20 分钟是快走即可，其他如户外、户内外活动以及做家务等都可算在 8000 步之内，但并非快走。日本研究表明，人到 30 岁以后，每增加 10 岁，肌肉力量就会下降 5%～10%，而在健步走中将较快的步调和较慢的步调每三分钟交替进行，一天 15 分钟，每走 4 天以上，持续 5～6 个月，肌肉力量能提高 1 成。

3. 健走不是小跑

"每日万步行"的快走首见于日本，最初和我国一样，尤其是中老年人，只是一味地甩开手臂往前冲，甚至不顾一切，疾步如飞。但近年研究发现，步行运动不仅是数量，质量也很重要，二者保持平衡才能达到锻炼身体的目的，否则对健康并无益处。最好选择"中等程度"的运动，即以隐约出汗为度，持续约 3 分钟的调整呼吸的运动，步长应控制在 70～80 cm/步，步频控制在 90～100 步/分，步速控制在 70～75 米/分，不宜过快，更不能飞奔。

4. 健走后喝牛奶

日本的研究表明，健走后 30 分钟以内，喝 1～2 杯牛奶，可以提高大腿肌肉力量16%。这种做法，显然既补充了水分，又增加了肌肉力量，可谓一举两得。

（三）散步和健步走的区别

二者速度、锻炼部位和达到的锻炼效果都有区别。

健步走是指时速在 5～7 千米/小时，身体微微出汗，走路中可以正常和同伴交流，不会气喘吁吁的运动。运动部位重点为胯骨，对心脏的承受能力有一定要求，是全身有氧运动。而散步没有固定时速，通常不会出汗；锻炼部位主要是腿部，也是有氧运动。

目前流行一种"暴走"的运动方式，其实它只是快速的普通走路而已，与健步走（徒步）运动不可同日而语。暴走普遍存在走得过快、时间过长、运动超量的情况。暴走时间过长或速度过快，会对膝关节造成磨损和损伤，引起退变加重，甚至会出现退行性关节炎。

健步走对于青壮年人群比较合适，一能活动肢体，二能集中思维，三能改善视力。而散步对于中老年人比较适宜。

怎么判断步行锻炼的运动强度是否足够？每天日行一万步的理念是正确的。像有些人在办公室里来回走动，或者去单位附近办个事，这些行走的强度就很低，步数却慢慢累积上了。在这种正常速度下，即便走 1 万步也起不到运动健身的作用。步行必须超出人们平常习惯的速度，在一定时间内消耗的能量才会多，才能提升锻炼的价值。步频（每分钟走多少步）是一个能够合理反应走路强度的重要参数。推荐每分钟 110 步以上，130 步以下（4.8 ~ 6.4 km/h）的步频是比较合理的中等强度标准。运动量 = 合理步频 × 运动时间 = $110 \times 30 = 3300$。建议年轻人可以选择在上下班过程中多走 2 站地铁的路程，老年人则可以专门拿出一段时间来步行锻炼。

（四）跑步

1. 跑步，可使你你变得健康、聪明、美丽

中国有一句古话："百练不如一走。"在奥林匹克运动的故乡希腊，古希腊人在岩石上刻下了这样一句名言："你想变得健康吗？跑步吧！你想变得聪明吗？跑步吧！你想变得美丽吗？跑步吧！"原河南省田径队总教练、国家级教练李培立在上"科学跑步课"时说："以健身为目的的跑步，跑步时一定要做到小步子，快频率，这样跑起来省力，膝盖和肌肉也不容易受伤。脚落地要轻，要全脚掌着地，跑步的姿势尽可能优美。"他介绍说：小步子就是腿抬的低，脚底离地的距离有七八厘米高，步幅有七八十厘米长，这样跑起来省力，也不易受伤。快频率就是跑步时，每分钟步频保持在 180 左右。跑步时脚落地的声音一定要轻，远远地就能听到跑步声音的跑法最不好，跑到跟前还听不到跑步的声音最好。锻炼以 30 ~ 40 分钟为宜。刚开始跑步，一定要循序渐进，不要一开始就跑好几千米，哪怕一次跑一千米也好，跑一段时间后再慢慢增加跑步距离。跑步并不是越多越好，应根据个人体质与能力而行。一般建议：初级跑者最初 1 ~ 3 个月，可每天跑 3000 ~ 5000 米；跑 6 个月后，每天可以跑 4000 ~ 6000 米。

德国学者研究表明，跑步能延缓血管细胞的老化。50 岁开始跑步也是值得的。研究者表示，"在最理想的情况下，到 80 岁时你还可以拥有 50 多岁的人的心脏。"发表在《心血管疾病进展》杂志上的这项研究结果显示，不论跑程多长和速度多快，从事跑步运动会将一个人的早亡风险降低 40%。坚持跑步 40 年的人其预期寿命延长了 3 年多。人们所能采用的锻炼方式有很多种，它们都对身体健康有益。然而，就健脑而言，跑步是最有效的。研究发现，持续的有氧锻炼是保持大脑功能正常运转的最佳方法。澳大利亚的研究者发现：持续开展达到出汗程度的有氧锻炼可以有效地减轻职业倦怠感，如心理压力大和情绪疲惫等，并能成功地提高幸福感和工作成就感。正确的跑步运动可刺激软骨修复一些自身的小损伤，人体撞击地面会促进软骨特定蛋白质的合成，使其更健壮。

2. 跑步健身的秘诀

（1）跑步要达到中等强度。很多人每天花很多时间做运动，却一点汗也不出。这一现象经常出现在老年人中。其实是这些运动并没有达到应有的强度，做了无用功。根据世界

卫生组织及中国的官方指南，中等强度是目前有效运动的最基本要求。那么，怎样在运动中达到中等强度呢？有以下三种方法：①数脉搏：在运动中，我们可以感觉到自己的心跳加快。这是因为随着运动总量的增加，心脏搏动频率会增加以适应身体的需要。最大心率＝220－年龄；目标心率＝最大心率的60%～75%。②自我感知：在运动过程中呼吸加快，说话气喘、出汗等。感受自己身体在运动中所出现的反应，可以帮助我们判断运动强度。中等强度的表现是身体仍然没有问题，呼吸明显加快，出汗明显，说话稍显气短。③行走速度：中等强度的标准是每小时4.8～6.4千米，约等于每分钟160～200步。达到了科学的运动强度，还需要达到足够的运动时间才行。每周至少运动5天；每天累计至少30分钟；单次10分钟以上才是有效运动，单次走路少于10分钟属于无效运动。每天快走至少30分钟，约合6000步，这一步数同时有行走速度和行走时间这两方面的要求。此外，这一步数也被证实不会对关节造成损伤。我们推荐的是：地图加手表，方法很简单，在地图上选定一条单程3千米的路，用手表计时，每天专门抽出一个小时来往返。

（2）跑步后不能立即停下来。很多人习惯性地跑累了就一屁股坐地上休息，其实这很危险，会造成血压突然降低，出现脑部暂时性缺血，引发心慌气短、头晕眼花、面色苍白，甚至休克昏倒等症状。跑步过后，可以走5～10分钟，使身体平缓度过不良反应"危险期"，拉伸则可以让肌肉排列重新回到起始状态。动作与热身运动类似。

（3）跑步不要口渴了再喝水。芝加哥洛约拉大学健康系统通过调查研究发现，近半数的跑步者在进行跑步锻炼的时候喝了过量的水，这可能会引起运动性低钠血症。在比较极端的情况下，还可能会导致癫痫发作、失去意识甚至昏迷。跑步时口渴了可以小口喝少量的水，不能牛饮。

（4）感冒初愈别跑步。如果正在感冒或感冒刚好不久，最好不要跑步运动。因为跑步会增加耗氧量，让心肺负担加重，特别是感冒患者进行运动，病毒可能会侵犯心肌，从而引发急性心肌炎。可以踩瓶子缓解跑步疲劳。准备一个啤酒瓶，横放在地上，垫上一块干布防止酒瓶乱滚，然后坐在凳子上，用双脚足弓处踩上去，轻轻地来回滚动即可。此法可以按摩足底，缓解跑步后足弓疲劳，简单易做，效果也好，平时看电视的时候也可以踩踩。

（5）跑步什么时候最好？　经过一天的"预热"，人的神经、肌肉、关节状况在下午靠近傍晚时，即4点至6点达到巅峰。此时运动能最大化地降低受伤概率，加上室外温度适中，十分适合跑步。

（6）不要在拥挤的街道上跑步。现在许多人健走选择在街头巷尾。而英国一项研究表明，在城市交通量较大的城市道路进行长时间走步锻炼，对健康几乎没有效果。其原因是空气污染较严重，运动效果被大气污染所影响，而在公园则效果要好得多，对健康大有益处。因此建议人们如果在有绿色植物的地方或公园找不到运动场所，选择在室内也是个好办法。

（五）到底饭后要不要百步走

1. 两个都正确又相互矛盾的说法

"饭后百步走"和"饭后不要走"这两个说法都正确，只是需要辩证的区分。"饭后百步走"适合于平时运动量少、长时间伏案工作、形体较胖或胃酸分泌过多的人。"饭后不要走"主要适合体质较差、体弱多病，尤其患有胃下垂等疾病的人，这类人群饭后非但不能散步，还应平卧 10 分钟。

同时，"饭后百步走"并非指一定要走上一百步。"百步走"应该是"摆步走"，不是急行军、锻炼式的散步，而是摆动手臂，慢慢得溜达。放下筷子就走的习惯并不可取。刚吃过饭，食物需要在胃里停留一段时间，与帮助消化吸收的胃液相混合，进食后马上站起来走路，无疑会给胃增加负担，如果很快就出去散步的话极有可能会加重病情；并且此时散步和活动会使体内的气血流动加快，脑部的气血供应减少，还会引发心绞痛、期前收缩、阵发性房颤及昏厥、晕倒等严重问题。建议饭后休息 30 分钟左右，再开始散步才能起到保健的作用。

2. 不以步数论英雄

《新民晚报》2017 年 3 月 31 日的一篇报道中这样写道：作为一个喜爱全民健身运动、喜欢步行的老百姓，决不能以步数论英雄。有专家说过，成人正常每天是 6 000 ~ 10 000 步，步行 1 小时最理想，最理想是快走，其次是中速走、慢走，甚至还可以变着花样走，比如快慢交替走，倒着走以及拍手走。步行后感到一身轻松、心情舒畅，就达到了理想的步行效果。如果单纯追求步数，回家后却恨不得爬在床上休息，就大错特错了。

（六）老人走路有讲究

（1）速度稍快一点。步行可分为慢走（70 ~ 90 步 / 分钟）、中速走（90 ~ 120 步 / 分钟）、快走（120 ~ 140 步 / 分钟）、极速走（140 步以上 / 分钟）。有一定运动能力的可中速或快走，每次 30 ~ 40 分钟，可进一步强化心肺功能。

（2）步子迈大一点。中老年人走路时除了注意速度，更应有意识地加大步幅，可有效锻炼腰腿肌肉和刺激大脑，有助于预防老年痴呆症。理想的步幅是 65 cm，即一步迈过一条白色斑马线的宽度。

（3）两臂摆起来。两臂随走路有节奏地较大幅度摆动。摆臂时可握拳，并配合较深的呼吸，两步一呼，两步一吸。摆臂较消耗能量，坚持下去有燃烧脂肪的效果，还能增强骨关节和呼吸功能，对缓解肩周炎、肺气肿及老年慢性支气管炎也有一定帮助。

（4）走完规定路程。按特定的线路、速度和时间，走完规定的路程。可在平坦和有坡度的路面上交替进行。此法有助于锻炼老人的心肺功能。

（5）按摩一下腹部。一边散步，一边顺时针按摩腹部，每分钟走 40 ~ 60 步，每次 5 ~ 10 分钟。锻炼同时，能帮助改善肠胃功能，适合患有便秘、慢性肠胃疾病、肾病的老人。

（6）走路一定要选对鞋。选鞋时应注意"鞋头翘、鞋中韧、抓地强"。鞋头翘的鞋子能很好地缓冲老人行走时遇到的障碍，帮助老人维持平衡；鞋中韧是说鞋子中段韧度适中，不易崴脚；抓地强，鞋底防滑、韧而不硬，才能让老人行走安稳又舒适。

（七）运动案例——一个老人的自述

每天行走六千步。有人说，五十岁前人找病，五十岁后病找人。我今年是六十九岁的老太婆了，不仅不见病魔来找，到医院查体找病，却被诊断为：身强力壮，精力充沛。我赶集买粮买菜，下厨做饭，锅碗瓢盆的曲子演奏得轻松协调。我经常读书看报，时不时地写篇小文章在报刊上发表，别人问我缘何这么健康？我的回答是："每天六千步，是我健康路。"

"生命在于运动"之理尽人皆知，对我这已步入晚年之人当如何运动？我思来想去，选择了步行，每天一定走够 6 000 步。步行简单易为，不需要什么投资，但需锲而不舍，始终坚持，并达到适宜的量和质方能达到预期的效果。

这里所说的"量"，就是每天走 6 000 步，缺一步不可。我是数着数步行；我所说的"质"，就是步行要快慢适中，既不过累，又有适宜的力度，以起到锻炼的作用。再就是要选择阳光充足、空气清新、环境幽雅之处，因为这种地方能使身心皆受益。日行六千步的健康之路，我已整整走了六年，我深感日行六千步的益处，它能消除肢体酸疼、保持身体灵活、增强体质，促进思维等。

二、游 泳

游泳是较为典型的有氧运动之一，可以使肌肉变得发达，帮助减少腹部脂肪，塑造美好匀称的身材曲线，另外对心肺功能有一定的帮助。在各类减肥运动中，游泳是值得向大家推荐的锻炼项目。游泳减肥的原因在于游泳消耗的能量大，这是由于游泳时水的阻力远远大于陆地运动时空气的阻力。同时，水温一般低于气温，有利于散热和热量的消耗，较跑步等陆地上的项目消耗大许多，减肥效果更明显。游泳时，体重被水的浮力承受，下肢和腰部会轻松许多，关节和骨骼受损伤的危险性大大降低。游泳时，水的浮力、阻力和压力对人体是一种极佳的按摩，对皮肤还可起到美容的作用，特别适合中老年朋友进行。

需要注意的是，游泳前要做好准备工作，还要注意安全，饭前饭后游泳都会影响消化。空腹游泳会影响食欲和消化功能，也会在游泳中发生头昏乏力等意外情况，而饱腹游泳亦会影响消化功能，还会出现胃痉挛，甚至呕吐、腹痛现象。也不能边喝啤酒边游泳。有关专家指出，酒后游泳，体内储备的葡萄糖大量消耗，会出现低血糖。酒精能抑制肝脏正常生理功能，妨碍体内葡萄糖转化及储备，导致发生意外。同时，酒精会影响大脑的判断能力，也会增大发生危险的概率。此外，游泳后消耗了很多能量，很容易出现饥饿感，因此游泳后宜休息半小时再进食，否则会突然增加胃肠的负担，久之容易引起胃肠道疾病。

游泳的其他注意事项：身体有病时不要去游泳，如中耳炎、心脏病、皮肤病、肝肾疾病、高血压、癫痫、红眼病等慢性疾病；感冒、发热、精神疲倦、身体无力都不要去游泳。

三、骑自行车

骑自行车是典型的有氧运动，可以增强心肺功能，还能使身体匀称。骑自行车上班也是当下推崇的绿色生活方式。运动人体科学专家表示，骑自行车可以全面锻炼人的内脏器官，强化心肺功能和提高耐力，促进新陈代谢和血液循环，延缓机体的衰老。而自行车也被认为是克服心脏功能问题的最佳工具之一。骑车可以通过双腿持续蹬踏锻炼腿部、腰部、背部的 26 对肌肉及下肢的 3 对关节；还能通过双手握把配合腿部的周期性用力，提高人的骨骼肌肉系统以及韧带的力量，提高腰椎骨的灵活性。总而言之，骑车是一项全面提高人的速度、耐力、敏捷性、柔韧性、协调性等全身素质的健康运动。

骑自行车不仅特别方便，而且对于预防心脏病、高血压、糖尿病等慢性病有明显作用。以日常健身为目的的骑自行车运动，心率控制在无氧阈心率水平以下，可以用 170- 年龄来计算安全的运动心率，从而控制运动强度，每次运动时间为 20 ~ 40 分钟。如果运动强度低，可以适当延长，但不推荐运动时间过长，防止引起疲劳性损伤。

老年人骑自行车还可以对腿部肌肉和关节起到一定的锻炼作用，进而预防关节炎、四肢僵硬等情况。但老年人骑行时，注意速度不要过快，以免因来不及刹车而突发意外。

四、打太极拳

打太极拳是我国独特的养生方法。它巧妙地融合了气功与拳术的长处，动静结合，刚柔相济，动作舒缓柔和、协调沉稳，还能让人宁心静气，安养精神。一套拳打下来，微微出汗，运动量适中，尤其适合中老年糖尿病患者、高血压患者锻炼。

打太极拳对身体又很多好处。长期锻炼可以改善身体的血液循环，减轻一些慢性病症，还有利于心血管系统的健康，提高肺部的呼吸功能，每天锻炼一个小时左右最佳。

太极拳的好处并不仅限于体育领域，它还有助于平衡血压，降低胆固醇，从而降低罹患心脑血管疾病的风险。研究人员发现，太极拳对心肌梗死患者的康复也有帮助。研究者表示：太极拳对这类患者而言是一项值得推荐的选择。因为初级招式舒缓而简单，随着练习者水平不断提高，其锻炼强度也不断增加。太极拳讲究调节气息和疏松筋骨，因此对降低心理压力、缓解抑郁症状也有益处。

练太极拳要方法对头，持之以恒。运动量要由少到多，有条件的可上下午各做一套，要找空气清新，安静空旷之处。穿吸汗透气的衣服，平底柔软的布鞋练习。《中国体育报》

2017年10月26日报道了太极拳的要领是：①松。周身放松是太极拳最重要的要领。"松"才能"通"，通才能顺，才能气血畅通，达到既练外又练内的目的。②静。可以集中注意力，经过长期锻炼，能使人体的中枢神经系统得到很好的训练。③自然。就是在练习中做到顺其自然，自然而然。尤其是初学太极拳的人，必须保持自然呼吸，不要有任何勉强和约束。待动作熟练后，可根据具体情况使呼吸、动作自然配合。④气沉丹田。是练习太极拳的重点要领之一。采用腹式呼吸，通过膈肌与腹肌的收缩与舒张，使腹压不断改变，从而改善血液循环，加强心肌营养，其他内脏也可得到规律性的按摩。所以经常练习太极拳对预防心血管方面的疾病，对治疗一些内脏的慢性病都有一定的好处。太极拳从头到脚，从外到内都有具体要求，要虚实分明，上下相随，周身高度协调一致，这样就要以腰为轴，由躯干带动四肢来运动，从而达到养生又养心的目的。

五、跳广场舞

（一）新近兴起的健康保健品

当下，健身广场舞已经成为人气相当高的健身运动之一，以女性为多。国家体育总局社会体育指导中心主办的2018年全国广场舞大赛，参赛人数超10万人，间接参与人数将近100万人。广场舞的普及，不仅是民众健身娱乐之需，也是人民生活幸福的体现。

近些年来，广场舞受到了许多老年人的欢迎，跟着欢快的音乐节奏，跳着驾轻就熟的舞蹈，既可以充分和同龄人进行接触，还可起到增强记忆力和增加身体协调性的作用，广场舞被称为不花钱的保健品。《循环》杂志上发表了一项研究，发现舞蹈对治疗心血管疾病很有效果。这项研究的对象是一个拉丁裔社区的老年人，研究人员将57个老年人分为两组，一组每周参加两次跳莎莎舞（BAILAMOS）的活动，另一组作对照组，只参加健康教育计划。在4个月的实验之后两组体力均有所上升，但跳舞组更明显。因为跳舞不仅让他们运动得多，而且整体的协调活动也有所提升。

舞蹈与健康的关系一直被人们所关注。早在2008年，就有一项相关研究证明了类似的结论。这篇发表在《运动与生理学》杂志的研究显示，一小部分久坐不动的中年妇女，在进行了三个月的每周两次、每次一小时的有氧舞蹈后，心率明显下降，而且腹部肌肉力量增加。另一项来自布莱顿大学的研究也证明了舞蹈可以塑造"A4"腰。在实验中，研究人员发现相同时间下，对比游泳、跑步或是骑车，跳舞燃烧的卡路里要明显高一些，跳舞的动作更有助于打造"小蛮腰"。

研究发现，舞蹈能调节人的情绪，减轻焦虑，增强大脑灵活性。不论是否跳的优美，能否跟得上节奏，只要跳起舞来，坏情绪就会远离你。无论是传统民族舞还是热舞，各种舞蹈都能够改变大脑供氧，锻炼肌肉，产生令人快乐的化学物质，包括可以提高情绪的神经递质5-羟色胺和去甲肾上腺素，以及产生能够提升满足感和欣快感、提升对疼痛的忍受力的内啡肽。跳舞可增强大脑的神经联系，提高情绪与认知能力，让大脑更灵活，更有创造力。

（二）跳广场舞的好处

1. 爱跳舞的老人不易跌到

随着年龄增高，老年人肌肉力量退化和平衡能力下降，再加上视力下降和药物副作用影响等，跌倒的风险随之升高。近日，英国《每日邮报》刊文指出，老年人经常跳舞可降低跌倒受伤的风险。舒缓、结构化的舞蹈能够增强脚踝和核心力量，利于增强平衡能力。加拿大麦基尔大学一项最新研究发现，跳探戈不仅能锻炼腿部、膝部和踝部关节，同时腰部的扭动也可以帮助促进全身血液循环，帮助改善身体平衡能力和协调能力。而且，跳舞能令老人更好地感知自己的身体运动，让老人敢于把双腿分得更开。早在 2009 年就有研究发现，跳舞能显著改善老年人肌肉耐力和力量。跳舞每分钟大概消耗 6 卡路里的热量，有助于老人保持体型。

2. 跳舞延缓大脑衰老

德国一项最新研究发现，与健步等简单的重复性运动相比，跳舞的抗衰老效果更佳，能够延缓甚至逆转大脑的衰老迹象。研究者招募了平均年龄为 68 岁的老年志愿者，在为期 18 个月的研究期间，让这些人每周都学习跳舞或进行耐力训练。耐力训练组主要进行复杂性动作，如骑脚踏车或健步走，而跳舞组每周都要学习新的舞蹈类型。结果发现，老年人经常进行身体锻炼有助于延缓大脑衰老，其中跳舞抗衰老的效果极佳。跳舞可对抗神经退化疾病。老歌曲、旧旋律能唤起老年人对过往的回忆，有助于预防老年痴呆症、帕金森病等疾病。

（三）跳广场舞的注意事项

选择合适的时间，睡前不要跳舞。有早睡习惯的应早点去跳广场舞，以便有充足的时间给身体做缓冲，否则容易造成兴奋，入睡困难；跳舞前 30 分钟不宜吃大量食物，但也不能空腹。此外，跳舞前要做热身运动，广场舞以 1 小时为限，冬季 30 分钟左右为宜。要选择适合自己的舞，在弄清自己的身体状况后再选择适合自己的舞蹈，切勿盲目效仿。老年人最好测一下自己的血压和脉搏，即使是血压处于正常范围，也要避免街舞、迪斯科等难度较大的舞蹈。跳舞过程中，动作幅度别太大，避免突然大幅度扭颈、转腰、下腰等动作，以防跌倒或关节、肌肉损伤。别穿硬底鞋、紧身裤。硬底鞋弹力差，地面反作用力大，易损伤小腿肌腱和关节组织。应穿宽松、吸汗的全棉衣裤以及鞋底柔软且合脚的气垫鞋、运动鞋，确保四肢气血畅通。尽量避开风口，以防因夜晚降温，吹风导致着凉。若有固定训练场所宜就近参与。老年人要了解自己的身体是否适合参与广场舞运动，把握好运动的强度及时间，感觉疲劳时应立即停下来休息。跳之前要先做 5～10 分钟简单的拉伸肌肉和韧带的热身运动。跳完舞后应做身体按摩，尤其是小腿，要从脚踝向大腿根按摩，双手合成圈，圈住小腿，将小腿肌肉向上提拉，在膝盖窝处用力按压几下。从膝盖一直按压至大腿根，在腹股沟处用手掌外侧稍用力按压即可。初学者应选择相对简单、节奏稍慢的舞曲，以每次半小时，隔天跳一次为宜。待动作熟练后再增加运动量。避免深蹲等动作幅度大的动作，膝关节一定不能超过脚尖，否则关节软骨会被挤压到骨缝边缘，易造成髌骨、半月板损伤，韧带也可能因过度牵拉出现劳损。

六、舞　剑

舞剑是有氧慢运动，兼具养生、健体、防病之功效，体强体弱者均可练习，也是老年人的晨练运动之一。舞剑运动好处很多，对于人体各个部位肌肉关节的灵活性、韧带的伸长以及平衡感官、促进血液循环等有都有良好的效果。舞剑时，人的眼睛注视剑锋所指，头颈随之或仰或俯，忽左忽右，可锻炼颈项。舞剑还可以锻炼人的注意力，提高人的反应速度。

中国剑术博大精深，每种剑法各有系统套路，但运动的益处相同。剑术的锐利攻势有阳刚之气，刚中寓柔，体现剑术的轻灵、潇洒和飘逸的风格。如果专心练习舞剑，做到以内主外、内外协调、形神相随、身剑合一，则能起到修身养性、陶冶情操、强身健体、益寿延年的作用。

专家建议：应先练拳，再练剑。由于舞剑招式变化多，无论练习哪种剑法，动作都相对比较复杂。初学者最好先练拳再练剑。在熟悉步伐和基础身法后，再开始学习剑的基本动作。此外，老年人在冬季舞剑，尤其要注意腕关节的活动，要充分热身后再练习。

七、瑜　伽

瑜伽源于古印度。严格来说，瑜伽不是运动，它属于哲学范畴，是探寻"梵我合一"的道理与方法。现代人所称的瑜伽，包括调身的体位法、调息的呼吸法、调心的冥想法等，是身心合一的修身养性方法。2014 年 12 月 11 日，联合国大会宣布 6 月 21 日为国际瑜伽日。2015 年在我国成都举办了首届国际瑜伽日。

瑜伽，距今已有五千多年的悠久历史了。练习瑜伽已经成为世界各地的一种流行趋势。瑜伽分为两大类：一个是古典瑜伽，一个是现代瑜伽，现在还包括了正位瑜伽。一些影视明星之所以练习瑜伽，是因为她们需要保持良好的体态。而保持纤瘦的身材，功劳并不是瑜伽，靠的是他们长期的自律习惯和健身运动。练习瑜伽的一些体位，可以让身体和精神得到放松，不但能够强身健体、塑造身形，还能缓解人的压力，驱走烦躁。瑜伽练习时有抬头、挺胸、收腹和无限伸展。这些动作可挺直脊椎，对治疗驼背和一些脊椎病有着很大的帮助。瑜伽特有的呼吸方式可以调整神经系统，使心跳速度趋于平缓，从而达到适当放松心情、减轻心理压力的效果。如果感觉自己很浮躁，练瑜伽是一种很好的缓解方式。瑜伽有些动作可以有效地促进脑部血液循环，提高思维能力和使注意力集中，从而开发人的创造力，提升记忆力。瑜伽动作讲究姿态平衡，伴着缓慢清幽的乐曲，饱满的呼吸，放松身心，筋骨的拉伸再加以体式的练习、力量的练习可使形体匀称，更富曲线美。

练习瑜伽应接受专业瑜伽老师指导，如果自练瑜伽，不正确的瑜伽姿势会导致肌肉拉伤。练习瑜伽时要随时听老师的语言引导及老师提示的要点。练瑜伽前要先做好韧带活动练习，根据自己身体的承受力，适可而止，不能攀比。

练瑜伽的最佳时间一是清晨起床后早餐前，练瑜伽可以唤醒沉睡的身体，激发身体活力，加快新陈代谢。二是傍晚 5 点到 8 点。此时身体处在较为疲惫的状态，练习瑜伽可以调节身体状态，促进内分泌平衡，使内心充满力量。练瑜伽时最好空腹，胃里如果有食物，活动时所产生的能量会流向消化系统，影响练习效果。有高血压、颈椎疾病、腰椎疾病、生理期、孕期或者近期做过手术的人，应该避免高难度动作，不要用力过猛。眼压过高、高度近视眼，不建议做头下脚上的倒立动作。前弯或倒立，会增加眼压，因此原本就有眼压过高、高度近视的人，不建议练习瑜伽。

练完瑜伽之后应稍休息一下，不要立刻洗澡或吃东西，也不要因为疲劳而吃甜食。因为喝糖水或吃甜东西反而会使人感到倦怠、食欲不振，而且也会影响体力的恢复。如果有饥饿感，练习之前可以喝点牛奶、蜂蜜等流食，避免在饥饿的状态下进行锻炼，否则也会对身体造成伤害。

八、跳　绳

跳绳能增强人体心血管、呼吸和神经系统的功能。研究证实，跳绳可以预防诸如糖尿病、关节炎、肥胖症、骨质疏松、高血压、肌肉萎缩、高血脂、失眠症、抑郁症、更年期综合征等多种病症。对哺乳期和绝经期妇女来说，跳绳还兼有放松情绪的积极作用，因而也有利于女性的心理健康。跳绳特别适宜在气温较低的季节作为健身运动。从运动量来说，跳绳 15 分钟相当于跑步 30 分钟。跳绳最大的好处在于：跳跃动作几乎调动全身所有的肌肉，使肌肉群变得更为结实，尤其是腿部肌肉，此外背部和腹部的肌肉也得到了不同程度的运用。跳绳锻炼心脏功能，长期跳绳可加速血液流回心脏，加强心脏泵血功能，进而增强耐力。

跳绳有助于青少年身高增长。跳绳时，由于下肢肌肉有节奏地收缩，落地时身体重量对下肢骨骼有适宜的压力，从而能刺激骨质增强，促进儿童骨骼的生长和关节、韧带的发展。跳短绳时，有摇与跳的上下肢协调配合；跳长绳时，有同伴摇绳与集体跳绳的协调配合，完成这些协调动作，需要神经系统调节，因此，可以增强神经系统的灵活性，锻炼孩子们身体的快速反应、时间和空间感觉，发展观察、判断能力以及动作的准确性、协调性，促进脑功能的发展，培养他们密切协作的精神。

跳绳不但可以减肥瘦身，还可以让全身肌肉匀称有力，同时会让呼吸系统、心脏、心血管系统得到充分的锻炼。跳绳能够消耗身体内多余的脂肪，使肌肉变得富有弹性，防止出现萝卜腿的现象，对女性尤为适宜。跳绳不但能强化心肺功能，锻炼身体各主要部分的肌肉，还可训练平衡感和身体的敏捷度，只要能保证每分钟 120～140 次的速度，一个小时就可燃烧掉 600～1 000 卡的热量。

尽管有人认为跳绳是很容易伤害膝盖的运动，但根据专家研究报告，跳绳对膝盖的冲击力量只有跑步的 1/7 至 1/2，只要掌握跳绳的技巧，用脚底的前端着地，可以有效缓解冲力，减少对身体软组织的损伤以及对踝骨的震动与伤害。如果体重过高，可双脚同时起落，上跃不要太高，避免将全身的重量都压在单只脚上，造成膝盖和踝关节的损伤。

跳绳是一项比较激烈的运动，练习前一定要做好身体各部位的准备运动，如肩膀、手臂、手腕、脚踝的活动。开始练习跳绳时，动作要由慢到快，由易到难。一开始每次运动时间 5～10 分钟即可，再慢慢增加到 10～15 分钟，中间可以稍事休息。饭前和饭后半小时内不要跳绳。跳绳运动后不要立刻停下来，要做一些伸展、缓和的动作，放松腿部肌肉。

跳绳要选择适当的场地，灰尘多或有沙砾的场地及凹凸不平的水泥地不适合跳绳，要选择铺木板的室内体育馆或具弹性的 PU 场地、软硬适中的草坪。绳子软硬、粗细适中。初学者通常宜用硬绳，熟练后可改为软绳。最好穿运动服或轻便服装，穿软底布鞋或运动鞋，这样活动起来会轻松舒适，也不易受伤。

特殊人群不建议跳绳：①体重过重者。跳绳虽然简单，但是每分钟要跳 72 次，如有心脏病、关节炎或肥胖症就不适合了。体重过重的人跳跃时会使膝盖压力增大，并且体重过重的人体脂含量高，脂肪共振会对身体带来伤害。②老年人、骨质疏松者。长时间的跳跃会对膝盖的压力增加。老年人也要慎重跳绳。若勉强跳绳，会加剧膝关节的退变与损伤，易导致膝关节疼痛与膝关节功能衰退。③静脉曲张患者。静脉曲张者静脉压过高。而跳绳这种运动，主要作用力就是在下肢，不断重复的跳跃运动，容易造成下肢肿胀，导致病情恶化。像教师、营业员、护士等长期站立的都是静脉曲张的高发人群，跳绳前最好到医院进行相关检查，排除静脉曲张再跳。④膝盖旧伤未愈。膝盖旧伤未愈者不适合跳绳。这是因为双脚落地时，身体给膝盖的缓冲压力很大，反复跳跃只能使病情加重。

九、打乒乓球

打乒乓球是一项"国民运动"，各个年龄层次的人都可以锻炼。乒乓球是一项集力量、速度、柔韧、灵敏和耐力为一体的球类运动，同时又是技术和战术完美结合的典型。从健身的角度而言，乒乓球运动对场地和器材要求不高，且简单易学。打乒乓球对健身者身体条件要求相对宽松，无论男女老幼均可以收到良好的健身效果。

打乒乓球的好处有很多。乒乓球运动是最佳的健脑运动，乒乓球的球体小，速度快，攻防转换迅速，技术打法丰富多样，既要考虑技术的发挥，又要考虑战术的运用。乒乓球运动中要求大脑快速紧张地运转，需要调动视觉、听觉各感觉器官，运动中枢及全身肌肉快速工作来选择最佳击球点，进行恰当的回击。这样可以促进大脑的血液循环，供给大脑充分的能量，长期练习，可大大提高神经系统反应速度和综合协调能力。

1. 能缓解压力

南卫理公会大学发现人能够对压力产生自动的减压剂，而打乒乓球正是这种减压剂的来源。焦虑的根源来自于我们大脑当中"海马区齿状回区域"，如果新生神经元不足就将引发焦虑感。而打乒乓球能刺激"新生神经元"产生，从而缓解焦虑。打球能使大脑的兴奋与抑制过程合理交替，避免神经系统过度紧张。

2. 提高人的心理素质

乒乓球运动在全面提高身体素质的同时，也培养了人们勇敢顽强、机智果断、拼搏向上的精神，产生一种良好的心理调节作用。由于乒乓球运动有以上所示的特点和锻炼价值，使得乒乓球运动员和该项运动的爱好者们逐渐形成了良好的心理素质并在其他某些方面超出常人。心理学人士运用心理测验法对我国部分省市优秀少年儿童乒乓球运动员心理素质的研究结果表明：他们普遍表现为智力水平较高，操作能力优于普通学生，情绪稳定，自信心、自制力、独立性、思维敏捷性均较强，智力因素与个性因素发展协调。在日常生活中，这些人常常显得机敏过人、动作灵活、协调。

3. 增进友谊，拓展魅力

打乒乓球至少需要两个人，水平高的还可以外出打比赛，这样既可锻炼身体又能交流感情。人与人之间通过相互交流，切磋球技，可以相互学习，共同提高，从而建立良好的人际关系。

4. 防病健身

（1）打乒乓球治疗和预防近视、老花眼。打乒乓球时，两只眼睛需要紧盯快速移动的乒乓球，眼球不断转动、眼肌不断调节，促进眼部血液循环，从而使眼睛的疲劳消除或减轻，起到治疗和预防近视、老花眼的作用。

（2）打乒乓球可以有效改善帕金森症状。患帕金森病的患者一星期打两次乒乓球，症状就会减轻。研究显示：打乒乓球是改善帕金森症状的好方法。帕金森患者不锻炼会变得越来越缓慢，而打乒乓球需要快速反应，必须动起来。经常打乒乓球的帕金森患者发现，他们的症状通过打乒乓球减轻了。

（3）打乒乓球可疗治过敏性鼻炎。打乒乓球可以提高自身免疫力，有效改善鼻炎症状。

（4）打乒乓球可减缓衰老、预防老年痴呆。乒乓球速度快，要求人在短时间内做出准确反应和判断，锻炼人的反应能力，锻炼人对周围事物的灵敏性。所以经常打乒乓球人看上去都比同龄人小五至十岁。同时还可以预防老年痴呆，预防动脉硬化，保持良好的记忆力。

（5）打乒乓球可降"三高"。坚持打乒乓球对降低"三高"作用明显。

（6）打乒乓球可明显改善睡眠。对抑郁症有治疗作用。打完球睡眠会很好。抑郁症患者坚持打乒乓球可以完全康复。

（7）打乒乓球能调整肠胃、防止便秘。

打乒乓球好处虽多，但也有禁忌。老年人尤其要注意以下几点：①活动充分，转体热身。腕、肘、肩、膝、踝等关节都要充分活动后再打球。打乒乓球要和打网球一样，转体动作多，因此转体热身很有必要。②放平心态，控制强度。中老年人也可以打乒乓球，但最好以健身为主，少打比赛，更不要因赌一时输赢而心烦气躁，不顾强度，心脏功能差的人尤其要注意。留心周围环境，少扣多防。打球场地要平整、无障碍物，后退击球时注意别撞到后面的墙壁或挡板，以免造成伤害。

十、踢毽子

踢毽子是一项全身性运动，主要是用下肢做接、落、跳、绕、踢等动作来完成，使下肢的关节、肌肉、韧带都得到很大的锻炼，同时也使腰部得到锻炼。跳踢时，不但要跳，腰部动作也很重要，上肢随同摆动，有时颈部也要运动。所以，踢毽子对身体很多部位都有锻炼的效果。

踢毽子对男女老少都适宜，还是社交的好形式，对于增加相互间的了解和友谊、消除老人和青少年之间的代沟及减少老年人的孤独感等都有帮助。老年人和慢性病患者，可以通过不十分激烈的动作进行练习，腰腿不便的老年人，如经常踢踢毽子，对舒筋活血有一定的促进作用。

（1）踢毽子可增强关节的灵活性。踢毽子基本在于腰部发力，髋、膝盖、踝等关节随着盘、拐、绕等动作，将供血最困难、动作难度最大的下肢肌肉带动起来，使缝匠肌、腓肠肌、股肌等腿部肌肉得到锻炼。此外，踢毽子利用足内侧、足外侧、正脚面来控制，还需要踝关节、膝关节和髋关节的灵活协调。相关研究表明，踢毽子在人体的呼吸、血液循环等方面可起到积极的促进作用。还能提高心肺功能，促进消化和新陈代谢。同时对人的眼、耳、腿部等都会起到很好的锻炼作用。也会进一步锻炼人们的大脑，有效地改善身体的灵活程度。作为一项全身运动，踢毽子不像打乒乓球等运动那么激烈，对患有糖尿病等不宜参加太多剧烈运动的人群来说，非常适合。

（2）防止颈椎、关节疾病。踢毽子时，随着毽子的起落，颈椎各关节屈伸有节、有度，椎体的深浅层肌及颈前、颈后肌等一张一弛地得到锻炼，可避免椎关节的僵化，增强关节的稳定性，预防颈椎和腰椎疾病。踢毽子时双下肢有节律地摆动，运动了肩、背部肌肉和关节，对中老年人肩周炎也有较好的防治作用。踢毽子活动人体下肢，还可促进肢体协调发展。

（3）温馨提示。要选择开阔且平坦的场地，选择柔软的鞋子，最好是运动鞋，还要穿着宽松舒适的运动服装，使运动更加方便。踢毽子前要做好热身运动，通过慢跑等方式对脚踝关节、膝关节等部位进行合理的运动。每次运动以 40 分钟为宜。适当补水。膝关节、踝关节以及腰部有伤的人不宜踢毽子，以免病情加重。踢毽子的时候，尽量两条腿交换踢，不要长时间用一只脚负重。另外，对于体型偏胖，年纪超过 50 岁，特别是绝经期的妇女，应尽量少踢毽子。如果是一种爱好并成为习惯的话，建议每次控制运动量，身体微微出汗即可。要避免做花样踢毽子动作，因为虽然动作潇洒，但是对膝关节损伤非常大。

十一、打陀螺

陀螺作为游戏玩具并不罕见，很多人在儿时都玩过。陀螺不分大小、材质，都可以在开阔的地方玩起来。加上陀螺构成简单，普通的陀螺价格不高，普通群众都消费得起。随着社会的发展和生活水平的提高，经时代的演变，科技的改良，现在的陀螺已花样百出，玩法创意多变，且各式各样的材质与形状都有。常见的传统陀螺，大致是用木头、塑胶或金属制的倒圆锥形状，前端大多为铁制材料，玩者会因不同方式的玩法，将陀螺钉制作成圆柱形、斧头状或尖锐型。现在，为了推广陀螺技艺，人们改用其他方式，如利用斗笠、废轮胎、弹簧、摩擦原理、单头铃、齿条等，制作出许多新颖的与陀螺相关的作品，甚至在陀螺身上加装电池及彩色灯泡，使陀螺旋转时发出绚丽多姿的光，以吸引人们的目光。为了使陀螺旋转时发出响亮的声音，人们还将陀螺挖成中空，陀螺侧身留有一长条状小空隙。当陀螺旋转时就可发出蜂鸣的响声。陀螺经过能工巧匠的科技改良，发展得更完美、更好玩了。由于成年人的参与以及年龄层的扩大，现在的陀螺也越玩越大，从数十克到一百多公斤都有，若是再结合其他道具（呼啦圈、飞盘、骑单车、溜冰）共同演出，更是让人耳目一新。陀螺从小孩儿玩具升级为大众健身项目，形态也有了多种转变，公园、广场常有人在用它来健身。

打陀螺不是人人都适合。打陀螺也是老年人锻炼喜爱的健身项目。老年人打陀螺的好处很多，既是一种健身方式，也是一项很好的娱乐活动，但不是人人都适合打陀螺。颈椎病的老人不适合打陀螺。打陀螺时需要低头、弯腰、仰头后侧、左右侧弯，会使血液流向头部，老年人血管壁变硬，弹性差，易发生血管破裂，引起脑出血。肺气肿的老人不适合打陀螺。有肺气肿的老人，当憋气用力，会因肺泡破裂而发生气胸。憋气也会加重心脏负担，引起胸闷，心悸。憋气时因胸腔的压力增高，脑供血减少，易发生头晕目眩，甚至昏厥。老年人体力负荷适应能力差，因而在运动时应有较长时间适应阶段，一定要循序渐进，切忌操之过急。

十二、健身气功

气功一词虽然古已有之，但始终未被普遍采纳。二十世纪五十年代初，经刘贵珍先生提倡，气功一词才开始流行。同"导引""吐纳""养生"相比，气功一词似乎更通俗一些，但却引起了更多的误会。不少人认为：气功就是"银枪刺喉""头撞石碑""脚踩气球""口吞宝剑"等。就本质而言，气功并非"练气"的功夫，而是"锻炼运用意识"的功夫。健身气功是以自身形体活动、呼吸吐纳、心理调节相结合为主要运动形式的民族传统体育项目，是中华悠久文化的重要组成部分。练习健身气功对于增强人的心理素质，改善人的生理功能，提高人的生存质量，提高道德修养等具有独特的作用。"健身气功"这个概念是在 1996 年 8 月 5 日，中国共产党中央委员会宣传部、国家体育运动委员会、原中华人民共和国卫生部、中华人民共和国民政部、中华人民共和国公安部、国家中医药管理局、国家工商行政管理局等七部委联合下发的《关于加强社会气功管理的通知》中第一次提出的。

气功是通过意识的运用使身心优化的自我锻炼方法，在古代有多种称呼，如养生、导引、吐纳、守一等不下 30 种。其中"导引"和"养生"最为贴切。导引，意为"导气令和，引体令柔"之意，比较全面地反应气功锻炼的内容，使"气"更平和，使"体"更柔软是技术关键；养生，则更强调锻炼的目的，是内涵。根据《中医气功学》的说法，气功是将调身、调息、调心合为一体的身心锻炼技能。只有在"三调合一"达到和谐统一的境界时，练习者才能达到身心合一。"三调合一"的状态或境界即是气功修炼的基本特征，即动作和呼吸在同一频道，动作到位是指伸筋拔骨，给五脏六腑按摩，可以调节身体；腹式呼吸，生长内息，培养了元气，做到了调息；最高境界是调心，即意念。在练习时达到动作、呼吸、意念三合一是健身气功的最高层次。目前，健身气功已经成为一项民族传统体育项目，主要包括了八段锦、十二段锦、易筋经、五禽戏、六字诀、大舞、导引养生功十二法、马王堆导引术、太极养生杖和四十八式太极拳等。这些功法动作缓慢、柔和、舒缓，运动强度较小，操作起来比较简单，而且对于场地要求不严格，而且有明显的强身健体效果，因此健身气功已经成为大众喜闻乐见的健身选择。

（1）八段锦：约北宋末出现的"八段锦"，也曾在社会上长期流传。其术势口诀（八句），最先被北宋末南宋初人曾慥《道枢》所记录。其后称名许旌阳的《灵剑子引导子午记》，将其口诀整饬为句子整齐而有韵的八句。《修真十书》卷十九除所记口诀为三十六句（有韵）外，又记八段锦的具体做法，且绘制术势图像配于每段之下，称名"钟离八段锦法"。古人把这套动作比喻为"锦"，意为五颜六色，美而华贵，体现其动作舒展优美。现代的八段锦在内容与名称上均有所改变，此功法分为八段，每段一个动作，故名为"八段锦"，练习不需要器械，不需要场地，简单易学，节省时间，作用极其显著；适合于男女老少，可使瘦者健壮，肥者减肥。

（2）六字诀：即六字诀养生法。是我国古代流传下来的一种养生方法，为吐纳法。它的最大特点是：强化人体内部的组织机能，通过呼吸导引，充分诱发和调动脏腑的潜在能力来抵抗疾病的侵袭，防止随着人的年龄的增长而出现过早衰老。传至唐代名医孙思邈，按五行相生之顺序，配合四时之季节，编写了卫生歌，奠定了六字诀治病的基础。

（3）五禽戏：三国时期的华佗把导引术式归纳总结为五种方法，名为"五禽戏"，即虎戏、鹿戏、熊戏、猿戏、鸟戏，比较全面地概括了导引疗法的特点，且简便易行，对后世医疗和保健都起了推进作用。但华佗的五禽戏已失传，后南朝梁代陶弘景《养性延命录》记有华佗"五禽戏"，模仿虎、熊、鹿、猿、鸟等五种鸟兽活动形态，编制出一套导引程式。《正统道藏》所收《太上老君养生诀》亦录此"五禽戏"，署华佗授广陵吴普。这套导引术一直流传下来，明人周履靖在所著《赤凤髓》和《万寿仙书》中，将它加以改进，减少动作难度，并与行气相结合，除了文字说明外，还绘制出程式图谱。五禽戏又称"五禽操""五禽气功""百步汗戏"等。1982年6月28日，中国卫生部、教育部和当时的国家体委发出通知，把五禽戏等中国传统健身法作为在医学类大学中推广的"保健体育课"的内容之一。2003年，中国国家体育总局把重新编排后的五禽戏等健身法作为"健身气功"的内容向全国推广。

五禽戏锻炼要做到：全身放松，意守丹田，呼吸均匀，形神合一。练熊戏时要在沉稳之中寓有轻灵，将其剽悍之气表现出来；练虎戏时，要表现出威武勇猛的神态，柔中有刚，刚中有柔；练猿戏时要仿效猿敏捷灵活之性；练鹿戏时要体现其静谧恬然之态；练鸟戏时要表现其展翅凌云之势，方可融形神为一体。经常练习五禽戏，可以活动腰肢关节，壮腰健肾，疏肝健脾、补益心肺，从而达到祛病延年的目的。

（4）易筋经：相传天竺和尚达摩为传真经，只身东来，一路扬经颂法，后落迹于少林寺。达摩内功深厚，在少林寺面壁禅坐九年，以致石壁都留下他的身影。达摩留下两卷秘经，一为《洗髓经》，二是《易筋经》。《洗髓经》未传于世。《易筋经》为外修之书，留于少林，流传至今。易筋经为中国气功传统功法之一。"易筋经"以强筋健骨为最，因此对于筋骨肢体及肾虚、阳痿、早泄、失眠等病均有较好的防治作用。

第三节　运动场所的选择

一、户外运动

户外运动是在自然环境中举行的带有探险或体验探险的运动项目群。其中包括登山、攀岩、悬崖速降、皮划艇、潜水、帆船、定向运动、冲浪、钓鱼等项目。户外运动中多数带有探险性，属于极限和亚极限运动，有很大的挑战性和刺激性。户外运动有着返璞归真，回归自然的特征，并且注重团队精神和合作。由于户外运动对知识全面性、生活技能以及应对突发问题的要求比较高，不具广泛性。而户外休闲运动则更适应大众，目前我国大多社区都有充足的健身器材，如太极云手、漫步器、扭腰器、仰卧起坐平台等，适合各个年龄阶层的人们去锻炼户外也就成为人们常去锻炼身体的场所了。这些运动的场所，一般都是在空气清新，植被茂盛的"天然氧吧"，即公园或大型社区，是比较好的运动场所。英国研究人员通过实验发现，在公园这样空气较好地方散步的志愿者肺功能改善、动脉血管软化显著，效果持续到散步后 26 小时。但那些沿街道散步者肺功能改善微弱，动脉硬化状况甚至恶化。

选择合格的运动场地和器械，这一点也非常重要。调查显示，有 16.98% 的运动损伤与场地不合格有关。合格的场地和器械可以有效地保护运动者，并达到运动效果。例如，最常见的健身项目慢跑，最好在平整的土地或塑胶场地上进行，不要在水泥、柏油等硬地上进行。因为这些场地对于膝关节冲击力较大，长时间慢跑会损伤膝关节。再如，很多人喜欢利用负重蹲起来锻炼大腿肌肉力量，但过大的负荷会导致髌骨软骨的磨损。髌骨软骨损伤的人应当避免此种方法，而改为静蹲练习。

跑步、健步走都要选择车流量小、空旷、开阔的场地。路边除不得已的情况外，是不适合锻炼的。街道由于有车辆经过，汽车排出大量的 PM2.5 等有害气体，锻炼时呼入的污浊空气对身体不好，还会发生危险。南京中西医结合医院运动保健咨询门诊的李靖教授解释，我们在运动时呼吸会加深、加快，如果运动时的环境是比较污浊的，吸入后对身体肯定是有害的。街道上的汽车尾气一般比较多，在街头散步的确对健康没有太大好处，我们还是应该在公园等空气污染比较小的地方进行锻炼。因为在空气污染的地方锻炼几乎无益于身体健康。"如果人们不能找到一片绿地或公园锻炼，那就在室内运动吧！"权威医学期刊《柳叶刀》刊登的一项最新研究指出：受空气污染影响，沿街散步锻炼对身体健康的益处微乎其微，这并不是否认锻炼有益健康，只是在空气污染环境下这种益处削弱了，带来的好处可以忽略不计。

（1）户外运动的装备。选择温度适宜的运动场地，外界的温度会给身体带来不小的影响，如冬天外出进行运动，就可能会因为温差的变化导致自己的身体出现问题；夏天温度比较高，户外中暑的概率较高，必要时要准备运动墨镜、太阳帽、防晒霜，带清凉油、藿香正气水（丸）来预防中暑。

（2）户外运动前必要的准备。在运动之前的一个小时，可以食用一些主食或者是水果之类的食物。这样可以防止摄入热量过低，出现体力不佳的状况。在夏季要尽量避免在阳光强烈的正午时分到下午两点期间进行户外运动，因为此时紫外线特别强烈，会灼伤皮肤，甚至使视网膜、脑膜也受到刺激。夏季户外湿度和温度都非常高，一定要穿吸汗的棉衫，不要穿紧身运动服。如果湿气排不出去，会对心脏造成压力，不可以用自己的身体来烤干衣服，最好准备一套干衣服，特别是上衣，运动后马上换下湿衣服，否则容易引发风湿或关节炎等病症。

（3）户外运动的好处。①促进心肺功能：户外运动中的定向越野、露营、山地自行车等需要运动者有较好的体力。而体力主要取决于心脏的最高机能和心脏对高强度运动的适应能力。长距离运动项目需要在长时间内消耗大量的能量。心脏为了适应这种长时间、高强度的供能需要，心肌代谢加强，收缩压升高，耗氧量增加，从而刺激心肌血流量增加，使心肌张力增强，收缩有力。②提高弹跳力：户外运动项目有其自身的特点，因此，对弹跳力的要求与篮球、跳远等项目有一定的区别。像定向越野，参与者有时在跳过小土丘、大石头等障碍物或跨过沟溪时都需要进行跳跃动作，多采用跨越式跳跃，有较长的助跑过程，蹬地起跳的动作幅度一般较小。因此，对参与户外运动者踝关节的快速爆发力要求相对要高一点。③提高力量素质：在户外运动的攀岩项目中，其中有一项速攀项目，要求运动员快速而重复地运用抓握力，蹬踏力，以最短的时间到达制高点。而登山者是在做长距离的负重练习，并背有一定重量的登山包，这就需要有良好的力量耐力。在攀岩的过程中，要保持身体平衡时需要小肌肉群来协调整个身体，因此，经常参与这样的练习，能够提高力量素质。④户外活动防近视：在户外活动时，身体接受阳光的照射时会产生一种叫多巴胺的物质。多巴胺不仅是一种"快乐因子"，能增强心肌收缩力，让人心情舒畅快乐，而且还可保护眼睛不近视。这也是为什么赤道地区的马赛人几乎没有近视的原因之一。户外活动的时间长短很重要，新加坡和澳大利亚的研究人员在临床实验中发现，每天户外活动半小时的孩子，其近视率为24%，且户外活动的时间延长到3小时，其近视率就下降0.3%，户外活动的时间长短对预防近视的效果非常明显。但是，并不是户外活动时间越长，预防近视的效果就越好。实验结果表明，每天户外活动2小时最安全、最有效。⑤多晒太阳降血压：英国科学家完成的一项新研究发现，晒太阳有助于降低血压，进而降低心脏病发作和脑卒中风险。英国南普顿大学研究员马丁·赞利什教授、皮肤病学专家理查德·韦勒博士和来自爱丁堡大学的实验医学及综合生物学专家一起，以身体健康、血压正常的志愿参试者为对象，展开了日晒与健康的关联研究。参试者被要求接受两次日光浴照射，每次20分钟。第一次照射中，参试者同时接受紫外线和灯热照射；第二组紫外线被隔离，参试者皮肤只接受灯热照射。结果发现，接受含紫外线阳光照射20分钟后，血管就会扩张且释放一氧化氮；仅接受灯热照射者则无此效应。由于一氧化氮有益于降低血压，所以研究者认为，是紫外线而非阳光热量对降压起到了关键作用，进而降低了发生心脏病、脑卒中或血栓的风险。费利什教授分析指出，晒太阳的健康受益远远大于患皮肤癌的风险。在英国，每年因心脑血管疾病死亡的人数为15.9万人，因皮肤病死亡人数仅为

2750 人。多项研究表明，夏季血压比冬季更低；在远离赤道、日照相对较少的国家，居民血压更高，这些都与日照量密切相关。⑥户外活动或降低骨折风险：英国和瑞士一项联合研究发现，男性经常进行户外活动可能有助于降低髋部骨折风险。英国谢菲尔德大学医学院骨病研究专家海伦娜·约翰松带领一个研究小组查阅了 1987 年至 2002 年 40 岁以上瑞典人髋部骨折的案例发现，对于女性而言，是否在农场工作与髋部骨折风险没有显著关联，而男性情况则大不相同。如果不考虑年龄因素，从事农场工作的男性髋部骨折风险比从事其他职业的男性低 14%，如果再去除是否生活在乡村这一因素，前者髋部骨折风险比后者低 15%。如果连收入、教育水平、居住地纬度等更多因素也刨除，前者髋部骨折风险比后者低 39%。约翰松表示，虽然无法确定某一因素能降低髋部骨折风险，但他们的研究表明："就降低髋部骨折风险而言，长期户外活动可能是个积极因素。"⑦在公园散步效果更好：英国研究表明，在车流量较大的城市道路上散步对健康几乎没有效果，而在公园内步行对健康大有益处。研究人员将 119 名 60 岁以上中老年人根据健康状态分组，参试者分别在伦敦中心繁华的牛津大街和仅相距 1.6 千米的海德公园散步。监测结果表明，在海顿公园步行的人，肺功能和动脉硬化都得到了改善，运动效果最长持续时间为 26 小时。

二、健身房运动

随着人们生活水平的提高和健康意识增强，健身房在我国也越来越普及，几乎每个社区都有大小规模不一的健身房，有些健身房甚至开在高层居民楼里。健身房或健身俱乐部，有较全的健身器械设备，专业的教练进行指导，有良好的健身氛围。在健身房锻炼不仅能锻炼肌肉，让身材更有形，也能认识很多新朋友。现代化的健身房一般通风条件好，包括有氧健身区、抗阻力力量训练区（无氧区）、组合器械训练区、趣味健身区、操课房、瑜伽房、体能测试室、男女更衣室及淋浴区、会员休息区等功能区域。

去健身房锻炼要选择离家近的健身房，这样有利于坚持自己的健身计划。坐车要方便，车程在 20 分钟以内为宜。要有好的健身环境和健身教练，健身房要有良好的通风换气设施，设置绿色盆景，有空气净化设施使之干净、清新等。良好的环境才能有好的心情。健身环境主要根据健身房的空间大小，进行合理的区域功能划分及布局，通风好、能保证空气质量是选择健身房的基本条件，尽量不选在地下室的健身房。健身房都配备有巡场教练和私人教练。巡场教练可以在你锻炼时提供免费帮助和指导，也负责应对各种突发情况。健身房有许多集体运动，如舞蹈、瑜伽、健身操等，要根据自身条件，掌握好运动强度和时间，不要盲目效仿别人。健身房运动的弊端：有些健身房面积小，空气不流通，器材之间的相隔距离小。健身者在这样的环境中健身，容易出现呼吸道疾病。如果健身房有地毯的话，会有粉尘，致使过敏源增多，特别是锻炼时汗液掉到地毯上，会滋生病菌，引发过敏性疾病，如哮喘、鼻炎等。健身房泳池一般都会规定皮肤病患者不得进入泳池，但还是应该注意预防皮肤传染疾病。

要选择信誉较好，管理规范的健身室、游泳馆，自备毛巾、拖鞋、浴巾等物品，游泳时间不要过长，游泳结束后应立即洗澡。游泳后应立即用抗菌眼药水预防眼部疾病。

三、家务劳动锻炼

许多运动可以在家中进行，比如固定功率自行车或跑步机、瑜伽和跟随视频、录像所做的有氧运动、扰阻力量锻炼（用哑铃、家中物品如罐头、自身体重等）。在家中锻炼的优点是安全、方便、舒适。对有孩子的父母，还可以边运动，边照看孩子。每天步行4000步，一天的运动量就够了。因为做饭、洗衣服、扫地等家务活其实也能折算成"千步运动量"。就算您忙得没时间上健身房，在家扫地，洗衣做饭也算锻炼。比如，扫地8分钟就相当于步行1000步的运动量。

哈佛大学的专家曾对家务劳动与健康的关系做过专门研究，列出了家务活的能量消耗表：扫地15分钟约消耗60卡路里热量；手洗衣服1小时约消耗190卡路里热量；熨衣服45分钟约消耗180卡路里热量；擦玻璃30分钟约消耗150卡路里热量；用吸尘器吸尘30分钟约消耗120卡路里热量；洗碗15分钟约消耗45卡路里热量；收拾屋子10分钟约消耗30卡路里热量。他们研究得出的结论是：常做家务延寿5～10年。

第四节　运动时间的选择和控制

一、运动时间

一天当中什么时间锻炼效果最佳？要看锻炼的目的是什么，是健身、减肥还是增肌等。要根据自身的条件和天气的变化而定。一般来说，如果是为了减肥，为了增加对运动技能的记忆，早上非常好。因为人体经过一晚上的消耗，胃肠的空腹时间达到10个小时左右，身体处在低血糖状态，这个时间再进行长时间的有氧运动，身体内的脂肪更容易消耗掉，血脂水平下降幅度也更大，减肥效果明显。所以早晨运动对减肥、对防治脂肪肝有特殊的好处。当然，有低血糖或糖尿病的就不适合早上锻炼。此外，人在早晨的时候，学健美操、学交谊舞、学太极拳等某种技能，比其他时间更容易记忆和掌握。因此，早上锻炼取得的健康效益，在某种意义上说更多一些。古人讲究"闻鸡起舞"，健身一般都选择在早晨。

有的人会选择在中午午休后健身锻炼，因为这个时候人体的肌肉速度、力量和耐力处于最佳状态，此时进行抗阻力训练，特别是对于增肌、增重的健身人群，将会收到更好的训练效果。下班后去健身会所锻炼，也就是 6 点左右，可以释放一天工作的压力，能更好地放松心情。晚上健身，肌肉和关节的灵活性、柔韧性都最好。锻炼后休息 1 到 2 个小时后再睡觉，会很容易进入梦乡。因此，健身的最佳时间要因人而异。如果健身锻炼一段时间后感觉精神饱满、食欲很好、睡眠质量很好、安静状态下脉搏每分钟跳动次数和以往差不多或变缓，说明你现在的运动量和运动的时间选择非常适宜。反之，如果健身一段时间后，经常犯困、睡眠不好，早起测量脉搏，每分钟跳动次数比以往多 6 次以上，这说明你的运动过量或者运动的时间选择的不对。

在实际训练中，每天的锻炼安排在什么时间，也是要根据个人的工作和生活来定。锻炼最好安排在固定的时间，如果没有特殊情况不要随便改变。因为每天固定的锻炼时间，能使你产生运动的欲望，养成良好的运动习惯。这样更有助于使身体内脏器官产生条件反射，使人能够很快地进入运动状态，为锻炼提供足够的能量，达到更好的健身效果。

人体体力的最高点和最低点受机体"生物钟"的控制，一般在傍晚达到高峰。比如，身体吸收氧气量的最低点在下午 6：00；心脏跳动和血压的调节在下午 5：00 到 6：00 最平衡，而身体嗅觉、触觉、视觉等也在下午 5：00 到 7：00 最敏感。此外，人体在下午 4：00 到 7：00 体内激素的活性也处于良好状态，身体适应能力和神经的敏感性也最好。所以，专家提倡傍晚锻炼，但在晚间时段，要注意运动强度，强度过高会使交感神经兴奋，妨碍入睡。

上午 6：00 ~ 9：00 适宜跑步、散步、射箭、投掷、航海、冲浪、划船及踢足球。因为此时间段人体体温较低，关节和肌肉最为僵硬，所以最宜做一些强度较小而又需要有耐力的运动。另外，由于心率和身体被唤醒的程度此时也最低，所以，是从事一些需要双手稳定性较好的运动，如射箭、投掷等的大好时机，对于职业运动员来说，此时进行技巧训练最佳。下午 3：00 ~ 6：00 适宜进行网球、排球、举重和消耗脂肪的有氧运动。因为此时体温上升，肌肉的力量和弹性开始达到顶点。下午 3：00 左右呼吸通道也最为松弛（此时肾上腺素分泌最为旺盛），因而呼吸通畅，这意味着你能吸入更多的氧气，而氧气能增加肺活量，帮助心脏更有效地工作。肾上腺素增加，表明你的体能在增加，对痛苦的承受能力也在提高，这样你便能挑战自我而没有太多的不适。下午 6：00 ~ 8：00 适宜进行游泳、体操、疾跑、瑜伽、芭蕾、伸展运动或有氧运动。此时间段体温最高，因而肌肉最为柔韧。同时肾上腺素的分泌也达到了顶点，艰苦持久的运动因而变得轻而易举，这将有助于更快地适应这些运动。因此，综合来看傍晚锻炼效果比较好。

科学研究表明，每天 8：00 ~ 12：00 和 14：00 ~ 17：00，人体肌肉和速度力量以及耐力处于相对最佳状态，这时候锻炼身体，肢体反应敏感度及适应能力都最强，健身效果最好。而 5：00 ~ 7：00，和 13：00 ~ 14：00，身体处于相对低迷状态，锻炼时容易疲劳。从 19 时到 22 时，对于习惯夜生活得人来说，身体活动机能又到了一个相对旺盛的阶段，适当锻炼也有好处。不过应当在运动前以水果糖类淀粉食物代替正餐，以不饿为限，运动后应吃一些奶制品补充体力。健身之后要休息半小时再睡觉。瑜伽动作轻柔，能促进睡眠，睡前做也没有关系。从 23 时到次日 5 时，人体新陈代谢水平最低，这时运动伤身，尽量避免。

从人的身体状态来说，早晨身体处于缺水状态，血液黏稠，如果进行剧烈运动，有可能造成大脑供血不足、脑出血、心肌梗死等危险。如果喜欢晨练，建议洗刷完毕喝 1 ~ 2 杯白开水，再去锻炼。晚饭后锻炼主要是为了把身体中多余的热量消耗掉。但是吃过晚饭不宜立即活动，那时候血液集中在肠胃进行消化工作，立即活动影响消化。吃过晚饭半个小时后外出活动为宜。最理想的运动方式就是快步走，并且时间要持续在半个小时以上。这样周身的脂肪细胞才会充分运动起来，进行有氧呼吸才能把体内脂肪氧化，才能减肥。剧烈跑步，上气不接下气，身体处于一定程度的缺氧状态，是不能氧化脂肪的。

（1）晨练别贪早。立春以后白天渐长，天亮的比以前早了，不少老年人将晨起锻炼的时间提前了。虽然时序入春，但天气午暖还寒，是各种疾病发作的高峰期，老年人初春保健还是要坚持"早睡晚起"之道。《黄帝内经》里讲"冬三月，此谓闭藏。水冰地坼，无扰乎阳，早卧晚起，必待日光"。很多地区初春的气温与初冬类似，都很寒冷。因此，老年人初春应和冬季一样早睡晚起。早睡晚起也是有阴阳之道的，据《钱江晚报》报道，寒冷天气，阳气潜藏，阴气极盛，早睡养人体阳气，晚起养人体阴气，从而达到阴阳平衡。但晚起不是睡懒觉。据新华网报道，晚起是适当晚起，以太阳升起为准，即日出而作。喜欢早起晨练的老人要注意不要起太早，太阳还未升起就到园林绿地晨练是不利于身体健康的。因为此时的空气质量很差，外出锻炼容易遭受寒气、雾气、浊气的伤害。所以早起晨练的老人们不妨适当晚起、推迟晨练。老年人春季养生还要注意保暖避寒，这是因为受寒冷天气的刺激，身体阳气会受损。据《成都日报》报道，室温保持在 18 ~ 23℃为好。如果温度过高，老人不但会出汗过多，损伤阳气，而且走到室外时，很容易受凉而引发多种疾病。

（2）冬天更不宜晨练。现代研究结果表明：冬天的早晨在冷高压影响下，地表气温低，大气基本停止对流，地面上的有害污染物停留在呼吸带，过早起床外出活动反而身受其害。《黄帝内经》中讲冬季养生，在起居方面应"早卧晚起，必待日光"。

有研究资料显示，城市大气环境中昼夜有两个污染高峰和两个相对清洁低谷。两个污染高峰一般在日出前后和傍晚。因此运动时应避开这两个污染高峰时段。

（3）晨练禁忌。忌天不亮就到树林里锻炼。在一些公园、城市绿化广场或住宅小区花园，经常会有许多老年人天尚未亮时就赶到树下锻炼，其实这是不对的。绿色植物在一天中可发生两种作用：光合作用和呼吸作用。呼吸作用一般是在晚上太阳落下后进行的，排出二氧化碳，吸进氧气；而光合作用相反，必须要有光照进行，吸进二氧化碳，排出氧气。也只有在这个时候，在树林或在树下锻炼才是有益的。

忌空腹晨练。在经过一夜的睡眠之后，如果不吃点早餐就进行锻炼，机体热量不足，再加上体力的消耗，会使大脑供血不足，出现头晕，严重的会感到心慌、腿软，站立不稳，有些心脏原来就有毛病的老年朋友会突然摔倒甚至猝死。因此，建议在晨练之前先少量进食，比如牛奶（豆浆）、面包（饼干）之类流质或半流质食物、避免空腹锻炼。如果胃部常有不适，晨练之前适量进食，也是一种最佳的治疗方法。

心脏有问题的人晨练时要小心。哈佛大学的研究人员发现，心脏病清晨发作的风险会比平时提高40%，这是因为人在刚醒时，人体分泌的肾上腺素等压力荷尔蒙（激素）会使血压升高，使人有缺氧的感觉。加上此时身体也比较缺水，血液黏度增加，因而向心脏供血的能力较差，让心脏负重。因此，晨练时一定要在做好热身之后，再开始运动，以防出现意外情况。

（4）下午锻炼效果好。动植物都有独特的生物节律——生物钟来调节自身作息时间。其实不仅人体有生物钟，锻炼也有可以遵循的"生物钟"。总体来说，对于作息时间规律、生物钟稳定的人，什么时间锻炼都可以。但对于熬夜一族，下午锻炼能更有效地调节生物钟。此外，下午锻炼还有以下好处：①更加安全。一些老人在晨练时，容易突发心血管疾病。尤其是在寒冷的冬季早晨，心脏不太健康的人一时适应不了急剧下降的气温，可能发生痉挛、血管收缩，一运动又造成心跳加快，心肌收缩加速等。②更有力气。下午锻炼，你的气力会比其他时间段大5%，而且爆发力也会增强5%。许多人都会与朋友在周末相约进行羽毛球或者篮球等对抗性的运动，如果约在下午，你的表现会更好。③耐力更好。下午有氧代谢能力会比其他时段高出4%，这意味着耐力更好。下午跑步，可能比早上跑步能坚持更长的时间。④体温更高。下午4～5点是一天中体温最高的时段，能够让我们的肌肉保持温暖和弹性，从而有效降低肌肉拉伤的可能性。

（5）夜跑比晨跑好。夜跑就是指晚上跑步。在国外已兴起40多年。实践证明，夜跑推动了大众身心健康的全面提高。只要没有基础性疾病，夜跑比晨跑更好。晚上，人体新陈代谢的关键物质荷尔蒙对身体锻炼的反应最强烈。这时也是人体新陈代谢最为旺盛的时候，同样的，脂肪的代谢也较其他时间更强。因此，夜跑减肥的效果十分显著。不过晚上跑步的时间最好控制在30～60分钟，过短，无法达到燃脂效果；过长，则不利于睡眠。同时夜跑也不能太晚，晚上10点以后就不要再跑了。选择在夜晚跑步相对于晨跑或许会存在一些不安全因素。例如，晚上跑步时如果遇到一些照明较差的道路，跑步者很容易因为看不清楚路而摔倒、扭伤。因此，在照明差或是无照明的情况下，应选择平坦的道路跑，尽量避免在河边或者道路崎岖多碎石坑洼的小路上跑步；并且应准备一个夜跑头灯。

（6）晨跑和夜跑的区别。晨跑的好处在于早晨精神饱满适宜运动。晨跑可以增强人体各个系统循环，提升新陈代谢，排出睡眠时积累在体内的代谢废物。夜跑的减肥效果不亚于晨跑。晚上人体新陈代谢处在活跃的阶段，选择夜跑也能帮助消耗脂肪。夜晚人体的血小板数量比较早晨相对较少，血管堵塞的风险也比较小。夜跑可促进睡眠，使人进入深度睡眠。

选择晨跑的人大多是空腹进行的，它可以很好地燃烧脂肪，达到减肥的目的。但是对于肠胃消化系统有问题、低血糖以及患糖尿病的人群来说，晨跑并不适宜。有健康隐患的人应该避免晨跑。统计数据也表明，老年人心脑血管意外大都发生在上午9~10点，而下午3~9点，人体血压处于较低水平，应急激素水平较低，心率较慢，运动安全性较高。

夜跑存在不安定因素，选择夜跑的人最好结伴而行，选择场地也要在光线充足、人流相对较多的地方。夜晚的温度相对于白天来说比较低，晚上也容易起风，跑步出汗后，频繁吹风容易生病。中医学认为，在风口出汗容易受风邪，夜晚运动会过多地消耗阳气，不利于身体健康。夜跑适合轻松跑，不适合高强度训练，太兴奋不利于睡眠。运动时间一小时以内，不需要补水和饮食。

二、运动时间的控制

（1）有氧运动的时间过长会加速身体的老化。有氧运动，简单来说，就是身体运用氧气来运动，也就是一种氧化作用。而过长时间的有氧运动，使得身体来不及准备抗氧化物质来中和这些大量产生的自由基，导致身体过多自由基，就会加速老化。如果平常饮食中蔬果摄取不足，抗氧化营养补充也不够的人，再加上过长时间的有氧运动，那么身体的氧化就会很快，当然，老化就会更快！众所周知，我们吸入的氧气在肺中，溶解于血液并随其循环，运送到身体的各处。进入细胞状的氧，在线粒体内与氢结合成水，这就是氧的呼吸。氧在变成水的反应途中产生活性氧分子。活性氧是氧有毒的主体。人们在普通的呼吸中也制造活性氧，占整个氧代谢量的1%左右。运动时如果从缺氧状态立即变为有氧运动，则线粒体会产生大量活性氧。这种活性氧与普通氧不同，如果与线粒体或细胞的外膜碰撞，将破坏膜的结构。一旦生物膜遭破坏，细胞就会死去，而且这种生物膜中的过氧化类脂物，可导致动脉硬化或老年痴呆。另一方面，活性氧也攻击细胞中的基因。受到活性氧攻击的基因容易引起突然变异，可导致癌症。

（2）专家提醒，游泳别超过两小时，饭前饭后更不合适。皮肤对寒冷刺激一般有三个反应期。第一期是入水后，受冷的刺激，皮肤血管收缩，肤色呈苍白。第二期是在水中停留一定时间后，血液循环加快，热量增加，皮肤由苍白转为浅红色。第三期是在水中停留过久，身体产生的热量低于在水中散去的热量，体温调节功能遭到破坏，会出现动脉收缩和小静脉扩张，造成皮肤青紫、嘴唇发黑，身上打寒战起"鸡皮疙瘩"，甚至发生痉挛现象，这时应及时出水。游泳持续时间一般不应超过1.5~2小时，如果感觉不适，应立即上岸擦干身上的水，待身体暖和后尽快穿好衣服，以防感冒、心动过速、肌肉劳损等情况的发生。专家告诫，保健性游泳每次最佳时间在20到45分钟。也有专家认为，长时间泡在水中，会因氯元素侵袭致病。城市所使用的自来水供水系统大都采用氯消毒。人们游泳时，直接与氯接触，这些物质会从水中蒸发并直接被皮肤吸收。一般20分钟以内的氯吸入对人体无大影响，但随着时间增长，就可能导致人体罹患各种疾病。因此，长时间在水中游泳，特别是在很凉的水中游泳对身体不一定有好处。

（3）每周运动300分钟最减肥。一项为期一年的研究显示，对更年期女性来说，尤其是肥胖女性，如果她们每周进行300分钟运动，就能明显减少总脂肪含量。加拿大阿尔伯塔省卫生服务组织研究人员对400名更年期女性进行了研究。这些女性被分为两组，一组每周运动300分钟，另一组每周进行中度到剧烈运动150分钟。研究结果显示，与运动150分钟的女性相比，那些每周运动300分钟的女性平均总脂肪量减少最高。每周运动300分钟组女性皮下脂肪含量、腹部脂肪含量、BMI以及腰围减少量也较大。对肥胖女性（BMI大于或等于30）来说，这些指标减少量更多。

第五节　运动中应坚持的基本原则

人们对客观事物的认识，有一个由简到繁，由低级到高级，由直观到抽象的循序过程，人们对任何事物都不可能一步达到对其本质的认识。锻炼身体也是如此。受人体生理功能的制约，受条件反射和综合的逻辑思维规律的支配，掌握动作技术，就有一个由简单到复杂的渐进过程；身体由弱到强，健身运动由少到多，以至达到目的，都需要循序渐进的过程。在运动训练中有许多锻炼原则，其中循序渐进原则是最基本的原则。人体各器官系统的机能对所进行的运动必须具备必要的适应能力，运动量不可能经过短时间的锻炼而增加很多。当人体还不具备参加大运动量训练的条件时，就不能参加激烈的运动和比赛。因为运动量的不同，人体发生的变化也不同，例如中等强度活动时，脉搏频率为每分钟120～140次，如激烈运动时可达180次甚至200次。此时对于运动器官和内脏器官的影响是极大的，可使血压升高、呼吸加快加深、血液重新分配、代谢作用增强。要达到这些要求，都需要一定时间的适应过程。运动量的逐渐加大，可以使机体的适应能力逐渐提高，使运动器官和内脏器官的活动很好地协调起来。在锻炼或运动训练中，如果违反了循序渐进的原则，不仅有碍健康，还容易发生运动创伤，出现过度疲劳，而且也达不到锻炼身体、增强体质和提高运动成绩的目的。

一、循序渐进原则

体育锻炼循序渐进一定要制定健身计划、减肥计划、肌肉增强计划等，制定每周锻炼的次数和运动负荷，确定内容和方法，测定在进行体育锻炼时人体机能状态，如测定心率。体育锻炼不同于运动训练，其内容与方法和运动负荷的安排，灵活性和可选择性比较大，在系统性的要求上也不必追求达到或接近极限运动负荷，而且现代体育科学研究证明，采用有氧代谢进行健身锻炼，其健身作用较大。因此，在负荷的提高幅度上不要操之过急。对于一个长期不运动的人来说，因长期不运动身体各个器官的功能都处在一个较低的水平，肌肉和韧带也都比较僵硬。在这样一个"低潮期"开始运动，健身的目的主要是为了唤醒我们的身体，恢复人体的机能，不宜太早追求运动量。对于一些平时不运动的人来说，其肌肉力量比较薄弱，如果突然加大运动强度，容易造成扭伤或肌肉拉伤。比如跑步减肥，跑步是减脂的绝佳方法，但跑步的时间必须大于 40 分钟才能起到效果，刚开始可以跑 10 分钟，第二周 20 分钟，第三周 30 分钟，等身体慢慢适应了，燃脂效果就会更好。

对于一般人来说，经过 4~6 周左右的时间，身体就会适应某个训练节奏，适应某种刺激方式。当身体适应后，就要进行调整，改变方式，这样肌肉才会获得新的刺激，才会持续增长。初期锻炼的人可选择基本练习，如俯卧撑、单杠、双杠、仰卧起坐，能做好这几个动作，对于全身力量素质，身体协调性也是大有裨益的。所有运动的强度都应从低强度向中高等强度逐渐过渡，运动时间应逐渐加长，运动次数由少增多。一般每次有氧运动时间不应少于 20 分钟，可长至 1~2 小时，主要根据个人体质情况而定。每周可进行 3~5 次有氧运动，次数太少难以达到锻炼目的。

以跑步为例，开始不能操之过急，人的身体对运动是有一个适应过程的。刚开始跑的时候可以从慢跑开始，然后再逐渐增加速度和时间。有的人一开始跑步就恨不得跑个马拉松，这样是不对的，会让自己过度的劳累，同时还打击跑步的积极性。要合理地安排跑步的频率。

有人认为跑步天天跑才有效果。其实不然，长时间的锻炼后如果得不到适当的休息，很容易对身体造成二次伤害。刚开始跑步，可以试着一个星期跑大概三次，一次跑 20 分钟左右。等身体适应后，再增加跑步的时间和强度，一周跑五次左右。不要一直用一个速度跑，开始试着在散步和慢跑间转换。当你的耐力提高后，可以交替进行慢跑和中跑。跑步的地形选择上，尽量选择有上下坡的路段，这种跑步方式可以燃烧更多的卡路里。

有效的跑步减肥计划当然还包括饮食方面的调节。不要认为开始跑步做运动了就可以不管不顾吃东西。很多人就是因为运动时燃烧了很多的卡路里，随之食量也增长了很多，摄入了更多的卡路里而达不到目的。但是，跑步也需要体能，因此要合理饮食，比如多吃蔬菜水果，主食、肉类、淀粉类的食物少吃等。

有些人为了节省时间，不热身就直接进入高强度的有氧训练，由于此时心血管系统和肺部还都没有进入状态，体温也比较低，肌肉的柔韧性不好，就很容易造成损伤。热身之后再运动，感觉也会好一些，运动时间也可以更长，不热身就运动，更容易疲劳。对于没有运动习惯或体质弱的人来说，只要坚持每天四千步，就可以有效促进健康，在此基础上循序渐进。

二、量力而行原则

当健身运动过量过度时，脑垂体的功能会被抑制，人体激素分泌也会受到影响，产生身体疲劳、抽筋等状况，还会造成肾上腺素分泌过多，导致心跳急剧加快，影响心脏供血功能，从而诱发心脏疾病。运动后肌肉疼痛，尿色改变，很可能患上了横纹肌溶解综合征。这是最常见的运动过量导致的损伤之一，部分人甚至会出现急性肾衰竭等并发症。很多人身体处于亚健康状态，突然剧烈运动很有可能造成肌肉损伤。肌肉损伤致横纹肌溶解，进而引发肌红蛋白升高。肌红球蛋白本身也会在体内被分解成有肾毒性的成分，对肾小管产生进一步的伤害，进而引发急性肾衰竭。横纹肌溶解综合征准确来说并不是单纯的一种病，而是一系列病理变化的综合征。典型的"三联征"包括肌痛、乏力和深色尿。如果长期缺少锻炼突然高强度运动后，发现自己全身不适、肌肉疼痛和无力、发热、心动过速、恶心呕吐、尿液变深色等，就要高度警觉，最好到医院就医检查。

有规律的运动，可以增强心脏功能，保持冠状动脉血流畅通。但应量力而行，避免剧烈运动。因为剧烈运动可引起心率加快、血压升高，心脏负担过重，导致心肌供血不足加重，致部分心肌急性坏死。科学家们认为，过度锻炼的人心理健康较差，有可能是因为运动对他们来说是一种强迫性的行为，而这种强迫性行为和不良情绪和心理状况有关系。研究表明，虽然运动有利于心理健康，但是运动也要量力而行，适可而止。

判断是否运动过量可以看心率。运动过量会直接表现在心跳上。运动目标心率 =（220-年龄）×（60%~80%）。其中60%~70%范围主要用于减脂，70%~80%范围主要用于提高心肺功能。通常来说，对于多数普通人，激烈运动后脉搏变为140~160次/分，这时再运动1~15分钟就足够了。

1. 生命在于运动

古代很多导引养生方法都强调"小劳适度"的健身原则，如何把握适度？记住三个标准：①酸加。锻炼后，如果身体有酸胀的感觉，提示你应该适当增加下一次锻炼的强度和频次。酸胀其实是乳酸在作怪。乳酸是运动过程中肌肉代谢的中间产物。乳酸在肌肉中积累起来，身体就会产生酸胀感。很多人往往因为这种感觉而放弃锻炼，这是很可惜的。此时加一点运动量，恰恰可以有效促进乳酸的分解，是利于身体恢复的。②疼减。锻炼时或者锻炼后，身体某一部位如果产生疼痛感，这时要减少练习的次数或减小动作的幅度，以免加剧疼痛。这种疼痛不是乳酸积聚造成的酸胀痛，而是身体细小的肌肉纤维或韧带出现轻微损伤导致的疼痛。此时适当调节，会很快恢复。如果越疼越练，就会造成大块肌肉或整条韧带的损伤。③麻木停。如果锻炼后，身体某一部位有发麻的感觉，这时候就要休息了。"麻"是身体发出的最后保护信号，是在告诉我们，发麻的部位已经丧失了部分感觉和运动功能，再练下去，就容易产生伤病。

据外媒 2019 年 8 月 10 日报道，人们普遍认为锻炼可以促进心理健康，一项针对 120 万人的研究验证了这一观点。但研究人员也发现，过度锻炼实际上对人的心理健康有害。最合适的运动量是每周三至五次，每次 45 分钟，这样对心理健康最有益。由耶鲁大学和牛津大学联合进行的这项研究，发表在著名的医学杂志《柳叶刀·精神病学》上，其结果表明，长期锻炼的人每月心理健康状况不佳的平均天数比不锻炼的人要少 1.5 天，此外，研究还表明，尽管各种类型的运动似乎都能改善心理健康，但最有效的运动其实是团体运动、骑自行车、有氧运动以及去健身房锻炼。2011 年、2013 年及 2015 年这三年间，北美国家行为危险因素监测系统的调查数据包括参与者的身心健康和健康行为的信息，根据压力、抑郁和情绪问题，参与者被要求估计在过去 30 天里有多少天心理健康状态不好，以及在过去 30 天里，他们在正常工作之外进行锻炼的频率、次数和持续时间。研究人员考虑了年龄、种族、性别、婚姻状况、收入、受教育水平、就业状况、体重指数、自我报告的身体健康状况及之前的抑郁症诊断等条件。得出的结论是：每周进行三到五次 45 分钟的锻炼是对心理健康最适宜的。他们还发现，平均每个人每个月有 3 ~ 4 天的心理健康状况不佳时期。虽然类似做家务这种活动对心理健康影响较小，但进行此类活动，不良心理健康天数也会减少 10% 左右。领导该项研究的 Adam Checkrod 博士表示，人们普遍认为运动可以改善心理健康，但是这项研究的结果与人们的普遍观点不同。研究表明，每天平均锻炼时间超过 90 分钟或一个月超过 23 次，可能不利于心理健康，而每天锻炼超过 3 小时的人心理健康状况比不锻炼的人更差；并且，过度锻炼的人可能有强迫症，这可能使他们面临更大的心理健康风险。

2. 健走并非时间越长越健康

研究表明，每天 1 万步，与一天走 8 千步者相比，健康状况不会有任何变化。研究人员认为，超出必要的运动程度往往与慢性疲劳相关联，越是老年人其细胞损坏修复时间越长，身体也越难以恢复，反而对身体不利。

走路锻炼每天别超六千步。自从有了手机计步软件，中老年人运动热情被大大激发。南方医科大学第三附属医院足踝外科主任、健康时报足部科学研究院专家顾问曾参军指出，动辄上万步，易走出足底筋膜炎。其实，6 000 步即可达到每天运动量。有些老年人不适合日行万步。人的足弓像弓，足底筋膜就像弓的弦，"弓弦"张力保持弓的形状，每跨一步，随着下肢肌肉牵拉，"弓弦"不断收紧和伸展，把身体像箭一样射出去，可当拉伸太硬、太频繁，"弦"被激怒，就会出现足跟下方进行性疼痛，尖锐刺痛。清晨起来感觉疼痛严重，第一步疼痛难以忍耐，长时间站立或行走后持续加重，足底有明显压痛点——

这就是足底筋膜炎。每天走多少步才合适呢，曾参军主任说，运动量因人而异，但应根据年龄和体质，有针对性地锻炼。最好是选择在清晨或晚饭后 1 个小时，以 30 分钟~1 小时为宜，每天走 5 000~8 000 步比较适合。青壮年每天 7 000~8 000 步是正常步行量；对于老年人或身体虚弱的人而言，每天 5 000~6 000 步就可以达到运动效果。

3. 每天走多少步最好？

如今健步走的人很多，每天以超过一万步而感到自豪，其实这样做未必对身体有利。骨科专家提醒，运动过度或走路方式不正确，非但不能强身甚至还会损伤腿部肌肉和膝关节半月板。广东省中医院副院长、广州中医药大学骨伤科教授刘军认为，行走多少路程，完全因人因时因地而异，无论年龄大小，若是运动过量，反而会影响健康，而年长者和有基础病者更要注意。健康的运动量和运动方式是因时因地因人而不同的，一味地用别人的数据来规定自己的目标，会导致超过自身身体负荷而影响健康。过多的走路、上下楼梯，都容易出现关节、韧带、骨骼的损伤，甚至导致膝关节滑膜炎。广东省第二中医院骨科主任医师张宇说，他曾经接待一位 60 多岁的患者，该患者为了锻炼每天暴走 15 千米，刚开始锻炼时有点腰酸背痛，但半个月以后，他一站起来就觉得右边大腿根部疼痛，当时还可以走路，就以为是扭伤了，忍着撑着没到医院治疗，后来，越来越疼，他到医院一检查才发现，原来是大腿的肌肉拉伤，而且膝关节的半月板也损伤了。张宇指出，健康人每天的"走路量"为至少 4 000 步，这个活动量是我们很基本的运动量。但要想达到促进健康、预防各种慢性病的作用，标准要提高到 7 000 步。普通成人的步伐，一步一般是 70 cm 左右，4 000 步相当于 2.8 千米，差不多就是出租车的起步价距离。而老年人每天走 3 000 到 5 000 步也能达到运动的效果。有的人会发觉，每天逛街、买菜，一天走下来，手机上记录下的步数也不少，却并没有感觉到身体有什么变化。这可能是因为你走路的步数虽然达到了，但是走路的速度、强度和时间并没有达到要求。走路要想达到锻炼效果，一要保证一定的速度，每分钟走 120~140 步左右；二要保证一定的强度，每天至少走 3 300 步，每分钟达到 110 步以上。正确的走路姿势是：头颈部应该微微上抬而非低下，肩膀微微向后打开，跨步时，后腿要绷直，着地时先脚后掌，避免弯腰驼背。生活中很多步行其实是无益的，只看步数不注重运动强度的走路，不能到达健身的目的。走路时能感到呼吸和心跳比平时加快，微微有点喘，但是不影响说话就可以了。步频，也就是每分钟走多少步，是能够合理反应走路强度的重要参数。运动指南指出：每位成年人，为健康效益，要确保每周 5 天、每次至少 30 分钟的中等强度运动。而每分钟 110 步以上、130 步以下的步频是比较符合中等运动强度标准的。也就是说，每天至少要走 3 300 步，每分钟达到 110 步以上才对健康有益。国外的运动医学院建议，想知道有氧运动强度是否合适，可在运动后测试心率，以达到最高心率的 60%~85% 为宜。

走路也要保证一定的时间，走 30~50 分钟就可以了。每周健步走的时间累积 150 分钟以上，还能达到很好的消脂效果。但要提醒老年人步行健身应降低强度，快走应控制在30分钟以内、散步60分钟以内。这里要提醒的是，有的人平时不运动，心血来潮周末一次运动走几万步，一次的运动量就达到了10千米以上，很容易磨损膝关节、损伤半月板，导致未来几个月内因疼痛不适而无法运动，这种"周末战士"的做法不可取。

合理的安排应该是每隔一天运动一次，争取保持每周三次有氧运动，每次30分钟以上。在不健走的日子可以安排其他运动形式。如果每天都重复一样的运动，每天都长时间行走，也会让膝关节不堪重负，肌肉、韧带、骨与软骨组织无法得到充分休息而产生慢性损伤。

另一种判断的方法是，快走30分钟到50分钟，微微出汗，然后肌肉感到轻微的酸胀，健走以后感觉整个人是比较轻松愉悦的，以第二天感觉不太累为最佳。由于每个人每天的状态不同，可以适当增减运动量。

最后专家提醒：健走不适合有心血管疾病、心脏功能不佳的患者。其实这个很容易察觉：走路后出现气促、胸闷不适、心悸等都说明心脏功能跟不上你的步伐，这时候就不要快速健步走，而适合缓慢步行。对于这部分人群，可以选择其他节奏舒缓、对关节压力和心血管负担都较小的锻炼方式，比如太极和八段锦等。

运动一定要循序渐进，安全第一，否则不只是会对膝关节、脚踝等造成伤害，更有可能会导致心脏受损。尤其是老人、过重者或有基础疾病的人，最好在咨询医生后再确定运动方式。根据体检结果和医生的建议进行适量的运动，这样才不会适得其反。另外，健走时还要做好充足的准备，如穿软底跑鞋，保护脚踝关节免受伤害；穿舒适运动装，有利于身体活动；带瓶水，运动时小口喝水，少量地补充水可防止脱水。

运动与阳光、氧气、水一样，绝不是越多越好。对少数过度训练的人而言，过量有氧运动会伤害心血管系统。慢跑可以锻炼心血管系统，增强心肺功能。但过量的慢跑不但不能促进健康，反而会让心血管系统损伤。正常心脏在静止休息时每分钟射出约5公升的血液，但这个数字在剧烈运动时可以升高约5~7倍，达到每分钟25~35公升，这对心脏来说是个沉重的负担。适量的训练可以锻炼心肺功能，但当高强度运动持续1~2个小时后，过劳的心脏就会开始出现损害。过多的血液容量会拉扯心脏肌肉，造成心肌细胞微小的损伤。因此在马拉松结束后，立刻替选手抽血检查，会发现血液中象征心肌细胞受损的Troponin、CK-MB等指标显著上升（这些指标正是医生用来诊断心肌梗死的工具）。长时间剧烈运动后，心脏会努力修复损伤。但如果这颗心脏的主人不停地进行高强度、长距离训练，微小的伤害就会渐渐累积成为不可逆的结构变化。德国的科学家都发现，经验老到的马拉松选手身上，冠状动脉的阻塞情形竟然比不运动的正常人还更糟！同时耐力竞赛的选手产生心律不齐（如心房震颤）的机会也比一般人高出了五倍之多。

有关专家做了两项关于有氧运动缩短寿命的动物实验。第一个是冬眠的田鼠长寿，这是哈佛医科大学的休伯特教授最新发表的论文。他将田鼠分成很好地冬眠、几乎不冬眠，以及介于其间的三组来比较其寿命。结果很好冬眠的田鼠的最长寿命是 1 600 天，而不冬眠的田鼠的最长寿命只有 1 100 天。另一个实验是运动量多的苍蝇短命，这是南梅索达特斯大学的苏哈尔博士最近研究的。他将家蝇放在大的容器（2.7 万立方厘米）与小的容器（250 立方厘米）中饲养并进行比较。结果放在大的容器里的家蝇行动十分活跃，每毫克体重每小时消耗 11.2 微升的氧，而在小容器里的家蝇则消耗 7.6 微升。大容器中消耗"大量"氧的家蝇活了 33 天，而在小容器中的家蝇活了 78 天。这表明运动量大、氧消耗多的寿命短。

当运动后出现反应能力下降、平衡感降低、肌肉的弹性减小，一到运动场地就头晕、恶心，出现吃不香、睡不好、抑郁、易怒、便秘、腹泻、易感冒等状态时，就要小心了。这很有可能是整体过度疲劳造成的。当整体出现过度疲劳时，人的中枢神经系统受到了损害，整个人体开始出现异状，比较典型的是具有上述表现的神经官能症，这时候就要停止运动去就医了。

4. 生病运动有个临界点

据 2017 年 12 月 11 日《中国妇女报》报道：经常运动可以获得良好的免疫系统，帮助我们击退简单感染如感冒。但是当你生病了你会怎么做，是继续锻炼，还是闭门不出挂点滴？纽约的梅奥医学中心表示，一个好的经验法则是用"脖子法则"作为指南。如果你的症状出现在脖子以上，比如鼻塞或轻度感冒打喷嚏，那么你应该经常运动；如果你的症状出现在颈部以下，如剧烈的咳嗽，发烧，肌肉疼痛，恶心，则不建议运动。按照这个办法来做，该运动的时候运动，不该运动的时候就不要运动，可最大限度地保护身体。劳累可能使身体变得更糟，要时刻注意自己的感受。当症状有轻微的加重，应保持好的心态迎接下一天。如果你依然愿意锻炼，可以保持较低强度来进行。如果你是一个运动员，则应分档次来进行。如果你喜欢健身走步，那就把脚步放慢速度。如果你时常举重，专家建议，可以在家里锻炼而不是在健身房，这样你就不会传染他人。

运动过量可致闭经。女性长时间参加过量的体育运动或比较激烈的比赛，可能会出现月经初潮延迟、月经紊乱，甚至闭经等症状，称为运动性闭经。

5. 有氧运动过量的案例

案例：温州的小赵是个运动狂热分子，慢跑、力量训练是每天的必修课。日前，小赵增加了运动训练量，身体反而出现了诸多不适。去温州医学院附属第一医院检查后，急诊科副主任张海燕要求他立即住院治疗。对于小赵的问题，张海燕告诉笔者，小赵训练超量，冠状动脉有阻塞现象，如果不及时住院治疗会导致心肌梗死。明明是有氧运动，为什么加量后反而要住院？张海燕解释，适当的运动可以锻炼心血管系统，增强心肺功能。但过量的运动不但不能促进健康，反而会让心血管系统提早失去功能。她建议广大健身爱好者，运动不宜过量，一旦身体有不适，应立即前往就近医院检查。

2011 年德国的科学家发现，在业余有氧运动选手的头发中，有着比常人更多的可的松。这是什么意思呢？可的松是一种身体遇到压力时释放的激素。在人体遭遇生理或心理的压力时，可的松能帮助人体渡过难关。但可的松长期升高（意味着身体承受慢性压力），副作用就出现了，如血压升高、血糖升高、免疫力下降、肌肉组织流失，这些都是身体承受持续且过量压力的结果。而头发中累积的可的松，能够反应出身体过去几个月中的慢性压力状况。跑步者头发中的可的松越高，可能意味着他们的身体承受了更多的压力。在一篇 52 600 人的观察性研究中，学者发现，适量的运动能显著降低总死亡率。但一周跑超过 20 英里（约 32 公里）的人们却没有得到跑步的健康益处，他们的死亡率与不运动的"沙发族"们相似。丹麦学者也得出类似的结论：一周跑步 2.5 小时的族群似乎受益最大，更长的运动时间并不会让人更健康。适量的运动对身体有许多好处，这已经一再地被科学研究证实。但越多绝对不代表越好。一个聪明、简短而有效的训练计划，不仅省时、省力，更能带来最大的健康益处、减少运动伤害的发生。

6. 多吃抗氧化食物，尤其是紫色食物

许多紫色食物都含有一种叫作"花青素"的物质。这也是紫色食物营养价值的关键所在。在欧洲，花青素被誉为"口服的皮肤化妆品"，它拥有最有效的抗氧化能力。经研究显示，花青素的抗氧化能力比维生素 E 高出大约五十倍，比维生素 C 高出大约二十倍，可以防止衰老并抑制皱纹提早生成。除此以外，花青素还有助于提高视力、消除眼睛疲劳；有助于延缓脑神经衰老、预防老年痴呆；有助于增强心肺功能等。

紫色食物包括：①蓝莓，可促进视网膜细胞中的视紫质再生。经常食用蓝莓，对消除眼睛疲劳、预防近视有良好功效。因此，蓝莓特别适合长时间使用电脑的人群食用。②茄子，古代曾将茄子列入皇帝的膳单，可见茄子营养价值之高。茄子含有丰富的维生素 E 和维生素 D，有助于抑制伤口出血、散血瘀、消肿止疼。茄子中还含有龙葵碱，对抑制消化系统的肿瘤具有一定效果。在烹调茄子时建议不要去掉茄皮，茄子的营养大部分藏于皮中。③紫薯，紫薯除具有普通番薯的营养成分外，还具有丰富的硒元素、铁元素和花青素。其中硒和铁元素是人体抗衰老、补血的必要元素。常吃紫薯，可以帮助补血、提高人体免疫力，还可以维持肌肤的健康。④紫色洋葱，紫色洋葱含有丰富的硒元素，与紫薯一样都具有一定的延缓衰老功效。同时，紫色洋葱对高血脂、高血压等心血管病患者尤为有益。在选购紫色洋葱时，表皮越干越好，包卷度愈紧密愈好。⑤紫米，紫米素有"米中极品"之称。它富含维生素 B_1、维生素 B_2、叶酸、蛋白质等多种营养物质，以及铁、锌、钙等人体所需的矿物质元素。中医认为，紫米具有补血益气、滋阴补肾、暖脾胃的效果，对于胃寒、胃痛、夜尿频密等症状有一定疗效。

三、持之以恒原则

一个人特别是老年人的生活质量如何，身体健康是关键。只有加强锻炼并持之以恒，才能到达"动则不衰"的效果，这是许多人实践经验的总结。现代医学也把锻炼纳入"防治医学"的范畴。应该强调指出的是，对于健身锻炼、强身健体的作用有明确的认识，树立坚定的信念，这是锻炼活动能否持之以恒的关键所在。

锻炼要坚持一致性和周期性原则。任何训练都需要一个周期。在这个周期内需要保证内容专一，不然会导致效果不佳。有的老年人身体肥胖，就想通过体育锻炼减肥，一个月下来后，发现自己的身体状况并没有得到明显改变，于是就抱怨运动并不是灵丹妙药，干脆放弃了体育锻炼。这种急功近利的做法要不得。"三天打鱼，两天晒网"，收不到"体疗"的效应。运动是长期的，并非一朝一夕之事。运动除了要坚持外，还要根据自己的身体状况，选择适宜的运动项目。可有些人今天去练体操，明天练瑜伽，后天又打太极拳，频繁地换运动项目。这种朝三暮四的锻炼方法，会让身体一些部位出现严重不适应，时间长了，就会对运动失去信心。健身是个长期的习惯，想有健美的体魄，一生都应该坚持健身。最佳体型和健康状况，需要几个月甚至几年的坚持才可能做到。

坚持锻炼是长寿秘诀。年纪大了做运动只是白费功夫？不要那么悲观！近日，医学杂志《JAMA Network Open》发表的一篇报告表示，无论从多少岁起做运动都不算晚，中年时期才养成锻炼的习惯也有助于延年益寿、降低早逝风险。来自英国纽卡斯尔大学、加拿大约克大学的研究人员邀请了315万名年纪在50~70岁的中老年人参与测试，记录了他们日常生活的运动情况。通过观察实验个体间的年龄差异，运动频率以及健康状况，研究人员得出结论：锻炼身体延年益寿的关键在于坚持。假设一个人20岁起就养成运动的习惯，但是过几年就放弃了，那么之前的锻炼对健康累积的积极影响也只能逐渐清零。

该研究还得出一个出人意料的结论，即使人到中年才开始锻炼身体，早逝风险降低的概率与一直坚持运动的效果相差无几。英国《卫报》也称，那些四五十岁才开始锻炼身体的人，每周坚持7小时，他们的早逝风险甚至可以降低35%，同时患癌症和心血管疾病的概率也有所降低。当然，这并不是建议大家等年纪大了再开始运动，专家鼓励每个年龄段的人都要养成锻炼身体的好习惯。毕竟"生命在于运动"。

高血脂患者运动：至少坚持6个月。高血脂患者只有坚持锻炼6个月以上，才能取得良好的降脂效果。不规律的锻炼不仅不利于降脂，还会导致体内脂肪增长，体重增加。锻炼时运动强度的大小，是降脂效果好坏的关键。走跑锻炼的运动强度适合老人，只比快走稍微快一些，一次走跑锻炼约为45分钟，开始先热身5分钟，然后走跑交替进行30分钟，最后做放松运动10分钟。锻炼时要注意，从走向跑过渡时，如果体质差可多走少跑。

四、因人而异原则

运动需因人而异,这样才能对身体有利。因个人的工作性质和生活习惯不同,在选择运动时间、内容、强度和频度时也可以有不同。每天的运动可以分为两部分:一部分是包括工作、出行和家务这些日常生活中消耗较多体力的活动,另一部分是体育锻炼活动。养成多动的生活习惯,每天都有一些消耗体力的活动,是健康生活方式中必不可少的内容。用做家务、散步等活动来减少看电视、打牌等久坐少动的时间,上下楼梯、短距离走路、骑车、搬运物品及清扫房间等都可以增加能量消耗,有助于保持能量平衡。

现代运动医学的研究结果表明,老年人坚持中等强度的有氧运动,有助于其健康身体的维持,提高生理活动机能。降低心血管病等慢性疾病的发病风险,需要更多的运动,可以是达到中等强度的日常活动,也可以是体育锻炼。每次活动应达到相当于中速步行1 000步以上的活动量,每周累计约2万步活动量。运动锻炼应量力而行,体质差的人活动量可以少一点;体质好的人,可以增加运动强度和运动量。

每个人体质不同,所能承受的运动负荷也不同,找到适合自己的活动强度和活动量,锻炼才会更加安全有效。促进健康,需要进行中等强度的活动,如快走、上楼、擦地等,每次活动应在1 000步活动量或10分钟以上。中等强度活动时,你会感觉到心跳和呼吸加快;用力,但不吃力;可以随着呼吸的节奏连续说话,但不能唱歌。根据能量的消耗量,骑车、跑步、游泳、打球、健身器械练习等活动都可以转换为相当于走1 000步的时间。完成相当于1 000步活动量,强度大的活动内容所需的时间更短,心脏所承受的锻炼负荷更大。不论运动强度和内容,适当多活动消耗更多的能量,对保持健康体重更有帮助。

1. 心血管病患者的运动原则

不少人认为患上心梗、冠心病等心血管疾病后,只能躺在床上或待在家中不动,卧床、坐轮椅都需要别人照顾。临床上发现,如果患者年龄较大,术后一两周不活动,肌肉很快就会萎缩,无法行走、站立,丧失自我行动的能力,最后变成了慢性失能。医生表示,心脏不好的患者,本身心脏存在运动耐力和输送氧气能力变弱的问题,如不活动则会导致能力更弱,运动反而能增加周边组织对养分和氧气的利用。"心脏不好的患者,越需要加强运动锻炼。"但运动也并非盲目进行。医生表示,心血管病患者运动一定要掌握五个原则,此外即使是卧床或坐着的心血管病人也可以参与运动。运动的方式,比如躺在床上,可以把脚抬高活动,每天重复几次,可增加血液的循环;若是坐姿,则可以做静态训练,之后逐步进行站立或原地小跑步的训练。五个原则要掌握:一是切忌憋气。有心血管疾病的年老患者可以从事低强度,拉长时间的运动。但是要注意在运动的过程中不要憋气,因为过度的憋气会导致血压上升,血管一下扩张一下收缩,极易诱发脑卒中或心绞痛的发生。二是最好进行有氧运动。只要不超过自己的体力范围,心血管病人最好进行有氧运动，比如散步、慢步、平地快走、游泳、打太极或走坡度较缓的斜坡，都适合心血管病人锻炼，但是像仰卧起坐、伏地挺身、器械锻炼等无氧运动，锻炼过程中会有憋气的过程，所以不建议。三是拉长暖身时间。一般对于健康状况正常的人，暖身运动保持在 5~10 分钟，但心血管病人则需更长的时间，起码在 15~20 分钟，冬天时间更长。医生建议先把下肢活动开，促进血液循环，之后再活动上肢、手部肌肉、同时避开伤口，动作幅度也不应过大。四是若有不适，逐渐放慢动作或休息。心血管病人若在运动的过程中出现头晕、冒冷汗、心悸、胸闷、胸痛、喘不过气等不适症状，应马上休息。但注意不能马上静止动作，应该逐渐放慢，不喘了再休息，否则心脏可能更不舒服。五是在下午 4~6 时运动。有研究显示，早上 7 点至 11 点是心脑血管疾病的高发时间。下午 4 点的温度比较适宜运动，这个时候，身体各个部位已经舒展开来，精力、体力、心肺功能也相对较好。运动过程中，最好随身携带硝酸甘油。心血管病患者在运动时，最怕出现心绞痛的状况，尤其是有过心绞痛病史的心血管病人，最好随身携带硝酸甘油、救心丸等药物，一旦发作，停止运动后，原地休息，最好平躺，立即拿出硝酸甘油或救心丸等放在舌下含服，在有条件的情况下还可以吸氧。如果症状持续，建议再次舌下含服药物 1 次，然后紧急呼叫 120。

（1）心脏病患者应常活动。在我国，心血管疾病已成为一种常见病。据相关统计数据显示，目前我国心血管疾病患者高达 2.9 亿人。除此之外，针对心血管疾病还有一个非常庞大的"后备军"，这其中包括糖尿病患者等，他们有可能发展成为心血管疾病患者。针对心血管疾病的成因，专家表示，这与人们的生活方式息息相关，其中包括饮食问题、肠道微生物菌群不足、阳光照射少、运动不足、工作压力大等多个方面。相关研究表明，体育运动可以预防和辅助治疗心血管疾病。统计数据显示，久坐影响着全球半数以上人口的健康。我们常提醒办公室久坐一族注意运动，其实这对患有心血管疾病的人来说更加重要。加拿大一项最新研究称，心脏病患者每过一小段时间就起身做低强度运动，可以显著降低早亡风险。

加拿大阿尔伯塔大学研究人员对 132 名平均年龄 63 岁的冠心病患者运动状况进行 5 天追踪分析。结果显示，心脏病患者最适合的运动时长为 7 分钟，运动时间间隔为 20 分钟，也就是说，患者每隔 20 分钟就应起身活动一下，以保证身体每天燃烧的热量达到 3.2 千焦，降低心力衰竭、心肌梗死等并发症的风险。加拿大心血管健康大会科学委员会主席格雷汉姆表示，新研究再次强调久坐的危害，它具有一定的实践指导意义。为预防心血管疾病，建议每周做 150 分钟中低等强度运动或者 75 分钟高强度锻炼。

（2）心脏病患者别跑马拉松。近年来，城市马拉松长跑后猝死的案例屡见不鲜。马拉松猝死个案中，多数都是突发心脏病。在马拉松途中，心脏过半数部位都会因为血液流动下降和炎症介质增加而停止活动。这种暂时性的心脏受损现象可能是造成猝死的原因之一。患心绞痛、冠心病、风湿性心脏病、先天性心脏病、近期发生过心血管意外的人，或是在做轻微活动时感到胸痛，运动中脸色发白发青的人，都不适合长跑。

（3）对抗运动会诱发脑卒中。具有对抗性、竞争性的剧烈运动不适合中老年人，尤其是脑血管病高危人群。这类运动会使血压急剧升高，高血压、脑血管畸形或有过脑卒中病史的人可能会在运动中发生意外。当运动带有比赛性质时，一旦输了球，气急之下也可能诱发脑卒中等脑血管意外。有高血压、高血脂、高血糖、房颤、抽烟、酗酒、肥胖等脑卒中高危因素的人，不建议进行球类对抗性运动。

（4）冠心病患者这样运动。经常碰到患者及其家属问：冠心病患者是不是不能运动？其实，大多数冠心病患者是可以运动的。但他们存在器质性心脏疾病，且心功能个体差异大，因此在运动前要进行风险评估。正在住院的冠心病患者，若病情稳定，即可进行运动。病情已经稳定的心肌梗死患者，早期运动有利于减轻心肌梗死的心室重构过程，改善心功能。急性心梗患者应在心电、血压监护下运动。通常活动应从仰卧位到坐位，到站立，再到下地活动，出院的稳定期冠心病患者，大多可在出院后 1~3 周内开始运动康复，但建议去康复门诊在医生指导下进行。如果没有条件去康复门诊，可参照以下三步来进行运动：第一步：准备活动，即热身运动。多采用低水平有氧运动和静力拉伸，持续 5~10 分钟 。第二步，训练阶段。包含有氧、抗阻和柔韧性运动等。总时间 30~60 分钟。第三步，放松运动。做慢节奏有氧运动的延续或柔韧性训练，根据病情轻重持续 5~10 分钟。对于大多数冠心病患者来说，通过有效强度的运动刺激，可改善其血管内皮功能，稳定冠状动脉斑块，改善心功能，降低再住院率和死亡率。因此，冠心病患者应进行适量运动。

2. 糖尿病患者的运动原则

很多糖尿病患者都知道运动能降血糖，可是有些病友在监测血糖时却发现，运动后血糖不但没降下来，反而升高了，这是怎么回事呢？当血内胰岛素浓度降低，细胞对胰岛素不敏感时，人通过运动，可以加强肌肉对葡萄糖和游离脂肪酸的摄取和利用。运动还可提高骨骼肌细胞对胰岛素的敏感性，增强葡萄糖的利用效率，减轻 β 细胞的负担，纠正胰岛素相对不足或胰岛素抵抗带来的糖代谢紊乱。一些研究发现，当人的运动强度超过某一界限后，血糖水平就会升高。这个界限一般为最大心率的 80%~90%（最大心率一般为 220-年龄）。当运动强度超过这一界限后，人的呼吸会变得困难而不得不大口喘气来满足机体对氧气的需求。这时交感神经明显兴奋，从而刺激肾上腺素和去甲肾上腺素的释放，并刺激肝脏将储存的糖原转化为葡萄糖释放到血液中。当血糖升高的速率大于肌肉吸收血糖的速率时，血糖自然就升高了。正确运动才可主动降糖。运动强度分为低、中、高三个等级。低强度运动以利用脂肪为主，中等强度的运动可明显降低血糖，高强度运动的主观感受是非常疲劳。为确保锻炼有效，建议患者进行中等强度（运动时有点用力，心跳和呼吸加快但不急促）的有氧运动。每周至少运动 150 分钟（如每周运动 5 天，每次 30 分钟，不能连续两天不运动）。中等强度的体育运动形式包括快走、打太极拳、骑车、打乒乓球、打羽毛球和高尔夫球、快节奏舞蹈、有氧健身操、慢跑和游泳等。但是有些患者会觉得做高强度的运动更有利于降低血糖，所以就自行加大运动强度。殊不知，过于强烈的运动会导致血糖不降反升。对于有些患者来说，强度过大还有低血糖的风险。所以合适的运动强度对血糖的控制起着至关重要的作用。当运动强度较大时，运动持续时间应相应缩短。强度较小时，则适当延长运动持续时间。

如果运动前血糖就已偏高（如空腹血糖 > 16.7 mmol/L），表明自身胰岛素缺乏较严重。这时再去运动，会加重胰腺的负担，使胰岛素缺乏加剧，细胞不能利用血液中的糖来提供能量，会代偿性的分解蛋白质和脂肪来供能，可诱发酮症或酮症酸中毒。由此可见，糖尿病患者选择运动方式以及运动强度，是不可随意的，而是应当有计划、有步骤地进行。规律运动才能有助于控制血糖，减少心血管病危险因素，减轻体重，提升幸福感。

糖尿病患者出现哪些情况不宜去运动？"运动 + 药物 + 饮食"是预防和治疗糖尿病的有效方式，然而，由于不同患者的病因有所差异，年龄和身体状况也不尽相同，因此，并非所有人都可采取运动疗法。以下这些情况是禁止运动的：

（1）血糖过高患者。血糖指数超过 13.9 mmol/L，或者已有糖尿病酮症或酮症酸中毒。已有糖尿病酮症或酮症酸中毒的患者，运动会加重病情，甚至使人昏迷。这是因为 1 型糖尿病患者由于胰岛功能几乎完全丧失，胰岛素严重缺乏，运动会使血糖升高，脂肪分解增加，在缺乏胰岛素的情况下，不能氧化分解酮体，从而增加酮症酸中毒的危险。因此，1 型糖尿病患者血糖（一般是高于 16.7 mmol/L）未得到合理控制时，一般不宜参加运动。

（2）低血糖患者。此时运动会加重低血糖，严重时会造成低血糖昏迷，危及生命，需要急诊治疗。一定的运动会促进血糖代谢，然而当血糖控制不良时进行运动，反而会引起血糖波动，加重糖尿病的病情。专家建议，病情不稳定、自身血糖控制不佳、血糖很高（ > 16.7 mmol/L）者，或血糖波动明显的人，在血糖没有得到很好控制之前，不宜参加运动锻炼。这些糖尿病患者待血糖平稳后，可尝试适量运动，但运动前务必测血糖，依此决定运动的时间和强度，同时随身携带糖块、饮料、血糖仪等，以备出现低血糖时及时处理。

（3）已出现并发症患者。肾病变者，过量运动会增加肾脏血流量，加大尿蛋白的排出。心脏病患者，下肢若有血液循环障碍，可能引起胸部疼痛。足部病变者，由于其脚部知觉迟钝，可能会因运动而受伤。严重视网膜病变者，运动会加重眼底病变，增加出血的危险。这些患者应先到医院进行评估，确定自己是否适合运动及适宜的运动种类。糖尿病足患者可以到专业机构评估及配置合适的鞋子，并请医生开出有针对性的运动处方，再进行运动。有些患者病史较长，已有糖尿病周围神经病变或自主神经病变，对胸痛、足部疼痛、心慌等症状的感知被削弱，运动时风险很高，这类患者也需到医院进行相关评估后再运动。有严重应激反应（如外伤、手术等）或急性感染者，此时运动会加重目前的病情，同时使血糖更加难以控制，造成恶性循环。如血压过高，收缩压超过了 180 毫米汞柱，此时运动会加重高血压，甚至有诱发脑卒中等脑血管疾病的风险。

（4）运动过程中需要注意的事项。糖友在运动中应根据自身的具体情况和医生的建议，选择适宜的运动方式和强度。注射胰岛素的糖友若运动时，可将餐时胰岛素剂量减少，同时选择腹部注射，避免注射在四肢部位，以降低胰岛素吸收速度，减少低血糖的发生。运动结束时需做 5～10 分钟的整理运动，如弯弯腰、踢踢腿等，使心率恢复至每分钟比静息时高 10～15 次的水平后再坐下休息。运动可引起食欲增加，应注意饮食控制及药物调节。运动后不宜马上洗澡。正确的方法是运动后休息 10～20 分钟，根据脉搏恢复到接近正常为准，再洗温水澡。

3. 中老年人保护膝关节的锻炼方式

随着年龄的增长，人体关节尤其是膝关节诸骨由于长年磨损出现疼痛不适、腿脚酸软无力等症状，膝关节骨关节炎多发于老年人，严重影响他们的日常生活。很多中老年人盲目锻炼，认为可以强身健体，保护膝关节健康。北京德胜门中医院骨科医生提醒：中老年人保护膝关节要避免六大锻炼方式。一是避免深蹲。深蹲会引起关节软骨的磨损。在深蹲过程中，膝关节的磨损程度比走平路时严重得多，而且深蹲到底时，由于膝关节后侧的挤压，再加上内侧半月板后角活动度本身就差，容易将内侧半月板后角挤压损伤。因此，不建议长期做深蹲锻炼。二是减少上下楼梯或者登山活动。上下楼或者登山时，容易引起髌骨关节的磨损。上下楼或者登山时，膝关节的旋转容易导致半月板损伤，扭伤也易导致韧带等其他软组织损伤。三是太极拳中的半蹲旋转动作要注意方法。很多人喜欢打太极拳，打太极拳确实能够达到强身健体的效果。但其中有一个动作，就是半蹲旋转的动作，对膝关节、髌骨关节、半月板损伤都比较大。中老年人做这个动作的时候一定要掌握要领。四是蹲马步易造成髌骨关节软骨损伤。半蹲的时候髌骨关节的用力是平时的 3 倍，所以容易引起髌骨关节的磨损。也会引起反应性滑膜增生，从而加重疼痛。五是急停急转的运动。如踢足球、打篮球、打乒乓球、打羽毛球等，由于中老年人的膝关节本身有退变，半月板也会有部分变性，容易引起关节退变的加重和半月板损伤。六是抗阻伸膝动作力度要适宜。很多中老年人喜欢去健身房做一些力量锻炼，比如膝关节的抗阻伸膝运动，容易引起髌骨关节的磨损加快，所以，对于髌骨关节退变的中老年人，是不建议做的。

中老年人可以选择游泳、适度跑步、散步、骑车、膝关节伸屈活动等方式来锻炼和保护膝关节，而且要量力而行。膝关节常见症状有膝盖红肿痛、上下楼梯痛、坐起立行时膝部酸痛不适、关节疼痛、压痛、僵硬、关节肿胀、活动受限和关节畸形等。出现类似症状请尽早就诊，科学对症治疗。

（1）老年人练习爬楼梯要谨慎。不少老年人想要通过"爬楼梯"锻炼身体。专家表示爬楼梯并非适合所有人，尤其是膝关节变"脆"的中老年人，盲目爬楼梯、爬山等只会让膝盖过度负重，很容易让膝盖受伤，严重时还会引发膝关节的病变。爬楼梯属于负重运动，腰部以下的关节都要承受自己的体重，人在爬楼梯时，膝关节所要承受的重量是人体重量的 3 ~ 5 倍，而且，速度越快对膝盖产生的压力也就越大。以一个体重 50 公斤的人为例，平路走路时两边膝关节各承重 50 公斤，但爬楼梯时膝关节负重竟变成高达 200 公斤。如果速度加快，对膝关节产生的压力会更大。下楼梯时，膝关节除了自身体重以外，还要负担下冲的力量。老年人的膝关节原本就存在一定程度的关节软骨退变老化，上下楼梯时的高负重及冲击力增加了膝关节的压力，就会引起膝关节疼痛，加速关节软骨的磨损。尤其随着年龄的增加，身体内胶原蛋白大量流失，骨质健康越来越差，所以在这方面要多加注意，尽量手扶楼梯缓慢上下楼，同时配合补充骨胶原蛋白，提高骨密度，增加骨骼弹性，缓解关节疼痛。

（2）适当快步走有助治疗膝关节炎。膝关节炎是中老年常见病。国外一项研究表明，快步走有益缓解膝关节病情。研究小组对 1 800 多名老年膝关节患者的健康数据进行分析。研究期间，6% 的老人接受了全膝关节置换手术。对比分析发现，参试者每天只需中高强度步行（快步走）5 分钟，就可降低 16% 接受膝关节置换手术的概率。在这里，"中高强度步行"被定义为"每分钟步行 100 步以上"。膝关节炎患者也可以积极参加锻炼，董忠志老人有深切体会。他于 40 年前患上右膝盖关节炎，天阴下雨或爬楼梯就疼，从 2011 年起，他坚持每天快走（1 分钟 110 ~ 120 步），不少于 5 千米，到 2017 年关节炎痊愈了。如今，董老师已经 80 多岁，依然健步如飞，身体非常健康。

4. 脂肪肝患者的运动原则

随着肥胖人群增多，糖尿病发病率逐渐升高，非酒精性脂肪肝的患病率也节节攀升。据统计，全世界非酒精性脂肪肝患病率达到 25%。而国内一线城市如上海、北京地区流行病学调查显示，非酒精性脂肪肝患病率甚至超过 30%。脂肪肝目前已成为健康体检人群血清肝功能异常的主要原因。到目前为止，还没有治疗脂肪肝的特效药物。改变生活方式是治疗非酒精性脂肪肝的一线治疗方法。改变生活方式包括饮食控制及合理运动。医学研究显示，适度运动可有效减少内脏脂肪，改善胰岛素抵抗，减轻脂肪肝的严重程度。然而并非所有脂肪肝患者都适宜参加运动。妊娠、营养不良、药物等原因导致的脂肪肝患者，以及伴有其他器官严重疾病者，不宜参加运动。肥胖所致的脂肪肝患者应加强体育锻炼。运动前做全身体检（血压、腰围、体重、心电图、肝胆 B 超等），既可以明确当前身体状况，又有利于后期效果评估。此外还要准备合适的运动鞋、宽松的衣裤。运动前热身 5 分钟，活动下四肢、颈腰，以防肌肉、韧带拉伤。

运动方式以有氧运动为主：脂肪肝患者应选择轻到中等强度的有氧运动，如快走、慢跑、骑自行车、打网球、游泳、跳舞、广播体操、跳绳等，避免短跑、举重等剧烈运动。

建议每周运动 5 次以上，每次 30 分钟。研究表明，每周运动超过 150 分钟能够最大限度预防或改善脂肪肝。运动强度和运动量可用脉搏跳动评估，一般以运动时脉搏数 =170-年龄或运动后疲劳感于 15 分钟内消失为宜。另外要注意的是，运动量要逐渐增加，循序渐进。运动要持之以恒：短期运动对脂肪肝的改善作用有限，脂肪肝患者使用运动疗法的时候，一定要持之以恒。为了避免半途而废，建议通过找运动伙伴、携带计步器、选择整洁的运动环境、适时奖励自己等方法养成坚持运动的习惯。

5. **运动控尿酸防痛风原则**

在古代，痛风多发于丰衣足食的帝王将相，因此被称为"帝王病"。随着生活水平的提高，痛风已由昔日的"王之疾病"发展为今日的"疾病之王"。痛风和糖尿病一样，极难根除，一旦发病会给患者带来难以忍受的痛苦。然而，人们对于痛风却知之甚少，对痛风的防治也相当欠缺。有很多痛风患者因为误诊、误治而导致病情恶化，造成了不可逆的关节和肾脏损伤。任何疾病的预防都比治疗更重要，痛风也不例外。预防痛风的方法有如下几点。

（1）防止受寒和过度劳累。受寒和过劳可使人的自主神经调节紊乱，易致体表及内脏血管收缩，从而引起尿酸排泄减少。因而痛风病人要在寒冷季节穿暖和些，避免受寒，避免过分劳累和精神紧张。

（2）少食嘌呤含量高的食物。如猪、牛、羊肉、火腿、香肠、鸡、鸭、鹅、兔、鱼、虾、菠菜、蘑菇等，花生也应少食。不要酗酒，尤其是要禁饮啤酒。避免酒精饮料，包括啤酒和葡萄酒。酒中所含的乙醇能使血乳酸浓度升高，后者可抑制肾小管对尿酸的分泌，可降低尿酸的排出；同时乙醇还能使尿酸合成增加。多食发面食品、放碱的粥（可促尿酸排泄）和所有根茎类蔬菜。水果也可食用。

（3）防止高血脂。高血脂不但可引起心脑血管疾病，同样也可引起代谢障碍，影响尿酸排泄而导致痛风。主要的办法是控制饮食，吃低脂、清淡易消化食物。

（4）防止剧烈运动。剧烈运动所产生的乳酸可抑制肾小管排泄尿酸而使血中尿酸升高，又因出汗增多而使血容量下降，肾排尿酸量下降，导致痛风。广东省第二人民医院风湿免疫科主治医师郑少玲介绍，剧烈运动会诱发痛风发作，但低强度的有氧运动可以降低痛风发作。因此痛风患者应避免剧烈运动和运动过量。患者应遵守"有氧运动、循序渐进、持之以恒、适时调整"的方针。痛风间歇缓解期可选择散步、慢跑、骑自行车、游泳、太极拳、瑜伽、健身操等，辅以适量的抗阻练习和关节柔韧性练习。此外还要注意以下三点：运动前，先进行 5 分钟活动关节、肌群的热身运动，避免拉伤肌肉或韧带；运动中，50 岁以上的人运动量以少量出汗为宜，心率不超过 120 次 / 分，每次运动 30～60 分钟，每周 3～5 次；运动后，适度放松、牵拉身体、按摩肌肉，减少乳酸堆积的酸痛感。

（5）防止发生由药物引起的血尿酸增高。长期服用阿司匹林、利尿剂、青霉素、抗结核药等的患者，应定期检测血尿酸，因这些药物可抑制肾小管排泄尿酸。尿酸若长期居高不下，可致痛风的形成。

（6）避免长时间步行。痛风性关节炎的发作往往与患者长途步行、关节扭伤、穿鞋不适及过度活动等因素有关，这可能系局部组织损伤后，尿酸盐的脱落所致。因此，痛风病人应注意劳逸结合，穿鞋要舒适，勿使关节损伤。一般不主张痛风病人跑步或进行长途步行旅游。

（7）多饮水，少喝汤。血尿酸偏高者和痛风患者要多喝白开水，多饮白开水可以稀释尿酸，加速排泄，使尿酸水平下降（每天的喝水量至少在 2000 mL 以上）。少喝肉汤、鱼汤、鸡汤、火锅汤等，汤中含有大量嘌呤成分，饮后不但不能稀释尿酸，反而导致尿酸增高。

（8）定期体检。定期检查血尿酸，这样利于监控尿酸值，防治痛风。

（9）哪些运动适合痛风。运动同样适合痛风患者。研究表明，适当运动可以增强体质，促进全身血液循环以及肌肉和组织对糖、脂肪、蛋白质的利用，从而降低血尿酸、血糖浓度，减少尿酸的生成，并且还能防止糖尿病和动脉硬化，改善心脏功能，促使血压平稳，减少心血管并发症。①赤脚踩石：是指不穿鞋袜，走在鹅卵石路面上的运动。鹅卵石能刺激脚掌上的穴位和神经末梢，引起兴奋、激活身体自主神经和内分泌系统的功能，加速血液循环，促进新陈代谢，具有滋阴补阳、养护肾经、调整血压、改善睡眠、解除疲劳、提高机体免疫力及提高对外界环境变化的适应能力的作用，对痛风性关节炎等多种疾病有一定的防治效果。②游泳：适度的游泳可以转动各处关节，使各个关节保持柔韧性，同时还可以降低骨骼之间的摩擦挤压，改善局部血液循环以促进尿酸盐溶液排泄。需要注意的是，游泳最好控制在一个小时以内，切勿因为锻炼过度而使体内乳酸产生增加，抑制肾脏排泄尿酸。③慢跑：在运动之前，可以做一些热身动作，调整呼吸。建议每天进行半小时至一小时的慢跑。其时间在下午 5 至 7 时最佳。

尽管单纯运动锻炼并不能有效降低血尿酸，但与饮食保健结合起来则会显著降低血尿酸浓度，从而起到预防痛风发作、延缓病情进展的作用。

6. 腰椎间盘突出者锻炼原则

腰椎间盘突出症是一种常见病，与腰部扭伤或慢性劳损有关。突出的间盘组织挤压神经、局部的炎症反应刺激，都会引起剧烈的坐骨神经疼痛症状，常表现为下腰痛及一侧或两侧的下肢串麻痛，严重影响患者的日常生活和工作。腰椎间盘突出症的治疗方法一般以综合治疗为主，包括卧床休息、理疗、推拿、针灸、药物等，急性需卧床休息 3～4 周。

（1）练倒走可适当缓解腰痛。患上腰椎间盘突出症后，患者非常痛苦，常会想方设法寻觅治疗良方。经常听到患者询问，是否需要练倒走？倒走是一种时兴的人体反向行走健步运动，它消耗的能量比散步和慢跑更多，对腰臂、腿部肌肉有明显的锻炼效果。倒走时需腰身挺直或略后仰，这样脊柱和腰背肌将承受比平时更大的重力和运动力，使脊柱和背肌得到锻炼，有利于气血通畅。有研究表明，慢性腰背痛者每次倒走后会感到腰部舒适轻松，长期坚持做对腰痛有缓解作用。对整日伏案工作或学习的人，采用这种方法能有效地消除疲劳和腰背酸痛之苦。

倒走不能根治腰椎间盘突出，但对于人体的腰椎组织会有一定的保护效果，而且还能够有效地增强人体腰部以及背部的肌肉力量，经常倒着走能够预防腰椎间盘突出，让人体的腰部变得更加的灵活。倒走可以矫正腰部不合理姿势，倒着走路是反向而行，重心是向后移的，对脊柱的弯曲是有矫正作用的。还可以减小骨盆前倾和腰椎前凸，同时还能锻炼自身肌肉，使腰椎间盘突出症得到有效缓解。倒走时腰部肌肉会有节奏地收缩和舒张，可使腰部血液循环得到较好的改善，有助于腰部组织新陈代谢率的提高，而平时正常行走是起不到这个作用的。腰脊肌增强了，就可以减轻对脊柱骨和椎间盘的压力，也就减轻对神经根的压迫，椎间盘突出的症状也能有所缓解。

（2）倒走缓解腰椎间盘突出因人而异。虽说倒走是一种较好的锻炼方式，但若不注意选择线路或场所，没有他人陪伴等保护措施，容易出现跌到、车祸等意外。对腰椎间盘突出症患者来说，急性期需要严格卧床休息，盲目跟风练倒走不符合此病治疗原则。如果不慎摔倒扭伤腰部，还会加重病情，得不偿失。对于经治疗疼痛减轻以及恢复期患者，除继续适当卧床休息外，应积极进行腰背、足腿部锻炼，如飞燕点水、拱桥式锻炼、仰卧举腿、蹬空增力等，循序渐进地进行练习，以巩固疗效，恢复肌肉功能。日常锻炼方法应在医生的指导下进行。

（3）五种科学走路法。①踮脚走：有利于前列腺。每天按此法行走百步，可锻炼小腿后侧肌肉，有利于畅通足三阴经，对前列腺增生和慢性前列腺炎大有好处。②转腰走："甩"掉腰部赘肉，有"啤酒肚"和"水桶腰"的人更应多做些转腰动作，才能更快地"甩"掉赘肉。③扭着走：减少直肠癌发生。有点类似于竞走，在走的过程中，加大腰和胯部的扭动，让身体在行走中有节奏地扭起来，可促进排便，防止便秘，减少直肠癌的发生。④敲着走：减腰围。带脉就像腰带一样环绕在腰间。走路时敲带脉，能很好地帮助减腰围。如果肚子较软的，而且还有"救生圈"，走路时不妨两只手敲打左右两侧腰部，每天坚持半小时。⑤交替走：可缓解肌肉疼痛。办公族及腰部不适的中老年人适宜做此法，即正走、倒走、快走、慢走交替进行，同时配合鼻吸气、嘴呼气。交替走可以减少磨损，缓解肌肉疼痛，促进机体自我康复。

7. 各年龄段老年人运动形式参考

运动能强化骨骼，增强免疫力，但是随着年龄的增长，老人体力及身体机能下降，运动就变成一把"双刃剑"，一旦选错了运动方式，很可能得不偿失。

（1）小于65岁的老人：身体情况尚佳，可选择慢跑、打乒乓球、打羽毛球等运动量不算大的项目。每星期运动3~5次，每次不少于30分钟。

（2）65~75岁的老人：体质不如从前，因此不适合进行激烈的球类运动。70岁之前可以骑自行车、爬山、游泳。但要注意，爬山一定要爬缓坡，太陡对关节不利。这个年龄段的老人还可以跳交际舞、唱歌，每次运动到微微出汗。

（3）75~85岁的老人：由于器官功能明显衰退，运动必须注意安全性，不再适合稍微激烈的运动，应以缓慢的运动为主，如打太极拳、练太极剑、散步，跳舞也可以，但只能跳慢三慢四，最好别跳探戈、拉丁等动作幅度大的舞蹈。

（4）85岁以后的老人：由于肌肉萎缩、骨质疏松等比较严重，应选择让全身都能得到伸展和活动的运动项目。散步是最适合高龄老人的运动，可以时常伸胳膊伸腿，或做一些简单的健身操。这个年龄段的老人即使站起来深呼吸也是有好处的，建议每天给花浇浇水，不仅心情会变好，还能起到运动的效果。

年龄虽然影响着老人的运动方式，但不是一刀切。有的老人体质明显优于同龄人的平均水平，那么选择强度稍微大一点的运动也可以。

8. 老人动腿更要动嘴

老人一个人安静的待着，不如去运动；一个人去运动，不如找个人聊天！俄罗斯"健康生活网"报道，科学家表示，对老年人而言，参加社交活动，比定期进行体育锻炼更重要。事实上，对于老人健康生活而言，待着伤身又伤心，不如去运动，光运动很难坚持，不如跟人聊着，既能坚持运动，又能愉悦身心。

待着，身心的双重折磨。忙碌的年轻人，最羡慕的状态往往是一个人待着，啥也不干，感觉清静又舒服。可是，对于老年人而言，总是一个人待着，就再也不是享受，而是孤独。正如专家指出，孤独就好像老人心头的一把刀。"不孤独的理由都一样，孤独的理由千千万。"中国老年学学会老年心理专业委员会秘书长杨萍认为，有些老人是由于行动不便，不方便出去，有些则是由于个性、心理等原因不愿意出去。老人如果长期一个人待着，孤独、压抑，容易引发心理疾病，尤其是一些空巢老人，很多人本身身体就有疾病，再加上孩子都不在身边，无人照顾又不与外界沟通，身体上的疼痛再加上心理上的孤独很容易产生抑郁症。有研究指出，孤独会加重老人的痴呆以及使血压升高等问题。其实，总是一个人待着造成的不仅是心理层面的伤害，南京体育学院运动健康科学系教授李靖表示，一个人长期不运动，会造成身体机能的退化。老年人的衰退会相对较快。你会发现身体一天不如一天，肌肉松弛、呼吸变浅、胃肠蠕动与吸收减弱等。所以老人要想健康生活，最不建议一个人待着！

运动是与衰老的一场赛跑。一个人待着，不如出去运动！因为运动一方面能疏解老人的抑郁心理，另一方面，还是抗衰老的有力武器。李靖表示，很多老年人觉得自己身体已经不太好了，少活动可以减少损伤。其实，老年人机体的结构和功能仍然存在着提高和改善的可能性，合理的体育锻炼可以促进全身的血液循环，为全身的组织细胞提供更多的氧气和营养物质，从而达到延缓衰老和增进健康的目的。另外，运动是缓解坏情绪最有效的方法之一，特别是户外运动，呼吸一下新鲜空气，动动胳膊动动腿，身体的苏醒也带动人体分泌让人快乐的多巴胺。所以，这也是排解老人抑郁情绪的一个很好的方法。老年人最好选择中低强度的运动，一些传统健身功法，比如太极拳、太极剑、八段锦、道家养生功等就比较适合。这些运动强度适中，而且健身效果更全面，不仅能锻炼身体，还可以调节呼吸、情绪。如果现学这些健身功法比较困难，可以试试健身走、慢跑、广场舞等比较简单的运动形式。衰老这事儿，你越屈服，它跑得越快。不妨试着抗争一下，坚持运动，有一天你会发现，衰老的时钟好像走得慢了。

聊着，"三人行"必有其乐。有人无奈抱怨，一个人的运动总是很难坚持。如果是这样，何不结伴而行。正如俄罗斯"健康生活网"报道的那样，社会交往对老人的健康更为重要！英国科学家不久前的研究证实，与人交往可延长寿命。科学家对424名退休老人的身体状况进行了长达6年的跟踪调查，实验结果显示，老人的社交活动越积极，其早死的风险就越小。此外，研究表明，与人交往还可以增强老年人的免疫力，防止老年痴呆症和抑郁症的进一步发展。杨萍表示，当今社会，很多老人存在着不同程度的心理问题，其中，老化情绪是一个很重要的方面，而这些心理上的问题会反过来影响身体状况。在全面健身的浪潮中，还要多关注一下心理健康。平时生活中，老人不妨主动出门走走，去公园里跟同龄人聊天，参加一些老年人兴趣小组，或者做一些社会公益活动。大家在一起聊聊开心事，互诉烦恼事，解解困惑事，可以在一定程度上减少对老的恐惧，心态上也会更加积极向上。结伴运动，就像运动和社会交往的双剑合璧，在锻炼身体的同时，与老伙伴们一起聊聊，那些运动经验、那些人生感悟甚至家长里短，在分享中成就快乐。

9. 爱上锻炼的5个策略

纽约市的体育心理学家莉娅·拉各斯（LeahLagos）说："懂得享受锻炼，才能让锻炼持之以恒；另外，享受锻炼的人在心理层面会收获更多益处，如患抑郁症的风险降低等。"

如何才能更好锻炼呢？下面有5个建议送给你。

（1）不要盲目攀比。盲目攀比往往导致自我贬低，让自己郁郁寡欢。著有《比完美更好》一书的临床心理学家伊丽莎白·隆巴多（Elizabeth Lombardo）写道："'她比我瘦那么多！我永远不可能跑得像他那么快！'类似这种引起负面感觉的自忖，会让锻炼变得无趣。"《体育行为学》月刊对261名参加训练班的女性进行的研究显示，那些力求让自己成为"最好"的受试者，在锻炼过程中收获的苦闷往往大于欢愉。

（2）尊重个性。拉各斯说："很多人讨厌锻炼，是因为没有找到跟自身匹配的风格。"所以，不妨列出你喜欢和不喜欢的问题清单：你喜欢将锻炼与社交结合，还是单独冒险？你喜欢快节奏的有氧运动吗？或者，你喜欢让生活中多一些禅意吗？你喜欢在室内锻炼还是在室外锻炼？根据自己对这些问题的第一反应，来决定你接下来应该去参加什么训练班、准备何种运动装备吧。

（3）发挥固有优势。不论在家、在办公室还是在体育馆，大多数人都喜欢一直做最擅长的事情。如果你自认缺乏手眼协调能力，那么，参加公司的垒球队多半不是获得快乐的途径；如果你天生神力，抱着十几公斤重的小孩子一整天也不觉得累，那你很有机会从举重当中获得成就感。

（4）将锻炼当成奖励。拉各斯说："如果仅仅将锻炼当成贪吃后的惩罚，你肯定会被内疚和失望摆布。"《健康心理学》月刊对100名妇女进行调查后强调了这一点。"相反，如果你把锻炼当成对努力工作的奖赏，或者当成释放压力的窗口，就会形成积极心态。"当然，这种心态是练出来的。

（5）多种方式混搭。拉各斯说："即使你找到了擅长的锻炼方式，经常转换玩法还是很重要的，如划船、参加舞蹈训练班、进行常规力量锻炼等。如此轮回，有助于防止只认准一种方式带来的单调感。"在2014年的一项研究中，英国研究者对367名成年人进行了为期6个星期的跟踪调查，发现那些习惯以多种方式进行锻炼的人，往往更享受这个过程，身体指数也比其他人更出色。

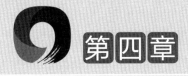

第四章

戒烟限酒

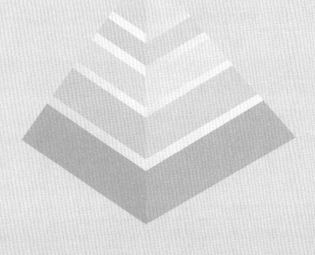

4

世界卫生组织（WHO）提出健康生活的四个基本原则之一是戒烟限酒。下面我们分别谈谈"戒烟"和"限酒"。

第一节 戒 烟

多年来，中国烟草一直保持七个"世界第一"：烟叶种植面积第一，烟叶收购量第一，卷烟产量第一，卷烟消费量第一，吸烟人数第一，烟草利税第一，死于吸烟相关疾病的人数第一。截至 2015 年，中国吸烟人数已达到 3.5 亿，全国 14 亿人，按 50% 女性计算，男性公民约 7 亿，其中约 15% 为 16 岁以下的青少年，超过 16 岁的男性公民数量大约 6 亿，3.5 亿表示过半数的男性公民都吸烟。如果你到农村去看看，尤其是不发达地区的农村，你会发现好多 16 岁以下的小孩在吸烟，部分女性也吸烟，这部分人还没有统计在内。

吸烟有害健康，这是每个人都知道的事情。你购买香烟的时候，每个烟盒上都有吸烟有害健康的标识。但这也挡不住香烟对某些人的吸引力，更有甚者每天都会吸上一包甚至几包烟。为什么他们明知道对健康有害，还要再吸烟呢？也许他们并不知道吸烟的危害究竟有多大，也许他们存在侥幸心理，觉得这么多人在吸烟都没事儿。因此，我们有必要把真相告诉大家。

一、烟草的起源

烟草进入人类社会生活始于拉丁美洲原始社会。当时拉丁美洲的当地居民（印第安人），还处于以采集和狩猎为主要生产活动的时期。人们在摘尝植物时，尝到烟草辣舌味，闻到醉人的香气，能提神解乏，于是把它当作刺激物来咀嚼，这就成为烟草迈进了人类生活的第一步。后来，咀嚼烟叶演变成吸烟，与原始社会的祭祀有关。在人类学的著作中，柯斯文的《原始文化始纲》和摩尔根《古代社会》都曾指出，美洲印第安人早在原始社会时代，就有吸烟的嗜好。当地居民吸食烟草，据说是为了驱邪治病，（烟草"驱邪治病"的神话是个古老的传说，说它是能使人死而复活的"神草"），颇有迷信色彩，后来慢慢成了一种癖好。

原始印第安人部落在每年召开的各部落酋长会议的时候，都要举行隆重的敬烟仪式，仪式开始，司仪把手制卷烟折纳入烟管，用火点燃后，连续喷烟三次。第一次喷向天空，感谢圣明的"天神"，在过去一年里保佑他们的生命；第二次喷向大地，感谢哺育他们的"慈母"，生产各种食物，恩赐他们生活美好幸福；第三次喷向太阳表示感谢阳光永远普照大地，使人间万物生长不息。接着，把烟管依次递给每个与会的酋长，然后才正式开会议事。每当印第安人部落之间发生纠纷，甚至武斗的时候，为了解决争端，双方酋长坐下来吸"和平烟"，然后各诉原委，再由第三者，另一个酋长做出解决争端的裁决。此外，当陌生人进入部落村社，你要先敬"和平烟"，表示欢迎和友好。这可能是人类以烟敬客习俗的起源。

随着通往美洲通道的开通，欧美大陆之间的往来日益频繁。1492年哥伦布发现新大陆，同时也发现了当地印第安人吸烟。这是对于人类吸烟最早的直接发现。可见人类吸烟距今大约有600年的历史。15世纪末由哥伦布把烟草和烟草种子带进了欧洲，到16世纪中叶，烟草很快传到世界其他各地。到17世纪初，烟草已传入德国、俄国、土耳其、菲律宾、日本等地。在19世纪中期克里米亚战争时才出现卷烟。1887年卷烟机在英国问世。于是卷烟生产飞速发展。有一位名叫尼古特（Jean Nicot de Villemain）的法国人，住在葡萄牙的里斯本，对美洲植物很感兴趣，约在1560年，尼古特把别人送的烟草种子，精心栽培在自己的花园里，果然烟草生产茂盛，收获其叶试吸，感觉很好。人们为了纪念尼古特，把烟草碱称为尼古丁。

中国人吸烟完全是由外邦传入的，故有"洋烟"之称。《中华大字典》注：烟，草名，别名淡巴菰。一曰烟草，产自吕宋，明时始入中国。采叶干之，切为细丝，可制作各种之烟。中国古代人是不吸烟的。烟草传入中国，约在16世纪末，明朝万历年间（1573～1620），最早译音叫"淡巴菰"，大约是在明朝末年改用烟草名称。到明朝崇祯末年，吸烟盛行。到清朝，此风更盛。从此，客人来了先敬烟，后敬茶，已成世俗。明、清医药学家已观察到烟草对人体的毒副作用。如《滇南本草》中记载，烟草"令人烦乱，不省人事……"；《本草汇言》记载"偶有食之，其气闭，闷昏如死，则非善物可知矣"。中医张景岳曾说："烟能散邪，亦必耗气"，得出"烟也损人"。

二、烟草的种类

烟草属管状花目，茄科一年生或有限多年生草本植物。基部稍木质化。花序顶生，圆锥状，多花；蒴果卵状或矩圆状，长约等于宿存萼。夏秋季开花结果。主要分布于南美洲、南亚、中国。

烟草已有66个品种。但被人们栽培食用的只有两个品种：一种是普通烟草，又叫红花烟草，是一年生或二三年生草本植物，这种烟草宜种植于较温暖地带。另一种是黄花烟草。黄花烟草又称菫烟草，是一年生或两年生草本植物。这种烟草耐寒能力较强，适宜于在低温地区栽培。此外还有一种由智利人培育出的白花烟草，绿叶白花，十分美艳，在国外只作为观赏花卉，一般都不把它列在烟草的范围之内。我国所栽培的烟草除了北方有少量黄花烟草之外，大部分是普通烟草。在绝大多数地方，人们所食用的都是烟草的叶片，所以作为商品，也把烟草称为烟叶。

烟草可分成很多品种，我国根据所栽培的各种烟草的品种特性、栽培条件、调制方法、主要用途等，可分为以下6类。

（一）晾晒烟

该品种生产的区域较广，种植历史最悠久，几乎遍及全球。这是最早传入我国的烟草品种。初期发现的烟草，像黄花烟草，统称为晒烟，俗称土烟。加工成烟制品的方法也较简单，一般是把田间生长已成熟的烟叶、采摘扎把挂在屋檐下晾晒，干燥后即成烟叶，用手工制成相当于现在的雪茄烟和烟丝，用简单的烟具抽吸。有两种生产消费方式：一种是农民自种自吸，或有少量出售；另一种是对晾晒烟进行规模生产，用于制造烟制品，如制造雪茄烟、烟丝、鼻烟、嚼烟等。晾晒烟也可少量搭配用于生产卷烟。但它辛辣味重，刺激性大，消费面较窄。经过研究试种，许多品质上乘的烟叶品种培植成功，同时改进了原来的晒烟质量，形成了各具特色的地方晾晒烟。

（二）烤烟

烤烟原产于弗吉尼亚州，国际上称弗吉尼亚型烤烟，也叫美烟。由于这种烟叶是在烤房内装上火管加温烘烤的，所以确切的名称叫烤烟。烟叶经烘烤后，叶片色泽金黄，光泽鲜明，味香醇和，是世界各国生产卷烟的主要原料。烤烟的主要生产国家有：中国、加拿大、印度、津巴布韦等国。中国烤烟生产主要集中在云南、河南、贵州、山东等省。

（三）白肋烟

白肋烟原产于北美部分国家，由于叶片的茎、脉呈乳白色而得名，它属一种深褐色晾烟。调制方法为建盖能控制温湿度的晾栅，把生长成熟的烟叶挂在晾栅内调制晾干。这种烟叶香气浓郁，尼古丁含量较高，是生产混合型卷烟的主要原料。种植白肋烟的国家有巴西、日本等国。我国于1956—1966年先后在山东、河南、安徽等省试种。进入20世纪80年代以来，又先后在湖北、重庆等地种植白肋烟。其烟叶品质有所提高，已用于生产混合型卷烟。

（四）香料烟

香料烟叶主要产于土耳其、保加利亚、希腊、泰国等国。它是一种特殊品种，叶片很小，烟叶含有较高的芳香物质。是生产混合型卷烟的配方烟叶，也可加大用量生产一种香料型卷烟。但香料烟叶的产量较低，一般亩产40～50 kg，因而售价较高，只能少量使用生产混合型卷烟。这种烟叶在全球的生产量不大。

（五）雪茄烟

这不是指卷制成一支一支的成品雪茄，而是指制造雪茄的原料即作为烟叶的雪茄烟。制作雪茄对原料烟叶要求很严，分为包叶烟、束叶烟和芯叶烟三种。其中要求最严的是包叶烟，要求叶片薄而轻，叶脉细，组织细密，弹力与张力强，颜色均匀而有光泽。这种包叶烟一般都要专门种植，最好是遮阴栽培，采摘后在房中晾干，属于晾烟的一种。我国包叶烟的产地以四川为主，而以浙江桐乡所产的质量最好。我国生产的很多晒红烟都可以作雪茄束叶与芯叶的原料。

（六）黄花烟

黄花烟与上述 5 种红花烟在植物分类上属不同的种，所以有较大的差异。它的植株比红花烟矮小，生长期短，耐寒力强，所以我国种植黄花烟的地区都在北方，其中著名者有兰州黄花烟（兰州水烟）、东北蛤蟆烟、新疆伊犁莫合烟（又称马合儿烟）。大多加工制为斗烟和水烟。

三、烟和烟雾中的有害成分

现在人们很关心空气污染问题。这是因为通过不少的调查与科研数据已证明空气污染是人们呼吸道疾病和心血管疾病增加的重要环境因素。从空气污染的来源分析，除了工业烟尘废气的污染、家用烧煤等生活燃料的污染和汽车尾气的污染以外，香烟烟雾也是一种重要的空气污染源。这不仅是吸烟的人在自我污染，而且不吸烟的人也会被动地遭受香烟烟雾的污染。

烟草烟雾是指吸烟时产生的烟雾。气相成分占总量的 92%，主要是一氧化碳、二氧化碳、氮氧化物、挥发性低分子烷烃和烯烃等；固相成分占总量的 8%，为粒径 $0.1 \sim 2 \ \mu m$ 的烟尘，冷凝即为焦油。每支纸烟产生 $20 \sim 35$ mg 焦油。

烟草燃烧时释放的烟雾中含有 3 800 多种已知的化学物质，绝大部分对人体有害，其中包括一氧化碳、尼古丁等生物碱、胺类、腈类、酚类、烷烃、醛类、氮氧化物、多环芳烃、杂环族化合物、羟基化合物、重金属元素及有机农药等，范围很广。它们有多种生物学作用，能对人体造成各种危害。

（一）尼古丁

尼古丁又称烟碱，是一种无色透明的油状挥发性液体，具有刺激的烟臭味。它是存在于茄科植物中的生物碱，也是烟草的重要成分。尼古丁会使人上瘾或产生依赖性（最难戒除的毒瘾之一）。吸入纸烟烟雾中的尼古丁只需 7.5 秒就可以到达大脑，使吸烟者感到一种轻柔愉快的感觉，它可使中枢神经系统先兴奋后抑制。尼古丁在血浆中的半衰期为 30 分钟，当尼古丁低于稳定水平时，吸烟者会感到烦躁、不适、恶心、头痛并渴望吸一支烟以补充尼古丁。人们通常难以克制自己，重复使用尼古丁会加快心跳速度和升高血压并降低食欲。大剂量的尼古丁会引起呕吐以及恶心，严重时人会死亡。烟草中通常会含有尼古丁，这是许多吸烟者无法戒掉烟瘾的重要原因。1 支香烟中的尼古丁，可以毒死 1 只小白鼠。25 g 烟中的尼古丁可以毒死一头牛。$40 \sim 60$ mg 纯尼古丁可以毒死一个人。

一支香烟中尼古丁含量随烟叶质量和加工工艺而不尽相同，一般每支含 $1.5 \sim 3$ mg。吸烟时，约 25% 的尼古丁被燃烧破坏，5% 残留烟头内，50% 扩散到空间，真正被人体吸收的尼古丁只有20%。所以有的人一天吸一盒香烟也未出现中毒现象。但尼古丁对人体许多器官的刺激损害作用却是与日俱增的。①尼古丁会损害支气管黏膜，引发气管炎。②尼古丁可引起胃痛及其他胃病。③尼古丁可造成心跳加快、血压升高及呼吸变快，促进高血压、心脏病及脑卒中等心脑血管病的发生。④尼古丁毒害脑细胞，可使吸烟者出现中枢神经系统症状。⑤尼古丁可促进癌的形成。

（二）一氧化碳

一氧化碳是一种无色无味的气体。人们常说的煤气中毒，就是指一氧化碳中毒。一氧化碳与血红蛋白的亲和力比氧气高250倍，当人们吸入较多的一氧化碳时，一氧化碳与血红蛋白结合形成大量的碳合血红蛋白，而氧合血红蛋白大大减少，造成组织和器官缺氧，进而使大脑、心脏等多种器官产生损伤。

每支烟燃烧时可产生一氧化碳20～30 mg。若许多吸烟者聚集在拥挤且不通风的房间内，空气中的一氧化碳浓度可达0.05%，接近发生煤气中毒的浓度。

不吸烟的正常人体内碳合血红蛋白浓度大约为0.5%，而吸烟严重者体内的碳合血红蛋白高达15%～20%，也就是说有15%～20%的血红蛋白丧失了输送氧气的功能，从而导致缺氧。

（三）烟焦油

烟焦油是一种棕黄色具黏性的树脂，俗称"烟油子"。每支烟产生的烟焦油应在15 mg以下，市场上的烟实测超过数倍。按一天吸烟20支，其中四分之一吸入体内计算，吸烟者每天吸入的烟焦油量为120～200 mg。烟焦油中含多种致癌物，这些致癌物联合作用是人类健康的一大威胁，当吸入的量达到一定水平就可以致癌，而且可附着于吸烟者的气管、支气管和肺泡表面产生物理、化学性的刺激，损害人体的呼吸功能。

（四）苯并芘

苯并芘是强致癌物。它还存在于煤、石油、天然气中，但可被大气稀释。而香烟中的苯并芘被吸烟者直接吸入或弥漫于室内，浓度很高。在燃烧一包香烟过程中，可产生0.24～0.28 μg的苯并芘。有调查结果表明，空气中的苯并芘含量每增加1 μg/1 000立方米，就会使肺癌发病率增加5%～15%。

（五）放射性物质

卷烟烟雾中含铝-210、钋-201两种放射性同位素，吸烟时可被吸收入肺并沉积在体内。它们不断放出射线，长期损伤肺组织。一个每天吸20支烟的人，一年吸入的放射性元素的辐射量，相当于吸烟者1年拍了300张X线胸片。

（六）刺激性化合物

烟草烟雾中含有多种刺激性化合物，其中有氰化氢、甲醛、丙烯醛等。如1支无过滤嘴卷烟可产生丙烯醛45 μg，氰化氢100～400 μg。它们破坏支气管黏膜，并减弱肺泡巨噬细胞的功能，使肺和支气管易发生感染。

（七）有害金属

烟草中含砷、汞、镉等有害金属。以镉为例，其危害为：①镉可蓄积于体内，引起哮喘、肺气肿。②微量的镉可杀灭输精管内的精子，影响生育。③大量镉进入骨组织，引起骨骼脱钙、变形、变脆，极易发生骨折。1 支烟含镉 $1 \sim 2 \mu g$，其中 5% 被人体吸收。

（八）其他有害物质

烟草中尚含有多种有害成分，如致癌物质二甲基亚硝胺、甲基乙基亚硝胺、二乙基亚硝胺、亚硝基吡咯烷、联氨、氯乙烯及氨基甲酸乙酯等；促癌物质甲醛、苯醇及脂肪酸等。

据科学家测定，烟草中含有数百种复杂的化学成分，其中大部分对人体有害。其中焦油、尼古丁、酚类、醇类、酸类、醛类等 40 种是有毒和有致癌作用的物质。烟在点燃后，所产生的烟雾，包含了烟草中所有的化学成分，同时比烟草本身又增加了一些有害物质，如一氧化碳和烟焦油等。这是因为除烟草本身外，在制成卷烟的过程中，还要在原料中加入一些可可、甘草、糖、甘油、乙二醇等调味、湿润、产香、助燃的物质。这些添加剂虽然本身无害，但在燃烧过程中却起了变化。例如，在鼠背涂上可可燃烧后产生的烟油，可长出皮肤瘤；甘草中的甘草酸在燃烧后，与其他成分化合，可生成有致癌作用的多环芳烃；糖与烟草一起燃烧后增加了焦油量，而糖燃烧后的产物是烟中的一个重要致癌物；甘油和乙二醇在燃烧后的物质，不但可能使吸烟者患膀胱癌，而且所产生的丙烯醛可抑制气管和纤毛分泌物从肺内排出，从而增加患气管炎和肺气肿的机会，并使患有这两种病的人病情加重。

烟中尼古丁含量最多，毒性也最大，成人服 50 mg 即可致死。吸烟引起急性中毒死亡的情况，中国早有发生。吸烟多了就会像喝醉酒似的醉倒在地，口吐黄水而死亡，为此崇祯皇帝曾下令禁烟。在国外也有报道：苏联有一名青年第一次吸烟，吸一支大雪茄烟后死去。英国一个长期吸烟的 40 岁健康男子，因从事一项十分重要的工作，一夜吸了 14 支雪茄和 40 支香烟，早晨感到难受，经医生抢救无效死去。法国在一个俱乐部举行一次吸烟比赛，优胜者在吸了 60 支纸烟之后，未来得及领奖即死去。其他参加比赛者都因生命垂危，到医院抢救。

烟草烟雾中的有害成分称得上是个可怕的冷面杀手，每位吸烟者都应该警惕，尽早放弃烟草，选择健康。

四、吸烟危害知多少

吸烟危害健康已是众所周知的事实。全世界每年因吸烟死亡的人数达 250 万之多，烟是人类第一杀手。烟草已被国家确定为一级致癌物。90% 的总死亡率是由吸烟所导致的。有资料表明，长期吸烟者的肺癌发病率比不吸烟者高 10 ~ 20 倍，喉癌发病率高 6 ~ 10 倍，冠心病发病率高 2~3 倍，循环系统发病率高 3 倍，气管炎发病率高 2~8 倍。有人调查了 1 000 个家庭，发现吸烟家庭 16 岁以下的儿童患呼吸道疾病的比不吸烟家庭多。在不吸烟家庭，5 岁以下儿童，有 33.5% 儿童有呼吸道疾病症状，而吸烟家庭却有 44.5% 有呼吸道疾病症状。

在原卫生部发布的 2006 年中国"吸烟与健康"的报告中，我们看到这样的数据：2002 年我国 15 岁以上人群吸烟率为 35.8%，其中男性和女性吸烟率分别为 66.0% 和 3.1%。由此估计，吸烟者约为 3.5 亿，占世界烟民的三分之一。此外，我国吸烟人群有年轻化的趋势，与 20 世纪 80 年代相比，开始吸烟的平均年龄由 22.4 岁降为 19.7 岁。我国既是烟草生产大国，也是烟草消费大国。我国的烟草产量相当于其他 7 个最大烟草生产国的总和。我国每年销售的香烟高达 1.6 万亿支，国人消费的香烟约占世界三分之一。如果将与吸烟有关的各种疾病所致的死亡均统计在内，目前每年约有 100 万人因此死亡。

2012 年 5 月 30 日，在第二十五个世界无烟日到来之际，原卫生部首次发布《中国吸烟危害健康报告》。这是我国第一部系统阐述吸烟危害健康的权威报告。对于吸烟的危害，这个报告有哪些权威的事实和分析？报告对广大吸烟人群提出了哪些警示？

中华医学会呼吸病学分会主任委员、原卫生部北京医院副院长王辰指出，吸烟危害健康是不争的医学结论。进入 21 世纪，关于吸烟危害健康的新的科学证据仍在不断地被揭示出来。将关于吸烟危害健康的科学证据展示给大家，让事实"触目"，结论"惊心"，进而产生积极的控烟行动。我国是世界上最大的烟草生产国和消费国，吸烟对人民群众健康的影响尤为严重。

调查表明，我国吸烟人群逾 3 亿，另有约 7.4 亿不吸烟人群遭受二手烟的危害；每年因吸烟相关疾病所致死亡人数超过 100 万。如对吸烟流行状况不加以控制，至 2050 年每年死亡人数将突破 300 万，成为人民群众生命健康与社会经济发展不堪承受之重。

报告认为，我国公众对吸烟和二手烟暴露危害的认识严重不足：3/4 以上的人群不能全面了解吸烟对健康的危害；2/3 以上的人群不了解二手烟暴露的危害；大部分公众对"低焦油不等于低危害"的观点缺乏正确的认识，且受教育程度高者有此错误认识的比例也很高，反映出公众普遍对这一问题存在严重认识误区。

下面我们就来谈谈吸烟的危害究竟有多大。

（一）吸烟减少寿命

提到吸烟的危害，我们不得不谈的就是寿命。有些调查显示，平均每吸一支烟会缩短 11 分钟的寿命，当然这个数字不一定准确，但是有一点可以肯定的是，不吸烟者比吸烟者要长寿。根据国外调查研究，吸烟者比不吸烟者平均要缩短寿命 20 年左右。英国做了一个非常大型的研究，对 34 000 多个医生从 20 世纪 50 年代开始跟踪 50 年，发现吸烟者比不吸烟者，寿命短十年。如果现有的吸烟模式持续下去的话，目前的年轻人将会有三分之一死于烟草，其中一半以上的人将过早死亡，其死亡就发生在 35 至 69 岁，所以人们常说吸烟等于慢性自杀。

（二）致癌作用

香烟的烟雾大部分吸入肺里，有一部分进入血液循环流向全身。在致癌物和促癌物的协同作用下，损伤正常细胞，可形成癌症。烟叶烟雾中的多环芳香碳氢化合物，需经多环芳香碳氢化合物羟化酶代谢作用后才具有细胞毒性和诱发突变作用，在吸烟者体内该羟化酶浓度较不吸烟者为高。吸烟可降低自然杀伤癌细胞的活性，从而削弱机体对肿瘤细胞生长的监视、杀伤和清除功能，这就进一步解释了吸烟是多种癌症发生的高危因素。

1. 肺癌

肺癌是对人体健康和生命威胁最大的恶性肿瘤之一，是一种发病率和死亡率都很高的癌症，占整个癌症死亡率的 30%。肺癌病因至今尚不完全明确，但是大量资料表明，长期大量吸烟与肺癌的发生有非常密切的关系，流行病学调查表明，吸烟是肺癌的重要致病因素之一。吸烟者患肺癌的危险性是不吸烟者的 13 倍。如果每日吸烟在 35 支以上，则其危险性比不吸烟者高 45 倍。吸烟者肺癌死亡率比不吸烟者高 10~13 倍。肺癌死亡人数中约 85% 由吸烟造成。吸烟者如同时接触化学性致癌物质（如石棉、铀和砷等）则发生肺癌的危险性将更高。据医学解剖资料表明，完全不吸烟的人，肺的颜色红润而且健康。吸过一段时间烟的人，因为碳的沉淀作用，肺就慢慢变黑了。长期吸烟的人，肺又黑又脏。

很多烟民认为过滤嘴能减轻烟对健康的危害。但是，有国外学者称，过滤嘴对吸烟者健康并没有任何的裨益，相反，在过滤嘴问世之后的 50 年里，吸烟者患癌的风险反而增加了。南方医科大学南方医院肿瘤科主任医师尤长宣教授指出，发明过滤嘴的初衷是不让细碎的烟叶掉进嘴里，而对吸烟的危害并没有减弱，对身体也没什么好处，相反，如今肺腺癌在整个肺癌中的比例越来越高，倒是跟过滤嘴有关。尤长宣解释说，过滤嘴可以过滤掉烟草燃烧产生的一些粗的颗粒，对大气管有一定的保护作用，但细颗粒物以及尼古丁、焦油、苯并芘等有毒有害物质是过滤不掉的，结果，导致肺腺癌比例增加。此外，过滤嘴的材质是塑料海绵，吸烟时会有一些细微颗粒进入呼吸道和肺部。颗粒代谢很慢，这些会对肺部造成持久的损害。

2. 肝癌

科学家发现，吸烟可以加重各种慢性肝病的病情进展，甚至促使肝癌的发生。长期吸烟是乙肝、肝硬化并发原发性肝癌，以及原发性胆汁性肝硬化的独立危险因素，还是非酒精性脂肪肝的危险因素。吸烟可以激发慢性丙型肝炎病毒的活性，使慢性肝炎更容易向重型肝炎发展。

3. 胃肠癌

大多数抽烟的人以为尼古丁只会被吸入肺部，殊不知，烟雾也会随着消化道进入胃，直接刺激胃黏膜，引起黏膜下血管收缩、痉挛，导致胃黏膜出现缺血、缺氧状况，长此以往，容易形成胃溃疡，增加发生胃癌的概率。长期吸烟会损伤胃肠黏膜上皮层，破坏黏膜的屏障作用，进而使烟中的有害物质，透过黏膜下层和肌肉层组织，久而久之，使胃肠壁深度损伤，并发生异变，最后癌变。

4. 膀胱癌

长期吸烟会诱发膀胱癌，这可能与烟雾中的 β－萘胺有关。烟草中的有害物质可以通过外部皮肤和呼吸道的内皮细胞吸收，然后进入血液，流经全身。由于通过肾过滤而进入膀胱的尿液，在其中停留时间较长，尿中的毒素对膀胱壁的侵蚀就比其他部位为重，久而久之诱发膀胱壁细胞变异，并最终癌变。有统计数字表明，30% 到 50% 的膀胱癌患者为烟民。吸烟者较不吸烟者膀胱癌发病率增加 4 倍，长期受二手烟危害的人患膀胱癌的概率是吸烟者的 3 倍。

5. 宫颈癌

女性吸烟会降低免疫系统的功能，降低其对人乳头状病毒的免疫力，从而容易诱发宫颈癌。

6. 喉癌

另外，吸烟者喉癌发病率较不吸烟者高十几倍。吸烟还与唇癌、舌癌、口腔癌、食道癌、结肠癌、胰腺癌、肾癌的发生都有一定关系。临床研究和动物实验表明，烟雾中的致癌物质还能通过胎盘影响胎儿，致使其子代的癌症发病率显著增高。

（三）对呼吸道的影响

吸烟是慢性支气管炎、肺气肿和慢性阻塞性肺病（COPD）的主要诱因之一。实验研究发现，长期吸烟可使支气管黏膜的纤毛受损、变短、不规则，纤毛运动发生障碍，影响纤毛的清除功能，降低局部抵抗力。削弱肺泡吞噬细胞的吞噬、灭菌作用，还能引起支气管痉挛，增加气道阻力。此外，黏膜下腺体增生、肥大，黏液分泌增多，成分也有改变，容易阻塞细支气管。在狗实验中，接触大量的烟尘可引起肺气肿性改变。中国医科大学呼吸疾病研究所的一项研究发现，吸烟者下呼吸道巨噬细胞（AM）、嗜中性粒细胞（PMN）和弹性蛋白酶较非吸烟者明显增多，其机制可能是由于烟粒及有害气体的刺激，下呼吸道单核巨噬细胞系统被激活。活化的 AM 除能释放弹性蛋白酶外，同时又释放 PMN 趋化因子，使 PMN 从毛细血管移动到肺。激活的 AM 还释放巨噬细胞生长因子，吸引成纤维细胞；以及 PMN 释放大量的毒性氧自由基和包括弹性硬蛋白酶、胶原酶在内的蛋白水解酶，作用于肺的弹性蛋白、多黏蛋白、基底膜和胶原纤维，从而导致肺泡壁间隔的破坏和间质纤维化。据报道，1986 年北美部分国家患 COPD 者近 1 300 万人，1991 年死亡 9 万多人，吸烟是其主要病因。吸烟者患慢性气管炎的概率较不吸烟者高 2～4 倍，且与吸烟量和吸烟年限成正比，患者往往有慢性咳嗽、咯痰和活动时呼吸困难。肺功能检查显示呼吸道阻塞，肺顺应性、通气功能和弥散功能降低及动脉血氧分压下降。即使年轻的无症状的吸烟者也有轻度肺功能减退。COPD 易致自发性气胸。吸烟者常患有慢性咽炎和声带炎。

慢阻肺是慢性阻塞性肺炎的简称，是一种以气流受阻为特征的疾病。该病呈进行性发展，与患者气道对香烟烟雾、有害气体、有害颗粒的炎性反应有关。此外，也可由慢性支气管炎迁延不愈和肺气肿发展所致。北京东城中医院特聘专家何明主任指出，目前慢阻肺的病因尚不十分清楚，但已知与吸烟等几个因素有直接关系，目前公认的吸烟是慢阻肺的重要发病因素，吸烟能使支气管上皮纤毛变短，不规则，纤毛运动发生障碍，降低局部抵抗力，削弱肺泡的吞噬、灭菌作用，还能引起支气管痉挛，增加气道阻力，临床实践证明，大多数慢阻肺病人均有吸烟史。

（四）对心、脑血管的影响

许多研究认为，吸烟是许多心、脑血管疾病的主要危险因素。吸烟者的冠心病、高血压病、脑血管病及周围血管病的发病率均明显升高。统计资料表明，冠心病和高血压病患者中 75% 有吸烟史。冠心病发病率吸烟者较不吸烟者高 3.5 倍，冠心病死亡率前者较后者高 6 倍，心肌梗死发病率前者较后者高 2～6 倍。病理解剖也发现，冠状动脉粥样硬化病变吸烟者较不吸烟者广泛而严重。高血压、高胆固醇及吸烟三项具备者冠心病发病率增加 9～12 倍。心血管疾病死亡人数中的 30%～40% 由吸烟引起，死亡率的增长与吸烟量成正比。烟雾中的尼古丁和一氧化碳是公认的引起冠状动脉粥样硬化的主要有害因素。多数学者认为，吸烟对血脂变化、血小板功能及血液流变异常起着重要作用。高密度脂蛋白胆固醇（HDL-C）可刺激血管内皮细胞前列环素（PGI2）的生成，PGI2 是最有效的血管扩张和抑制血小板聚集的物质。吸烟可损伤血管内皮细胞，并引起血清 HDL-C 降低，胆固醇升高，PGI2 水平降低，从而引起周围血管及冠状动脉收缩、管壁变厚、管腔狭窄和血流减慢，造成心肌缺氧。尼古丁又可促使血小板聚集，使血液更容易凝固，从而在冠状动脉中形成血栓。烟雾中的一氧化碳与血红蛋白结合形成碳氧血红蛋白，影响红细胞的携氧能力，造成组织缺氧，从而诱发冠状动脉痉挛。由于组织缺氧，造成代偿性红细胞增多症，使血黏滞度增高。此外，吸烟可使血浆纤维蛋白原水平增加，导致凝血系统功能紊乱；吸烟还可影响花生四烯酸的代谢，使 PGI2 生成减少，血栓素 A2 相对增加，从而使血管收缩，血小板聚集性增加。以上这些都可能促进冠心病的发生和发展。由于心肌缺氧，使心肌应激性增强，心室颤动阈值下降。所以有冠心病的吸烟者更易发生心律不齐，发生猝死的危险性增高。

据报告，吸烟者发生脑卒中的危险是不吸烟者的 2～3.5 倍；如果吸烟和高血压同时存在，脑卒中的危险性就会升高近 20 倍。此外，吸烟者易患闭塞性动脉硬化症和闭塞性血栓性动脉炎。吸烟可引起慢性阻塞性肺病（简称 COPD），最终导致肺源性心脏病。

（五）对消化道的影响

吸烟时，香烟烟雾大部分吸入肺部，小部分与唾液一起进入消化道。香烟中的尼古丁能作用于迷走神经，影响胃和十二指肠的运动功能，使幽门括约肌松弛，而导致胆汁反流，破坏胃黏膜屏障。吸烟也可以使胃排空延缓，并可引起胃酸分泌增加，一般比不吸烟者增加91.5%，并能抑制胰腺分泌碳酸氢钠，致使十二指肠酸负荷增加，诱发溃疡。从而削弱胃、十二指肠黏膜的防御因子，促使慢性炎症及溃疡发生，并使原有溃疡延迟愈合。此外，吸烟可降低食管下括约肌的张力，易造成反流性食管炎。

（六）对皮肤的影响

从吸烟对皮肤的危害来说，吸烟女性比不吸烟女性要显得衰老，皱纹多、色泽灰暗。尤其是两眼角，上下唇部及口角处皱纹明显增多。年龄超过65岁的吸烟者比不吸烟者身体皮肤的皱褶明显增多。

当皮肤暴露于阳光时，主要是脸部，皮肤变得粗糙、起皱和带有病态的浅黄色。一些研究证明，吸烟者的面部皮肤也呈现出像在阳光下暴晒时所产生的损害。吸烟同样会使受到衣服保护的身体皮肤出现与面部皮肤一样的损害，因而造成全身的皮肤衰老，失去弹性和光泽。吸烟导致皮肤之下的血管萎缩和对皮肤的血液供应减少。烟草中的毒素，会减少皮肤中的胶原蛋白的形成，造成皮肤缺氧和水分的丢失，从而加速皮肤的松弛和皱纹的出现。调查发现，吸烟女性的皮肤一般要比非吸烟者早老化五年。

（七）对生殖系统的影响

已经证明，尼古丁有降低性激素分泌和杀伤精子的作用，使精子数量减少，形态异常和活力下降，以致女性受孕机会减少。吸烟还可造成睾丸功能的损伤、男子性功能减退和性功能障碍，导致男性不育症。与不吸烟的人相比，吸烟的女性受孕力降低。

很多夫妇结婚多年却要不上孩子，经过检查才发现原来是因为男性的精子质量不好，畸形率过高。而造成这一原因的祸首就是长期吸烟。对此，有关专家指出，对于男性而言，要想生个健康的宝宝，最好远离烟草。

抽烟会增加血管阻塞的机会，阴茎海绵体有许多微血管，血供不足将造成性功能变差，勃起和持久能力都受影响，早泄加重，也会阳痿。另外，抽烟者的血管粥样硬化的概率也高。临床经验显示，抽烟者会抑制精子的生产与活动能力，致女性受孕概率减低。

据有关资料显示，男性吸烟者其正常精子的数量约减少10%。烟瘾较重者，每天吸21至30根烟，其畸形精子发生率显著增高；吸30根烟以上者，畸形精子发生率更高。吸烟时间越长，畸形精子越多，而且随着正常精子数目的不断减少，精子活动力也会减弱。有人曾对5 000多名孕妇进行分析，发现丈夫每天吸10根烟以上的，胎儿产前死亡率大大增加；吸烟越多，死亡率也越高。丈夫吸烟的妇女，生出缺陷儿的比例比丈夫不吸烟的要高2.5倍左右。

（八）易患糖尿病

尼古丁会降低胰岛素敏感性，增加 2 型糖尿病的患病率。专家指出："研究结果显示，主动吸烟或被动吸烟均可以导致年轻人出现葡萄糖耐受不良的危险。而吸二手烟也是导致一个人出现葡萄糖耐受不良的新的危险因素。"专家认为，如果人的身体出现了葡萄糖耐受不良的情况，那么体内的血糖水平会随之提高，罹患糖尿病的概率将非常高。虽然肥胖一直被认为是糖尿病发病的主要危险因素，但是肥胖仅仅可以解释中国几十年来糖尿病发病率增长的 50%。最近，英国牛津大学陈铮鸣等的研究发现，在调整各种影响因素以后，长期吸烟者糖尿病发病风险比非吸烟者高 15%～30%。进一步研究发现，该病发病风险与吸烟量以及开始吸烟年龄相关，重度吸烟者比轻度吸烟者患糖尿病的风险更高。

（九）易患骨质疏松

吸烟还会导致骨质疏松。其原理是烟草中的尼古丁会影响钙的吸收，烟碱抑制成骨细胞，刺激破骨细胞的活性，单单钙摄入不足就会使一部分骨钙释放进入血液以维持正常的血钙水平，这样就会使骨密度降低，引发骨质疏松。吸烟造成骨量丢失，是女性髋部骨折的危险因素，尤其对于绝经后的女性，吸烟无疑是雪上加霜。

（十）易患老年痴呆

加利福尼亚州的一项研究结果显示，与不吸烟的同龄人相比，每天吸两包烟的成年人，患阿尔茨海默症（痴呆）的概率要高 157%，患血管性痴呆的概率要高 172%，可见吸烟对痴呆症的影响是显而易见的。

（十一）吸烟诱发脑卒中

吸烟可以加速血管硬化，使血液黏稠度增加，还可以损伤血管内皮组织，因此会增加脑卒中的发病危险。

（十二）吸烟易伤眼睛

在吸烟对健康的众多危害中，对眼睛的危害也不可忽视。对此战略支援部队特色医院医学中心眼科副主任医师高付林表示，不管是吸"一手烟"还是"二手烟"都会对眼睛造成伤害，增加眼部疾病的发生率。日常生活中，受烟草影响最常见的眼部疾病主要有以下几种：

白内障：吸烟人群患白内障的概率比其他人更高，主要是因为烟草中的有害物质影响了眼睛晶状体的氧代谢。

糖尿病视网膜病变：糖尿病患者本身就容易出现视网膜病变，如果存在吸烟的习惯，或是长期处于二手烟环境，其病变风险会大大增加。烟草中的化学物质沉积在血管壁中，使血管内皮受损，代谢物质会通过损坏的内皮细胞渗透到视网膜细胞中，从而对视网膜细胞造成伤害，影响视力，严重者甚至失明，且无法逆转。

老年性黄斑病变：黄斑病变有两个易感基因，已有研究结果表明，吸烟是影响黄斑病变的环境因素，烟中的有害物质可以使上述两个基因的效率加倍，从而增加发病概率和严重性。

视网膜动、静脉栓塞：视网膜附脉的动、静脉系统是全身的末梢循环。吸烟会引起血管收缩，血小板凝聚力亢进，从而导致视网膜血管堵塞，引起视网膜动、静脉栓塞。其中动脉栓塞会导致视力完全丧失或者仅剩光感。干眼症、结膜炎、角膜炎 吸烟、雾霾等都是干眼症发病的主要因素。眼睛睑板腺管会分泌油脂，附着在角膜表面，抵挡外界伤害。如果烟雾中的微粒沉积在眼部，就会改变睑板腺管的局部环境，使其发生敏感反应，甚至出血，引起炎症。高付林教授强调指出，虽然吸烟对眼睛造成的伤害十分严重，但却是可以改变的。一旦戒烟或者远离二手烟，就能停止其伤害，何时都不晚，尤其是50岁以上的中老年人和糖尿病患者更要尽快戒烟。

（十三）吸烟与下肢动脉硬化闭塞症有关

血管外科有一句行话："要么戒烟，要么截肢，你只能选一样。"这不是危言耸听。大量统计学数据表明，80%的下肢动脉硬化闭塞症患者有长期吸烟的习惯，90%以上的血管闭塞性脉管炎患者有大量吸烟史。香烟通过动脉壁产生结构损伤，使人类血管老化过程提前十年。吸烟对健康人的伤害，虽然没有血管外科患者那么明显，但是，有研究表明，即使戒烟十年以上的人，吸烟对血管带来的伤害依然存在。

（十四）吸烟对女性的危害

吸烟对妇女的危害更甚于男性。吸烟妇女可引起月经紊乱、受孕困难、宫外孕、雌激素低下、骨质疏松以及更年期提前。女性90%的肺癌、75%的慢性阻塞性肺病和25%的冠心病都与吸烟有关。吸烟妇女死于乳腺癌的比率比不吸烟妇女高25%。女性使用口服避孕药者如果吸烟，会增加心脏病及下肢静脉形成血凝块的危险。孕妇吸烟时，体内的胎儿也在"吸烟"，孕妇吸烟把一氧化碳和尼古丁等带入了胎儿的血流，从而减少了对胎儿氧的供应，并加快了胎儿心率。吸烟孕妇的胎儿容易早产和体重不足；妊娠期吸烟可增加胎儿出生前后的死亡率和先天性心脏病的发生率。以上这些危害都是由于烟雾中的一氧化碳等有害物质进入胎儿血液，形成碳氧血红蛋白，造成缺氧；同时尼古丁又使血管收缩，减少了胎儿的血供及营养供应，从而影响胎儿的正常生长发育。吸烟女性分娩婴儿的畸形率明显高于不吸烟者，所生下的子女中，弱智者、患精神病的比率比较高，婴幼儿时期更容易生病。女性哺乳期吸烟，能使乳汁分泌减少，尼古丁还可随血液进入乳汁。每天吸烟10~20支的妇女，在1公斤乳汁中可分离0.4~0.5 mg的尼古丁。尼古丁会通过乳汁带给婴儿，这对婴儿健康是严重威胁。

（十五）青少年吸烟的危害

青少年吸烟危害更大。这是由于青少年在生长发育时期，人体各系统器官尚未成熟，对环境中有害因素的抵抗力弱，香烟烟雾中的有害物质微粒容易达到细支气管和肺泡，因而毒物容易被吸收，人体组织受损害较严重，影响肺呼吸功能，出现咳嗽多痰，还可能出现呼吸短促，容易患慢性支气管炎、肺气肿和心脏病。20～26岁开始吸烟，肺癌的发生率比非吸烟者大10倍；15～19岁开始吸烟，则肺癌的发生率大15倍；如果小于15岁即开始吸烟，肺癌的发生率比非吸烟者大17倍；开始吸烟的年龄越早到成年后因吸烟所致疾病的死亡率越高。青少年吸烟还影响学习，造成学习成绩下降，还会使人精神萎靡，尤其是尼古丁对人体中枢神经的危害更大。

在我国，未成年人吸烟率呈上升趋势，未成年人开始吸烟的年龄在下降，每天有8万左右青少年成为长期烟民。这种状况不但影响了孩子的健康成长，而且严重影响我国整体国民身体素质的提高，所以未成年人吸烟问题越来越引起社会的广泛关注。

吸烟的孩子不一定都犯罪，但是犯罪的孩子几乎都吸烟。由于未成年人无经济来源，为了达到吸烟的目的，他们会想方设法去搞钱，容易诱发盗窃、抢劫等犯罪行为的发生。有些未成年人犯罪，恰恰是从吸第一支烟开始的。未成年人吸烟还容易诱发不良交友，一些学生三五成群地在一起吸烟，并以此为乐，来对抗家庭、学校、社会的正面教育。此外，吸烟的未成年人还容易被社会上的不法分子利用，走上违法犯罪的道路。

（十六）被动吸烟的危害

据联合国最新报告：在中国，每天有3 000个中国人因吸烟而死亡。近7.4亿中国人活在吸烟者的阴影下，其中包括近2亿的孩子。到20世纪末，它将夺走2亿中国人的生命。随着现代科学研究的不断深入，人们渐渐发现，一根小小的香烟，衍生出的一系列隐形威胁比我们已知的还要多，它们无声地侵蚀着身边每个人的身体，而我们却全然不知。这也许就是为什么越来越多的人，突然生病，甚至得癌。

所谓被动吸烟是指生活和工作在吸烟者周围的人们，不自觉地吸进烟雾尘粒和各种有毒物质。一个人吸烟时燃烧产生的烟雾，有10%被吸烟者吸入肺内，而90%散布在周围的空气中。因此，如果在家中或者公共场所有人吸烟，周围不吸烟的人群接触烟雾的机会就很多，形成被动吸烟，即二手烟。二手烟是由主流烟和侧流烟组成。主流烟就是吸烟者吸入后吐出来的烟，而侧流烟则是香烟自燃时产生的烟雾。可以说，只要周围有人在吸烟，我们就很难躲得开，特别是对妇女和儿童的影响最大。抽完一支烟，烟民吸入的有害物质，仅占总物质的1/10，而剩下的9/10就排到了空气中，请看下面这些惊人的数据对比：侧流烟中的一氧化碳是主流烟的5倍，尼古丁是2倍，焦油是3倍，氨是46倍，亚硝胺（强致癌物）是50倍。

二手烟会致癌，导致心脏病，脑卒中等心血管疾病。这已是常识了，最无辜的是孩子和妇女，不吸烟，却容易被二手烟所害。据世界卫生组织评估，二手烟对儿童健康的危害主要有：引发儿童哮喘、婴儿猝死综合征、气管炎、肺炎和耳部炎症等。被动吸烟者所吸入的有害物质浓度并不比吸烟者低。吸烟者吐出的冷烟雾中，烟焦油含量比吸烟者吸入的热烟雾中的多1倍，苯并芘多2倍，一氧化碳多4倍。研究发现，经常在工作场所被动吸烟的妇女，其冠心病发病率高于在工作场所没有或很少被动吸烟的妇女。据国际性的抽样调查证实，吸烟致癌患者中的50%是被动吸烟者。大量流行病学调查表明，丈夫吸烟的妻子的肺癌患病率为丈夫不吸烟的1.6~3.4倍。孕妇被动吸烟可影响胎儿的正常生长发育。有学者分析了5 000多名孕妇后发现，当丈夫每天吸烟10支以上时，其胎儿产前死亡率增加65%；吸烟越多，死亡率越高。吸烟家庭儿童患呼吸道疾病的比不吸烟家庭为多。

还有三手烟。三手烟是指吸烟者将烟熄灭后的若干时间内，烟雾在室内和物品表面残留的有毒物质，包含重金属、致癌物，甚至辐射物质等。它们能被人体皮肤吸收，并且滞留，小孩更容易成为受害者。吸烟者离开后，他抽烟的地方还有致癌物，吸烟过后，衣服、头发、车子、墙壁、家具上到处都会残留有毒物质。虽然不少烟民很识趣，吸烟时会躲在没人的地方，但吸完后，尼古丁残留物依然会附着在衣服上、皮肤上，跟着人们回到家里，然后蔓延到家中各个角落。

三手烟持续的时间比二手烟更长，甚至几个月都不消失。关于三手烟的危害，很多人认为，肯定比二手烟轻，其实并不是。三手烟的可怕，不仅仅在于残留时间长，而在于这个过程中，它会产生更危险的致癌物！而它本身就含有氢氰酸、丁烷、甲苯、砷、铅、一氧化碳等11种高度致癌的化合物。

中国疾控中心数据表明，中国烟民已超过3亿，中国男性吸烟率高达66%，不吸烟的二手烟受害者为7.4亿。近年来二手烟危害的知识已经相当普及，不少家有孩子的烟民，回到家或自觉不抽烟，或到阳台、楼下等开阔场所抽烟。殊不知，无论在哪里抽一支烟过后，你的头发、皮肤、衣服都已沾染上烟草烟雾，在你和孩子亲密接触时，你身上残留的有害成分就会被孩子吸收。假如趁孩子不在家时吸烟呢，香烟熄灭6小时后的墙壁、家具、地毯等上面附着的三手烟也依然存在。因此，同吸烟者一起生活的婴儿和年幼的儿童，可以说是"避无可避"，是受三手烟危害的高危人群。他们免疫系统较脆弱，喜欢到处爬，用舔、吮、吸来感知世界，一旦接触到这些毒物，或者被吃进肚子里，或者被皮肤吸收，就容易得呼吸道疾病，甚至影响智力发展。研究表明，即使低含量的烟雾微粒，也能造成儿童认知能力出现缺陷，严重的话还会影响孩子今后的阅读能力、智力发育等。

相关链接

前几天，山东胸科医院迎来一位特殊的患者。来自济宁的8岁小女孩佳佳，一个月前突然出现干咳症状，而且总是感到胸闷憋气。有时候胸痛厉害，咳出的痰中还带有血丝。刚开始，家里人没太在意，可一个多月过去，看到女儿越来越难受，父亲便把女儿送到省胸科医院了。经检查，医生确诊女孩已经到了肺癌晚期，已没有任何希望了。

这么小的孩子怎么会得肺癌呢？原来，女孩的父亲是个大烟鬼，一直烟不离手，二手烟的长期毒害，一步步把孩子逼向深渊。很多人都知道二手烟的危害，认为不当着孩子的面吸烟就没有问题。殊不知，比二手烟更可怕的是三手烟，对孩子危害更大、更持久。

前几天，武汉一家儿童医院接诊了一位咳嗽患儿，来自武汉三岁的鹏鹏，最近开始反复出现咳嗽的症状，家人带他看了好几个医院，打针抽血，苦不堪言。但就是找不出病因。最后经过仔细询问调查，医生判断，孩子极有可能是因为吸入了爷爷和爸爸身上的"三手烟"。一根小小的香烟，衍生的毒物，远超过我们的想象！

据《沈阳日报》报道，李女士的丈夫烟瘾很重，每天两三包烟。2010 年，李女士和丈夫同年被查出肺癌，半年后丈夫过世了。两年后，女儿又被查出肺癌，这一家三口都得了肺癌。医生称，93% 的肺癌患者有长期吸烟、被动吸烟史。尤其在冬天，室内不通风，为了自己和家人的健康，请远离吸烟！

（十七）其他危害

吸烟，不仅仅危害人体健康，还会对社会产生不良的影响，还会污染周围环境，影响空气质量。人活着就要呼吸，呼出体内的二氧化碳，吸入空气中的氧气，进行新陈代谢，以维持正常的生命活动。不吸烟的人，每天都能吸入大量的新鲜空气，而经常吸烟的人，却享受不着大自然的恩惠，吸入的不是新鲜空气，而是被烟雾污染的有毒气体。

香烟的烟头对环境，土壤，也有危害，因为一支香烟里具有几千种有毒的物质，它可以危害空气，污染土壤、环境。

除此之外，由于吸烟可以导致疾病和死亡，增加了医疗费用的支出，降低了职工的出勤率。烟草的生产占用了大量的农田、生产资料、劳动力等。约有三分之一的火灾是由吸烟不慎引起的，吸烟会造成大量的财产损失和无法挽回的人身伤亡。虽然每年政府从烟草中得到税收，烟草业税收占全国总税收的 10%。但是，烟草收入永远弥补不了因吸烟而导致的疾病、早亡、病假工资、医疗费用等损失。所以，吸烟成为 21 世纪危害中国人民健康和生命的第一大敌。

当代威胁人类生命和健康的三大疾病，脑血管病、心脏病和癌症都和吸烟有关。这三种病占了人类死亡原因的前三位。吸烟对人体的危害是一个缓慢的过程，需经较长时间才能显示出来，尼古丁又有成瘾作用，使吸烟者难以认识吸烟的危害。所以我们可以毫不夸张地讲，吸烟是一件有百害而无一利的事情。吸烟会危害你的生命，而你的生命只有一次，永远不要用生命消费香烟，请好好珍惜吧。吸烟害己又害人，应该自觉养成不吸烟的良好卫生习惯。

五、如何戒烟

全世界吸烟者总数约为 13 亿，占世界人口的四分之一左右。每年有 500 多万人因患吸烟相关疾病死亡。如果现在的吸烟情况得不到有效控制，到2030年，全球每年将有超过800万人死于吸烟相关疾病；到20世纪末，吸烟将累计夺去10亿人的生命，其中超过四分之三的死亡人数集中在发展中国家。吸烟是当今世界最大的公共卫生问题之一，也是早死最重要的可预防因素之一。

大量研究证据表明，戒烟可降低或消除吸烟导致的健康危害。任何人在任何年龄戒烟均可获益，且戒烟越早、持续时间越长，健康获益就越大。目前已有能够明显提高长期戒烟成功率的有效治疗方法。我们都来戒烟吧！

（一）什么是烟草依赖

吸烟可以成瘾，称为烟草依赖。烟草依赖是一种慢性疾病，有其相应的临床诊断标准。烟草中导致烟草依赖的主要物质是尼古丁。其药理学及行为学过程与其他成瘾性物质类似，如海洛因和可卡因等。烟草依赖者一旦停止吸烟，可出现吸烟渴求、焦虑、抑郁、头痛等一系列戒断症状。同时，烟草依赖具有高复发性，其治疗往往需要专业人士及科学方法的辅助。

烟民往往都有烟瘾。这主要是尼古丁长期作用的结果。尼古丁就像其他麻醉剂一样，刚开始吸食时并不适应，会引起胸闷、恶心、头晕等不适，但如果吸烟时间久了，血液中的尼古丁达到一定浓度，反复刺激大脑并使各器官产生对尼古丁的依赖性，此时烟瘾就缠身了。若停止吸烟，会暂时出现烦躁、失眠、厌食等所谓的"戒断症状"，加上很多吸烟者对烟草产生一种心理上的依赖，认为吸烟可以提神、解闷、消除疲劳等，所以烟瘾越来越大，欲罢不能。

（二）戒烟的好处

首先，要意识到戒烟的好处。

烟草几乎可以损害人体的所有器官，而戒烟则能够有效阻止或延缓吸烟相关疾病的进展。研究发现，戒烟1年后冠心病患者死亡的危险大约可减少一半，而且随着戒烟时间的延长会继续降低，戒烟15年后，冠心病患者死亡的绝对风险将与从未吸烟者相似；戒烟是目前证实的能够有效延缓肺功能进行性下降的唯一办法；戒烟还可以减少脑卒中、外周血管性疾病、肺炎、胃溃疡及十二指肠溃疡的发病率和死亡率。因此，戒烟是治疗各种吸烟相关疾病的根本方法。戒烟还可减少周围人群尤其是家人和同事暴露于二手烟受到的危害。

戒烟是防治慢性疾病发生的最佳手段，包括慢性阻塞性肺疾病、冠心病、脑卒中等。以慢性阻塞性肺疾病为例，2017年慢阻肺全球倡议强调指出，吸烟是慢阻肺最常见的危险因素，戒烟最能影响慢阻肺的自然病程，是所有吸烟的慢阻肺患者的关键干预手段。目前，每年慢性非传染性疾病导致的死亡人数约占全球的70%，而烟草使用是慢性病发生的重要危险因素。因此，专家建议彻底戒烟，防治慢性疾病。只有这样，才能享受健康生活。

各年龄段戒烟均有益处，而且"早戒比晚戒好，戒比不戒好"。无论何时戒烟，戒烟后均可赢得更长的预期寿命。一项对英国男医生进行的为期50年的前瞻性随访队列研究发现，吸烟者与不吸烟者相比，平均寿命约减少10年，60、50、40或30岁时戒烟可分别赢得约3、6、9或10年的预期寿命。并且，戒烟后所增加的寿命年数为"健康的生命年数"。与继续吸烟者相比，戒烟者更少伴有疾病和残疾。戒烟给心脏、血压和血液系统带来的好处便会显现出来。戒烟1年，冠心病的超额危险性比继续吸烟者下降一半。戒烟5至15年后，脑卒中的危险性降到不吸烟者水平。戒烟10年，患肺癌的危险性比继续吸烟者降低一半。患口腔癌、喉癌、食管癌、膀胱癌、肾癌、胰腺癌的危险性降低，患胃溃疡的危险降低。因此，任何时间戒烟都不算迟，而且最好在出现严重健康损害之前戒烟。

此外，吸烟者的戒烟行为还会对家人、朋友、同事起到示范作用，特别是会影响青少年对吸烟的态度。

戒烟有显著的经济效益，可以在很大程度上降低因吸烟引起的各种医疗费用及保险成本。有研究表明，2005年我国因吸烟导致的直接经济损失为1665.60亿元人民币，间接经济损失为861.11亿~1205.01亿元人民币，总经济损失近3000亿元人民币，约占2005年国内生产总值的1.5%。

（三）戒烟认知误区

一个新的戒烟浪潮正在席卷世界，可是也有一些人不以为然，在他们看来，说吸烟有害只不过是空话而已，谁也未见过吸烟对人体器官造成危害的实情实景。这是一些不相信吸烟有害的科学理论或者是科盲者的看法。还有一些是由于烟瘾太重，一离开尼古丁的刺激就会出现难以忍受的、想要吸烟的强烈欲望，所以使一些人产生了戒烟认识的误区。

1. 戒烟有害

竟然有些吸烟人会认为，多年吸烟后他们已经适应了香烟中的有害物质，如果戒烟反而会因为体内缺少这些有害物质而生病或死亡，持这种理论的人甚至还能举出一两个戒烟后立即死亡的实例来加以证明。但是，这种理论百分之百是错误的，因为世界上至今为止还没有发现一个因戒烟而死亡的病例。

有人戒烟后不久便死亡可能是一种巧合，也可能是戒烟太晚了，但绝不可能是因戒烟所引起的。世界卫生组织发表的数据显示，戒烟一年后，心脏病的发病率便会下降一半；戒烟十五年后，肺癌的发病率将与不吸烟人相同。

2. 过滤嘴香烟很安全

名牌香烟虽然价格不菲，但它们绝对没有进行过任何无害处理。这不是因为生产商们不想，而是因为他们无法做到。早在20世纪60年代，布朗·威廉姆斯烟草公司便开始寻找去除香烟中有害物质的方法，以便能够生产出一种安全的香烟。但历时多年的研究却毫无进展，最后得出这样的结论：由于香烟烟雾中绝大多数的有害物质都是在燃烧过程中产生的，所以根本无法在生产香烟时去除。1952 年，有学者发明了过滤嘴香烟，原以为这种香烟能够安全些。但是多年后却发现它使吸烟人死于肺癌的危险性足足提高了近 20 倍。1997 年 11 月，有研究报告指出：越来越多的吸烟人罹患腺癌，这是肺部组织深处最小孔道内发生的一种新型癌症，它与 50 年代以前所常见的肺部表面上的鳞状细胞癌有明显不同。

有学者提出，香烟越淡吸烟人越会将烟深深地吸入肺部深处，致使更多的肺部组织与致癌物质接触。这便是主呼吸道腺癌患者增多的主要原因。 仔细地研究人类广泛使用烟草产品近五百年的历史后发现，从 19 世纪末期香烟逐渐流行后，与吸烟有关的疾病和死亡才开始大量发生，并且随着过滤嘴香烟的出现而愈演愈烈。在造成人类死亡的各种原因中吸烟名列榜首，其中过滤嘴香烟便是罪魁祸首。

3. 男子汉的风度

有些人明知吸烟有害但仍前仆后继、乐此不疲。这是因为他们认为吸烟很潇洒、很有风度。然而事实恰恰相反，吸烟将严重伤害吸烟人的呼吸系统及心肺功能，从而会使人的体力与耐力明显下降。那些稍做一点剧烈运动便气喘吁吁的吸烟人，会有多少风度和潇洒可言呢？同时，科学家们早已明确指出，吸烟将严重损害男性的生殖能力及性功能。实际上，要想真正具有男子汉的风度，多做运动和立即戒烟才是正途。

4. 抽烟与女权

女人抽烟，是因为她们把抽烟看作一种权利的符号。她们抽烟会给人造成一种印象：在私生活方面，这样的女人也和男人一样随便。前些日子名声大噪的木子美，很受叛逆青年的欢迎，她说脏话，她抽烟，她性生活自由。女权活动分子和烟草商希望这样的女人多起来，以利于联合宣传女士香烟，然而受害的却是女同胞。抽烟，集中地体现了女权主义的尴尬。女人在争取与男人同等的权利的过程中，把自己变成了男人！她们或许能够得到平等的权利，但她们失去了女人常有的价值观。

5. 烟草"低焦油"危害低

吸烟者在吸"低焦油卷烟"的过程中存在"吸烟补偿行为"，包括用手指和嘴唇堵住滤嘴上的透气孔、加大吸入烟草烟雾量和增加吸卷烟的支数等。吸烟补偿行为的存在使吸烟者吸入的焦油和尼古丁等有害成分并未减少。

6. "中草药卷烟"危害低

由于焦油量降低后，烟叶原有的香气受到影响，所以烟草业额外向卷烟中加入各种香料、添加剂或中草药，但迄今为止没有任何证据证明这些是安全的。不存在无害的烟草制品，只要吸烟即有害健康。烟草业加入中草药等添加物的目的在于提高卷烟的吸引力，从而诱导吸烟或削弱吸烟者戒烟的意愿。

7. 电子烟是"戒烟神器"

电子烟是一种模仿卷烟的电子产品，有着与卷烟一样的外观、烟雾、味道和感觉。它是通过雾化等手段，将尼古丁等变成蒸气后，让用户吸食的一种产品。世界卫生组织专门对电子烟进行了研究，并得出了明确的结论：电子烟有害公共健康，电子烟同样会释放有害物质，危害吸烟者和被动吸烟人群健康，长时间吸食电子烟同样会产生对尼古丁的依赖。在北美国家等地，电子烟被列入烟草制品，日本和一些欧洲国家把电子烟当作医药产品来管理。在国内，国家市场监督管理总局、国家烟草专卖局去年曾特别发布通告，禁止向未成年人出售电子烟。它不是什么"戒烟神器"和戒烟手段，必须加强对其进行管制，杜绝对青少年和非吸烟者产生危害。

（四）如何戒烟

烟草依赖具有慢性及高复发性的特点，我们需要不断的努力，鼓励患者进行戒烟尝试。戒烟过程包括思考期、准备期、行动期、维持期、复吸期等一系列阶段。

在这一过程中，处于思考前期的吸烟者不想戒烟，随着对吸烟危害认识的增加，吸烟者会进入思考期。这一阶段的吸烟者往往处于进退两难的境地，一方面认识到应该戒烟，另一方面仍然与烟难以割舍。经过长期思考，吸烟者将进入准备期。处于准备期的吸烟者开始计划戒烟，接着他们把戒烟付诸实施。紧随着行动期的是维持期，在这一阶段戒烟的行为得到巩固。如果这种巩固不能维持下去，吸烟者将进入复吸期，再次回到思考期，或者思考前期，如果维持期持续下去，那么将戒烟成功。

其实烟草与吸食海洛因引起的成瘾性不同，前者是完全可以戒掉的，关键是要戒除心理上对烟草的依赖。这种心理依赖导致吸烟者的一种行为依赖，使得吸烟者感到戒烟困难甚大，无形中增加了戒烟的难度。

1. 如何戒烟

可以参考以下几种方法：

（1）要告诉别人你正在戒烟，这十分必要。因为戒烟的成败在于环境，在于诱惑。当知道你戒烟的人越多，诱惑你吸烟的机会就会减少。避开诱人吸烟的情景、活动和事物，如避开烟雾弥漫的酒吧，避开吸烟的人或有人吸烟的办公室，试着发现能帮助你戒烟的新环境。

（2）选一个适合自己的戒烟方式一次全戒断法。如戒烟的前一天一次抽个够，直至厌恶香烟的气味，然后丢掉香烟、烟灰缸、打火机等可能会引起你吸烟的烟具。

（3）减量法。限制吸烟的地方，尽量不去想吸烟，实在想吸时，抽出一支烟在手后，尽量推迟点燃香烟的时间。这样每日少吸几支，时间一长也可达到戒烟的目的。

（4）古方戒烟法。中医养生戒烟法即"觉正净戒烟法"，它以甘草、川贝、杜仲、红糖等纯中药为主要成分。只要按照一定的规律服用，再配合良好的生活习惯，就能循序渐进地戒掉烟瘾。

（5）坚持写"戒烟日记"。将每天的戒烟目标，以及所想到的戒烟好处都写下来，不要只是提醒自己戒烟，每一天告诉自己一个不同的戒烟理由和好处。随着你所想出有关不吸烟的好处不断增多，你要把他们加进"戒烟日记"内。

（6）坚决拒绝香烟的引诱。经常提醒自己，再吸一支烟足以令戒烟的计划前功尽弃。避免参与往常习惯吸烟的场所或活动。

（7）告诉别人你已经戒烟。要告诉别人，不要给你烟卷，也不要在你面前吸烟。

（8）制订一个戒烟计划。每天减少自己吸烟的数量。

（9）安排一些体育活动。如游泳、跑步、钓鱼等。一方面可以缓解精神紧张和压力，另一方面可以避免花较多的心思在吸烟上。

（10）学习应对戒烟后的不适。烟瘾越深，戒烟后越容易产生不适。还好这些情况在戒烟1~2周后便会消失。下面一些措施将有助于你在8~12周后，形成不吸烟的习惯。

2. 如何应对戒烟带来的不适

应对戒烟带来的疲倦：小睡片刻，多给自己一点睡眠时间。

应对戒烟带来的紧张不安：散散步，泡个热水澡，做些能松弛神经的事。

应对戒烟带来的头痛：躺下来做深呼吸，洗个热水澡或泡个热水浴。

应对戒烟带来的暴躁：告诉身边的人你正在戒烟，要是你在这几天里有脾气请他们谅解。

应对戒烟带来的失眠：下午六时后避免刺激性食物（如浓茶和辛辣的食物），下午或傍晚时分做些体操，睡前做些能松弛神经的事。

应对戒烟带来的喉咙痛或咳嗽：多吃流质饮食，吃些止咳药。

应对戒烟带来的饥饿：喝些水或低热量的饮品；准备一些健康的小食品。

应对戒烟带来的头晕：要加倍小心，换姿势时动作要缓慢。

应对戒烟带来的胃痛：吃大量的流质饮食，日常饮食内加进含纤维的食品（如水果、蔬菜和全谷麦类食物）。

戒烟后的体重控制：你可以多吃健康的食物和保持日常各种的活动和运动以确保体重恢复。用健康的想法抵御吸烟的念头。由于吸烟已经成为你的一种习惯，戒烟之初，这种习惯一时是难以改掉的，为此要改变以往的习惯，逐渐养成新的习惯，并且需要不断重复。如果不能抵抗诱惑，便很容易再次吸烟，因此要尽力对抗诱惑，使不吸烟这个新习惯替代旧习惯。

抵御吸烟的念头首先要远离吸烟的诱因：当情绪受到困扰时（感到焦虑、生气、无聊、孤单和忧郁）自然而然就会想吸烟。此时应放松自己，做深呼吸、默想、尽量放松肌肉、练瑜伽、打太极、听音乐、看电视等都能够帮你松弛。此时多与人交谈，与关心你、愿意倾听的人交谈，分担你的压力和困扰。这是克服再次吸烟最有效的办法。

若单独使用行为疗法难以促成戒烟，尼古丁替代法或非尼古丁药物疗法常会帮助吸烟者戒烟成功。尼古丁替代疗法即用含有微量尼古丁的产品，如口香糖、鼻腔喷雾剂或贴在皮肤上的膏药等，来帮助戒烟者缓解戒烟过程中易怒、失眠、焦虑等剧烈症状。

第二节　限　酒

世界卫生组织提出健康生活的四个基本原则之一是戒烟限酒。关于"戒烟"，在本章第一节已经专题讲过了，本节就专门讲"限酒"的问题。

一、酒的种类及其特点

酒作为一种饮料，在中国有着悠久的历史。因此，在中国有多种酒，概括起来有如下四大类。

（一）黄酒

黄酒是一种低度酿造酒，既是中国最古老的饮酒之一，也是一种重要的调味品。它有3000多年的历史。它以糯米、大米、黍米为主要原料，以小曲、麦曲或红曲为主要糖化发酵剂，经浸泡、蒸煮、冷却、拌曲、糖化发酵、压榨、过滤、杀菌及陈酿而制成。酒液多呈黄色，故名黄酒。又因越陈越香，又称老酒。其酒度（100 mL中所含乙醇的量）一般为15度左右，其酒体醇厚，酒味柔和。含有糖类、糊精、有机酸、氨基酸、多种维生素和矿物质元素。因此，黄酒的营养价值很高，既是比较理想的饮料酒，又是重要的调味料。因其原料、生产工艺及其风味的不同，一般分为江南黄酒（以绍兴黄酒为代表）、福建黄酒（以龙岩沉缸黄酒为代表）和北方黄酒（以即墨黄酒为代表）三大类。中医认为，黄酒性温，味甘，归肝、脾、胃经，具有引行药势、通经络、温脾胃、养皮肤，散湿气、补血养颜及活血祛寒等功效。中医不仅常用黄酒做药引子，而且常用它浸泡、炒煮、蒸灸多种中药材，以提高药效。黄酒是一种颇受大众喜爱的饮料酒，平时坚持适量饮用一些黄酒对健身是有益的。黄酒以温热了喝比较好。黄酒密封保存在阴凉处，五年不会变质。

（二）白酒

白酒一般酒精度比较高，可以点燃，故又称烧酒，是以谷物为原料，加酒曲发酵后，经蒸煮、蒸馏而制成的一种饮料酒，具有特殊的芳香味儿。其主要成分是乙醇（酒精）和水，还含有有机酸、酚、高级酯类等物质。白酒的种类很多，按其生产方法的不同，可分为发酵酒、蒸馏酒和配制酒三大类；按其酒精含量的不同，可分为高度酒（酒精含量在 40% 以上）、中度酒（酒精含量在 20%～40%）和低度酒（酒精含量在 20% 以下）三类；按其香型的不同可分为酱香型（以贵州茅台酒为代表）、浓香型（以四川宜宾的五粮液为代表）、清香型（以山西杏花村的汾酒为代表）和芝麻香型（以陕西凤翔的西凤酒为代表）。中国人酿酒已有 5 000 年的历史。中医认为，白酒性辛温，味甘苦，有小毒，归肝、肺、肾经，具有温通经脉、引行药势及祛湿御寒、舒筋活络、消除疲劳及防腐杀菌等功效。白酒既是一种颇受大众喜爱的饮料，又是一种重要的调味品。有研究资料显示，作为饮料，适量饮用白酒对身体是有益的。酒可以刺激胃液、唾液的分泌，增进食欲，利小便，驱虫，还可以升高血液中高密度脂蛋白胆固醇（俗称"好胆固醇"）的浓度，对预防冠心病、脑卒中有一定作用。作为调味品，在烹调鱼虾、鸡鸭肉时，常用白酒或黄酒做提味剂，可去除鱼虾中具有腥臭味儿的三甲基胺，去掉鸡鸭肉中的异味，使菜肴的味道更鲜美，香味更浓郁。

（三）啤酒

啤酒又称麦酒，以大麦为主要原料，是经发酵酿造而成的含有大量二氧化碳的低度营养型饮料酒。其主要生产工艺流程是：制造大麦芽，将大麦芽和主要辅料（啤酒花等）一起粉碎，加水，糖化，取麦芽汁，加啤酒酵母"前发酵"，过滤储藏后发酵，杀菌后取得成品。酒液清亮透明，具有明显的酒花香味，口味醇厚，清爽杀口。啤酒含多种人体所需要的营养成分。其主要营养成分如下：每 100 mL 含：热量 31 千卡、维生素 B_6（硫胺素）0.05 mg、维生素 B_3（烟酸）1.2 mg、矿物质元素钠（Na）8.3 mg、钙（Ca）4 mg、铁（Fe）0.1 mg。啤酒不仅是人们喜爱的饮料酒，而且还是一种重要的调味品，在 1972 年世界营养会议上被定为营养品。啤酒的种类很多，按其生产前是否杀菌分为熟啤酒和生啤酒两类；按酒液的颜色深浅分为浓色啤酒和淡色啤酒两类；按麦汁的含量多少（浓度大小）的不同，可分为低浓度、中浓度和高浓度的三种，啤酒的度数不代表其酒度，而表示其麦芽汁的浓度。啤酒的酒度一般在 3.5～4.0 度。

中医认为，啤酒性热，味辛，归脾、肺经；具有活血、利尿、开胃、助消化等功效。啤酒营养丰富，含有多种易被人体吸收的糖类、糊精、有机酸、氨基酸、维生素和矿物质元素。其热量较高。据实验测算，一瓶 600 mL 的啤酒，等于 228 千卡热量、等于 200 g 米饭或 100 g 馒头所产生的热量。因此，啤酒有"液体面包"之美称。在啤酒所含的蛋白质中，有人体必需氨基酸的 12%～22%；所含的多种维生素和矿物质元素均可溶解于体液中，很容易被人体吸收和利用。适量饮用啤酒，可提高肝脏的解毒功能；对防治冠心病、高血压、糖尿病、血脉不畅和便秘均有一定的作用；对治疗结石、预防老年骨质疏松也有一定的作用。

（四）葡萄酒

葡萄酒是以新鲜葡萄果实为原料，经发酵而制成的一种饮料酒。成品色泽艳丽，滋味醇美，营养价值较高。葡萄酒品种很多。按其酒色的不同，可分为红葡萄酒和白葡萄酒；按其含糖量的不同，可分为干红葡萄酒（含糖不超过 0.4 g ／ 100 mL）和甜葡萄酒（含糖在 5 g ／ 100 mL 以上）；按其是否含二氧化碳，可分为静酒（不含二氧化碳）和汽酒（含二氧化碳）；按其酿造工艺的不同，可分为天然葡萄酒和加强葡萄酒。葡萄酒原产于亚洲西南部和中东地区，已有 2000 多年的历史。公元前 119 年，汉代著名探险家张骞从西域带回葡萄种子和栽培技术，引来酿酒艺人，到公元 25 年，葡萄酒的生产在中国已经普遍。中国的主要产地有烟台、青岛、北京、天津、沙城、民权和乌鲁木齐等。其主要成分除 8%～20% 的乙醇（酒精）之外，还含有水分、碳水化合物、有机酸、矿物质元素、果胶及多种维生素等营养成分。中医认为，葡萄酒性辛温，味甘苦，有小毒，归肝、脾、肾、心经；不仅具有较高的营养价值，而且还具有温通经脉、舒筋散寒、通络止痛及引行药势等食疗功效。葡萄酒是一种碱性酒精饮料，长期适量（以每天 100～150 mL 为宜）饮用，具有预防感冒和心血管疾病的功效。

二、适量饮酒是有益的

酒，是颇受大众喜爱的饮料，在重要的节假日、各种庆典宴会时，酒是餐桌上不可或缺的饮品之一，这种习俗在中国有着悠久的历史。酒作为一种饮品，不仅有一定的营养价值，而且还有着重要的食疗功效。对于酒的食疗功效，中医向来十分重视。在中国古书《汉书·食货志》中讲："酒为百药之长，饮必适量。"在明代大医药学家李时珍所编著的《本草纲目》中讲到："酒能够消冷积寒气，燥湿痰，开郁积，止水泻，治霍乱疟疾、噎膈、心腹冷痛、阴毒欲死，杀虫避瘴，利小便，坚大便等；过饮败胃伤胆，丧心损寿，甚则黑肠腐胃而死。"可见中医肯定适量饮酒是有益的，但同时强调"饮必适量"，过饮则伤身。现代中医学也肯定适量饮酒可通脉络，开郁积，暖脾胃，助消化，活血化瘀，引行药势，消除疲劳，御寒提神，陶冶情志，杀菌消毒。中药泡酒可以治多种疾病，并且强调这是中医学的宝贵经验和优良传统。适量饮用白酒特别是低度酒，可以扩张血管、促进血液循环、延缓胆固醇等脂质在血管壁上的沉积，因此对循环系统和心脏血管有利。

据一项历时 30 年的国际研究结果表明，"自控烟酒"或"控制饮酒"的"限酒"方案是可行的。2002—2003 年的一项研究结果也证明了该方案的有效性。通过"限酒"，使饮酒量的减少，也给喝酒人的日常生活带来了一些积极的影响，如身体更好，休闲体验更好，社交和工作变得更积极、幸福感增加。

不同种类的酒，因其所含乙醇量的不同及其营养成分的不同，其食疗功效是不同的，因而"限量"也就不同，下面分别就白酒、黄酒、啤酒和葡萄酒给予简要的说明。

（一）适量饮用白酒有益处

白酒占有中国酒类市场的最大份额。中医历来就非常重视白酒的药用价值。除用白酒杀菌消毒之外，泡制药酒用以辅助治疗多种疾病是其主要的用法。白酒作为饮料，适量饮用对身体也是有益的。有研究资料显示，适量饮用白酒的好处主要有以下几点：①能刺激胃液和唾液的分泌，帮助消化，增进食欲，并有一定的健胃功效。②能提高血液中高密度脂蛋白胆固醇（俗称"好胆固醇"）的浓度，因而对预防冠心病、脑卒中有一定作用。③使循环系统发生兴奋，可以舒畅心志、振奋精神，解忧忘愁。曹操在《短歌行》中写道："何以解忧？唯有杜康。"（杜康白酒是河南的一个老牌名酒）。④失眠者在睡眠前饮用少量白酒，可以起到催眠的作用。

那么，白酒究竟饮多少算"适量"呢？根据病理学资料分析，每天每公斤体重消耗 1 g 酒精，对肝的损伤是在安全范围内的。换算一下，一个 60 公斤体重的人，喝 60 度的高度白酒，最高为 100 mL，低度酒在 150～200 mL。其饮酒量的计算公式是：饮酒量 × 酒精浓度 × 0.8= 酒精摄入量（因为 20℃时酒精的密度为 0.7893 g／毫升）。世界卫生组织国际协作研究机构指出，男性每日摄入的纯酒精量应不超过 20 g。根据《中国居民膳食指南（2016）》中国现行的安全饮用标准是，男性不超过 25 g，女性不超过 15 g。根据上面的饮酒公式，饮用 40 度以下的较低度数的白酒，不超过 2 两；40～50 度的中度数的白酒，不超过 1 两，50 度以上的烈酒不要超过 0.5 两。

（二）黄酒——餐桌上的开胃酒

黄酒是老百姓日常生活中接触最多的一个酒类，也叫米酒，生活中做菜、做鱼肉离不开它，在中医中主要用它作为药引子。黄酒被营养学家称为国酒。黄酒的营养很丰富，含有人体所需要的 18 种氨基酸。其蛋白质的含量是酒中最多的，还含有多种矿物质元素，每升黄酒含镁 20～38 mg，（镁是人体所必需的常量金属元素，镁离子参与人体内所有的能量代谢，能激活和催化 300 多个酶系统，对防治心脑血管疾病有重要作用），相比较而言，镁的含量比鲫鱼和鳝鱼还高。黄酒中还含有硒和锌，对抗癌和保护心肌有一定作用。因此，黄酒被营养学家称为"液体蛋糕"。所以适量饮用黄酒对身体是有益的。有研究资料显示，黄酒能够促进人体血液循环，加快新陈代谢，具有补血养颜、舒筋活络、强身健体等功效。日本国立癌症研究中心最新研究发现，利用传统方法制作的黄酒，还能抑制胃癌细胞的生长。研究人员将黄酒中的水分和酒精去除后，利用其中所含的 β 谷固醇处理人体胃癌细胞，结果发现，癌细胞增生得到抑制，肿瘤抑制基因也增加了。研究人员表示，黄酒中含有大量的 β 谷固醇，对癌症有预防效果，也有助于前列腺健康，也能降低胆固醇的水平。

另有资料显示，由于上海人钟情黄酒，使上海成为长寿之都。据上海市民政局等部门联合发布的数据显示，2016 年上海人均预期寿命达 83.18 岁。这在国内领先，且接近全球最高人均预期寿命国家—日本的 83.7 岁和瑞士的 83.4 岁。分析称上海人长寿的秘密有多个，其中之一就是钟情黄酒。上海人婚丧喜宴、请客做菜几乎都离不开绍兴黄酒。黄酒的酒精含量低，温和，且营养丰富，其中的多种微量元素有防止血压升高和血栓形成的作用。

黄酒的度数一般为 15 度左右。按照前面的饮酒量限度及饮酒量计算公式计算，男性每日可饮黄酒应不超过 200 mL，女性应不超过 150 mL。还要特别指出的是，黄酒最好温着喝。这是因为黄酒的最佳品评温度在 38℃左右。在这个温度下，黄酒的酒香更浓郁，也更柔和。另一个原因是温喝更安全。通常黄酒中含有极微量的甲醇、醛、醚类等有机化合物，对人体有一定不利影响。由于这些化合物的沸点较低，一般在 20～35℃，甲醇为 64.7℃。如果将黄酒隔水烫到 70℃左右，在烫热的过程中，其中的甲醇、醛、醚类物质就会随着温度的升高而挥发掉。同时，黄酒中所含的脂类芳香物质随着温度而蒸腾，使酒味更加甘爽醇厚，芳香浓郁。

在此还要提醒那些喜爱喝黄酒的人们，由于黄酒中含糖量的不同，分为干黄酒、半干黄酒、半甜黄酒、甜黄酒和浓甜黄酒五种。干黄酒适合体重超重者、血糖较高者、肥胖者饮用；半干型和半甜型适合老年人及妇女饮用；甜型黄酒适合体弱者和营养不良者饮用；浓甜型则适合长期在低温潮湿环境下工作者饮用。因此，饮黄酒者应根据自己的身体状况和工作环境，选用适合的黄酒饮用。

（三）啤酒——雅号："液体面包"

啤酒被称为"液体面包"名副其实。据有关部门测定，一升啤酒的热量相当于 100 g 面包，或 300 g 土豆或 45 g 植物油的热量。如前所述，啤酒是营养品，营养丰富。不仅具有较好的营养价值，而且具有多种食疗功效。因此，适量喝啤酒对身体是有利的。啤酒的酒度一般为 4～5 度。按上面的饮酒公式计算，每人每日饮用啤酒应控制在 500～750 mL 为宜。

（四）葡萄酒——果酒中的王者

葡萄酒是一种营养丰富，深受人们喜爱的高雅饮料，其营养价值和健身养生价值在果酒中独树一帜，无出其右。近年来，它也已经成为我国人民餐桌上、庆典会上必不可少的饮料。其主要成分如下（每 100 g 中）：热量 551.8 千焦，碳水化合物 1.5 g，矿物质元素钾 8 mg、钠 2.6 mg、钙 4 mg、铁 0.3 mg、锌 0.18 mg、铜 0.02 mg、磷 5 mg、硒 0.1 μg、维生素 B_1 0.04 mg、B_2 0.01 mg、B_3（烟酸）0.1 mg、B_5（泛酸）0.07 mg、B_6 0.03 mg 及其他一些植物活性物质。国外一项研究发现，红葡萄酒中所含的抗氧化物质—单宁和酚类化合物，可防止动脉硬化和血小板聚集，维持和保护心脑血管的正常生理功能，从而起到保护心脏、防止脑卒中的作用，这种作用对于男性和更年期女性均有效。葡萄酒中白藜芦醇可以和食物中的脂肪"抗衡"，减少脂肪在血管壁上的沉积。因此，不仅具有一定抗衰老、减肥、美容的功效，而且还具有一定抗癌作用。以色列本·古里安大学的研究人员发现，晚餐时喝少量红酒，能帮助控制 2 型糖尿病患者的病情。研究人员找来 224 名 2 型糖尿病患者，把他们分成三组进行监测。研究结果显示，喝红葡萄酒的那一组血脂、血糖都控制得更好，且血液中含有的"好胆固醇"水平更高。但喝白葡萄酒的人却没有这种变化。研究人员认为，发挥作用的是红葡萄酒的葡萄多酚和白藜芦醇。前者在红葡萄酒中的含量比白葡萄酒多 7 倍，后者存在于葡萄皮中。以前已经有研究认为，白藜芦醇能够起到避免血管受损的作用，降低心血管病的发生率，同时还可以起到保护视力的作用。不过研究人员依然提醒大家，不要忽视大量饮酒对身体造成的伤害。

另有资料显示，葡萄酒有治疗休克的作用。北京宣武医院主任营养师索颖 20 世纪 40 年代在辅仁大学读书。有一天上化学课，可能是因为睡眠不足，肚子饿，再加上室内空气不好，引发休克，晕倒在地，当时的老师是德国修女，她立即叫同学把她抬到室外，灌了大半杯葡萄酒，凉风一吹，不一会儿，就清醒了。还有一次她是在国外晕倒，也是喝葡萄酒缓解的。从此索颖知道，葡萄酒有治疗休克的功效。

前不久，中国中医科学研究院的一位研究员在中央电视台"健康之路"栏目上讲到，该院的一项最新研究结果发现，适量饮用葡萄酒可以有效缓解痛风病患者的病情。但同时也发现，如大量饮用其效果适得其反。那么葡萄酒的适宜饮用量是多少呢？因为葡萄酒的酒精度因品种不同而不同，有 12 度的，也有 13.5 度的等。大约按 13 度计算，每人每天以不超过 150 mL 为宜。

三、酗酒伤身体

2018 年 8 月，一项发表于著名医学期刊《柳叶刀》上的研究报道引起了广泛关注。这篇报道分析了 1990 至 2016 年来自 195 个国家和地区的 694 个关于个人和人群饮酒量数据源，以及 592 个关于饮酒摄入风险的前瞻性和回顾性研究，这是迄今为止关于全球酒精摄入引起的健康问题的最全面的评价和研究。在该研究抽样调查的 2016 年全球 15 ~ 49 岁的男性和女性中，酒精都是导致疾病和过早死亡的主要风险因素。其中女性死亡人数占 27.1%，男性死亡人数占 18.9%，有近 1/10 的死亡都是酒精造成的，因为饮酒时摄入的酒精经转化后形成的乙醛，早被世界卫生组织列为 1 类致癌物。新西兰科学家曾发表文章表明，酒精摄入至少与 7 种癌症的发病风险升高有关，其中包括了食管癌，肝癌和结直肠癌等。

酒精在人体内代谢吸收的过程主要靠两种酶：乙醇脱氢酶和乙醛脱氢酶。饮酒 5 分钟后酒精（乙醇）就会进入血液，2 小时左右就会被人体全部代谢吸收。酒精进入人体后，体内的乙醇脱氢酶会先把少部分酒精转化为乙醛，剩下大部分进入肝脏，通过肝脏中的乙醇脱氢酶转化为乙醛，然后再依靠乙醛脱氢酶和肝内的 P450，把乙醛氧化为乙酸、二氧化碳和水。如果乙醛没有被乙醛脱氢酶完全转化，它就会造成造血干细胞 DNA 损伤。如果不能修复 DNA 损伤，则这种损伤将成为永久性的，造成免疫缺陷，增加癌症的发生率。过量饮酒对人体的损伤是多方面的，下面拟就酗酒对身体的具体损伤分别给予说明。

（一）饮酒让相关癌症增加 51%

统计数据表明，在当今世界上，酒精已经是仅次于香烟的第二大"杀手"，由它造成的死亡率已超过了非法吸毒丧生的人数。酒精能使人成瘾。一旦饮酒成瘾，便难以摆脱，且酒量会越来越大。大量事实说明，酗酒会诱发各种癌症，会诱发一些暴力或犯罪问题。有统计资料显示，在全世界范围内，每年约有 5% 的新发癌症和 6% 的癌症死亡是直接由饮酒引起的。据世界癌症基金会的一份报告指出，饮酒可能导致如下 7 类癌症：乳腺癌、大肠癌、食道癌、肝癌、口腔癌、咽癌和喉癌。

据 2016 年 7 月南方医科大学肿瘤中心胸外科主任王远东教授介绍，饮酒与口腔癌、咽癌、食管癌和喉癌的发生风险相关性最强。此外，饮酒也会显著增加胃癌、直肠癌、肝癌、乳腺癌和卵巢癌的发生风险。过度饮酒患癌风险最高。统计数据显示，饮酒会使酒精相关癌症风险增加 51%。同时，研究结果还显示，重度饮酒可以增加 31% ~ 54% 的死亡率。另外，据世界癌症基金会 2016 年 8 月的一次统计资料显示，40% 以上的口腔癌与酒精有关。

1. 酗酒最伤肝

业内人士称，咱们喝酒，看起来是用口喝，而实际上是肝喝。因为酒精绝大部分是在肝脏内进行代谢的，只有很少一部分是由肾、肺排泄。人在喝酒之后，酒精（乙醇）第一步由乙醇脱氢酶转化成乙醛（Ⅰ类致癌物质），再经第二步由乙醛脱氢酶转换成乙酸（醋酸，无毒），进而分解成二氧化碳和水，放出热量。若饮酒过量，超出肝脏的代谢能力，会出现两种情况，一是乙醇过多（因乙醇脱氢酶不足），就会变成脂肪存在肝内，多了就会形成脂肪肝，即酒精性脂肪肝；二是由于乙醛脱氢酶不足，会使乙醛存在肝内，形成酒精性肝炎。因为乙醛会对许多组织和器官产生毒性作用，如造成细胞 DNA 损伤，首先形成酒精性肝硬化，接下来就会变成肝癌。这就是说，过量饮酒与肝癌只差四步。

2. 酗酒诱发乳腺癌

大量的流行病学研究和实验研究结果表明，饮酒是乳腺癌的一个重要因素。饮酒作为乳腺癌风险因素的机制可能有以下三个方面：一是增加人体血液中雌激素的水平和雌激素受体的敏感性，特别是雌酮和硫酸脱氢表酮。从而增强了对乳腺组织的刺激。二是提高了乳腺组织→乳腺增生→非典型增生→乳腺癌的概率。三是饮酒后，代谢过程中产生大量活性氧等有毒物质。而这些物质可以干扰细胞 DNA 的修复，增加染色体的畸变和基因点突变，从而为肿瘤的发生提供了条件。另据位于法国里昂的国际癌症机构于 2016 年发布的一项研究报道称，饮酒会增加乳腺癌的发病风险。研究人员用人口归因性分析方法得出：在 2012 年，全球有 14.4 万名因饮酒而患上乳腺癌的病例，同时有 3.8 万人因饮酒所导致的乳腺癌死亡。研究人员认为，所有层面的证据都显示饮酒与乳腺癌风险之间存在相关性。

3. 晚上常饮酒诱发皮肤癌

许多人习惯晚上小酌一杯，带着酒意入睡。布朗大学 2017 年公布的一项研究结果显示，每天晚上只喝一杯啤酒或红酒，就会导致患皮肤癌的风险升高。另据研究数据显示，仅在部分北美国家，每年就会确诊 540 万名基底细胞皮肤癌患者。研究人员对 9.5 万名皮肤癌患者的饮酒习惯进行了对比研究。结果发现，每天晚上多摄入 10 g 酒精（相当于一小杯葡萄酒或 450 mL 啤酒），患基底细胞皮肤癌的风险将增加 7%。研究人员还发现，每天晚上喝一小杯白葡萄酒，会增加 13% 患皮肤癌的风险，而一杯半的量则将风险提高至 73%。这是因为白葡萄酒中的乙醇含量高于啤酒或烈酒（白酒），酒中的乙醇会在人体内代谢成乙醛，乙醛破坏 DNA 并阻止其修复，晚上人体新陈代谢速度减缓，难以代谢乙醛，因此酒精对人体的伤害更大。研究人员指出，改变饮酒习惯有助于降低世界范围内皮肤癌的发病率。

（二）过量饮酒会引发多种疾病

1. 饮酒诱发痛风病

饮酒，尤其酗酒是诱发痛风病的重要原因。为什么呢？酒中并不含嘌呤，也不产生尿酸，其代谢产物是乳酸。但乳酸会和尿酸在肾脏竞争并抑制其排出。简言之，本来尿酸"车队"在肾小管这条"高速路"上跑得顺畅无阻，忽然来了一支叫乳酸的"车队"并入，导致两者都不能顺畅排出。尿酸和乳酸同时堆积，就会引起疼痛，肿胀，红热。久而久之，尿酸就会在关节处停留过长时间，使之形成结晶沉淀在关节处，于是导致了痛风病。

另据中央电视台"健康之路"栏目中的专家讲，酒中的乙醇干扰尿酸的代谢与排出。尿酸如果不能及时排出体外，大量的尿酸会沉积并结晶在皮下关节腔内，形成痛风结石，造成关节骨质损坏、畸形，最后形成痛风性关节炎。

业内专家指出，所有的酒类都会诱发痛风，其中以啤酒的速度最快。因为啤酒中含有大量的二氧化碳，吸收迅速，且二氧化碳遇水后会生成碳酸，降低了血液中的 pH 值（酸碱度），引起尿酸排出受阻。而尿酸的沉积，正是痛风病的诱因。因此，为了不患上痛风病，一定要限酒，尤其是少饮啤酒。如果已经患了痛风病就一定要戒酒。

2. 酗酒诱发股骨头坏死

现在，不少人都知道酗酒的危害包括引起脂肪肝，甚至肝癌等多种癌症，还有痛风等，但可能很多人不知道酗酒会损坏人的股骨头。

目前，多项调查资料显示，酗酒已经成为男性非创伤性股骨头坏死的主要诱因之一。北京积水潭医院矫形骨科副主任医师蒋毅和南方医科大学珠江医院关节骨病外科副主任林荔军结合自己的临床实践明确地指出，40 岁以下的男性发生股骨头坏死已屡见不鲜，研究结果表明，这与他们经常酗酒脱不了干系。股骨头是人体上身与下肢连接的重要枢纽。担负着重要的承重和活动功能，正常人上半身体重全由两个股骨头来承担。股骨头先天血管数量比较少。因此，当一支血管被阻断，而另一支不能及时代偿时，就很容易导致股骨头缺血性坏死。酒精会影响人体脂质代谢。长期过量饮酒，会引起血脂升高，血液黏稠度也随之增高。于是血流速度变慢，甚至瘀滞，导致股骨头内血液供应减少。同时，随着血液中脂肪增多，脂肪颗粒可能会集结成团，形成脂肪栓子，进而阻塞给股骨头提供营养的毛细血管。另外，酒精可刺激前列腺素升高，使得股骨头的微血管出现血管炎性病变，引起局部血栓。酒精及其代谢产物本身也有细胞毒性，会使缺血状态下的骨细胞变性、坏死。因此，专家建议，要杜绝这种"喝"出来的股骨头坏死，首先必须限酒，最好是戒酒；其次要控制体重和血脂，改善血液循环状况。专家同时提醒，长期饮酒的人，一旦出现髋部酸痛、行走后加重、髋部关节僵硬，甚至跛行，就应该怀疑是股骨头坏死，要及早到医院就诊。

3. 酗酒可诱发心脏病

有研究资料显示，适量的酒精在人体内能产生抗氧化的物质，保护心脏。但是，过量饮酒弊大于利。因酒精能让人心率加快，使血压升高，就会扣动心脏病发作的扳机。如果长期酗酒，会破坏心肌，久而久之导致心脏衰竭。

另外，酗酒可以使交感神经经常处于兴奋状态，打破心脏跳动的正常规律，久而久之，可以导致心脏房颤。有统计数据显示，25%的脑卒中是由房颤引起的。另有资料显示，英国的研究人员发现，每天喝1品脱（约含568 mL）啤酒，经年累月可能导致心血管壁失去弹性，从而引发心脏病。研究人员在25年时间里，跟踪研究了3 869名年龄在30～60岁的志愿者，其中73%为男性。流行病学家指出，喝酒太多可能会激活人体内的某种酶，加快血管硬化速度，导致心脏病。

4. 酗酒会伤肺

人们大都知道过度饮酒伤肝，其实过度饮酒对肺也不好。有研究人员调查了约1.2万名年龄在21～79岁的成年人，并把他们分成四组，滴酒不沾组、适量饮酒组、过量饮酒酒和曾经过量饮酒组。研究人员对过量饮酒的定义是：女性平均每天喝1杯酒，男性平均每天喝2杯酒，且每月至少醉一场。统计数据显示，受调查者中的26.9%的人饮酒过度。在这些人呼出的气体中，一氧化氮含量少，平时喝酒越多，呼出的一氧化氮就越少。而一氧化氮能帮助抵御造成呼吸系统感染的有害细菌。因此，研究人员说酗酒会打乱肺部的健康平衡，导致肺部不适。

5. 酗酒者体内易缺乏叶酸，易诱发脑卒中

在2017年6月《健康文摘报》中，一文报道，酗酒者体内易缺乏叶酸。研究结果表明，人体内若缺乏叶酸，会导致同型半胱氨酸代谢障碍，导致血液中同型半胱氨酸水平升高。由此可引起血管内皮功能障碍并促进平滑肌增生，进而导致血管内膜增厚，弹力膜破坏，

使血管的弹性降低，造成血流不畅。久而久之，使血小板集聚增加，以致血栓形成。实践证明，以上生理、病理的过程，在脑卒中、冠心病等心脑血管疾病的发病过程中扮演着重要角色。

6. 酗酒可致维生素 B_1 缺乏

长期过量饮酒可以引起人体维生素 B_1 缺乏，从而引起多种疾病。究其原因有以下四个：第一，长期过量饮酒可引起肝肾功能障碍，使得维生素 B_1 代谢受阻，无法发挥其应有的营养作用；第二，酒精在体内代谢过程中，可消耗大量的维生素 B_1，造成体内维生素 B_1 缺乏；第三，长期过量饮酒者，一般食量会有所减少，因此使得维生素 B_1 的摄入量减少；第四，长期过量饮酒可引起肠黏膜损伤，直接阻碍维生素 B_1 的吸收。

严重的维生素 B_1 缺乏者，可引起脚气病，出现食欲不振、烦躁、全身无力、下肢沉重、肌肉酸痛、四肢末端麻木、浮肿、活动后胸闷、心悸及气短等症状。因此，一旦出现脚气病等相关症状时，一定要戒酒，应及时到医院就诊。

7. 酗酒会导致骨质疏松

河南中医院健康体检中心的统计数据表明，酗酒不仅伤肝，也伤害骨头。中青年人，骨质疏松多为过量饮酒所致。该中心的主任指出，酒精会弱化骨骼，会过滤掉骨骼中钙、镁和其他矿物质元素。另有研究资料显示，乙醇可以抑制人体中成骨细胞的活性，从而破坏了成骨细胞和破骨细胞之间的平衡，导致骨质疏松。因此，喝酒越多，骨质疏松就会越严重。酗酒使骨骼的微观结构遭到破坏，骨脆性增加，因此，不仅容易骨折，还容易患全身性骨代谢紊乱性疾病。统计数字显示，经常大量饮酒的人比不饮酒的人，患骨质疏松的风险高 8 倍。因此，专家提醒经常大量饮酒的人，应定期检查骨密度，一旦发现骨质疏松就要及时戒酒，以避免更严重的后果。

8. 酗酒影响人的生育能力

研究资料表明，醉酒会影响人的正常生育功能。一方面，酗酒可引起男性前列腺疾病，甚至导致男性不育症，可使男性精液变得黏稠，镜下可见絮状物，因此，使精子流动困难，同时，酗酒可使男性精子质量下降、畸变且活力下降。另一方面，父母酗酒会影响子女的正常发育。在"受孕"前三个月，若父亲酗酒，则下一代子女容易出现肺动脉狭窄、血管瘤、输尿管发育不良等疾病。父母在受孕前三个月到出生后半年间，若大量饮酒，可造成子女智力低下。因此，专家建议在生育期的男女，为了下一代的健康，千万别酗酒。

9. 酗酒是诱发痔疮的重要原因之一

一项研究结果表明，长期过量饮酒的人群其痔疮发病率是适量饮酒或不饮酒人群的 5～6 倍。究其原因，从中医角度来讲，过量饮酒会使人体生湿积热，久而久之，湿热会下注肛门，并使肛门充血灼痛，并逐渐发展成痔疮。因此，专家建议长期过量饮酒的人，如发现肛门灼痛不适，应意识到诱发痔疮的可能，则应改变过量饮酒习惯，改为适量饮酒，最好戒酒，以免造成严重的后果。

10. 酗酒诱发乙醇性酮酸中毒

长期大量饮酒会使糖原异生受抑制，酮体生成加速，因此可导致酮症。由于其症状不是在饮酒后迅速出现，所以不易被发现。此类患者可出现腹痛、头晕、心悸、气促等表现。部分患者还可以出现呕吐咖啡样物、黑便、发热、黄疸、腹泻或严重意识障碍。

11. 酗酒可诱发高血钾症

长期大量饮酒会导致肝功能异常，使其正常代谢受阻，体内大量积蓄乳酸、酮体，引起代谢性酸中毒，降低细胞内酶的活性，使细胞摄取钾的能力下降，形成高钾血症。其主要表现为四肢无力、手足感觉异常、弛缓性瘫痪等症状。心脏也受其害，使心音减弱、心跳减缓和心律失常，严重时甚至可出现心脏骤停危及生命。

12. 酗酒可诱发膀胱破裂

大量饮酒后，会使尿意感觉迟钝，膀胱逼尿肌松弛，尿道括约肌收缩，因而加重尿潴留。此时，若患者呕吐、体位变动、排尿用力过急、跌倒撞击腹部，均会导致膀胱内压骤升，发生膀胱破裂，造成严重后果。

（三）老年人不宜多饮酒

过量饮酒让人老得快。爱喝酒的人往往意识不到，长期大量饮酒会让他们老得快。随着年龄的增长，人体代谢酒的速度变慢。酒精在体内停留的时间越长，血液中的酒精含量就越高，人体面临的伤害也越大。《赫芬顿邮报》总结了喝酒让人老得快的五个原因。

1. 导致皱纹增加和血管破裂

皮肤病专家发现，仅仅喝一个晚上的酒，第二天皮肤就会脱水，使皱纹和细纹更加明显，对肤质干燥的人更是如此。如果经常酗酒，皮肤表面的血管会扩张，使皮肤充血发红。这是不可逆的伤害。随着时间的推移，毛细血管越来越扩张，直至破裂。

2. 加重皮肤病

酒中的糖还会影响体内的细菌和其他微生物的平衡，使痤疮、酒渣鼻、红斑狼疮和银屑病等皮肤病在饮酒后变得更加严重。

3. 破坏睡眠

酒精会给人体施加压力，包括腹胀、睡眠问题以及第二天注意力不集中。尽管饮酒最初让人犯困，但有国外专家发现，饮酒会缩短快速眼动睡眠期，严重影响休息。缺乏睡眠自然会使人看起来"老相"。睡眠不足的人皮肤更衰老，如长细纹、不均匀的色素沉积和弹性下降。

4. 酒喝多了会长胖

这种高热量饮料不仅没有什么营养，而且会使一些饮酒者食欲大增，吃下更多食物，引发肥胖及相关疾病，加速其衰老进程。

5. 导致许多与衰老有关的疾病

当肝脏努力消化饮酒中的毒素时，会出现氧化应激反应。氧化应激是导致衰老的重要因素。因为它会损伤脂肪组织、DNA 和蛋白质，进而导致糖尿病、心脏病、神经退行性疾病以及其他与衰老有关的疾病。

（四）年少酗酒早逝风险高

佛罗里达大学的一项研究结果显示，酗酒的年龄越小，对健康的影响可能越大，首次醉酒年龄不到 15 岁的人，早逝风险比从未醉酒过的同龄人高近一半。该研究团队分析了约 1.5 万人的饮酒习惯和死亡记录，追踪了大约 30 年。结果显示，与那些从未醉酒的研究对象相比，15 岁前至少醉酒过一次的人，研究期间死亡风险高 47%，15 岁及其以上醉酒至少一次的，其死亡风险高 20%。研究人员表示，经过估算，早期醉酒影响中 21% 源自酒精本身。这意味着早期醉酒者的死亡风险还受到不少其他因素的影响。因此，研究人员建议少年时代不要饮酒，更不要过量饮酒以致醉酒。

相关链接一

感冒药等药物遇酒，当心胃出血等不良反应

资料显示，一位徐先生陪几个多年不见的老同学喝酒，由于最近感冒，他餐前先吃了几粒感冒药。谁知晚上睡到半夜 2 点钟，徐先生胃中难受，起身到卫生间呕吐，发现呕吐物竟然有血。家人赶紧送他到医院急诊。医生经仔细问诊发现，这一切都和徐先生吃完感冒药又喝酒有关。

哈尔滨医科大学附属第四医院临床药学教研室主任吴教授介绍，人体内有一种环氧酶，具有保护胃黏膜的作用。很多感冒药含有阿司匹林、吲哚美辛、布洛芬、对乙酰氨基酚等成分。这些成分通过抑制体内环氧酶的生物合成，发挥退热、缓解肌肉酸痛等感冒症状的作用。服用这些药物后，体内环氧酶的合成受到抑制，影响胃黏膜的血流，就容易造成局部缺血和上皮下出血。徐先生在多次服用此类感冒药期间饮酒会使血清胃泌素大量分泌，和感冒药共同作用破坏了胃黏膜屏障，损伤黏膜下血管，最终导致胃出血的发生。吴教授提醒平时有胃痛和胃溃疡的患者，吃感冒药一定要慎重，留心药物成分，尽量短期服用，同时用一些胃黏膜保护剂，如硫酸铝。服药期间切忌饮酒。

需要特别提醒的是，不少人喝酒后出现头痛的情况，一些人会自作主张地服用止疼药，这是一种莽撞的做法，同样不可取。市面上能买到的止痛药多为非甾体类抗炎药，如布洛芬、吲哚美辛等。这些药物虽然在推荐剂量服用相对安全，但都会直接或间接地损伤胃黏膜，引起炎症或溃疡。如果在饮酒后服用，双重刺激下发生胃出血的可能性大大增加，故

还是谨慎为好。事实上，大多数药物在服用期间都不宜饮酒。因为会影响药物的吸收，并增加不良反应。尤其以下几类药服用期间必须忌酒：抗生素类药物，如先锋霉素、甲硝唑类、呋喃唑酮类；解热镇痛药，如芬必得、阿司匹林、对乙酰氨基酚、吲哚美辛；镇静药物，如地西洋、苯巴比妥、氯氮䓬等；抗癫痫药，如卡马西平、苯妥英钠等；抗过敏药，如氯苯那敏、赛庚啶、苯海拉明等；抗抑郁药，如丙咪嗪、阿米替林等；降压药，如利血平、卡托普利、硝苯地平等；抗心绞痛药，如异山梨醇酯、硝酸甘油等；降糖药，如北美康、甲苯磺丁脲、苯乙双胍、格列苯脲、格列喹酮等；抗结核病药，如利福平、异烟肼、乙胺丁醇、吡嗪酰胺等；化疗药物，如氟尿嘧啶、甲氨蝶呤等。因此，专家建议，为避免服药后饮酒产生的不良反应，请记住：吃药不饮酒，要饮酒不吃药。

相关链接二

喝酒，这些情况很危险

有新闻报道，一名少年在"摔碗酒"摊位前连续豪饮 9 碗白酒后倒地身亡。虽然他死亡的原因还待查明，但大酒伤身已成为众所周知的事实。更危险的是，以下这些情况是可以夺命的！

不省人事导致窒息。如果醉的不省人事，人体对气道的保护作用就会减弱甚至消失。若此时呕吐，呕吐物极易进入气管，堵住气管则会引起窒息，出现生命危险。因此，发现醉酒者呕吐时，应将其头部转向一侧，减少误吸的发生。若呕吐量大，次数较多，需要警惕低钾血症。重度低钾血症可引发恶性心律失常、呼吸肌无力，危及生命。

引发双硫仑样反应。双硫仑是一种解酒药物。部分人服感冒药等药物后饮酒或饮酒后服用上述药物出现类似服用解酒药物的反应，称为双硫仑样反应。多在饮酒后半小时内发病。其主要表现为面部潮红、头痛、胸闷、气短、心率增快、四肢乏力、多汗、恶心、呕吐及视物模糊，严重者血压下降，呼吸困难，可出现意识丧失，极个别引起死亡。引起双硫仑反应的药物多为抗生素，包括头孢类药物、硝咪唑类（如甲硝唑、奥硝唑）等。在使用上述抗菌药物期间及停药 14 天内应避免饮酒或进食含乙醇的食品（包括饮料、食物、药物），如白酒、黄酒、啤酒、葡萄酒、酒心巧克力、藿香正气水及氢化可的松注射液等，尤其是老年人、心血管疾病患者更应注意。

诱发低血糖。酒精在体内代谢过程中，会诱发低血糖。早期可以表现为心悸、多汗、烦躁，伴随低血糖加重，可以出现嗜睡、神志模糊甚至昏迷。低血糖经及时治疗大多可以迅速恢复，无永久性后遗症，但若时间持续超过 6 小时，则可出现不同程度的神经功能损伤，甚至死亡。因此，饮酒时要适当吃一些主食。若出现上述症状，可以先吃点糖，并及时就医。

心脑血管急症发作。大量饮酒可造成心肌损伤，对于清醒的人，可表现为心慌、胸闷等不适，但醉酒的人可能没有任何感觉。饮酒还可能诱发各种心脑血管意外，最常见的是心肌梗死、脑栓塞、脑出血。因为醉酒者处于沉睡中，往往难以觉察。

急性胰腺炎和消化道出血。在正常情况下，胰腺向肠道输送胰酶，负责帮助消化各种食物。饮酒后胰腺加班工作，但肠道有大量食物、液体，胰腺加班产生的产品输送受阻，于是出现大量库存滞留胰腺，开始消化胰腺本身。这会诱发全身反应，重者出现多个器官衰竭，更有甚者引起心跳停止。此外，饮酒还可能导致消化道出血甚至大出血。一方面，喝酒会刺激胃酸分泌，可能侵蚀血管引起出血，尤其是肝硬化合并食管胃底静脉曲张患者，饮酒后极易诱发消化道大出血。另一方面，饮酒可以使胃的黏膜层、黏液层变薄，黏膜上皮细胞坏死，诱发出血。

假酒更麻烦。假酒最常见的配方为掺入甲醇的工业酒精。实验结果显示，5～10 mL 的甲醇就可能引起中毒，30 mL 即可致人死亡（因甲醇有剧毒！）。也有一些含多元醇的假酒，都可以引起严重的代谢性酸中毒，导致严重后果。

相关链接三

喝酒讲究多，"混搭"不可取

逢年过节或每逢喜事，人们都喜欢饮酒助兴。而在推杯换盏之间，相互试探，调侃彼此的酒量深浅，可谓酒桌上的一趣。有的人越喝脸色越红润，有的人喝再多，脸色依然不变，甚至会发白，"究竟是白脸者酒量好，还是红脸者的酒量深？"对于这个问题，中山大学孙逸仙纪念医院临床营养科主任陈教授指出，现代研究已证实，饮酒后的脸色并非酒量表现。如果以脸色来作为酒醉的标准，有可能导致喝过量伤身，甚至会有生命危险。

酒后脸白更易酒精中毒。喝酒后易脸红的人，酒精挥发得快，不容易醉。对于这个说法，陈教授指出，酒后红脸是酒精代谢的表现，但并不能与酒量好画等号。酒的主要成分是乙醇。喝酒后，由于体内的乙醇脱氢酶多，乙醛脱氢酶少或活性低，使乙醇以非常快的速度转化成乙醛，而乙醛无法及时代谢，就会积聚导致血管扩张。因而，饮酒者面部毛细血管扩张，表现为脸红。脸红的人通常过一两个小时之后，就会缓解。这是因为乙醛逐渐在肝脏转化为乙酸而被代谢为二氧化碳和水。脸白的人看起来好像没那么容易醉。实际上恰恰相反，喝酒后脸发白，因为体内没有高活性的乙醇脱氢酶和乙醛脱氢酶，要靠肝脏中的其他酶类缓慢氧化乙醇。由于此时肝脏需要大量血液供应和消化系统繁重的代谢也要大量血液供应，造成外周血循环暂时性减少，这时表现为面部血液供应不足，因而显得"脸白"。酒后脸白者因体内乙醇脱氢酶和乙醛脱氢酶缺乏或活性很低，只能靠体液来稀释酒精浓度，如果喝多了容易引起酒精中毒。评价一个人"酒量好"主要是看体内乙醛脱氢酶的活性。有些人的乙醛脱氢酶的活性高，对酒精的代谢能力强，也就显得能喝。实际上，传说中的"千杯不醉"是不存在的。饮酒过多，加重肝脏代谢负担，酒精分解不完全，积聚到一定程度则会发生酒精中毒。

酒桌上出事者大都酒量好。陈教授指出，无论怎样的体质，酒量好还是不好，酒精超过身体代谢能力，最终都会对肝脏造成负担。酒量好的人喝得越多，酒精在体内积聚越多，一旦超过肝脏的代谢负荷，肝脏无法及时供应特有的酶来分解酒精，就会导致肝脏受损，容易引起酒精中毒。酒桌上出事的人，往往是酒量大的人。酒量好的人更容易伤身。酒量小的人因为觉得自己不胜酒力，"酒胆"不足，因而会自觉少喝或者不喝。有的人因为酒量大而觉得自己喝多点没事儿，放开胆子喝，越喝酒量越大，最后因酒精在体内积聚而中毒。

那么每天喝多少酒才"安全"呢？这应因人而异。按照公式计算，一个人一天酒精的最高摄入量，即每公斤理想体重每日不超过一克的酒精量[理想体重（公斤）＝身高（厘米）－105]。每日酒精最高摄入量的概念，只是说在此数值以下，饮酒相对安全，但也不能保证可以避免危险。中国营养学会2016年发布的《中国居民膳食指南（2016）》更明确地推荐每日饮酒的要求：成人如饮酒，男性一天饮用酒的酒中酒精量不超过25 g，女性不超过15 g，儿童少年、孕妇、哺乳期女性不应该饮酒。

拼酒玩花样，多饮更伤身。小酌助兴，多饮伤身。经常地饮酒过量会增加患高血压、高甘油三酯、肝损伤、肥胖、癌症和遭遇意外事故的风险。心肌病患者饮酒还会诱发心力衰竭，因此要完全避免饮酒。如今酒桌上的许多"玩法"看的人有趣，实则伤身败兴。专家呼吁，文明饮酒，不提倡劝酒、拼酒，感情深，不必"一口闷"。以下几种做法更要特别警惕。几种酒交替喝。有些好饮之人为证明其酒量和酒胆，先饮红酒"开胃"，再上白酒"提神"，最后用啤酒"漱口"，称为"三种全会"。更有甚者，推出强化版，将白酒、花雕（黄酒）、红酒、洋酒、啤酒等五种酒交错，喝一遍，称为"五种全会"。这种将发酵酒、蒸馏酒交替喝的做法，不仅易醉，而且加重肝脏负担，对心血管的刺激尤其大，容易引发酒桌猝死。即使肝脏和心脑血管能够耐受这种高强度的酒精"冲击"，醒酒后也会很难受。

（五）喝混搭酒

所谓"混搭酒"，指的是将不同品牌、不同度数、不同成分、不同口味的酒或者饮料混合在一起构成的饮品。譬如，酒＋雪碧／可乐、威士忌＋冰红茶、伏特加＋红牛、啤酒＋可乐……这种将酒和各种饮料掺兑组合的"混搭"玩法，在年轻人中十分流行，有些人认为"混搭"比饮纯酒对肝脏的伤害要轻。实际上，这种做法会导致人在不知不觉中摄入过多酒精。可乐等饮料中的二氧化碳还会"助纣为虐"，增强酒精对胃的伤害。由于饮料中含有大量的糖和能量，这种"混搭酒"无形中增加糖和能量的摄入，长期饮用可导致肥胖。红酒加雪碧、可乐等尤其不宜尝试，因为酒精在碳酸的作用下通过血脑屏障的能力更强，容易造成伤害。功能性饮料兑酒的危害也不小，因为功能性饮料的主要成分是咖啡因、电解质（盐）、氨基酸、维生素、牛磺酸等，在酒精"混搭"时，电解质中的钠离子和咖啡因会加重心脏负担，使人心慌、胸闷等。

饮料兑酒这样喝起来口感会感到比较好些，但其对人身体的危害更不容小视。以下几种混搭酒喝时要小心。

酒＋碳酸饮料：更易醉！兑了碳酸饮料的白酒可以提升口感，并且没有那么容易上头，但其中的酒精成分并没有减少。不少人还觉得混搭后的酒喝起来没有醉的感觉，便会多喝一些。不知不觉中，最后摄入的酒精量比平时还要高。这时，酒精在碳酸的作用下很容易通过血脑屏障进入脑内，让你更快地入醉。同时，喝下加了碳酸饮料的酒之后，会有大量二氧化碳进入胃里，会迫使酒精更快地进入小肠，而小肠吸收酒精的速度比胃要快得多，加大了酒精的摄入量。同时，酒精还有刺激性，会破坏胃肠道的黏膜，引起胃肠道的炎症。

酒＋功能型饮料：增加心脏负担。功能性饮料含有一定量的维生素C，而维生素C会和酒精发生反应，造成营养作用丢失，并且会增加心脏的负担。而且饮料中常常含有色素和防腐剂，这些物质进入人体后需要肝脏中的酶进行代谢，也会加重肝脏的负担。

白酒＋其他饮料：危害最大的混搭！白酒除了含有酒精外，还会含有其他一些微量元素，在和饮料混合后，它们很可能会与饮料中的蒜、电解质和维生素以及一些微量元素等发生化学反应，对人体造成危害。

酒酒：伤肝脏、肾脏和肠胃。这是一种最常见的混搭组合，其中更常见的组合是白酒＋啤酒。这样的混搭酒喝后不仅醉的深，而且醒来之后头还会更痛。因为白酒的主要成分是乙醇，而啤酒中含有比较多的二氧化碳和多酚类物质，会促进乙醇的吸收和渗透，对肝脏、肾脏和胃肠造成危害。

（六）陋习——危害多多的"迟到者入席先罚×杯"

"迟到者入席自罚三杯"是不少地方的饭局传统。虽然热烈、豪爽能烘托气氛，但相对于身体健康而言，却不得不说它是一个对健康危害多多的席间陋习。特别是挨罚者往往在空腹状态下喝罚酒，空虚的胃部对酒的吸收速度非常快，酒精5分钟左右就可以进入血液。当100 mL血液中酒精含量在200～400 mg时，肝脏负担就会加重，容易引起危险。迟到者即使要自罚三杯酒表示歉意，也应该先坐下，吃点主食或者富含淀粉的食物，让胃部"动"起来，片刻后再罚酒。

相关链接四

养生药酒不能任性喝

泡药酒喝是人们冬天滋补养生的方法之一。这是中国传统医药学的宝贵经验和优良传统。可是，活血化瘀，补血益气，温阳补肾的药材，加上辛散温通的酒，真的能起到 1+1 ＞ 2 的功效吗？这需要请医学专家山东中医药大学中医学院营养学教研室主任戴教授来解读药酒的秘密。年纪大的人大都喜欢用中药泡酒，因为可以养生。有的人喜欢用枸杞泡酒，有的人喜欢用海马泡酒。但是，人们对药酒的认识却存在一些误区。

药酒越陈越好？正解：泡一个月即可饮用。

很多人认为白酒是陈年的香，药酒也应该是泡得越久越好。事实并非如此。

在室温 20℃左右，较为干燥的条件下，药材浸泡时间为 15～30 天。其间可每天搅拌一次，到期泡成后，过滤取药酒饮用即可。药酒泡一个月以上，如果药材没有取出，并不能增加药物的溶解度，还会造成药物有效成分被水解。但人参、黄芪、当归等影响不大，可以多泡几天。如果储存得当，一般优质药酒可以储藏 4～5 年。如果继续储存，会使酒精度下降，酒味变淡，香气消失，药效也受到影响。若出现大量沉淀物或已酸败变质，则绝对不能再饮用。

药材越多功效越好？正解：植物性药材泡酒更适合内服。

泡药酒所用的中药和内服中药一样，需要辨证论治，需要中医师根据患者的病情、体重等因素预防用药，并非药材越多越好。同时，不是所有的药材都适合泡酒。外用药酒可使用蛇、虫、鼠、蚁等动物药材，但内服药酒还是选用常见植物性药材最好。

药酒当成白酒喝？正解：药酒最好单独喝。

很多人在聚餐时会拿出精心炮制的药酒与亲友分享。这其实是不对的。药酒本身是有药效的，通常情况下不能在吃饭时喝。药酒的服用，同样应遵守这一规则。吃饭时喝药酒不仅会对消化道产生刺激，还会影响药效的发挥。

喝药酒多多益善？正解：饮用药酒须控制剂量。

古代医学家曾明确指出："药酒补虚损，宜少服，取缓效。"服用药酒的剂量要根据个人对酒的耐受力而定，一般每次服用 15～30 mL，早晚各 1 次或每日 3 次为宜。与过量服用白酒不同，大量服用药酒的后果与大量服用药品相同，将严重影响身体健康。

保健药酒人人可用？正解：千人一方不可取，辨证选酒才有效。

许多人见到药酒就随意饮用，殊不知，选用药酒也应因人而异。气血双亏、脾气虚弱、肝肾阴虚者，应选用滋补类药酒，如五味子酒、十全大补酒、人参酒等。风寒、辛中后遗症者应选用活血化瘀类药酒。风湿病患者可选用风湿药酒、五加皮酒、木瓜酒等祛风湿类药酒。肾阳虚、勃起功能障碍者可选用鹿鞭壮阳酒、淫羊藿酒、参茸酒、海狗肾酒等壮阳药酒。

自酿葡萄酒当心甲醇

　　现在，有不少人亲自动手酿制葡萄酒。但大多数人并不知道，自己酿制的葡萄酒可能隐藏着有毒、有害的物质，即甲醇、杂醇油。葡萄酒以鲜葡萄汁为原料，经发酵酿制而成，是含有一定酒精度的发酵酒。大量自酿葡萄酒样品经气相色谱分析后，结果显示样品中含有不同浓度的甲醇和杂醇油。部分样品中甲醇的含量超过国家葡萄酒中甲醇标准的 400 mg/L，甚至超过 1 000 mg/L 以上。杂醇油的含量也在 1 000 mg/L 以上。甲醇有较强的毒性，可经消化道迅速吸收，但排泄缓慢，有明显的积蓄作用。甲醇的代谢产物可能导致视网膜细胞退行性病变、视神经萎缩。一次性大量摄入可导致中毒甚至死亡。杂醇油是指高分子醇的混合物，主要是戊醇、丙醇、丁醇等高级醇类。如果酒中杂醇油含量过高，则容易出现苦涩味。杂醇油在体内分解缓慢，可引起头痛等症状。

　　根据其酿制工艺和原料分析，甲醇、杂醇油主要来源于原料。一方面，葡萄皮中的果胶在果胶酶和热能的作用下，分解出甲醇，霉变也会产生大量甲醇，发酵越彻底，甲醇的含量会越高。另一方面，葡萄中的蛋白质水解为氨基酸，再经过酶的催化作用生成杂醇油。目前，家庭酿制过程还没有除去甲醇和杂醇油的工艺。因此，大家在自行酿制和饮用时应当避免此类有毒、有害物质对身体造成的危害。

附录一：中国居民膳食维生素推荐摄入量（RNI）或适宜摄入量（AI）

人群	维生素A（μgRAE/d）RNI 男/女	维生素D（μg/d）RNI	维生素E（mgα-TE/d）AI	维生素K（μg/d）AI	维生素B1（mg/d）RNI 男/女	维生素B2（mg/d）RNI 男/女	维生素B6（mg/d）RNI	维生素B12（μg/d）RNI	泛酸（mg/d）AI	叶酸（μgDFE/d）RNI	烟酸（mgNE/d）RNI 男/女	胆碱（mg/d）AI 男/女	生物素（μg/d）AI	维生素C（mg/d）RNI
0岁~	300（AI）	10（AI）	3	2	0.1（AI）	0.4（AI）	0.2（AI）	0.3（AI）	1.7	65（AI）	2（AI）	120	5	40（AI）
0.5岁~	350（AI）	10（AI）	4	10	0.3（AI）	0.5（AI）	0.4（AI）	0.6（AI）	1.9	100（AI）	3（AI）	150	9	40（AI）
1岁~	310	10	6	30	0.6	0.6	0.6	1.0	2.1	160	6	200	17	40
4岁~	360	10	7	40	0.8	0.7	0.7	1.2	2.5	190	8	250	20	50
7岁~	500	10	9	50	1.0	1.0	1.0	1.6	3.5	250	11/10	300	25	65
11岁~	670/630	10	13	70	1.3/1.1	1.3/1.1	1.3	2.1	4.5	350	14/12	400	35	90
14岁~	820/630	10	14	75	1.6/1.3	1.5/1.2	1.4	2.4	5.0	400	16/13	500/400	40	100
18岁~	800/700	10	14	80	1.4/1.2	1.4/1.2	1.4	2.4	5.0	400	15/12	500/400	40	100
50岁~	800/700	10	14	80	1.4/1.2	1.4/1.2	1.6	2.4	5.0	400	14/12	500/400	40	100
65岁~	800/700	15	14	80	1.4/1.2	1.4/1.2	1.6	2.4	5.0	400	14/11	500/400	40	100
80岁~	800/700	15	14	80	1.4/1.2	1.4/1.2	1.6	2.4	5.0	400	13/10	500/400	40	100
孕妇（早）	—/700	10	14	80	—/1.2	—/1.2	2.2	2.9	6.0	600	—/12	—/420	40	100
孕妇（中）	—/770	10	14	80	—/1.4	—/1.4	2.2	2.9	6.0	600	—/12	—/420	40	115
孕妇（晚）	—/770	10	14	80	—/1.5	—/1.5	2.2	2.9	6.0	600	—/12	—/420	40	115
乳母	—/1 300	10	17	80	—/1.5	—/1.5	1.7	3.2	7.0	550	—/15	—/520	50	150

注：①来制定参考值者用"—"表示；②视黄醇活性当量（RAE，μg）＝膳食或补充剂纯品全反式视黄醇（μg）＋1/2补充剂纯品全反式β-胡萝卜素（μg）＋1/12膳食全反式β-胡萝卜素（μg）＋1/24其他膳食维生素A原类胡萝卜素（μg）；③α-生育酚当量（α-TE），膳食中总α-TE当量（mg）＝1×α-生育酚（mg）+0.5×β-生育酚（mg）+0.1×γ-生育酚（mg）+0.02×δ-生育酚（mg）+0.3×α-三烯生育酚（mg）；④膳食叶酸当量（DFE，μg）＝天然食物来源叶酸（μg）+1.7×合成叶酸（μg）；⑤烟酸当量（NE，mg）＝烟酸（mg）+1/60色氨酸（mg）。

附录二：中国居民膳食矿物质的推荐摄入量（RNI）或适宜摄入量（AI）

人群	钙 (mg/d) RNI	磷 (mg/d) RNI	钾 (mg/d) AI	钠 (mg/d) AI	镁 (mg/d) RNI	氯 (mg/d) AI	铁 (mg/d) RNI 男	铁 (mg/d) RNI 女	碘 (μg/d) RNI	锌 (mg/d) RNI 男	锌 (mg/d) RNI 女	硒 (μg/d) RNI	铜 (mg/d) RNI	氟 (mg/d) AI	铬 (μg/d) AI	锰 (mg/d) AI	钼 (μg/d) RNI
0岁~	200 (AI)	100 (AI)	350	170	20 (AI)	260	0.3 (AI)		85 (AI)	2.0 (AI)		15 (AI)	0.3 (AI)	0.01	0.2	0.01	2 (AI)
0.5岁~	250 (AI)	180 (AI)	550	350	65 (AI)	550	10		115 (AI)	3.5		20 (AI)	0.3 (AI)	0.23	4.0	0.7	15 (AI)
1岁~	600	300	900	700	140	1100	9		90	4.0		25	0.3	0.6	15	1.5	40
4岁~	800	350	1200	900	160	1400	10		90	5.5		30	0.4	0.7	20	2.0	50
7岁~	1000	470	1500	1200	220	1900	13		90	7.0		40	0.5	1.0	25	3.0	65
11岁~	1200	640	1900	1400	300	2200	15	18	110	10	9.0	55	0.7	1.3	30	4.0	90
14岁~	1000	710	2200	1600	320	2500	16	18	120	11.5	8.5	60	0.8	1.5	35	4.5	100
18岁~	800	720	2000	1500	330	2300	12	20	120	12.5	7.5	60	0.8	1.5	30	4.5	100
50岁~	1000	720	2000	1400	330	2200	12	12	120	12.5	7.5	60	0.8	1.5	30	4.5	100
65岁~	1000	700	2000	1400	320	2200	12	12	120	12.5	7.5	60	0.8	1.5	30	4.5	100
80岁~	1000	670	2000	1300	310	2000	12	12	120	12.5	7.5	60	0.8	1.5	30	4.5	100
孕妇（早）	800	720	2000	1500	370	2300	—	20	230	—	9.5	65	0.9	1.5	31	4.9	110
孕妇（中）	1000	720	2000	1500	370	2300	—	24	230	—	9.5	65	0.9	1.5	34	4.9	110
孕妇（晚）	1000	720	2000	1500	370	2300	—	29	230	—	9.5	65	0.9	1.5	36	4.9	110
乳母	1000	720	2400	1500	330	2300	—	24	240	—	12	78	1.4	1.5	37	4.8	113

注：未制定参考值者用"—"表示。

编后语

在中国共产党的正确领导下，全国各族人民团结一心，经过70年的艰苦奋斗，使国家面貌发生了翻天覆地的变化，科学技术取得了巨大进步，经济建设取得了辉煌成就，社会面貌发生了巨大而可喜的变化，人民生活获得了巨大的改善。与此同时，随着国家实施"健康中国战略"，人民的健康意识显著增强。在这个令人欢欣鼓舞的形势下，《中国居民营养与健康全书》应运而生了。这是我们向祖国71华诞献上的一份小礼物！在此需要说明的是，本书是根据现在已经取得的科研成果和认识水平编写的。今后随着科学技术的进步和人类认识水平的提高，书中的一些提法可能会出现不合时宜的情况。这是科学技术的发展和人类认识世界的过程，应该是可以理解的。由于本书涉及的学科比较多，涉及的知识面比较广，读者在阅读时可能会对一些内容产生一些疑惑。为此特做如下补充说明。

一是我国地域辽阔，物产丰富，提供了多种多样营养丰富的食物，养育了中华民族。由于各地的地理环境、气候条件的不同，即使是同一种农作物、水果、畜禽产品、水产品等，其主要营养成分也不完全相同，甚至差异很大。再加上其采收季节、加工工艺、分析检测手段和技术上的差异，也会导致其营养成分的不同。因此，本书中所列的各种食物的营养成分不是绝对值，而是某一特定地区所产的食物的相对值。就是说，它们都只是一个"参考值"。鉴于此，在不同的书刊中会出现同一种食物中的某种营养成分并不完全相同，是完全正常的。

　　二是本书中关于对某种食物的生理功能及其食疗价值的认识，只是基于当前的认识水平。随着科学技术，特别是医药科学技术的进步，我们的认识水平，特别是关于人体结构及其运行机制的认识水平将不断加深和提高，甚至会发生质的飞跃。这是一个与时俱进的过程。因此，我们对人体所需营养素的阐述、对食物营养成分的了解和对其营养价值及其食疗功效的认识，以及对健康生活方式应坚持的基本原则的表述，均不能僵化，而要不断研究探索。

　　三是本书中所列每种食物的营养成分，均以每 100 g 或 100 mL 中可食用部分的含量来表示。书中所用的计量单位，均采用中国与国际接轨的国家法定计量单位和外文编写字母表示。即能量用 kJ（千焦；1 千卡 =4.18 千焦）；质量用 kg（千克），g（克），mg（毫克），μg（微克）；容量用 L（升），mL（毫升）；长度用 m（米），cm（厘米），mm（毫米）；时间用 h（小时），min（分钟）；s（秒）。

　　四是人体由多种化学元素及化合物组成。目前，地球上共发现有 117 种（包括 23 种人工合成的）化学元素，而已发现构成人体的元素共有 28 种。其中有四种常量金属元素（其含量大于人体重的 0.01%），K（钾）、Na（钠）、Ca（钙）、Mg（镁）；7 种常量非金属元素，O（氧）、H（氢）、N（氮）、C（碳）、P（磷）、S（硫）、Cl（氯）。还有 12 种微量金属元素（其含量小于人体重的 0.01% 的），Fe（铁）、Zn（锌）、Mn（锰）、Cu（铜）、Ni（镍）、Co（钴）、Cr（铬）、V（钒）、Mo（钼）、Sr（锶）、Sn（锡）、Ge（锗）；5 种微量非金属元素，B（硼）、Se（硒）、I（碘）、F（氟）、Si（硅）。

　　另外，已发现以下五种对人体有害的元素：Hg（汞，俗称水银）、Pb（铅）、Al（铝）、Cd（镉）、As（砷）。

编写人员简介

姓名	性别	工作单位	职称	任务分工
杨锋	男	北京大学 河南校友会秘书长	高工	组织策划编辑出版等工作
董忠志	男	北京大学、 郑州市科技局	教授	组织编写工作、全书框架设计、全书稿审定； 编写维生素、膳食纤维、调味品类、食用藻类、 均衡膳食及限酒等篇章第一稿
赵中胜	男	河南科技出版社	编审	全书编排及审查，编写矿物质元素、食用菌类、 野菜、咸菜及其他和心理平衡等篇章第一稿
蔡志端	男	北大光华 EMBA 河南投资集团副总经理	高工	组织策划编辑出版等工作
吴水林	男	河南泉舜集团总经理	高工	组织策划编辑出版等工作
张月兰	女	郑州大学医学院	教授	从医学角度审查全书，编写水、坚果类第一稿
张国治	男	河南工业大学 粮油食品工程学院	教授	编写粮食类第一稿
陈延惠	女	河南农业大学园艺学院	教授	编写瓜果类第一稿
冯建新	男	河南省水产研究院	研究员	编写水产品类第一稿
于子远	男	郑州市科技局	高工	编写脂肪类、碳水化合物、食用油类第一稿
康丽	女	《大河报》社	主任 编辑	编写适量运动一篇第一稿
崔杏春	女	郑州市蔬菜研究所	研究员	编写蔬菜类第一稿
刘卫红	女	郑州市蔬菜研究所	研究员	编写蔬菜类第一稿
应芳卿	女	郑州市蔬菜研究所	研究员	编写蔬菜类第一稿

姓名	性别	工作单位	职称	任务分工
许具晔	女	郑州市农林科研所	研究员	编写豆类及其制品、蜂产品类第一稿
陈素珍	女	郑州市工信委	高工	编写戒烟第一稿
张济波	男	郑州市科技局	高工	编写蛋白质、肉蛋奶类第一稿
李武高	男	郑州市蔬菜研究所	副研	编写蔬菜类第一稿
吴艺敏	女	英国拉夫堡大学高分子专业研究生	—	参与编写维生素一章第一稿
陈露铭	女	河南电视台	—	收集资料
余峥	女	海燕出版社	编辑	参与编写食用菌类第一稿
王鹿鸣	女	北京大学口腔医学院在读研究生	—	收集资料
王德娇	女	勤联保障部队第九八八医院	医师，高级按摩师，健康管理师	参与编写适量运动第一稿
杨娜	女	广西财经学院 中央财经大学硕士研究生	讲师	参与编写适量运动第一稿

主要参考资料

1. 姚春鹏 . 中华经典藏书黄帝内经 [M]. 北京：中华书局出版社，2012.

2. 李时珍 . 本草纲目 [M]. 北京：人民卫生出版社，2005.

3. 夏征农，陈至立 . 辞海：第 6 版 [M]. 上海：上海辞书出版社，2010.

4. 于光远 . 中国小百科全书 [M]. 北京：团结出版社，1998.

5. 中国营养学会 . 中国居民膳食指南 [M]. 北京：人民卫生出版社，2016.

6. 吕叔湘 . 现代汉语词典：第 6 版 [M]. 北京：商务印书馆，2014.

7. 中国现代保健药物食物大全编委会 . 中国现代保健药物食物大全 [M]. 哈尔滨：黑龙江科学技术出版社，2012.

8. 周公度 . 化学辞典 [M]. 北京：化学工业出版社，2004.

9. 王涛 . 失传的营养学：远离疾病 [M]. 北京：世界知识出版社 .2012.

10. 胡爱军，郑捷 . 食品原料手册 [M]. 北京：化学工业出版社，2012.